Pediatric Clinical Skills
儿科临床技能

注　意

　　医学知识和临床实践在不断进步。随着新的研究成果展现、临床经验的积累，临床实践、治疗和药物也应有相应的变化。建议读者宜仔细检查展示的操作方法、制造商所提供最新的信息，以核对所推荐药品的剂量或剂型、给药方法和时间、禁忌证。医生有责任根据自己的经验和患者的资料做出诊断，确定每一个患者最佳的剂量和最佳的治疗方法，并采取各种安全预防措施。在法律的最大范围内，出版社和编辑均不承担由于应用本书中的内容或与本书内容相关的对患者造成的损伤或损害的责任。

出版者

Pediatric Clinical Skills
儿科临床技能

（第4版）

原　　著　Richard B. Goldbloom

主　　译　张雪峰

译　　者　（按姓氏汉语拼音排序）

代文霞　丁翠萍　郭　果　雷燕喆
李荣萍　李小欧　李　瑛　盛　晖
王天成　王欣煜　肖玲玲　徐　萍
闫　琦　张　丽　张　楠　祝　捷

北京大学医学出版社

Peking University Medical Press

ERKE LINCHUANG JINENG

图书在版编目（CIP）数据

儿科临床技能：第 4 版 /（加）戈德布鲁姆（Goldboom R. B.）原著；张雪峰等译 . —北京：北京大学医学出版社，2014.1

书名原文：Pediatric clinical skills

ISBN 978-7-5659-0670-1

Ⅰ. ①儿… Ⅱ. ①戈… ②张… Ⅲ. ①小儿疾病—诊疗 Ⅳ. ① R72

中国版本图书馆 CIP 数据核字（2013）第 242737 号

北京市版权局著作权合同登记号：图字：01-2013-7241

Pediatric Clinical Skills, fourth edition
Richard B. Goldbloom
ISBN-13：978-1-4377-1397-8
ISBN-10：1-4377-1397-1
Copyright © 2011 by Saunders, an imprint of Elsevier Inc. All rights reserved.
Authorized Simplified Chinese translation from English language edition published by the Proprietor.
Elsevier（Singapore）Pte Ltd.
3 Killiney Road, #08-01 Winsland House I, Singapore 239519
Tel：(65) 6349-0200, Fax：(65) 6733-1817
First Published 2014
2014 年初版
Simplified Chinese translation Copyright © 2014 by Elsevier（Singapore）Pte Ltd and Peking University Medical Press. All rights reserved.
Published in China by Peking University Medical Press under special agreement with Elsevier（Singapore）Pte. Ltd. This edition is authorized for sale in China only, excluding Hong Kong SAR and Taiwan. Unauthorized export of this edition is a violation of the Copyright Act. Violation of this Law is subject to Civil and Criminal Penalties.

本书简体中文版由北京大学医学出版社与 Elsevier（Singapore）Pte Ltd. 在中国境内（不包括香港特别行政区及台湾）协议出版。本版仅限在中国境内（不包括香港特别行政区及台湾）出版及标价销售。未经许可之出口，是为违反著作权法，将受法律之制裁。

儿科临床技能（第 4 版）

主　译：张雪峰
出版发行：北京大学医学出版社（电话：010-82802230）
地　址：(100191) 北京市海淀区学院路 38 号　北京大学医学部院内
网　址：http://www.pumpress.com.cn
E-mail：booksale@bjmu.edu.cn
印　刷：北京佳信达欣艺术印刷有限公司
经　销：新华书店
责任编辑：罗德刚　　责任校对：金彤文　　责任印制：张京生
开　本：889mm×1194mm　1/16　印张：23　插页：4　字数：680 千字
版　次：2014 年 1 月第 1 版　2014 年 1 月第 1 次印刷
书　号：ISBN 978-7-5659-0670-1
定　价：125.00 元

版权所有，违者必究

（凡属质量问题请与本社发行部联系退换）

译者前言

Dr. Goldbloom 主编的《儿科临床技能》自 1992 年出版后深受各国儿科医生的喜爱，迄今已发行第 4 版。该书有别于其他教科书传统的书写方法，把临床技能、临床思维培养作为书写的主线，集中阐述了与家长及患儿交流沟通、采集病史以及准确体格检查的技能，并应用大量病例资料进行诊断分析，以提高年轻医生的临床思维能力。另外在每章都列出了多个关键知识点，让读者可以直接了解每章的重点知识。

《儿科临床技能》一书是国内首版，本书不但涵盖了儿科临床常用知识，还涉及了儿童青少年心理问题、儿童行为异常和儿童虐待等目前儿科界日益增加的新的健康问题。本书内容通俗易懂，实用性强，不但适合医学生和住院医生学习参考，对高年资医生的临床和带教工作也会有所帮助。

本书翻译由多家医院的主治医师以上学科骨干及研究生完成，在翻译时虽然大家都力争体现原著的科学性和准确性，保证阅读的通俗性，但由于内容涉及学科面广，参与翻译人员多，水平经验有限，书中不足之处敬请读者赐教。

张雪峰
2013 年 9 月 1 日

序

我很荣幸能为广受欢迎的第 4 版《儿科临床技能》一书写序。这样一本有价值的专著是应婴儿、儿童和青少年医务工作者的需求而出版的，包括医学生、儿科住院医师、家庭医师以及执业医师。

本书通俗易懂，但不乏知识点的全面性以及儿科医师所需要的技能。本书集中阐述了交流技能、采集病史的技能以及体格检查技能，同时也包括关于鉴别诊断的有价值的讨论。"关键点"（KEY POINT）的频繁使用能够帮助读者了解每一章的重要知识点。

本书第 4 版包括 3 个重要的新章节。由儿童和青少年精神病医师 Dr. Alexa Bagnell 编写的第 17 章 "走进青少年"，提出了与青少年患者沟通的方法。由儿童保护专家 Dr. Steven Bellemare 编写的第 21 章，阐述了儿童可疑虐待或被忽视的临床评估。由 Dr. Gerri Frager 和 David LaPierre 编写的第 23 章，讨论了有效的儿科保守疗法所要求的日益重要的临床技能。本版修订并更新了前一版的所有章节，涵盖儿科的所有领域，重点阐述了与儿童及其家人有效的沟通方式和进行鉴别诊断时对病史及体格检查结果的解释。

和前三版一样，本书第 4 版提供了丰富有用的知识和指导。本书自 1992 年出版以来一直服务于临床医师，成为每一个婴儿、儿童及青少年医师的工具书。让我们祝贺为本书的更新和修订作出贡献的 Dr. Goldbloom 和他的合著者们。

Jonathan B. Kronick, MD, PhD, FAAP, FRCPC
Professor and Head, Department of Pediatrics
Dalhousie University and IWK Health Centre
Halifax, Nova Scotia, Canada

前　言

当出版社请我们准备新版的《儿科临床技能》一书时，我就提出我们能否在新版书中添加足够多的新内容以履行承诺（读者们都倾向于购买最新版本的书籍）。毕竟，有效地采集患儿病史所需要的技能实际上没有太大变化。不过，经过思考，我们意识到有些新出现的问题在第3版书中没有提到，而这些问题在婴儿、儿童及青少年的临床评估中值得每一个人的关注。

例如，在采集病史时，我们需询问父母以下问题，这些问题在几年前的儿科病史采集中可能不会想到：

- 你每天会给宝宝和学龄前的孩子读书吗？
- 每周有几次家庭聚餐？
- 你的小孩在学校的表现如何？
- 孩子是否被欺负过？
- 你会为家人做些什么娱乐活动？
- 你的小孩每天看多长时间电视，玩多久视频游戏？
- 孩子的卧室有电视机吗？
- 孩子每天几点睡觉？
- 孩子每天早上很难叫醒吗？
- 家族中有抑郁或其他精神疾病史吗？或者药物滥用史？

所谓"新的发病率"（new morbidity）是指儿科医师和家庭医师花在儿童、青少年及他们父母身上的时间比例不断增加，这一临床上出现的新的疾病谱改变在新版书中有所提及，同时我们也增加了新的章节来阐述特殊情况需要的特殊技能。

例如，有一章中阐述了处理儿童保守疗法中敏感问题需要的特殊技能，提出保守疗法远远超出了临终关怀；另一章阐述了和青少年进行有效的诊断和治疗性访谈的方法；还有一章阐述了儿童虐待的临床评估。

但我们的宗旨是不变的。我们希望能够帮助学生、住院医师以及高年资医师更有效地服务于儿童及其家庭。

Richard B. Goldbloom, OC, MD, FRCPC

致　　谢

　　本书的出版有赖于诸多同行们默默无闻的辛勤工作。特别要感谢：Elsevier 的 Jim Merritt，他同意在本书中增加 3 章新的章节；Barbara Cicalese，他让本书的编写工作井井有条地按计划进行，并时刻提醒我们的编委应尽的责任；还有上一版书的忠诚而能干的秘书 Bernice MacLellan，她在本书的排印、联系作者以及使我保持头脑清醒等方面发挥了举足轻重的作用。最后，我还要特别感谢孩子们以及他们的家长，他们同意把自己的照片作为插图用于本书之中。

原著者名单

Alexa L. Bagnell, MD
Assistant Professor, Department of Psychiatry,
Dalhousie University;
Staff Child and Adolescent Psychiatrist,
Maritime Psychiatry, IWK Health Centre,
Halifax, Nova Scotia, Canada
Approaching the Adolescent

Steven Bellemare, MD
Assistant Professor, Department of Pediatrics,
Dalhousie University;
Consultant Pediatrician, Child Protection Team, IWK
Health Centre, Halifax, Nova Scotia, Canada
Clinical Evaluation for Possible Child Abuse

Elizabeth A. Cummings, MD
Associate Professor, Department of Pediatrics,
Dalhousie University;
Head, Division of Endocrinology, Pediatrics, IWK
Health Centre, Halifax, Nova Scotia, Canada
Clinical Endocrine Evaluation

Joseph M. Dooley, MB, BCh, FRCPC
Professor of Pediatrics and Head, Division of
Pediatrics, Dalhousie University;
Head, Division of Pediatric Neurology, IWK Health
Centre, Halifax, Nova Scotia, Canada
Neurological Examination

Laura A. Finlayson, MD, FRCPC
Division Head, Clinical Dermatology and Cutaneous
Science, Capital District Health Association;
Chief of Pediatric Dermatology, IWK Health Centre;
Dermatology Service Chief, Department of Medicine,
QEII Health Centre, Halifax, Nova Scotia, Canada
Assessing the Skin

Jan Ellen Fleming, MD, FRCPC
Associate Professor of Psychiatry,
University of Toronto;
Staff Psychiatrist, Mood and Anxiety Program,
Centre for Addiction and Mental Health;
Adjunct Professor, Psychology, Ryerson University,
Toronto, Ontario, Canada
Psychiatric Assessment of Children and Adolescents

Gerri Frager, MD
Director of Medical Humanities, Professor Medicine-
Medical Education, Pediatrics, Dalhousie University;
Medical Director, Pediatric Palliative Care, IWK Health
Centre, Halifax, Nova Scotia, Canada
Palliative Care

Michael Giacomantonio, MD, FRCS(C)
Associate Professor, Surgery, Dalhousie University;
Division Head, Thoracic Surgery, IWK Health Centre,
Halifax, Nova Scotia, Canada
Surgical Assessment of the Abdomen

Richard B. Goldbloom, OC, MD, FRCPC
Professor of Pediatrics and Chancellor Emeritus,
Dalhousie University; Active Medical Staff, IWK Health
Centre, Halifax, Nova Scotia, Canada
Family Interviewing and History-Taking
Skills for Culturally Sensitive Care
Assessing Physical Growth and Nutrition
Caring for Children with Chronic Conditions and Their
  Families

Alexandra A. Howlett, MD, FRCPC, FAAP
Program Director, Neonatal-Perinatal Medicine
Residency Program
Faculty of Medicine, Department of Pediatrics,
University of Calgary Foothills Medical Center,
Calgary, Alberta, Canada
Evaluating the Newborn: Diagnostic Approach

Daniel M. Hughes, MD, FRCPC
Assistant Professor, Department of Pediatrics,
Head – Respiratory Division, Dalhousie University;
IWK Health Centre,
Halifax, Nova Scotia, Canada
Evaluating the Respiratory System

Ellen Jamieson, MEd
Research Associate, Department of Psychiatry
and Behavioural Neurosciences,
McMaster University, Hamilton, Ontario, Canada
Psychiatric Assessment of Children and
  Adolescents

Krista A. Jangaard, MD, FRCPC, FAAP, MHA
Assistant Professor, Pediatrics, Division of Neonatal-Perinatal Medicine, Dalhousie University; Medical Director, Neonatal Intensive Care Unit,
IWK Health Centre, Halifax, Nova Scotia, Canada
Evaluating the Newborn: Diagnostic Approach

D. Anna Jarvis, MB, BS, FRCPC, FAAP
Professor, Department of Pediatrics, University of Toronto; Division of Emergency Medicine, The Hospital for Sick Children, Toronto, Ontario, Canada
Examining the Head and Neck

Nuala P. Kenny, OC, MD, FRCPC
Emeritus Professor, Department of Bioethics, Dalhousie University, Halifax, Nova Scotia;
Ethics and Health Policy Advisor, Catholic Health Association of Canada,
Ottawa, Ontario, Canada
Assessing the Appropriate Role for Children in Health Decisions

Bianca A. Lang, MD, FRCPC
Associate Professor, Pediatrics, Dalhousie University;
Head, Division of Rheumatology,
IWK Health Centre,
Halifax, Nova Scotia, Canada
Musculoskeletal Examination

David LaPierre, MSc
Third Year Medical Student, Dalhousie University,
Halifax, Nova Scotia, Canada
Palliative Care

G. Robert LaRoche, MD, FRCSC
Professor, Ophthalmology and Visual Sciences,
Dalhousie University;
Chief, Ophthalmology, IWK Health Centre, Halifax, Nova Scotia, Canada
Examining the Visual System

Mark D. Ludman, MD, FRCPC, FCCMG
Professor, Department of Pediatrics, Dalhousie University;
Head, Division of Medical Genetics, Maritime Medical Genetics Service, IWK Health Centre, Halifax, Nova Scotia, Canada
Assessing Congenital Anomalies

Harriet L. MacMillan, MD, MSc, FRCPC
Professor and David R. (Dan) Offord Chair in Child Studies, Departments of Psychiatry and Behavioural Neurosciences and Pediatrics, Offord Centre for Child Studies, McMaster University; Child Advocacy and Assessment Program,
McMaster Children's Hospital,
Hamilton, Ontario, Canada
Psychiatric Assessment of Children and Adolescents

Mohsin Rashid, MBBS, MEd, FRCP(C)
Associate Professor of Pediatrics & Medical Education, Department of Pediatrics, Faculty of Medicine, Dalhousie University;
Consultant Pediatric Gastroenterologist, Division of Gastroenterology & Nutrition IWK Health Centre, Halifax, Nova Scotia, Canada
Evaluating Gastrointestinal Symptoms

Douglas L. Roy, MD, CM, FRCPC, FAHA
Professor of Pediatrics Retired, Medicine Pediatrics, Dalhousie University;
Past Head, Division of Cardiology,
Izaak Walton Killam Hospital for Children,
Halifax, Nova Scotia, Canada
Cardiovascular Assessment of Infants and Children

Sonia R. Salisbury, MD, FRCPC
Professor, Pediatrics, Dalhousie University,
Halifax, Nova Scotia, Canada
Clinical Endocrine Evaluation

Sarah E. Shea, MD, FRCPC
Associate Professor, Department of Pediatrics,
Dalhousie University;
Director, Developmental Clinic,
IWK Health Centre, Halifax, Nova Scotia, Canada
Developmental and Behavioral Assessment

Linda E. Skinner, BEd, CCLS
Professional Practice Chief,
Child Life, IWK Health Centre,
Halifax, Nova Scotia, Canada
Assessing the Appropriate Role for Children in Health Decisions

Andrew E. Warren, MD, MSc, FRCPC
Associate Professor, Department of Pediatrics,
Dalhousie University;
Division Head, Pediatric Cardiology,
IWK Health Centre, Halifax,
Nova Scotia, Canada
Cardiovascular Assessment of Infants and Children

Joan B. Wenning, BSc, MD, FRCS(C)
Professor, Department of Obstetrics and Gynecology, Dalhousie University; Active Staff,
Department of Obstetrics and Gynecology, IWK Health Centre, Halifax, Nova Scotia, Canada
Gynecologic Assessment

目 录

第1章	家庭访谈与病史采集	1
第2章	处理文化敏感问题的技巧	18
第3章	体格发育和营养评估	25
第4章	新生儿评估及诊断方法	42
第5章	出生缺陷的评估	61
第6章	发育和行为评估	77
第7章	头颈部检查	97
第8章	视觉系统检查	109
第9章	呼吸系统评估	133
第10章	心血管系统评估	150
第11章	消化系统评估	175
第12章	腹部外科评估	191
第13章	神经系统检查	201
第14章	儿童与青少年的心理评估	224
第15章	肌肉骨骼系统检查	234
第16章	临床内分泌评估	258
第17章	走进青少年	281
第18章	妇科评估	289
第19章	皮肤评估	300
第20章	慢性疾病患儿的护理及家庭管理	312
第21章	儿童虐待的临床评估	318
第22章	儿童在健康决策中的恰当作用评估	336
第23章	保守疗法	347

第1章 家庭访谈与病史采集

Richard B. Goldbloom

"聆听患者,他的叙述是诊断之来源。"

——William Osler 爵士

大部分教科书都认为病史采集与家庭访谈是一项诊断流程——一个系统性的资料和数据采集过程,目的是确认问题所在,并给出初步诊断,最终形成治疗方案。虽然诊断技术在突飞猛进地发展,但仍有充分证据表明病史采集为作出正确诊断所提供的帮助远远超过体检和其他所有可用的诊断技术。因此,应当花更多的时间传授和琢磨访谈技巧。为使其发挥最大作用,应将家庭访谈视作治疗过程,而不仅仅是诊断过程。也就是说,疾病的治疗从患儿家长踏入门内那一刻便已开始。

家长需要什么?

每当我问起患儿家长,他们希望一个医师所具备的最重要的素质是什么,他们的答案总是惊人地一致。你可能会觉得家长最看重的是医师的专业能力,但家长并不认为或极少认为如此。他们最期望的是"能够给予我们足够的时间的医师"。一些医师即便只进行一次简短的访谈,但他们仍能使家长满意,令他们感到被给予了足够的时间。而另一些医师即便与家长进行了长时间的访谈,家长却仍然不满意。因为这些医师在访谈过程中频繁打断家长说话、注意力不集中、不能保持眼神交流、不专心聆听,或不能够发现并处理家庭访谈的真正原因,如家长难以启齿的隐言(见本章"发现隐藏的情况")。以上错误举动会大大降低家长的满意度。

多数家长认为医师应具备的第二重要的素质是"用通俗易懂的语言解释问题"。每当家长说出这一期待时,我通常会询问他们是否曾遇到过这种情况,即儿科医师对孩子病情的解释艰涩难懂,他们的回答通常是肯定的。当我问起为什么他们不打断医师、请医师解释清楚时,家长普遍说道:"担心医师认为我无知。"

你能从其他医师与患儿家长的谈话中学到很多知识。仔细看身体语言:谁坐着?谁站着?谁躺在床上?如果医师站着与患者或家长谈话,则会看到后者明显紧张不安。规范身体语言的第一个要求就是所有参与者都应坐下谈话。坐着谈话并不会拖延谈话时间,相反,即便是只坐了数分钟,这一举动就能有效无误地传递给患儿或家长这样的信息:"我有足够的时间聆听你并与你交流。"

下一步,聆听医师的语言。记住多数家长认为医师第二重要的素质是能用通俗易懂的语言解释问题。因此,沟通技巧——即仔细聆听、说话清晰(聆听更为重要)——对家长而言最为关键。在与家长谈话过程中,应当尽量使用通俗的语言,避免使用术语和(家长)不熟悉的缩写,如ECG、EEG、BUN、ICU、CT和MRI等。另外,应避免使用肺、肾、心脏、过敏等许多家长不能理解的词语,这些词语可能会增添家长的恐慌。家长对肺炎、脑膜炎、癫痫、哮喘和智力迟钝等术语的理解可能与专业定义有所差别。因此请尽量少用这些术语,在充分了解家长的理解之后再使用。

多数家长要求医师能够说出自己的具体工作

职责。Harry Gordon 医师是一名出色的儿科医师，关于这一点，他最近提出："减少家长的焦虑感是医师的职责——我们所有的知识、研究、诊断和治疗都只是解决这一问题的途径。"他讲明了区分疾病（病理状况）和症状（家长的理解）的重要性。这两者的诊断和处理并不相同。医师为达到成功治病的目的，必须正确处理好这两种情况。

关键点

> 据报道，医学生从本科生过渡到住院医师的过程中，通常家庭访谈的内容会出现两大错误的改变：他们渐渐更关注疾病本身，而逐渐忽略患者的感受；谈话过程中也更少加入自己的情感。

一名好医师能够发现儿童和家长的感受，并表达出对他们的充分理解。记得在对话中加入对患者的同情和鼓励，例如：

- "这对于您一定是很艰难的一段时期。"
- "您一定很担忧这个问题。"
- "我知道您对孩子的付出很多，这并不容易。"

这样的语言为制订儿童疾病的治疗计划奠定了良好的基础。

情感本身并不能代替科学知识、一流的诊断或治疗技术。但情感的流露不仅是礼貌问题或仅是"温暖而舒心"的形式，以温柔的声音和轻柔的触碰为主要特征的情感流露能够向儿童及其家长表达你对他们的感受和所面临困难的充分理解。

家庭访谈与病史采集技巧

家庭访谈与病史采集这两种临床技术比其他技术更需要练习和琢磨。谈话人的技巧越好，患者和家长就越能从中受益。和其他有效谈话一样，一次成功的医疗访谈应包含以下因素：

1. 建立温馨、友好的环境；
2. 保护隐私，集中注意力；
3. 保持眼神交流（在谈话过程中尽可能作一些记录）；
4. 保持谈话内容的逻辑性，尽量引导受访者说出最多和最有价值的信息；
5. 仔细聆听；
6. 注意关键的非语言线索；
7. 在谈话中保持情感交流和鼓励。

着装风格重要吗？

在过去数十年内，医师的着装越来越正式，这不仅令患儿、家长体验到一种压迫感，甚至会让同行感到有压力，因为可从医师的着装中看出他们的职业和职位。而近几年，许多儿科医师开始尝试不穿白大褂，他们认为白大褂可能会令儿童感到恐惧。实际上，在一项试验中给儿童出示不同着装风格的医师照片，并让儿童从中选出最信任或最能接受的医师，儿童总是从中选出衣着最传统（即白大褂）的医师。对于籍贯非本国的家长（在许多国家这一比例正在上升），若医师不按传统着装，则会让他们感到疑惑。因此，选择着装的首要因素是要让患者感到最安心。

除不再穿着传统制服之外，许多医师也不再佩戴标有姓名和职位的名牌，暗示医师并不希望患儿或家长记住他们的名字或他们的职位。但得到医师资历的确切信息是患儿及其家长的权利，他们有权利并且希望了解我们是谁，我们能做什么，以及如何联系到我们。

问候

到候诊室问候你将诊治的每一位门诊患儿和家长，并陪伴他们来到接待室或检查室是一个很有价值、值得鼓励的做法。这一简单做法能够奠定良好的访谈环境，同时也让医师有机会与儿童交朋友，并初步了解家长的互动情况（用身体语言和谈话）。多数1岁以上的儿童（即便是害羞、黏人的儿童）能够做出与你击掌的动作——这个手势通常会让他们微笑，从而放松心情。而在候诊室和年龄较大的儿童见面并称赞他们，比如表扬他们的服饰等，是很好的打破僵局的做法。

在许多文化中，直接"切入正题"被认为是粗鲁的行为，无论是商业领域或医疗卫生领域均是如此。所以，有礼貌的做法是以轻松的话题开始谈话，如谈论天气或亲朋好友。我们能够从这样的传统中学到很多，这些均有助于让患儿及其家长充分放松。

称谓语

在口头和书面语言中，记得一定要直接称呼儿童的名字（不要以"他"或"她"代替）。相似地，如果用"发育良好、营养良好的2岁白种女孩"来代替儿童的姓名，则是剥夺了儿童的个性，不含一点感情色彩。但如果用这样的语言："Marry Anne 是一个看上去非常健康活泼、红头发的2岁女孩"，则立刻说出了 Marry Anne 的特点并表达了你的尊重。

对于1岁以上的儿童，最好先和儿童打招呼，再和家长打招呼。这种简单的做法能够表明你的注意力在儿童身上。在和家长讲话时，避免过分亲昵。比如，避免使用无意义的亲密称呼。最好，至少还不熟悉时，应正式地称呼家长为"Smith 先生和夫人"（如果他们的姓恰巧就是 Smith！），只有当家长主动提出让你称呼他们的名字时，才可直接称呼名字。此外，切忌使用居高临下的态度。

谈话环境

应在私密、舒适和尽可能无干扰的环境下进行谈话。确保在家长合适的时间与之谈话：事先了解家长是否处于饥饿中？是否即将上班迟到？是否需要送其他孩子上学？

○ **关键点**
请记住家长的时间和你的时间一样宝贵。个别住院医师或门诊医师会在同一时间预约多名家长谈话，这向家长们传递了十分负面的信息，他们会认为医师更看重自身的时间而不为家长考虑。

让儿童有事可做

确保手边有合适的玩具供患儿或同行儿童进行娱乐、放松。玩偶、拼图和彩图书等不仅能够供儿童娱乐，而且医师从对儿童玩耍的观察中可得到儿童发育情况的重要信息。此外，及早了解儿童的兴趣、信心和友好程度，是一般体检与有效体检的重要差别。

尽可能与儿童交流

儿童通常是家庭中最有价值的信息来源。下面就是一个典型的例子。Katie 是一名5岁的儿童，她因为经常头痛而被家长带来就诊。

医师："Katie，你能不能竖起这个示指？"
Katie 竖起了示指。
医师："Katie，现在用你竖起的这根指头指向头痛部位。"
Katie 立即指向她的左侧眶上区。
医师："Katie，你做得很棒。现在告诉我，什么时候你会觉得头痛更厉害？"
Katie 告诉医师，强光、看电视、坐在启动后的汽车中和噪声都会让她头痛更厉害。

这个简单的谈话仅需30秒就可完成，但却让医师百分之百确定了 Katie 患有偏头痛。Katie 的家族史也证实她的母亲和两个阿姨都已有数年的偏头痛史。

做笔记

频繁打断谈话以进行记录是最干扰访谈过程的行为。应尝试同谈话对象保持眼神交流，尽可能少记笔记。遵循这些要求有助于访谈更流畅，并让你能清晰认识到重要的非语言线索（如表情和手势）。

不同的提问方式

受访者对问题的回答通常取决于你的提问方式。例如，为了明确主诉头痛的儿童是否有偏头痛家族史，你可以用各种方式提出这个重要的问题。而得到的回答可能主要取决于问题是如何提出的。

直接提问

"你所有家族成员中有没有偏头痛患者？"这个问题的提出其实隐含了以下三个假设：

1. 家长理解"偏头痛"的含义，而实际上往往并非如此。
2. 如果家族中有人患有偏头痛，这个诊断是准确无误的。同样地，实际情况往往相反。
3. 问题开头的"所有家族成员"可能让家

长在头脑中回顾了所有的家族成员，而实际上许多人往往不能记住家族中的所有人。

许多普通人对于"偏头痛"的概念并不准确。许多成年人的头痛曾被诊断为窦性头痛、紧张性头痛或颞下颌关节紊乱综合征（TMJ），但回顾症状后有时会发现他们实际上患有典型偏头痛。

○ **关键点**

因为家长通常并不愿意承认自己并不理解医师的问诊，因此他们可能会带着负面情绪回答问题，从而疏忽了很多重要信息。

另一个提问方式是直接（对质）提问，通常使用命令句式："告诉我你家族中哪些人有头痛史。"这种提问方式与上文所提及的直接提问方式完全不同，更容易引导家长提供可靠的有效信息。与上一种提问方式相比，这种提问方式的特点是：

1. 用词简单易懂。
2. 并未预先判断头痛类型或接受此前的头痛诊断。
3. 指令措辞（"告诉我……"）通常能引导家长在头脑中完整回顾双方家族。

开放问题

思考下面的不带个人感情色彩的问题引入方式："我对您并不了解，但很多情况类似儿童的家长……"这种引入方式在提出犯罪、性或重病等敏感话题时尤为有效。因问题的引入并未使用问责语句，因此家长在谈论相关话题时的焦虑感会减轻，而交流意愿则会增加。提出多数面临相同问题的家长都会有类似的体验或恐慌，此类语言能够促进家长承认面临着相同的问题。假设前来就诊的儿童面色苍白，有颈淋巴结病。通常这名儿童的家长很少会提到他们对于孩子可能患白血病的巨大恐慌感。而实际上当家长了解或听说了其他有类似症状的儿童患有白血病时，或者从书籍或电视节目中获取这种疾病相关信息时，他们可能就已经产生了这种想法。

从医师角度看到的儿童的轻微征象或症状，却常令家长产生无法言说的恐慌感，他们会担心孩子患了严重甚至可能引起死亡的疾病。这样的恐慌如果不立即处理，只会让人更加心烦意乱，更不易开口说出。那些没能意识到这种恐慌的存在，或是没能消除这种恐慌的医师也许恰恰忽略了儿童家长所担忧的重要问题。一项研究对800余例儿科医师与患者沟通的案例进行调查，结果显示24%的父母根本就没能把他们最关心的问题告诉医师。

改善这一状况的一个有效的方法就是对患儿的家长说："我现在还不了解你孩子的状况，但许多出现同样症状孩子的父母都会担心这些病症可能会导致非常糟糕的后果。"说完这些可以先停下来，观察家长们是否有一些表示赞成的肢体语言，例如微微点头或者垂下眼睑（无法维持正常的眼神交流）。尤其重要的是，还需进一步用语言来肯定家长的这种态度，比如可以说："我能看出来你也很担心这样的情况出现。"

家长们既可能用言语来表示他们对孩子的担忧，也可能是用一些肢体语言，比如宽慰一笑或者点头。无论父母如何来表达他们对孩子的担忧，都不要因此而推迟解决问题。记住访谈是一个治疗过程。只要可能，就要尽早向家长传达确切信息，即他们的孩子并没有出现他们所担心的问题。同样不可忽视的一点是，医师应努力找出让父母担心的真正原因。父母的这种恐慌往往是来自于他们的亲属或者朋友，因为这些人通常曾经历过在第一时间内未被正确诊断的事件。

○ **关键点**

在缓解父母紧张情绪时尽量不要含糊其辞或是过度修饰。

即席的测试性问题

一些即席插入的看上去无意的问题，有时可能在揭示家长与孩子之间关系上提供非常有价值的线索。测试家长是否有抑郁倾向就是一个很好的例子。比如可以问他们："你们和小孩在一起开心吗？"家长给出的回答可能非常有限。其中最为积极肯定的回答当然是立即笑着答道"开心"或是"当然了"，同时还会有非常积极的肢体语言。这些肢体语言包括家长与孩子之间亲密的交流，比如眼神交流、微笑、轻拍或者挠痒痒。这些反应都可以非常有力地证明家长与孩子之间的关系非常融洽。

相反，如果家长在回答这一问题时显得非

常犹豫，或是神情迷惑不解，或是勉强给一个肯定的答复，则显示他们与孩子之间的关系不够理想。询问完这个问题和父母给出回答之间的时间间隔有时甚至可以作为该问题给父母造成的焦虑程度的一个量度。

真正让人担忧的情况则包括家长根本无法给出回答、一脸不快地低下头、声音颤抖甚至抽泣，这些情况都会使人感觉到深入询问困难重重。但绝不要像一些访谈者一样，当他们感觉触及了一些敏感的话题就马上把话题岔开。相反，你应当立即向家长说明你已经意识到了这是问题所在。你可以说："你看起来不太开心，可以跟我说说是怎么回事吗？"这样也许就会让家长向你打开心扉，帮助其缓解内心的忧虑。

从不同角度看问题

在经典的日本电影《罗生门》中，三个目击证人对案情给出了明显不同的描述。类似地，我们在对同一情况进行阐释时也可能会从高度主观的角度出发。了解家长如何对孩子的问题进行描述也非常重要。在初次访谈中让父母双方均作出描述往往有很多好处。比如，他们的回答可以立刻反映出这个家庭的结构是怎样的，并帮助你了解家庭的动态，从而有助于针对相应的家庭成员展开相关的工作。此时应观察父母中是否有一个人是在家庭之中处于主导地位，父母双方与孩子之间的关系怎样，父母彼此之间的关系怎样。

在某些特定情况下，尽量使父母双方出席是非常必要的。这些特定情况包括测试孩子是否有行为和学习障碍，是否有发育迟缓现象，或者是否有严重的或慢性的疾病。成功的治疗往往依赖于父母双方都能参与到每日治疗中来（参见下文"医疗契约"）。

家长的开场白

一个好的访谈者往往会在一开始就让家长说出他们最关心的问题和他们此次访问所期望达到的目标。非常实用的引导语言可以是这样的："告诉我你们为什么要来这里，你们想让我如何来帮助你们。"说完之后，紧接着要做的就是耐心听家长或儿童说完他们的开场白，绝不要中途打断。事实上，研究者对患者的开场白进行分析之后发现，这些话一般都不会超过1分半钟。然而，研究者同时也发现，大部分患者根本没能说完开场白就被医师根据自己的安排而随意打断。例如：

患者："两周前，Jack开始咳嗽，并且……"
医师："是湿咳还是干咳？"

建立基本原则

在互相寒暄一阵，让彼此都感觉轻松愉悦，并完整地听家长或者患者说完开场白后，你就应该阐明这次访谈的基本原则和目的。要向家长说明，一些提出的问题可能看似与孩子的状况没有联系，但事实上对于深入的医学评估是非常有必要的。如果孩子年龄大到可以回答问题，就让孩子也参加访谈。最后，要鼓励家长有不理解的地方或者想要提出一些重要问题时可以随时打断自己。

发现隐藏的情况

在一些家庭里，孩子往往是解决问题的关键。在儿科治疗中，某些隐藏的情况可能会以很高的频率重现。一旦你发现了这些情况，你就可能为这个家庭提供巨大的帮助，缓解他们的焦虑情绪。而如果你没能发现，即便你可能已经认识到并恰当地缓解了现有的症状或者治疗了现有的疾病，你还是无法缓解这个家庭的焦虑情绪。

现有的症状可能是经常哭泣、腹痛、睡眠障碍、学业成绩不佳或头痛，这些都是儿科常见问题。而一次成功的访谈可能会揭示出这个家庭的真正问题所在，可能是母亲抑郁、父亲酗酒、父母有婚外恋或是家庭出现严重的经济危机。医师要想缓解儿童的症状，就必须找到导致这一症状的根本原因并尽可能地解决这一问题。

○ **关键点**

儿童现有的症状并不一定是最大的问题。有时候儿童也许并不是真正的患者。

家长的愧疚感

大多数带孩子来就诊的家长内心都会有一定程度的自责，因为他们觉得没有尽责、疏忽大意了。儿童的问题可能是很常见的问题，比如耳朵疼痛，但家长往往会暗暗自责："要是我没让他不穿毛衣出门就好了"或是"要是我上周带她来看医生也许她就不会病成这样了"。

了解家长往往会自责的这种心态能帮助你在初次访谈中发现这一问题并有针对性地解决，这也是访谈可作为治疗手段之一的一个例子。让家长明白会自责是很正常的，事后的自责不能解决问题，孩子现在的状况最初也并不能准确地预测，这些都能让家长内心的负罪感大大减轻。可以将含糊的问题稍加变化来了解家长的自责程度，例如可以问："我并不了解你，但是我见过的许多父母都会猜测这个问题是否是由于自己的失职造成的。"然后稍加停顿。如果对方没有回答，则继续问："你是不是也曾担心过类似的问题？"

○ **关键点**

> 一般情况下，孩子的问题越严重，父母内心的自责就会越重。

家长内心的愧疚感往往非常沉重，令他们心烦意乱，以至于虽然他们处处表现出相关的紧张情绪，他们却无法用语言自发地将这感觉描述出来。这些感觉就是一个家庭中"秘密"的典型结局：无论是感觉或者情况、真实的或者想象的，家庭成员都清楚但没有人敢提及，就好像彼此心中有一个不可言说的约定。

家长对于引发疾病的负罪感往往产生于那些孩子患有发育迟缓、多种先天性畸形或者严重的慢性疾病的家庭中。提出合适的问题诱导父母说出他们对于引起孩子问题可能原因的看法非常关键。比如可以问："你认为可能是什么原因导致了她的问题出现？"

不久前我同一个女儿患有严重发育迟缓的父亲进行过访谈。过去的这些年里父亲带女儿去看过不少医生，也做过各种心理评估，但这位父亲显然还在寻找另外的答案。在我们的谈话中，我这样问道："我并不了解你，但大多数孩子有这种情况的父母都会对导致这一问题的原因有自己的想法，你认为是什么原因导致你女儿出现这一状况？"

女孩的父亲立刻回答说："我知道是什么原因！"接着他就讲述了在女儿2岁时带着女儿在游泳池边走的经历。他当时一松手，女儿便掉进了游泳池。虽然女儿在游泳池里只待了不到30秒，并且也没有丧失意识，那位父亲却始终坚信自己对女儿现在的状况有着不可推卸的责任。在之后的这些年里，他始终对此保持缄默，但内心从来没有停止过自责。如果没有人问他这个最基本的问题，也许他永远都打不开自己的心结。因为女孩的既往史证明女孩的发育其实一直都有问题，我才得以让这位父亲相信女儿的问题并不是他造成的。

对死亡无法言说的恐惧

许多父母心中都怀有无法言说的恐惧，害怕自己的孩子会死去，这也是一些家庭另外一个公共"秘密"。意识到家长经常会担心孩子患病严重甚至死亡，有助于你提出一些关键性的问题，从而使得他们可以减轻自己的恐惧。这样你就可以迅速有效地缓和他们紧张的情绪。

○ **关键点**

> 最容易让家长产生担心孩子死亡的情况就是孩子出现全身性的热性惊厥，这种情况一般只是没有生命危险的热性惊厥。

虽然已经有很多记录提及大多数家长第一次看到孩子热性惊厥发作时都会以为孩子即将死亡（或者已经死亡），一般的儿科或神经科教材往往却疏于提及这一点。这也是一个说明现行的医学教育更注重于疾病（医师的诊断）而非症状（患者的主诉）很好的例子。家长一般不会自发表达这种恐惧。可能的解释是，这种想法也许让人觉得过于恐慌而不敢提及。即使孩子再也不会有类似的发作，只要没人来让家长直面这种恐惧，家长就将永远活在担心孩子再次发作和死亡的恐惧中。

如果家长不提及死亡的相关事宜，许多医师也就不情愿去提出类似的问题。这可能是因为这一话题可能会让他们觉得不舒服，也可能是因为他们觉得这一话题会让家长感到心烦意乱。但是除非你帮助家长直面恐惧并让他们明确地解决这一问题，否则你在惊厥发作相关的问题上提出的任何建议或是保证对于缓解父母紧张情绪来说，作用都微乎其微。甚至你的话家长根本就听不进去，因为他们所有注意力都集中在对孩子死亡的恐惧，已经无法对你的话作出反应。

至于其他一些隐藏的问题,你应该问一些非个体化的问题,比如:"我并不了解你,但许多父母看到自己的孩子惊厥时都会担心孩子会死去,你是不是也有过这样的担心呢?"如果父母承认,不管是口头上还是肢体语言显示出来,都应该立即向家长阐明以下几点:

1. 大多数家长都和你们的感受相同;
2. 虽然热性惊厥时孩子看起来很吓人——脸色发青、失去意识、没有呼吸,但这种发作是绝对不会导致死亡的;
3. 正常的5岁以下儿童中约有5%都会在某个时刻出现惊厥的现象;
4. 如果孩子再次出现类似于这样的惊厥症状,他(她)的表现就和这次的一样,但孩子绝对不会死去。

采集原始病史

格式

习惯上开始写病历时首先要确认病史陈述者并标明此人是否值得信任。当这份病历将成为一个孩子医疗记录的一部分时,一定要牢记你是在为未来的阅读者提供信息和指导的。病历应该书写得清晰易读并且逻辑清晰。

列出主诉

以时间顺序列出主诉,并标明每段主诉的持续时间。尽量引用家长的原话而不是将其翻译成医学术语。比如,如果父母提到孩子呼吸有困难,就不要写成气喘。

现病史

对儿童疾病发展的准确、连续的记录是得出正确诊断最有价值的资料。这些描述往往比影像学检查和实验室检查等各种检查更加有帮助,而这些检查手段往往是为了验证从病史中推测出的可能的诊断。

对这些病史标明陈述的时间也很重要,如询问父母:"孩子是从什么时候开始感觉不舒服的?"应充分引用病史陈述者的原话,并用引号进行标注。应该简明扼要地以时间顺序描述孩子疾病的发展情况,直到写到目前的状况。每次都要问清与孩子有接触的人或其亲属中是否曾出现过类似症状。

既往病史

产前史

记录母亲的年龄、妊娠史、流产和堕胎情况。询问怀上这个孩子是否是计划之中的事。如果不是,他们对于这件事看法如何。记录下妊娠持续时间——足月、早产(提前了几周)还是晚产。注意父母的吸烟、饮酒、药物过敏史以及母亲在怀孕期间的健康状况(如剧烈呕吐、出血、疾病、事故、抑郁等)。

出生史

分娩是自发的还是诱发的?如果是诱发的,诱发因素是什么?特别注意分娩持续的时间,分娩过程是否有什么特殊情况出现。记录下出生时的婴儿体重。最后,注意孩子出生后是自发呼吸、啼哭还是依赖复苏设备、吸氧和其他特殊的护理。此外,现在父母一般都知道孩子的阿氏评分。

新生儿期

列出所有孩子在新生儿时期出现的健康问题,如黄疸、呼吸问题、进食问题、惊厥或其他问题。询问家长新生儿是与母亲一同回家了,还是由于一些原因被留在了医院。

当你与家长谈到妊娠期和新生儿时期的病史时,记住在一些家庭中,那些时期发生的一些健康问题可能让家长在孩子整个新生儿时期和儿童时期都沉浸在忧虑之中,即便那些问题早就得到了解决。例如,在新生儿时期,孩子可能经历了短暂性的呼吸困难或黄疸,之后则完全康复。尽管孩子已经痊愈,但每当孩子出现一点问题时家长就又会马上过度焦虑起来,因为之前的状况让他们觉得自己的孩子很脆弱(即儿童重病后综合征)。因此我们绝不能给家长贴上"过度焦虑"的标签——这个含有贬义的词会让医患关系变得非常紧张。当家长显得过度紧张时,其实总是有一个合理的原因的。发现这一原因才是解决问题的最好方法。

喂养史

关于孩子喂养史的详细程度主要取决于儿童现有问题的情况和儿童的年龄。对于婴儿，首先应明确喂养方式是母乳喂养还是食用奶粉。对于母乳喂养的婴儿，记录喂养持续时间和相关问题。对于年龄较小的用奶粉喂养的婴儿，记录奶粉的种类、稀释度、奶粉配方的变化、喂食频率和喂食数量。

对于年纪较大的婴儿，记录开始食用固体食物的年龄、目前的饮食结构和喂食中出现的问题，如喂食困难、食物反流或呕吐。记录孩子是否服用维生素和补充氟化物；如果服用，应记下用量。

排便

许多家长会详细描述婴儿的排便状况。但实际上，除非婴儿出现明显的便秘或是腹泻，其他情况下家长或医师都不该被这些症状所迷惑。母乳喂养的婴儿中尤其需注意这一点，这些婴儿24小时内会产生许多粪便（这是完全正常的现象），粪便可能颜色、浓度各异。婴儿也可能出现许多天（一周或更长时间）不排便的情况。以上这些差异都是正常的。总地来说，对婴儿粪便细节的关注和讨论越少，对整体情况的把握就越好。

生长和发育

婴儿出生时的体重已登记过，但根据问题性质的不同，及时记录出生后每次测量的体重或身高可能会有很大益处。

应根据儿童年龄询问发育史。比如，问一个10岁女孩的家长，孩子第一次笑是什么时候是没有任何意义的。正确的做法应当是：除非这名女孩有着明显的发育迟缓，否则应先询问她目前所处上学阶段来判断上学年龄是否正常；然后询问是否留过级，是否接受过教学辅导或是聘请过家庭教师；接着应了解她在学校学得最好和最差的科目，这类信息有助于判断她在学习上的问题。如果这名女孩目前学习困难，应了解她是否接受过学校（或其他）心理医师的检查。

随着孩子年龄的增长，某一特定的发育标志出现的正常时间范围也在扩大。比如，正常的婴儿会在第5周到第7周之间对刺激作出微笑的反应，时间范围是2周；而正常儿童会在第5个月到第8个月之间学会在无外物支持下独立坐着，这个时间范围是3个月。

免疫接种

○ **关键点**

避免诸如"最新的免疫接种"这样含糊的描述。应当熟悉儿童常规免疫接种计划，尽可能清晰准确地进行免疫接种记录。

很多家长记不清孩子已经接种过何种疫苗以及接种次数，因此所有的家长都应该保存一份孩子的疫苗接种记录。关于这点，家长们可以从国家儿科学会获取标准的免疫记录，如美国儿科学会、加拿大儿科学会，或者从下述网站获取：http://www.cdc.gov/vaccines/recs/immuniz-records.htm 和 http://www.phac-aspc.gc.ca/im/iyc-vve/index-eng.php。

既往病史

既往病史包括住院治疗、急诊治疗、手术和事故。应按一定顺序，如按年龄、日期顺序记录既往病史。

身体功能检查（系统检查）

身体功能检查中应包括的内容见表1-1。

家族和社会心理史

医疗文件中患者的家族史和社会心理史往往缺乏详细记录。这种情况令人不安，因为家族史通常可以提供很重要的信息，能够为了解孩子病情制订有效治疗方案提供重要的参考依据。

人们曾记录过在儿科问询中经常被忽略的系统性心理问询。在一项家庭访谈研究中，将与年龄在6个月至14岁的234名儿童的家长谈话进行录音和分析。研究者对医师的心理问询、支持性或保证性语句、表达同情、仔细聆听的语句分别进行编码。

应注意到，所有家长最初都不是因为关注孩子心理问题而前来就诊。不过，当访谈平均进行10～15分钟时，许多家长们开始表示出对心理问题的关心。因此，我们能够充分认识到，心理导向的访谈有助于医师了解以下四个方面：

表 1-1　病史采集中的系统检查

系统	检查内容
耳、鼻、喉与呼吸系统	感染 　数量？ 　发热与否？ 　持续时间？ 呼吸困难 　哮吼，哮鸣？ 咳嗽 　在什么情况下？ 耳痛 　是否排出液体？ 　听力有无障碍？ 　年龄稍大的儿童是否曾把电视声音调得过大？ 咽喉痛 　吞咽困难？ 　腺体肿大？
心血管系统	对于婴儿 　进食时疲劳或出汗？ 　呼吸困难？ 对于儿童 　晕厥发作？ 　曾检测到心脏杂音？
胃肠道系统	食欲，体重增加，身高增长？ 排便 　频率、稳定性？ 　排便前或排便时出现血液、黏液、疼痛？ 腹痛 　位置，持续时间，辐射性？ 　对正常活动的影响？ 　相关的症状和体征？
中枢神经系统	头痛？ 癫痫发作？ 虚弱？
皮疹	有否？
泌尿生殖系统	排尿 　频率？ 　排尿困难？ 　遗尿症（白天或夜间，原发性或继发性）？ 青少年 　性行为？（最好在家长不在场时委婉提问，例如："你这个年龄段的一些男孩可能会发生性冲动，你呢？"） 月经 　是否已来月经？ 　规律？ 　痛经？月经过多？ 　排出液体，瘙痒，皮疹？ 　性传播疾病？

- 父母躯体或情感障碍
- 家庭破裂
- 使用体罚
- 儿童的攻击性行为或过于活跃的行为

○ 关键点

> 传统的"器官"病史记录已经系统化和程序化，医师可以按照规范化流程来进行传统病史采集，但是关于家族和心理病史的记录目前还未形成系统化模式。

下面的内容介绍了一个实用的方法。首先是描述家庭结构，最好使用包括父母职业信息的典型遗传系谱图表示。

近亲结婚

许多儿科门诊治疗或入院治疗关乎遗传性疾病，因此，每次入院病史采集时均应包括是否近亲结婚这一信息。这一问题可直接提出，家长并不会因此而感到被冒犯。首先应询问"你和你的丈夫（妻子）是否有血缘关系？"或者"在你的家族中有没有和你们夫妻二人都有亲戚关系的人？"较小群体，尤其是那些人口相对固定的群体，最初可能仅由 3～4 个家庭建立，因此近亲结婚并不罕见。在这种情况下，患儿父母可能并不清楚他们的血缘关系，此时可通过询问夫妻双方的父辈母辈是否有同样的姓来查明问题。

疾病的家族史

在采集患有严重疾病的儿童的家族病史时，应尽量根据儿童主诉或具体情况调整询问内容。

例如，对于慢性腹痛或是直肠出血的儿童，询问是否有慢性炎症性肠炎家族史是非常重要的，包括克罗恩病或溃疡性结肠炎等。患有克罗恩病的儿童中约有 15% 有肠炎家族史，因此了解家族病史有助于医师作出诊断。

这里有一些重要的但经常被忽视的家族病史相关问题：

1. 是否有和孩子情况类似疾病的家族史？
2. 是否有 50 岁以下的心肌梗死家族史？
3. 是否有头痛家族史？

关于第三个问题，应记住偏头痛是儿童头痛的常见原因。许多人可能至少有一个亲戚患偏头痛，但是头痛儿童患者的家族中通常一方会至少有2~3个偏头痛患者，因此有更明显的头痛家族史。如果其他家族成员有头痛病史，应进一步询问他们的症状，包括头痛持续时间和严重程度、预兆、偏侧、是否畏光、对噪声的敏感性（畏声）、视力障碍、感觉异常和恶心或呕吐等情况。此时应谨慎用词，避免使用一些儿童家长不熟悉的医学术语。

家庭动力学

在初次访谈时，应思考这个家庭的运作情况。某些因素可以让家人更和谐、快乐地相处，并且作为一个单位有效运作，从而最大化减少孩子发生严重情绪障碍的风险。家庭是由心理动力学平衡中共同生活的个体组成的组合。对于一个家庭而言，为成功地建立组合并维持特有的动态平衡，需要三个重要元素：领导力、分担家务和良好、温馨、积极的沟通。

一个团队要高效地运转，离不开领导力的作用，家庭也是如此。但要注意的是，领导不同于支配，支配会削弱个人的力量，但是领导则是将团队中的个人团结起来，让大家各尽所能。进行家庭访谈时，应观察夫妻双方作为一个整体的人际互动，包括语言以及非语言互动，应思考下面三个基本问题：

1. 他们看起来如何？
2. 他们说了什么（对自己以及对方）？
3. 他们做了哪些动作（身体语言）？

社会心理史

下面所罗列的项目有助于筛查大多数社会心理问题，询问这些问题只需要花费几分钟时间。

重要筛查项目

- 职业以及工作经历（包括频繁或长期的父母缺离）；
- 家庭居住情况——居住空间大小、住房数量、居住者身份以及搬迁频率；
- 社会支持——可以依靠的亲戚朋友，特别是在患难时可依靠的人；
- 财务问题，包括得到的社会救助；
- 娱乐活动——家庭成员通常进行什么集体娱乐活动？一周有几次家庭聚餐？
- 重大生活事件（如重病、死亡、分离和离异）；
- 心理疾病，尤其是抑郁；
- 物质滥用（酒、毒品）；
- 婚姻稳定程度。

夫妻双方的工作经历

○ **关键点**

家长的工作经历信息可能有很大价值。家长可能由于工作原因易于受到某种感染或者接触到某种毒物。还有一些工作，比如服兵役、商人或者推销员，需要家长频繁或者长期外出，甚至经常搬家。

长期或者频繁的父母缺离有时会严重影响家庭的稳定性。一方缺离使得留守的另一方承担更多的家庭责任和负担，经常会导致产生焦虑、怨恨情绪，甚至婚姻破裂。双方共同分担家务对于维持家庭健康的氛围至关重要，一方家长频繁外出或者长期不在家，使得很多本来可以一起做的事情只得由剩下的另一方承担。更糟的是，外出的家长（多是父亲）回家后多半对于家务劳动也是不闻不问的。此外，他还可能为了建立自己的家长威信而颐指气使，而使其他家庭成员出现厌恶感。

描述居住情况

对于住宅的简短描述往往提供很多有效信息。家里有几个房间？居住了哪些人？这些问题的提出并非没有根据，因为通常家里人越多，维持家庭稳定关系的压力也就越大。

搬家

搬家是一个重大生活事件，也是仅次于离异、重病和死亡之后的生活中一大重创，但是搬家对于家庭稳定的影响却往往被低估。搬家带来的一大负面影响是使得家庭成员脱离了原来的社会关系，如离开了亲戚朋友的支持。大多数人一生中的挚友仅有两三个，这些朋友通常是患儿家长在危急时候第一时间想到并会毫不犹豫求助的人。这两三个挚友多半是在儿童时期或者成年早期就已结交，而搬家却多发生在中年时期，因此这常常使得家庭成员脱离对他们来说至关重要的社会关系。特别是对于在家照顾孩子、家庭的母亲来说，搬家更是使得她们感到孤单无助。而对孩子来说，搬家意味着离开要好的伙伴（孩子的社会关系）和适应新的学校。

社会关系

简要了解这个家庭的社会关系，有没有爷爷奶奶、亲戚或者邻居帮着照顾孩子或者给予其他帮助。

娱乐活动

家庭成员平时进行哪些集体娱乐活动？多长时间有一次家庭集体活动？父母双方互动频率如何：吃饭、看电影、运动、聚会或仅仅是散步？娱乐活动会透露很多家庭关系方面的信息，你会惊讶地发现原来有如此多的夫妇几周、几个月甚至几年都没有一起走出家门，结对活动了。在讨论这些问题的时候，除了注意聆听以外，还要留意非语言信息。

近些年来，两个特别的现象对家庭稳定和家庭交流起了较大的负面作用。

1. 家庭聚餐频率以及质量的下降。据资料显示，至少在美国北部，越来越多的家庭聚餐时间日益减少，因而家庭聚餐史作为儿科评价指标的重要性日益上升。家庭聚餐时间的减少和儿童学习成绩的下降以及问题行为的增加都有关联性。因此，家庭聚餐的频率和质量已经成为儿科家庭评估的一个重要组成部分。
2. 一个相关的问题是在儿童和青少年的生活中（通常也包括他们的家长），电子媒体和电子产品的主导作用正在逐渐增加，电视、游戏机、手机和 MP3 播放器越来越普及。大量使用这些产品会导致家庭乃至社会中，人与人之间的交流和互动越来越少。另外，这些娱乐方式与儿童和青少年的睡眠不足也有着一定联系，进而对学业成绩和行为方面产生负面影响。因此在儿科问病史过程中很有必要增加几个相关问题，如：

- 你们全家一周有几次一起吃饭？
- 吃饭的时候会看电视或听收音机吗？
- 注意儿童/青少年/家长是否将电子产品（如手机、MP3、游戏机）放到桌上？
- 你们全家一起吃饭开心吗？你们通常谈论些什么？
- 孩子的卧室里有没有电视机？
- 孩子几点睡觉（或关灯）？
- 孩子早上几点起床？是不是很难叫醒？

这些非传统的问题现在应该成为综合儿科评估中必需的部分，并当家庭功能出现教育或发展问题时，这些问题可能有着至关重要的作用。

重大的生活事件

注意任何重大的疾病、死亡、事故、父母分居、离异以及其他重要的事件，并且记录下日期。这些事件可能在儿童的健康问题上起着直接或间接的作用。

心理疾病

在普通感冒过后，抑郁是人群中最为普遍的问题。据报道，3%的成年男性和4%~9%的成年女性会出现严重抑郁。这种情绪对儿童本人及其家长产生多方面的负面影响，但是，除非特意询问："您家里有没有人患过严重的抑郁？"，一般这种抑郁情绪的存在往往会被忽视。另外，还需要询问是否有其他严重的、需要治疗甚至住院的情绪或心理疾病。

物质滥用

"双方的家庭成员中是否有曾经酗酒或吸毒的？"只有当你提出这样一个涉及整个大家庭的问题时，酗酒的严重程度才会凸显出来。在美国，每6名儿童就有1名家长酗酒。

准确地问出一个成年人的饮酒习惯是非常需要技巧的。直接询问每天喝多少酒，受访者通常不会直接回答，尤其是酗酒的人。不过你可以通过下面这种方式得到更为准确的记录：首先，问他/她通常喝哪种酒，啤酒、红酒还是白酒？然后通过提出一个相对来说比较大量的假设来估计他/她每天的饮酒量，如"你一般每天喝多少啤酒，6瓶、8瓶？"暗示这样的摄入量比较常见，从而减少酗酒者低估其酒精摄入量的可能性。如果不刻意地问家长他们的饮酒情况，那么在很多家庭里酗酒问题可能就会被忽视。

婚姻的稳定性

娱乐活动信息可能会提示这个家庭的婚姻是否稳定。另外，你还可以问一些开放性的问题，比如，"用一个词来描述你的婚姻？"或"你们一家人有什么娱乐活动？"这些简单的问题能够透露出父母之间以及父母和孩子之间的关系，此时应注意观察家长在回答这些问题时的表情和肢体语言。

制订问题列表和治疗计划

当你完成和患儿家庭访谈、采集病史及体检，并作了相关记录后，就需要列出所发现的问题，并把每个问题和特定的治疗计划或解决方案对应起来。一个基于问题的治疗方案应着眼于患者的整体——包括儿童和他的家庭——而不仅仅是疾病、症状或器官系统。

○ **关键点**

问题导向的病史记录方法不仅关注疾病本身，而且可提供影响患儿及其家庭健康的综合问题清单。

下面这个病例中出现的这种多重问题就需要医师提供综合的治疗，而不是仅仅作为"哮喘"来治疗。解决这些所谓的"附加问题"可能会大大改善儿童的健康状况，提升儿童的幸福感。

病例

Mary，6岁，过去2年中出现反复哮鸣。现应用支气管扩张喷雾剂（沙丁胺醇），每天3次进行治疗。Mary的父亲失业，母亲在一个杂货店做收银员。过去2年中，两次搬家，并且在他们现在居住的社区中没有其他的亲戚。母亲称她的丈夫为"周末酒鬼"，并称Mary在家里似乎相当焦虑，情绪不稳定，Mary的老师也证实了她的说法。Mary在激动、非常高兴时或跑完步后就会咳嗽，且易疲劳。

有明显的过敏性反应家族史。父母双方均吸烟，家里养了一只猫。在反复询问下，Mary的母亲承认Mary经常出现"过敏性敬礼（过敏性鼻炎习惯动作）"（图9-2）。检查显示Mary的营养状况良好，有"过敏性眼晕"，偶尔咳嗽，鼻甲肿胀、苍白、阻塞气道。气式耳镜显示中耳积液。听诊发现其呼气较长，背部听诊双侧肺底偶尔有乐性叩诊音。

此病例的问题和治疗策略如表1-2所示。

表1-2

问题	治疗方案
过敏性鼻炎	试用类固醇鼻用喷雾剂
被动吸烟	建议家长戒烟，并参加"肺协会"的戒烟活动
可能对猫毛过敏	对Mary进行猫毛敏感性皮试，若为阳性，父母同意将猫送走1个月，并彻底清扫房屋
哮喘治疗不足	试用吸入式类固醇治疗
焦虑、情绪不稳定	考虑是对沙丁胺醇的反应，中断沙丁胺醇治疗，看症状是否缓解，一周后复查
家长酗酒	母亲联系嗜酒者互戒协会请求介入
缺少家庭支持体系	父母参加哮喘协会当地分会，社区护士会上门进行跟进和建议

鉴别诊断的艺术

○ **关键点**

如果不能立即找到孩子的病因，那么进行鉴别诊断并制订进一步的检查方案是非常必要的。

当对临床诊断有疑问时，有必要将鉴别诊断记录在患儿的病史之中。为了保证鉴别诊断的有效性，鉴别诊断必须是针对患儿本身，而不是针对症状和表现，因此，鉴别诊断不应只列出临床表现，如咳嗽、黄疸、脾大的常见原因。而应该是简明并实际可行的，列出能解释患儿大多数或全部症状和表现的疾病。

由于临床症状大多不会单独出现，每一个症状都应在其特定的背景下进行理解。按照可能性递减的顺序，列举出能够合理解释患儿症状的疾病。首先关注可能性最高的诊断，从价格最低、痛苦最少、介入治疗最少的方案开始考虑。

签订医疗契约

最后这一刻需要医师有良好的聆听技能。让家长重申他们对孩子病情的了解和应该如何做，这一点是十分重要的。家长的回答能让你知道你们的看法是否达成了一致，一旦确定，就可以和家长签订医疗契约了。

医疗契约

不论儿童患反复性喉咙痛、慢性肾病或有行为问题，医疗契约的三个基本操作原则均保持一致：

1. 同意将要进行的医疗操作；
2. 分工：同意由谁负责哪一项工作，不同家庭成员之间相互分担；
3. 在短期反馈的时间和方式上达成一致（如1～2周），对治疗过程进行评估并制订进一步的治疗计划。短期内进行反馈是治疗方案顺利进行的最好保证。

与青少年谈话并进行检查

对青少年患者的策略在第17章有详细的叙述。

谈论"热点"话题

当谈论到敏感话题时，首先应用"现在我想要问一些你们这个年龄段的人担心的问题"等语句奠定谈话基调。物质滥用、性行为、焦虑、抑郁、饮食失调及家庭失调都是常见的"热点"话题，谈论时需要具备灵敏性和良好的技巧。这些问题最好的开场白是提出问这个问题的原因，并在这些话题上让他们得到足够的关注。比如，你可以说，"我知道许多像你这个年纪的孩子性行为很活跃，不知道你怎么样？"要确保他们能完全明白你的问题。有一个可能并非真实的故事，讲述了一个青春期的女孩，她的心理医师问她是否性行为活跃。"不，"她回答，"我只是躺在那儿。"点头或一句"是"或"不"都不能确保他们正确地理解了你的问题。

最后，就像演奏乐器一样，有技巧的问诊需要不断地练习，进步是永无止境的。对你与青少年及其家庭的会谈进行录像或录音，并进行批判性的回顾，是发现并弥补自身缺陷的最好方法。

体检

大多数体检的技术细节在本书的其他章节中已有详尽叙述。而青少年的体检有一些特殊的技巧。在检查的过程中，你要解释各种检查以及为何要做这些检查。在体检开始前，应询问她/他是否需要监护人陪同。通常在对异性的青少年进行体检时建议有监护人在场。要充分了解青少年可能产生的拘谨，尤其是需要脱衣时。医院应该提供方便检查的罩衣，并给青少年提供足够的时间和私密空间来换衣服。检查过程中，应只暴露被检查的部位，并在检查结束后遮盖住。

检查的过程中要注意解释每一个检查的步骤，并且当你确定结果正常后应告知患者。保持流畅、轻松的交谈能够减轻青少年在这种环境下的焦虑情绪。有些青少年的血压对紧张情绪非常敏感，此时血压测量要在患者足够放松后进行，患者站立位和平卧位分别测量两次血压，相邻两次测量应间隔一段时间，通过分散患者注意力或说一些安慰的话，使患者尽可能放松，从而记录体位对血压的影响。

发现某些正常的变异时，你应主动告诉青少年患者并消除他们的疑虑，保证这种发现是正常的。和一些有隐私的患者一样，青少年很少把他们的担心表达出来，但这并不意味着他们不担心。常见的例子有：

- 胸部发育不对称：有些女孩一边的胸部比另一边发育得要快得多，她们就会因此担心。但实际上这种胸部发育的不对称通常能随着发育的进行自行纠正。
- 阴囊不对称：一边的睾丸在阴囊中的位置要比另一边低——这是一个常见的使青少年男孩担心的问题。

结束谈话

以回顾检查中发现的问题来结束谈话，找出青少年从中学到了什么要比你独自进行口头总结重要得多。谈话的最后一步应包括以下内容：

- 结束提问。例如，"你有没有其他想要问我的问题？"或者"你觉得这次谈话对你有帮助吗？"如果答案是"是"，那么可以继续问，"在哪些方面对你有帮助？"注意观察和谈话开始时相比，青少年在结束后的表情和行为上有没有什么变化。如果你认为这次谈话没有使青少年、家长或你自己满意，就需要确定下一次会面的时间进行进一步的讨论。有部分青少年和成年人一样，需要多次交谈才能有效地解决他们的问题，特别是那些已经积存多年的问题。请记住，一次有效的谈话既是诊断过程，更是治疗过程。一个有效的医疗契约，特别是针对行为问题的契约，通常需要双方达成一致，选择一个单独的问题（而不是一系列问题）作为短期（如1～2周）的解决目标。成功地解决一个问题通常会产生很多辅助益处，从而有助于解决其他的问题。如果要解决青少年社会心理方面的问题，最好让青少年和家长共同选择他们想首要解决的问题。

- 家长参与。在青少年同意的前提下，邀请家长参加到最后的问题回顾、治疗方案的确定和随访安排的谈话中。
- 总结。包括总结你所发现的问题、协商治疗和随访方案。其中随访方案应包括一周内的电话联系等，最好由青少年主动和你联系并安排下一次会面的时间和地点。告诉他们可以随时联系你，并给他/她相关的联系信息（如电话号码、什么时间联系你最合适等）。

更多隐藏的情绪

与那些儿童年龄较小的家庭相比，临床上，隐藏的情绪可能在青少年患者中更为多见。这些问题的一个共同特征是，除非被特意问到，这些青少年一般很少会自愿提供相关信息。

列一个你想要关注的问题清单是大有帮助的。最常见的话题如下：

- 物质滥用（包括青少年、朋友或家庭成员）
- 抑郁
- 自杀想法（大约有30%的青少年有过自杀的想法）
- 对亲属/好友最近发生的严重疾病，或者与严重疾病或死亡相关的躯体症状的恐惧
- 对性的关注，如性别特征、避孕、性传播疾病和怀孕
- 学校问题
- 性虐待或身体虐待
- 家庭混乱
- 和同龄人间的问题（如参与小帮派）

问出青少年情感和行为方面问题的临床技巧在第14章中有更详细的介绍。

特殊情况的临床技巧

医院查房

查房中，你的主要注意力放在了患儿身上还是表格上，说明了你首要关心的是患儿本身还是疾病。从效率角度考虑，如果你查房时先关注患儿及其家长，那么你花在书面工作上的时间会大大减少。

会诊

在20世纪早期，需要会诊的时候，主治医师会直接和会诊医师对话。不论在医院还是在患者家里进行会诊，都应严格遵守制度和礼节。患者家庭会提前收到会诊通知单，医师会穿上他们最好的服装到患者家里。出于礼貌，主治医师通常会提前5～10分钟到达，并向会诊医师介绍患者和他的家长。会诊医师会对患者进行检查并私下和主治医师进行讨论，之后他们会和家长沟通，并提供他们的意见，对家长所关心的问题作出回应。

再看现在的医院会诊：主治医师或代表将仅有两三行信息的会诊申请表放入传真机或输入计算机，会诊医师收到申请，选择一个她/他合适的时间到病房。而患者家庭通常事先对会诊毫不知情。如果凑巧的话，会诊时家长会在场。而通常情况下，会诊时最了解患病儿童的主治医师或住院医师往往不在场。会诊医师要在缺乏诊断和治疗信息的情况下，给出专业的评估和合理的建议。在这种尴尬的情况下，最终的结果是一张字迹模糊的会诊单，而且可能在几天后，甚至患者出院后才出现在主治医师的收件箱中。

同时，家长也许从来都不会听到来自会诊医

师的评估和建议，也永远没有机会向会诊医师咨询问题。而且，孩子的看护者（护理医师）会错过一个绝佳的从会诊医师获得新知识和新技能的机会。

> ○ **关键点**
>
> 从传统会诊中取其精华，会给现代的会诊带来更大的收益。

下面的一些建议，能让主治医师、会诊医师、患儿和家长从会诊中收获更多：

1. 完成会诊申请的同时要和会诊医师进行电话交流，一个 2 分钟的谈话就能传达更多有用的信息。
2. 尝试协调一个双方都合适的时间进行会诊。看一个优秀的心脏病学家 5 分钟的检查，要比读 2 页的会诊报告更有指导意义。
3. 通知患儿及其家长会诊的时间和地点。家长和会诊医师同时在场，对双方都有利，同时也可使患儿得到最大的帮助。
4. 主治医师应在会诊医师之前抵达，进行必要的介绍。会诊结束后，应询问患儿和家长有没有其他的问题。

帮助愤怒的家长

每个医师都会遇到愤怒或怀有敌意的家长，而这通常是在毫无预兆的情况下，可能发生在忙碌的急诊室、病房或办公室中。如果医师从未冷静分析过家长愤怒的原因，那么他就无法迅速并有条理地处理这种问题。

一个事先计划好的程序化方案可能对处理这种临床状况有所帮助，正确的做法能够缓和家长的愤怒，并真正地为他们提供帮助。

大多数家长会向医师、护士、接待员或其他之前从不认识的人发怒，只要你意识到这一点，你就不会把这种愤怒当成是针对你个人的。记住这样一句名言："不要认为每个人都恨你——每个人还没有遇见你呢！"

家长的愤怒通常表现为焦虑、沮丧或者认为对儿童或家长自身的命运失去控制。你需要从这个角度来理解他们。

认识到家长的敌意并不是针对你个人之后，首先要做的是表示"我看得出来您很伤心。"然后，把家长引到一个安静的房间，并给予安慰，或者提议"您可以到这边来坐一下，看看我有什么能帮助您的。"大多数人都条件反射地对愤怒报以愤怒，就像人们对一个提高的音量的自然反应都是把自己的音量放得更大，然而，降低而不是提高你的音量和音调才是应该做的。你可以在普通的朋友间谈话中尝试这个策略。注意，当你的音量逐渐降低到耳语，你的听众也会安静下来，不再坐立不安，他们的注意力会变得越来越集中。

一旦家长处在一个安静、舒适的环境中，让他/她尽情释放他的感情。通常，几分钟后，家长的情绪就会冷静下来，并愿意配合、提供帮助。

通常情况下，触发愤怒的事件都是微不足道的，当你对这个家庭了解得越来越多，就会发现其实这个触发事件只是一系列压力的最后一根稻草，有些触发事件甚至可能和孩子的疾病没有直接联系。在本章前面提到的心理压力（如经济问题、由于缺乏支持而觉得孤立、婚姻不和、物质滥用或心理疾病）或甚至有时候一些普通的压力，如几个小时没吃东西，都能促成情绪的爆发。只有对这个家庭的问题以及儿童的疾病有了全面的了解，你才能真正地给陷入困苦的家庭提供帮助。

患有慢性病或复发性疾病的儿童

对患有慢性病或复发性疾病的儿童的家长的需求要多加关注。治疗患有慢性病的儿童需要特殊的临床技巧，在第 20 章中有详细的叙述。

传达孩子的死讯

没有什么比向家长传达孩子的死讯更能考验医师的临床沟通能力了。不论你以前做过多少次，或家长已经预计到孩子已经邻近死亡，传达这样一个讯息都不是件容易的事。然而，帮助家长面对这种悲剧的方式也有好、坏、一般之分。下面有几个通用的指导原则：

1. 在向家长传达死讯后，你可能需要花很长时间陪伴他们。
2. 一定要在一个私密、安静的地点进

行——切忌选择在候诊室或走廊。
3. 和家长一同坐下，然后再向他们传达，永远不要在他们站着的时候告诉他们。
4. 称呼孩子的姓名。
5. 避免使用委婉的说法。孩子已经死了，不是"走了"、"离开了我们"或"去了天国"。
6. 当牵涉某个特定的护士时，护士有义务参与通知家长。
7. 提供机会让家长看看他们的孩子，拥抱孩子，以他们自己的方式向孩子告别——私下或在你的陪同下。
8. 在孩子生前给予帮助和支持的人，可以口头或书面表达自己的同情和情感上的支持，尽可能去参加孩子的葬礼。
9. 在孩子死后尽快安排和家长见面，回答他们的疑问，并允许他们发泄感情，同时对尸检中发现的问题作出解释。

当孩子突然或意外死亡时，如婴儿猝死综合征或机动车事故，与患病已久的孩子家长相比，他们的反应可能有所不同。这些家长最初的悲伤中可能包含了震惊、麻木、难以置信、愤怒以及这些感情的任意组合。

无论患儿的死亡原因是什么，一个有经验、富有同情心的临床医师能够在帮助家长面对这种悲剧并尽可能地调整状态上起着重要作用。

哀悼信和出席葬礼

当一个孩子在你的照料下去世后，非常重要的一点是，不要让家长觉得孩子去世后，你们之间就再无关系，你也不再关心他们。一封来自医师、护士以及其他和孩子的照顾有直接关系的人（尤其是死于慢性病的孩子）的哀悼信能给予孩子家长莫大的安慰。当和家庭的联系延续下来或变得紧密时，出席孩子的葬礼是另一个重要的表达尊重和支持的方式。

传达其他不好的消息

已故的 Bronson Crothers 是 20 世纪前半叶一名伟大的儿科神经病学家。来自全世界的家长带着他们的孩子，来到波士顿的儿童医院，请他来给他们发育迟缓或是神经功能障碍的孩子看病。在帮助家长面对这种痛苦问题方面，他也是一个专家，一名儿科住院医师曾经问他："你是如何告知家长他们的孩子有智力缺陷的？"Crothers 回答，"我从不告诉他们，我会让他们来告诉我。"

在他的回答背后，有一个最基本的概念。向患者家庭传达坏消息的过程不仅仅是传达一个医学信息，还是一个引发理解的微妙过程。传达信息和引发理解之间有着天壤之别，传达信息主要是诉说，少的是聆听，而引发理解需要多的聆听，相对少的诉说，需要有敏感的"触须"，来探测家长能理解什么，找到何时能够结束谈话，何时应该再回来。引发理解和增强一个家庭对疑难或慢性疾病的适应能力不可能通过一次谈话就能达到，也许需要在几天、几周甚至几个月进行多次的讨论，每一次都是建立在前面的理解上。

帮助家长理解问题的形式是非常特定的。例如，在涉及发育迟缓的儿童的情况中，这样问可能比较合适，"您觉得（儿童的名字）现在的行为在什么年龄水平？"

○ **关键点**

家长们对自己孩子的发育功能水平的估计总是令人吃惊地准确，尽管他们不一定完全清楚这在未来会产生何种深远影响。

家长们对于孩子的发育延迟会对未来的教育和职业产生影响这个问题的认识可能并不准确或实际。他们可能需要长年的指导和支持才能直面这些问题。不要期望家长们一开始就与你对长期预后的看法一致，他们总是会先产生自然的抵触情绪。可以尝试下面这些问题，"你们认为他/她有能力在正常的入学年龄上学吗？"或者"你们觉得他/她 2 年（或 5 年、成年）之后能做些什么？"

如果家长们对孩子的未来过于有信心，不要觉得你就应该否定或反对他们的看法。一有机会，家长们总是会问，"你觉得呢？"此时，医师的回答可以含糊一些，比如"嗯，我希望是这样，但是我不是十分确定。"这个问题可能会在以后不断被提起，你会发现，随着时间的推移，家长们的期望会变得更加理性与现实。

如何有效地向家长说明慢性病或残疾的诊断结果的技巧将在第 20 章中详细介绍。

鼓励家长征求其他医师的意见

当家长们第一次听到关于孩子的坏消息时，最初的一个可能未曾说出口的想法就是否认。家长可能会认为，"也许这个医师弄错了"或者"也许其他医师比这个医师更懂该怎么治疗"，这样的反应是可以理解的。任何人在遇到类似的情况时都会出现这种反应。但家长们一般不会把这样的想法说出来，因为他们担心这些不信任医师的表述会让医师反感。所以，你要预测到这样的情况并主动挑明这个话题。

医师应该正视自己能力有限并明确地表达出来。你可以这样说，"我们都无法给Jane的病情下最终诊断。如果你们愿意让这个领域的专家为她看病并给出建议，我非常赞成，而且我将很乐意帮助你们安排。"无论他们最后是否需要你的帮助，这样的建议通常会让家长们感到如释重负与感激。

○ **关键点**

> 家长有权利征求别的医师的意见，无论这件事对于一名医师来说多么微不足道，家庭医师决不能干涉这项权利或用言语、沉默或表情来反对家长。

对于征求其他医师意见的愿望并不是不信任医师能力的表现，实际上，这表现了家长们对孩子未来健康的担忧，这是可以理解并应该得到支持的。一般来说，如果家庭医师愿意征求更多的意见，这有助于加强家长对医师在大多数问题上的判断的信任。

电话随访

在家长陪同儿童看完儿科医师（无论是门诊或急诊）或出院之后，最有价值的辅助手段之一是给这家人及早打个电话。这样的联系不仅是示好的举动，能够令家长非常感激，而且也是一种自我学习的极好方式。你可以知道你的治疗结果并提高临床技能，还可以提高对既定治疗的依从性。

总结

预先充分准备的家庭访谈和完整的病史采集是所有的辅助诊断方式中最好的途径。访谈的质量取决于采访者的技巧，其他途径都不能如此清晰地向医师提供孩子和家庭的信息、他们的问题和问题发生的心理社会背景。访谈对于治疗和诊断的价值让我们认识到，技术就像音乐演奏一样，只能通过反复、勤奋的练习才能日臻完善。

（徐　萍　译　张雪峰　校）

推荐阅读

Kahn MW: Etiquette-based medicine. New Engl J Med 358:1279–1281, 2008.

第 2 章 处理文化敏感问题的技巧

Richard B. Goldbloom

一个离开过自己家乡的旅行者比从未离开过家的人拥有更多的智慧,所以对于另一种文化的了解能够培养我们更坚定地、更有爱心地看待我们自己的能力。

——《萨摩亚人的成年》(Margaret Mead 著,1928)

很多年以前,当一位住院医师向一位知名的美国儿科教授介绍一位拉丁裔患儿的病史时,这位住院医师说道:"我无法采集完整的病史,因为患儿的母亲有语言障碍。"

"等一下!"那位教授打断道,"是谁有语言障碍?"

这个小故事叙述了我们在医患沟通中的一个重要方面:无论家庭是何种民族、宗教、肤色、语言或文化,我们对给所有家庭提供好的医疗服务都具有不可推卸的责任。正因为你的患者,你才有机会了解在你负责的社区中不同种族与文化的风俗习惯和信仰。这是一个关乎尊重的问题。

每一个群体都有自己独特的价值观和信仰,对可接受或不可接受的行为的传统认识,说话和打手势的一些特点,性别定位,医疗实践,风俗,关于疾病的起因和治疗的信仰,出生和死亡的仪式,关于输血、尸检、器官捐献、器官移植的看法,饮食习惯和禁忌,对专家的态度和教育孩子的方式。每个群体都有自己传统的表达恐惧、痛苦、感激、关心、愉快和反对等感情的方式。有技巧的临床评估要求医师知道并且尊重这些文化差异,同时也要求事先作好准备。当你面对一个来自不同文化背景的人时,你没有时间找借口去重温他们的独特信仰和风俗,所以请事先准备好。

多文化现象的变迁

在大多数发达国家,不同种族和文化在快速融合。1990 年,75% 的美国人是欧洲白种人的后代。估计到 2020 年,这个数字将下降到 53%。现在,25% 的美国儿童来自少数种族背景。这个数字估计会在 2025 年达到 48%。在加拿大 1996 年的统计中,超过 10% 的人口由少数种族组成,大多数都是来自于不同种族和文化背景的移民,且其中 25% 是儿童。这些趋势告诉我们在多元文化背景下的敏感医疗保健的重要性。与这些巨大的人口变化相一致的是,不同种族和文化背景之间的通婚或领养的人口在稳步上升。

○ 关键点

不要基于语言、服饰或种族给个人或家庭的想法和信仰下预判,一个群体的特点不能用来预测其中的个人和家庭的特点。

成见的危害性

在和不同语言、文化或宗教信仰的群体进行有限的接触之后,我们经常可能会形成成见。大多数国家的人口是多元化的,有着不同的语言、传统和习俗,这些群体的信仰和行为差异非常大。一个群体的特点不能用来预测其中的个人和家庭的特点。不要基于语言、服饰或种族给某个个人或家庭的想法和信仰下预判。

文化在医疗保健上造成的不便

很多研究都指出,与主流人口的种族背景不

同的儿童所受到医疗保健的次数和质量都较低。毫无疑问，很多因素导致了这一现象，包括经济水平低、语言障碍、相同文化背景的医务工作者数量少、交通不便和儿童保健需求无法满足等。一些家庭对药物或治疗的依从性较低。在美国，尽管已经对社会经济因素、健康状况、医师回访次数作了调整，但黑人和西班牙裔儿童所能得到的处方药还是偏少，住院时享受的服务也少。拥有不同种族和文化背景的医疗工作者的多样性还不能满足我们服务的人群的多样性。

家庭秩序——谁是作决定的权威？

尽管西方文化已用很多代的时间将家庭模式从父系家庭系统转变为人人平等的家庭关系，但其他文化背景下的家庭有着很不一样的传统秩序。任何从事儿童医疗保健的人都必须尊重和理解这些结构。例如，在典型的越南家庭中，父亲是作决定的人，母亲听从父亲。沙特阿拉伯家庭也是这样，并且在进行家庭访谈时，父亲可能回答医师向母亲提出的问题。如果医师把问题抛给不是家庭领导的一方，可能会导致双方的反感。在传统的中国家庭中，年轻人对老年家庭成员的忠诚和尊重被各年龄的人严格遵守着。而保护家庭荣誉（保住面子）在日本家庭中非常重要，孩子的不当行为会被认为是家长失责。在一些东南亚家庭中，家长不愿在未征求传统的族里领袖的意见之前就给孩子作决定，他们把族里领袖视为自己家庭的成员之一。

说对姓名

很多文化不遵循传统西式命名系统：名字后面跟着姓。在传统的中国家庭里，姓在前，名在后，通常是被连字符分成两个字。越南人的命名体系与这个类似。南亚的穆斯林没有关于命名体系的传统。传统印度锡克教徒并不用姓，只用名加上"男士"或"女士"——女士是Kaur，男士是Singh。尽量正确地说对、读对并写对名字。谦恭有礼是另一种表达尊重的方式。

沟通

少数字词可能造成很大不同

语言可能成为获得高质量医疗护理的最大障碍，如果能够比较流利地说至少一种语言，这将是医务工作者的重要优势之一。不过，无论语言问题给你提出了多大的挑战，至少应掌握在你负责的社区内每种语言的问候语。没有其他更好的办法能让已经被陌生的环境和文化吓到的家长和孩子展露笑容了。同样地，也没有更好的办法能让这个家庭能感觉到你尊重他们的文化背景。如果你的社区包含很多同一语种的人，提高那种语言的沟通技巧能缓解家庭紧张，给你的工作带来巨大的好处。

一些人错误地认为说话大声能让说其他语言的人明白自己的意思，这绝不正确。更糟的是，这甚至可能惹恼那个家庭。不能恰当处理文化背景差异的医疗服务会带来种族敌对。相反地，"文化技能"被定义为"在不同文化之间优雅地穿梭"。你能从和不同文化背景的同事或朋友的跨文化讨论中收获很多。此外，最好在手边保持一两本可靠的参考资料。

眼神和手势的多种含义

一些不自主的伴随或强调对话的身体手势可能在不同文化背景下有截然不同的意义。比如在北美和西欧，我们在会见别人或说再见时常常会握手。但是在某些文化下，和不同性别的人握手是一种禁忌，例如在泰国握手是被完全禁止的。而芬兰人则认为把手放在口袋里是一种无礼的行为。相似地，在西方国家，无论是大人还是小孩都很看重眼神的交流，但北美土著人和来自亚洲印度的人会特别减少眼神接触以示尊重。在西方文化中，我们经常点头表示理解或同意，但在一些文化里，点头只意味着"我听到了"或"我听到你的话了，但我并不一定采纳"。

某些文化群体，如法国人、意大利人、俄罗斯人、犹太人、希腊人，对肢体接触高度敏感，而可能别的文化群体对此一点也不敏感。对于保守的阿拉伯穆斯林来说，医师与异性的肢体接触是非常不受欢迎的。另外，严格的穆斯林信徒从来不在外人面前使用左手。医师和治疗者可能会非常疑惑，不理解为何当他们建议一个偏瘫的小孩使用左手时，小孩的家长会不配合。实际上，如果这个家庭严守穆斯林信条，医师的这种做法确实是不可接受的。

为了降低发生婴儿猝死综合征的风险，我们目前不建议家长与婴儿同床睡觉。然而，在一些文化中，比如新西兰的毛利族和老挝的洪族，这样的睡眠方式才是正常的，并为人们广为接受且尊重。韩国的儿童可能直到4岁才会与家长分开睡觉。类似地，尽管我们并不建议近亲结婚，但是对于很多民族来说这是很正常的，而且基因咨询是不切实际且无礼的。

○ **关键点**

> 当家长对你的话语以看似赞同的方式点头时，请不要假设这代表着"我明白了"或是"我赞同"。为了弄清家长是否理解你的意思，最好的方法就是在谈话结束时，请他们复述一遍自己的理解。

体罚

一些文化认为体罚是家长管教孩子的一种传统方式，并不等同于虐待儿童。在一种文化背景下被认为是不正当的行为，也许在另一种文化背景下会有完全不同的含义。

对待慢性疾病的看法

临床医师需要明白不同文化对于患有慢性疾病的家庭成员的看法各异。北美和欧洲普遍重视存活和身体机能，因此，医师应该致力于治愈患者或者减少残障。相反，一些亚洲文化则重视与自然的和谐共处，而慢性疾病可以作为一种和谐的形式被接受。

生死问题

医师应该了解不同家长在对待诸如堕胎、器官移植、火葬和葬礼等问题上的传统或宗教观念。更为详细的信息在关于跨文化医疗的参考文献中可以找到。而以下关于在伊斯兰国家行医的相关信息，可以反映出了解并尊重这些文化差异的重要性。

大多数伊斯兰国家允许器官移植，甚至包括一些尸体器官移植。然而穆斯林的传统却要求一天之内完成葬礼。尸检在一些特定情况下也是允许的，比如可疑的犯罪事件。火葬则是严格禁止的。当一个婴儿去世的时候，宗教洗礼是必需的，而且婴儿应以两块布制成的寿衣包裹。伊斯兰教允许体外受精。在婴儿被赋予灵魂前（一般认为是在120天的时候），堕胎一般是被允许的，尽管很多什叶派教徒和一些逊尼派教徒不接受任何时期的堕胎。

近期移民的家庭

对于医师而言，准备一本关于不同国家和文化的医疗信息的口袋书是十分必要的。一些在售的指南就提供了很多基本问题的总结，如移民使用的语言、种族特异性疾病或地方流行性疾病、卫生保健观念、家庭的权威模式、眼神接触和触摸的习惯、儿童抚养原则、关于生死的习俗、儿童免疫接种信息、时间观念以及家长在医院护理儿童方面的传统角色。

有效的沟通

与来自不同文化的家庭进行有效的沟通需要进一步强调与本国家庭进行临床交流时所关注的所有元素，包括：

- 双向交谈：平均分配聆听与说话的时间。
- 尊重：对所有人一视同仁。
- 回应：不要预先断定结果。正如在所有患者与医师的交谈中一样，在为儿童制订治疗方案时，家庭成员也应该被当作伙伴，即治疗同盟。
- 同情心：在和所有家长交流时，请在对话过程中经常表达你对他们的担忧的理解。

治疗许可

无论他们是否阅读过知情同意书的内容，焦虑的家长们通常愿意签下这份文书。然而，这样的签名并不具有任何法律效力。因此，确保患儿家长完全理解书面或是口头知情同意书是医师以及医院的职责。医院中也应备有这些文件的外文版。如果需要的话，可以请来翻译员以确保家长的完全理解。

有效地利用翻译员

翻译员是很宝贵的资源，接受过医学评估方法的训练并且对语言及文化有丰富经验的翻译员更为难得。这样的人不仅对于语言信息极为敏感，同时对肢体信息也高度敏感，因为他们明白有效的翻译远远不止于文字的翻译。很多大型医院有很多经验丰富的、具有文化能力的翻译员的名单。尽管有时也会使用电话翻译员（而且有可能够提供帮助），但是有文献报道过，讲西班牙语的患者对于现场的翻译员更为满意。

使用翻译员会延长临床交流的时间，因此，请保证交流时间充分。为了给异国儿童提供良好的护理，额外的临床交流通常是必需的。在与家庭成员见面前，首先应该与翻译员讨论交流的目标。在临床交流开始前，询问家庭成员是否适应翻译员介入的交流，并且要求翻译员尽可能忠实于原文。然后向家庭成员介绍翻译员，并解释他们的作用。请始终看着家长（而非翻译员），讲话缓慢、清晰（不要太大声），尽可能使用短句和简单的词汇，并留给翻译员充足的时间。鼓励家庭成员提问，留意家庭成员是否流露出不理解的信息（通常是肢体语言）。在交流之后，请询问翻译员是否观察到其他相关信息。

○ 关键点

> 译者和翻译员之间存在很大的差异。译者只处理文字，而翻译员则可以理解并在医务人员和家庭成员中交流表情、手势、习俗、传统和医疗保健的相关信息。

假流利

使用翻译员总是无法避免出现错译的可能性，这往往会造成十分严重的后果。过分高估你自己和你的翻译员使用患者所讲语言的流利水平可以导致忽略或者错误理解重要的信息。这种现象被称作"假流利"。

翻译员可能无法在紧急情况时及时赶到。在这种情况下，医务人员可以拨打 1-800-752-6096 联系美国或者加拿大的 AT&T 语言电话服务，该翻译服务的费用对于义务人员是免费的。

跨文化病史采集的特点

除了第 1 章列出的一般病史信息以外，在为来自其他文化的患者，尤其是近期移民提供医疗服务时，以下问题需要特别关注：

1. 需要将患者的免疫接种史与来源国家目前的免疫接种计划相对照。
2. 如果该家庭来自热带国家，则也应记录热带疾病史。
3. 如果该家庭来自的民族或国家存在高发的遗传疾病、感染、营养缺陷和其他病症，问询中都应提及。该信息对于近期移民而言尤为重要，因为严重的或者可传播的疾病可能并无症状。例如，目前结核病在很多国家仍然流行，而来自中美、加勒比海、南美和非洲的儿童可能带有胃肠道寄生虫。其他无症状的感染包括人类免疫缺陷病毒（HIV）和乙型肝炎病毒。

获得不同文化背景家庭的心理社会史有利于你确定负责抚养儿童的家庭成员，并向其了解儿童的睡眠情况。另外，了解学龄前儿童是否参加了学前班也可提供一定信息。

学龄前儿童的发育评估

在对不同文化背景的学龄前儿童进行发育评估前，你必须了解你所使用的测试是否在不同的人群中得到认证或者是否已有该家庭所使用的语言翻译版本。

家庭成员对于患有慢性疾病儿童的看法

很多文化将儿童的慢性疾病或者残疾看作是一种惩罚形式，是触怒天神的象征、精神的丧失，或是一种诅咒。在相信轮回转世的社会中，残疾可能被当作一种前世罪过的证据。即便患儿家长可能会聆听并接受你对疾病的"理性的"科学解释，但这并不一定能消除他们的传统偏见。

在很多社会中，一个儿童的性别会影响家长求医的积极程度。比如，在传统的中东和中国家庭，生病的女孩得到的关注就不如生病的男孩多。

另外一个可能影响家庭成员态度的因素和行为就是家长对于儿童存活的期望。一些国家对于死亡是每个人必经之体验的理解可能与我们的不同，而这些观点可能会影响家庭为儿童护理投入的精力以及他们对医务人员的合作程度。

如以下列出的问题一样，一些开放性问题能够有助于我们了解另一文化背景的患者及其家庭对于疾病的看法：

- 你认为是什么引起了该疾病？
- 你认为它是如何引起该疾病的？
- 该疾病有多严重？
- 你认为它会延续多久？
- 对于（儿童姓名）的疾病，你最担忧什么？
- 该疾病对你造成的最主要的影响是什么？
- 你认为他/她应该接受什么样的治疗？
- 你希望我们选择的治疗能为你做些什么？

Anne Fadiman 的著作《幽灵作祟》(The Spirit Catches)中，她以独特的视角探讨了患有癫痫的洪族儿童相关的文化冲突问题。以下是一段摘录：

"所有的美国医师曾花费了上百个小时解剖尸体，并且可以一眼分辨出 Hesselbach 韧带和 Treitz 韧带的区别，但是他们中没有一个人愿意用一个小时来接受跨文化医学的教育。他们中的大多数认为洪族对于血液化验、腰椎穿刺、手术、麻醉和尸检等现代医学基本工具的禁忌看上去似乎是自我破坏性的无知。但他们却无从知晓，洪族人可能只是将之当作对于其自我身份、本质或者是所谓灵魂的完整性的神圣守护。"

这本书应该作为任何寻求对跨文化医学问题进一步了解的必备读物。它强调在给来自其他文化的儿童提供更为有效的医疗服务时，必须付出尊重和妥协。

替代疗法和民间医学

每一个社会，包括我们自己的，都在使用多种多样的"民间医学"、未经证实的药物和"替代"疗法。在北美，医师开出大量的止咳药水、口服减充血药、牙用药物和其他很多效果未经证实或是被否定的非处方药物。今天，很多家庭也使用一些草药或是"天然"药物或者咨询非传统治疗学家。

因此，我们无权对其他文化中使用的民间药物歧视或者怀疑。鉴别儿童所接受的所有治疗是很重要的。收集该方面信息的最好办法就是通过逐步的询问，如以下这样：

1. 有人曾经告诉我治疗患有这种疾病的儿童的不为医师所知的方法有很多，你有没有听说过这样的药物或是治疗呢？
2. （如果有）它们有效吗？
3. 你有为你的孩子尝试过这种疗法吗？
4. 它有效吗？

在有大量波多黎各人口的地区，使用地方植物来交换传统草药疗法是很常见的。然而对于很多家长而言，使用传统药物并不排除使用其他疗法的可能性。一般来说，最好不要阻碍民间医药的使用，除非有证据证明它是有害的。

在照顾西班牙或者拉丁家庭的时候，医务人员应该熟悉以下的普遍信仰和习惯：

- 凶眼病：凶眼病的儿童典型症状包括没有食欲、哭闹、体重减少和倦怠。在墨西哥人中，凶眼病通常被认为是由于被其他儿童过分羡慕引起的。
- 肠梗阻：肠梗阻被认为是由于物质在胃壁堵塞引起的。通常表现为腹泻，治疗方法是改变饮食、应用止泻药、按摩和接受民间治疗师的治疗，墨西哥裔美国人称之为 sobadora 或 curadero，波多黎各人则称之为 santiguadore。

你可以通过询问以下开放性、一般性问题，弄清家长对于其孩子疾病的原因和治疗的观点：

1. 你认为（孩子的名字）出了什么问题？
2. 一些家长告诉我有一种疾病叫做（通俗名称）。你听说过吗？
3. （如果有）你见过患有这种疾病的人吗？
4. （孩子的名字）得过这种疾病吗？
5. 你认为他现在有这种病吗？
6. 你认为你的孩子为什么会得这种病呢？
7. 你认为是什么引起的这种疾病呢？
8. 你认为是如何引起的这种疾病呢？
9. 你认为（孩子的名字）的体内正在发生什么呢？

10. 什么症状让你认为你的孩子患有这种病呢?
11. 你对这种疾病最担心的是什么呢?
12. 你是怎么治疗它的呢?
13. 这种治疗有效吗?
14. 如果这种疾病没有治疗的话会发生什么呢?
15. 你期待治疗的结果是什么?

跨文化沟通不良消息

在面对来自不同民族或文化背景的家庭时，在第1章讲过的传达不良消息的临床技术显得尤为重要。此外，还需要注意下列问题：

- 在任何可能的时候，应该鼓励该家庭带来可以提供理解和支持的近亲。记住，在全世界90%以上的文化中，我们所认为的核心家庭是少数，而一个更大的家庭才是正常的。这种差异我们必须注意到。
- 如果可能的话，以该家庭所使用的语言通知他们，并且在需要时使用了解文化的医疗翻译员帮助双向翻译和理解。
- 确认所有人都准备好了，而且你有足够的时间来进行双方都满意的交流。
- 直接对家庭成员讲话，而非翻译员。
- 不要直接进入对诊断的讨论，应该首先进行一些在很多文化中需要的介绍性的聊天。这有助于缓解家长焦虑的情绪，从而使他们更好地接受任何坏消息。
- 总是以积极的且表扬孩子的话语作为铺垫，然后再开始诊断、治疗和预后的讨论。
- 避免使用医学术语，和居高临下的态度。
- 尽可能诚实，但在允许的情况下保留一点希望。
- 给患者家庭足够的时间提问。你应该通过询问"你最担心的是什么?"来发现他们主要担心的问题。在交流中双向交流是十分重要的。
- 尽量使诊断清楚且没有歧义，为家长提供一个简洁、没有医学术语的书面报告。来自任何文化的家长可能都会过于焦虑以至于可能会在稍后忘记诊断的名称，因此书面报告就显得尤为重要，最好是以该家庭的母语书写的。
- 在交流结束时记得让家长复述他们对孩子病情、疾病的名称和应该为孩子做些什么的理解。
- 最后，以书面方式留下关键的联系人姓名和电话号码，并为下一次的复诊安排特定的日期和时间。在1～2周的复诊（或者更快）是十分推荐的，因为大多数家长（任何文化的）在接受了坏消息的数小时或数周之后都会想出一些问题。

跨文化的体检技巧

例如皮疹、出血点和黄疸等情况在不同肤色的人身上会有显著差异。在黑色皮肤的人身上，皮肤均质性的改变比肤色的改变（详见第19章）更可能代表皮疹的发生。较其他部位而言，出血点则更容易在甲床、手掌、脚掌和口腔黏膜发现，发绀也可能在甲床、手掌、脚掌、眼结膜处更易发现。对黑色皮肤的人而言，巩膜的周边部也有可能是黄色的，因此，黄疸最好在接近虹膜处或者是上腭处诊断。苍白则更容易通过眼结膜、甲床、手掌和脚掌诊断。

来自不同文化的儿童在接受了民间医药的治疗后可能会有不同的表现。最为骇人的例子是，不同图案的瘀斑点，多见于来自南亚的儿童，可能由于钱币摩擦引起。在这种普遍的传统疗法中，患者的皮肤经加热的硬币或者勺子（可能沾有油）的摩擦，来治疗喉咙痛和支气管炎。通常，这种治疗都会留下线性的、黑色的瘀斑。不熟悉这种疗法和身体体征的临床医师曾经误认为是儿童虐待的证据。类似的错误控诉也发生于对蓝色的出生印记，即胎斑的误解，这种印记在各种种族背景的深色皮肤的个人中都有存在，容易被误认为是伤痕。

文化敏感的处方

种族和民族背景对于患者对处方的反应也有影响。代谢很多药物的酶的表型在不同种族中也存在很大差异，可能会造成严重的药物反应和毒性的差异。举例而言，葡萄糖-6-磷酸脱氢酶（G6PD）缺乏症在很多非洲裔美国人、东南亚人和地中海地区人群都存在，并可能会造成对很多药物如磺胺类药物和抗疟疾药物的溶血反应。相对白人而言，亚洲人和非洲裔美国人可能对一些治疗精神异常的药物更敏感。对于药物代谢途径的异常可能会改变其治疗效果。患有高血压的黑人对于钙离子通道阻断药和利尿药的反应更好，对β受体拮抗药和血管紧张素转换酶抑制药的反应则稍差。类似的例子说明了在给不同种族和文化背景的患者开处方时"药物－文化"的重要性。

从反思获得经验

在你接触了一个文化背景不同的家庭以后，回顾这段经历并问问自己，"我还能在什么方面为这个孩子和家庭做得更好吗？"这样的反思会帮助你提升跨文化敏感性，并帮助你在以后面对不同文化背景家庭时更好表现。

总结

我们生活在一个文化和种族不断多元化的时代。为了给所有的孩子和他们的家庭提供相同质量的医疗服务，我们中的每一个人都应该对其他种族的习俗和信仰有翔实的了解，包括他们的传统家庭关系、权威结构和对疾病和残疾的认知。在必要时利用医疗翻译员进行有效的沟通，是确保理解和医师、孩子及家庭之间有效的治疗合作的最重要的技巧。

（徐　萍译　张雪峰校）

推荐阅读

American Academy of Pediatrics: Policy statement. Ensuring culturally effective pediatric care: implications for education and health policy, Pediatrics 114:1677–1685, 2004.

Fadiman A: The spirit catches you and you fall down: a Hmong child, her American doctors and the collision of two cultures. New York, Farrar, Straus and Giroux, 1997.

Flores G, Olson L, Tomany-Korman SC: Racial and ethnic disparities in early childhood health and health care. Pediatrics 115:183–193, 2005.

Wu AC, Leventhal JM, Ortiz J, et al: The interpreter as cultural educator of residents. Arch Pediatric Adolesc Med 160:1145–1150, 2006.

第 3 章 体格发育和营养评估

Richard B. Goldbloom

要是你们能够洞察时间所播种的种子，知道哪一颗会长成，哪一颗不会，那么请告诉我吧。

——莎士比亚《马克白》

对孩子来说，多矮是太矮？多胖是太胖？什么是太瘦或太高？当病理性的生长障碍到达极限的时候，很容易被识别出来。然而，被带到医生这里来的孩子，大多数身体发育处于正常与异常之间的"灰色区域"，他们往往是因为他们的父母亲担心他们生长或营养异常才带来看医生的。也就是说，在正态分布曲线的极限处，正常和异常经常发生重叠。因此在临床诊断时，要作出一个正确的临床决策，判断这个孩子是处于正常的极限还是真的异常，需要先完成以下三个步骤：

1. 准确地测量；
2. 与相应的正常标准进行比较；
3. 谨慎地评估孩子的遗传体质（这点常常被忽视），包括体型、生长模式或生长轨迹。

○ 关键点

孩子与父母相像这一点经常被忽略，不仅仅是他们的基本体型与父母相像，他们的生长轨迹也经常遵循同样的规律，直到达到最终相似的长相。

因此，生长偏离正常范围的孩子也可能是健康的，此时，了解他们的父母在儿时同一年龄段的状况就显得非常重要。看一些过去的家庭照片通常会对判断有一些帮助，这些照片没准会告诉我们，这个身材魁梧、身高 190cm 的爸爸，在他 10 岁的时候就像他儿子现在这样，身材又矮又瘦，是他们班最矮最瘦的人，直到 15 岁的时候，他经历了一次重要的青春期生长冲刺后才超过了其他同学。或者问问那个因为女儿瘦得皮包骨而焦急的妈妈，当年结婚时体重多少，也许你会惊讶地发现，这位身高 152cm、体重 66kg 的女士，现在那么丰满，但在她结婚那段时间里，就是浑身湿透时也只有 43kg。

测量和生长曲线图

平卧长度与身高

由于大多数小于 10～12 个月的婴儿不能独自站立；蹒跚学步的孩子无法站直，所以任何小于 2 岁的孩子都应该采取平卧的姿势测量身高。这个年龄段的孩子，平卧长度和站立高度是不一样的，前者明显偏高。年幼孩子标准身高表的测量就是基于平卧长度。有多种精确测量的设备，有的便宜，有的昂贵，都可以用来测量平卧长度和高度。要想单次和连续测量能够有意义，关键是要运用一个稳定的、精确的、固定的设备（图 3-1 和图 3-2）。尤其是当你有些担心孩子的成长正常与否的时候，准确性是必需的。要做到完全的准确，就不要想当然地认为其他人的测量是可靠的，至少应重复测量 2 次。

最后，不要以为用肉眼仔细观察就可以保证准确了，然而不幸的是，很多人依然只用肉眼观察。不正确的测量平卧长度的方法包括：①让婴儿平躺在一张纸上，在接近头顶和脚跟的地方用铅笔或钢笔做标记，然后移开婴儿测量两个标记

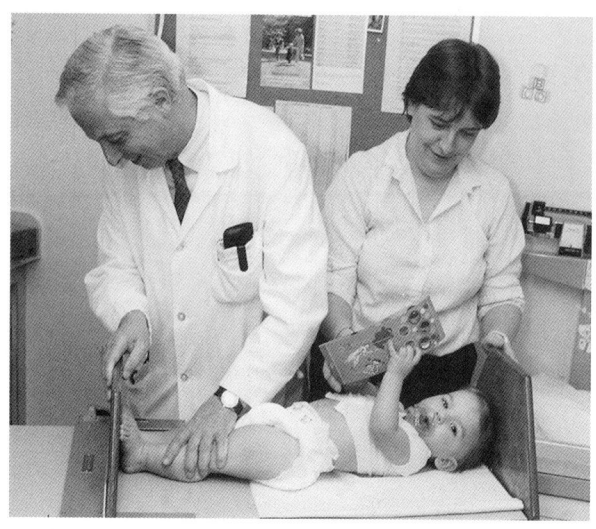

图 3-1　身长的测量：评估 2 岁内儿童线性生长的正确方法。让孩子始终积极参与会有利于提高测量的精确性

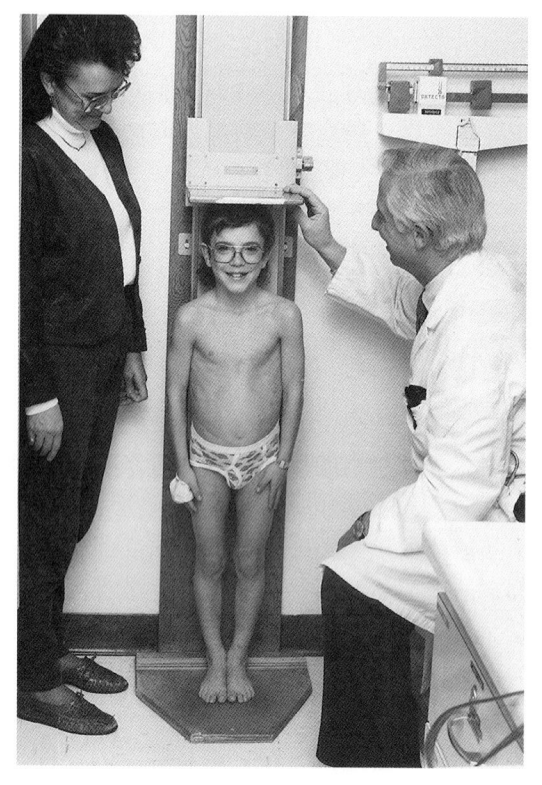

图 3-2　身高的测量：测量仪应当固定且校对精准。儿童的头部位置应相对固定，脚后跟应当触及背板

间的距离；②在婴儿身旁或身下平铺一条测量带。这些错误的做法导致测量结果非常不精确，所得出的生长表格不可靠，从而导致身长增长和体重增长不协调，甚至产生误诊。

体重

婴儿和幼儿应该裸体称重或者最多穿一块尿布，然后再去除尿布的重量。天平在每次使用前要检查精确性和平衡性以保证检查的可靠性。在住院儿童中，体重波动经常影响护理。因此婴儿应该在每天的同一时间称重，有可能的话，最好在早上喂食前，经常让同一位护理者称重。如果出现任何不寻常或者出乎意料的体重波动都需要重新测量。如果确定体重出现突然增长或突然下降，就应该有一个合理的解释（比如水肿引发的增重，或摄入不足、利尿、腹泻引发的减重等）。

有时候，幼儿拒绝单独在天平上坐着或站着称重。当这种情况发生时，不应该强迫他去称重，应该先让父母抱着孩子站在天平上，然后单独称父母的重量，最后减去父母的重量来确定孩子的重量。

头围

头围的测量方法将在第 7 章中介绍。对测量结果一定要核实一次，以确保它的准确性。

大头和小头

○ **关键点**

在其他方面都正常，就是头围明显大的儿童，原因通常是因为孩子的父母也有一方头比较大，大多数情况是父亲。如果孩子的父亲当时没在场，就问问孩子的母亲，他爸爸是不是经常找不到合适的帽子。

当一个孩子的头围在同月龄孩子头围平均值的 2 个标准差或以上时，在考虑增长不正常准备进一步检查之前，应先测父母双方的头围，观察他们的头围是否符合成长表格中的正常范围。一旦发现拥有大头是家族特征，并且受到影响的家长和孩子其他方面都正常，就不需要再进行进一步的检查。这个正常的偏差被称作家族良性巨脑。

有时，头围低于正常也可以是家族良性的（即没有与之相关的发育问题）。比较常见的是，即使头围小是家族性的，也常伴有发育延迟。引发头颅发育不良的原因通常是大脑的发育不良。

头颅发育缓慢引起的头围小比较少见，可能是由于颅缝过早融合所致（这种情况称为骨融合提前）。如果所有的颅缝都过早融合，头围就会很小，孩子会出现颅内压增高的症状，如视盘水肿以及由于大脑沟回在颅内侧壁上产生压力所得到的影像学证据——即所谓的脑压迹，这类情况非常少见。

骨融合提前更常见的是单融合或成对融合，这种情况在临床上有两种识别方法：

1. 隆起的骨脊通常可以沿着融合骨缝触摸到。
2. 头颅形状通常以一种可预测、可辨识的方式扭曲，其扭曲的方式取决于哪一条骨缝过早地融合。

头骨是沿垂直方向生长到骨缝。正如头颅扭曲后的形状可以预测一样，骨缝骨融合后，头骨会沿哪个方向生长也是可以预测的。比如矢状缝过早融合，颅骨的远端外侧生长就停滞了，前下侧生长仍继续（垂直于冠状缝方向），然后头颅会变得长而窄（称为舟状头）（图 3-3）。

测量结果的图形记录

请记录儿童的平卧长度、直立高度、体重和头围并绘制成不同性别的年龄别生长曲线图。在北美，目前普遍使用的生长曲线图，是由国家卫生统计中心、国家慢性病预防和健康促进中心在 2000 年发表的（图 3-4）。这些曲线图分别是身长—年龄、体重—年龄、头围—年龄的百分位数测量图，体重指数（BMI）的生长曲线图绘制也是如此。

以下是体重指数的公式：

$$体重（kg）/ 高度（m^2）$$

家长中间高度

因为儿童的生长潜力取决于遗传基因，所以计算家长中间高度（也称目标高度）是很有必要的。如果可能的话，测量一下父母亲的身高并算出父母的身高和；男孩的家长中间高度是父母身高和加上 13cm，女孩的减去 13cm，然后除以 2。儿童的成长预期将会追踪到成年。在身高曲线的两个标准差之内，或在我们计算的最终值的基础上加或减 9cm 之内，说明身高符合家族生长模式。通常情况下，如果展示给家长孩子的身高符合家族生长模式，就会消除他们对孩子身高的担忧。

我们为一些畸形的孩子开发出了特殊的生长曲线图，包括唐氏综合征、Turner 综合征和软骨发育不全（见推荐阅读）。

成比例与不成比例

当一个孩子看起来异常矮小时，首先应确定生长迟缓是成比例的还是不成比例的。也就是

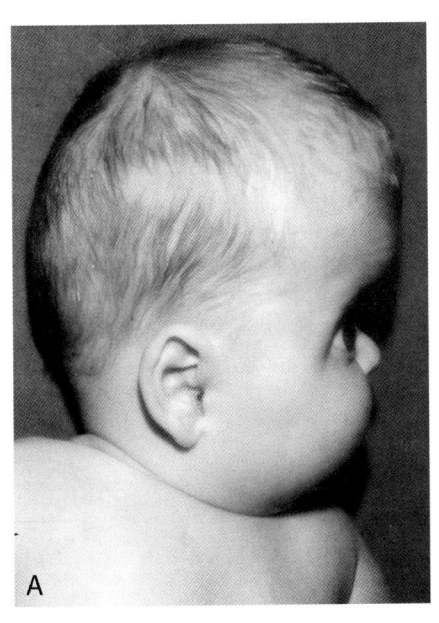 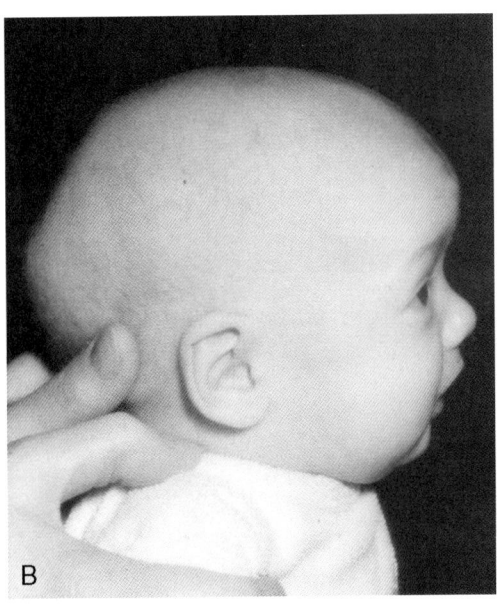

图 3-3 **A**，冠状缝的骨融合提前导致的颅骨扭曲。**B**，矢状缝（长头）的骨融合提前导致的颅骨扭曲

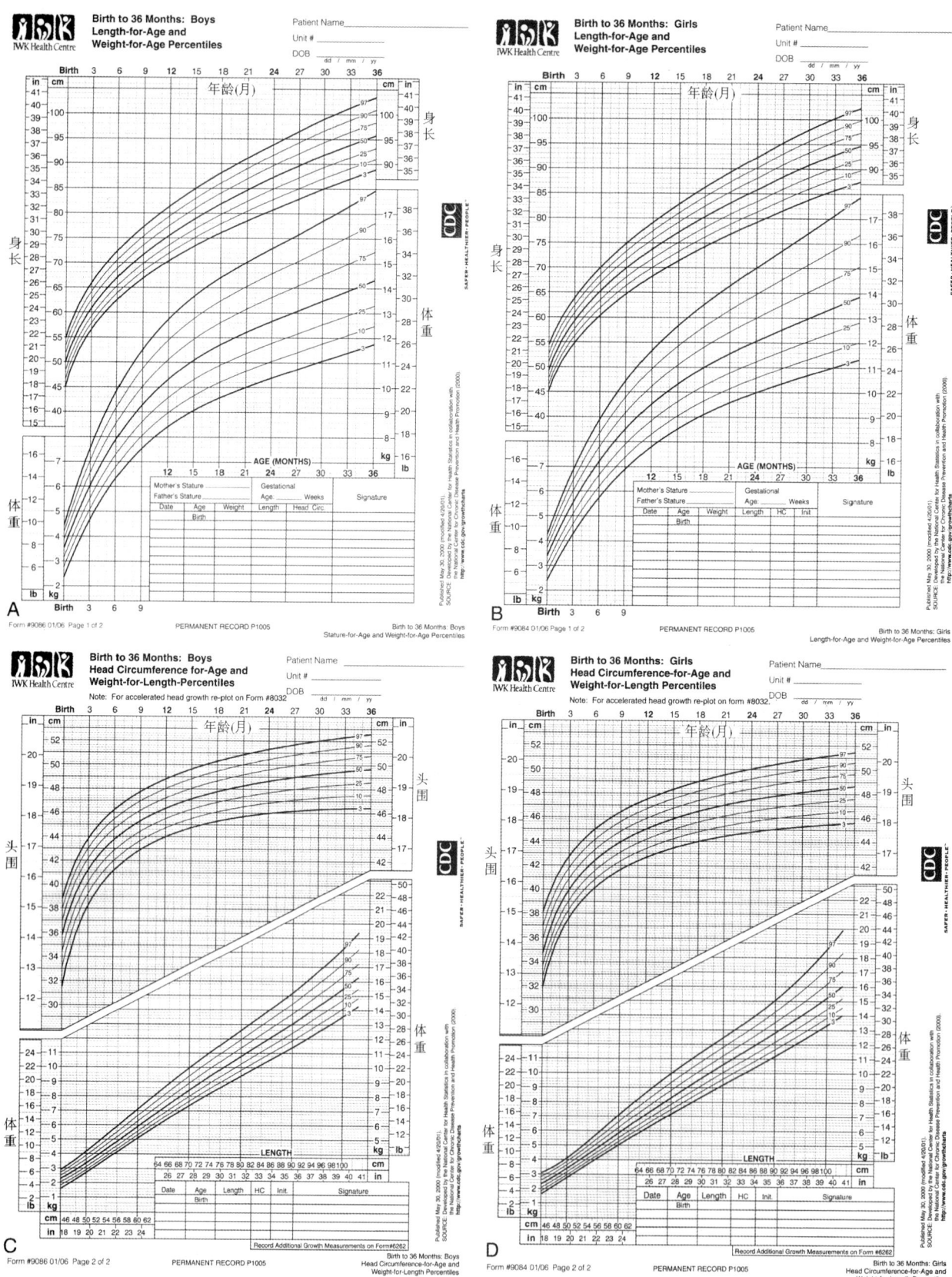

图 3-4 0～20 岁儿童的生长曲线图。图 A～D 为 0～36 个月婴儿按性别分别绘制的生长曲线图,其中图 A 和 B 分别是身长—年龄和体重—年龄的生长曲线图,图 C 和 D 分别是头围—年龄和体重—身长的生长曲线图

第 3 章 体格发育和营养评估 29

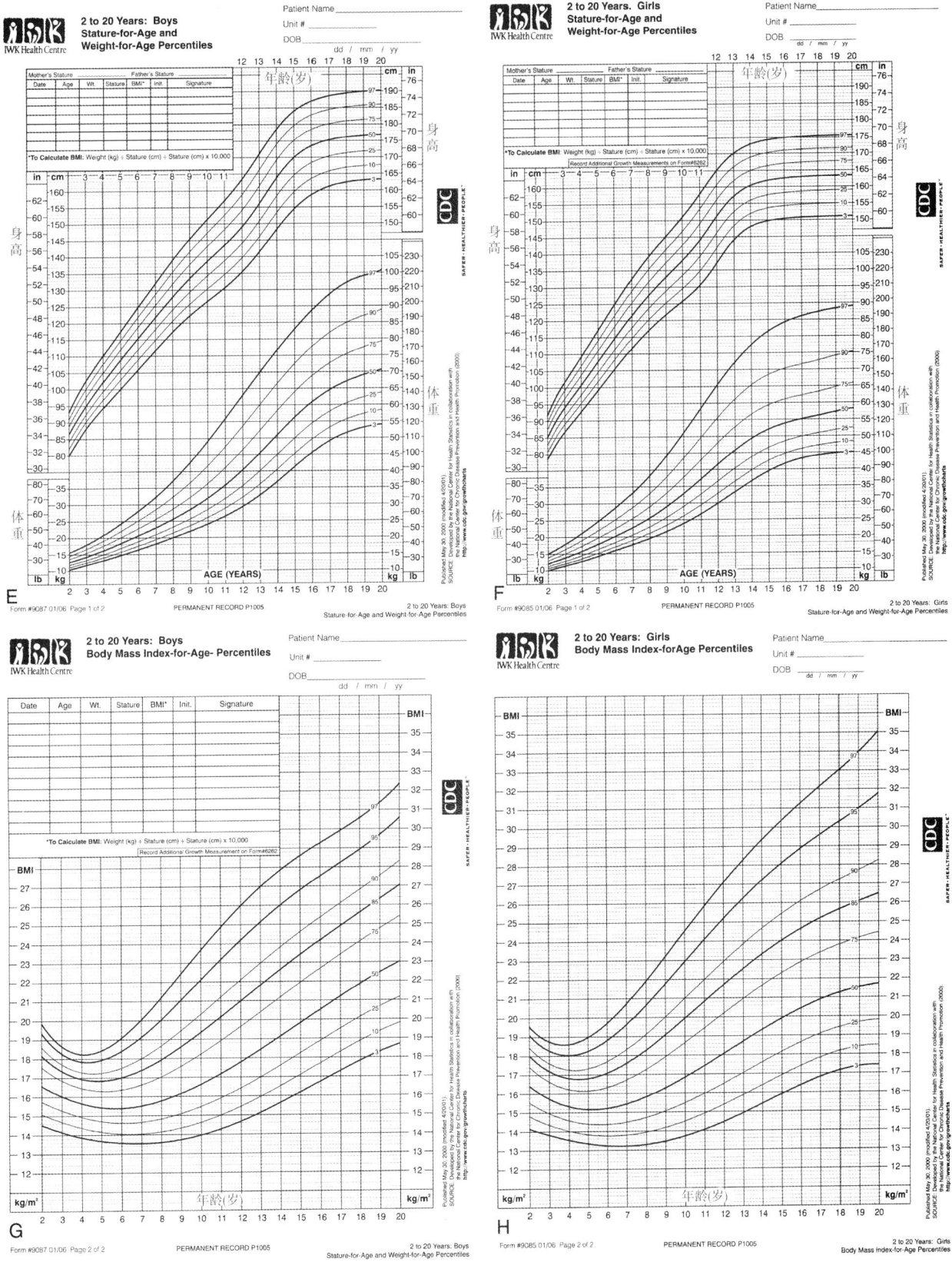

图 3-4（续） 图 E ~ H 为 2 ~ 20 岁儿童按男女性别绘制的生长曲线图。其中图 E 和 F 为身高—年龄和体重—年龄的生长曲线图，图 G 和 H 分别为体重指数—年龄的生长曲线图（Developed by the National Center for Health Statistics in collaboration with the National Center for Chronic Disease Prevention and Health Promotion, 2000; available at http://www.cdc.gov/growthcharts.）

说，头、躯干、四肢是否出现明显的生长不协调。最容易识别的是软骨发育不全，它的特点是躯干呈正常线性生长，而四肢短小。因此软骨发育不全的儿童（千万别用矮人和侏儒这些词，因为这些词所隐含的意思常常令父母们不安）坐着时的高度是正常的，直立时的高度明显异常。

两臂间距离及其关系

如果孩子的年龄大到可以配合，你可以测量他的臂距，让其直立，脚跟紧贴墙壁，手掌朝前，两臂完全平行地面伸展。在家长的协助下用钢卷尺测量两手中指间的距离，从而得到臂距与高度的差异，以及臂距与高度的比率（图 3-5）。

测量上体长度和下体长度

测量孩子的上体长度和下体长度比较复杂，并且不是那么精确。取得这些测量需要确定耻骨的顶点，然后用铅笔或蜡笔在皮肤上做标记。这个过程看起来容易做起来难，特别是对于一个胖乎乎的孩子，你必须确定腹部耻骨上的区域，然后将耻骨顶部定位。当你做好标记松了口气时，腹壁弹回，那个标记并不一定停留在你认为相对于耻骨的地方。测量时应确保孩子不要向前弯腰看，因为这个动作会导致测量不准。使钢卷尺垂直于地面，测量从标记到地面的距离（图 3-6A）。将下体高度从身高中减去得到上体的长度。图

3-6B 表明不同年龄的儿童上体长度和下体长度的一般比率。记住，这个比率因种族和家族不同而不同，所以有时也需要测量家长的上、下体长度。

连续性测量的重要性

○ 关键点

一次性测量可以确定生长是否达到正常水平，但一次性测量并不能说明过去或预测将来。

当生长与正常标准偏离时，就需要在相当长一段时期里进行连续性的测量，来充分评估可能存在的问题，并且在必要的时候监测治疗反应。儿童的年龄越大，所需的观测时间就越长，这样才能评估是否有明显的生长偏离。就如在本章后面提到的，测量生长速率能够比仅靠某个时段的"快照"式人体测量获得更丰富的信息。

身高体重的定期曲线图应该作为儿童常规健康检查的一部分，应鼓励家长保留这些测量记录。在生命的第一年中，儿童的身高体重超过正常范围的一个百分位数以上也是很常见的。除非发生肥胖或者其他形式的生长迟缓现象，在 18 个月到 2 岁间，大部分健康儿童的测量值都会在同一个百分位数（或者相邻的百分位数）范围内，一直到青春期测量值都会维持在此范围内。

如果在婴儿期头围发育正常，通常没有必要继续定期测量头围，除非有特别的情况（如存在神经或发育方面的问题）。

虽然生长曲线图很有用，但正确的判断更重要。虽然儿童们都有其各自的生长轨迹，但通常他们大多会遵循他们祖先的生长时间表和生长轨迹。不要忘记发表出来的生长曲线是对一些健康少年儿童的观测数据进行平滑处理的结果。就儿童个体而言，他们的成长节奏可能不同，因此可能不会严格遵循理想的曲线图。

当你发现自己的孩子生长轨迹与这些"正常"的曲线有差异时，问问你自己这些差异在儿童的基因、医学、心理、历史和目前的健康状况上有哪种形式的意义。在可能的情况下，应该考虑运用来自同样地区和同种族的人群的生长曲线图。例如，许多东南亚儿童的身高和体重在北美

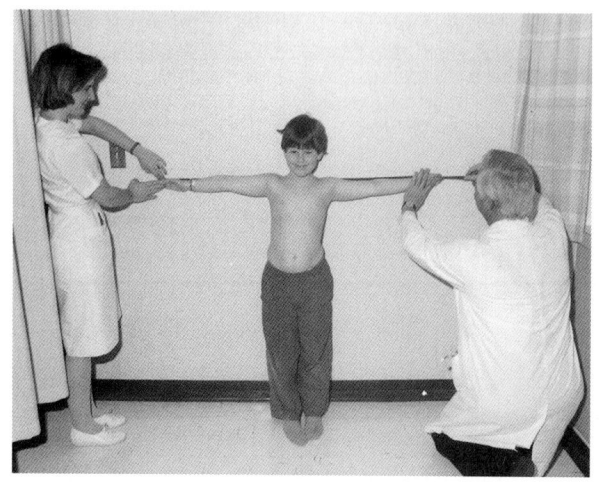

图 3-5 臂距的测量。建议用钢卷尺测量两手中指指尖间的距离

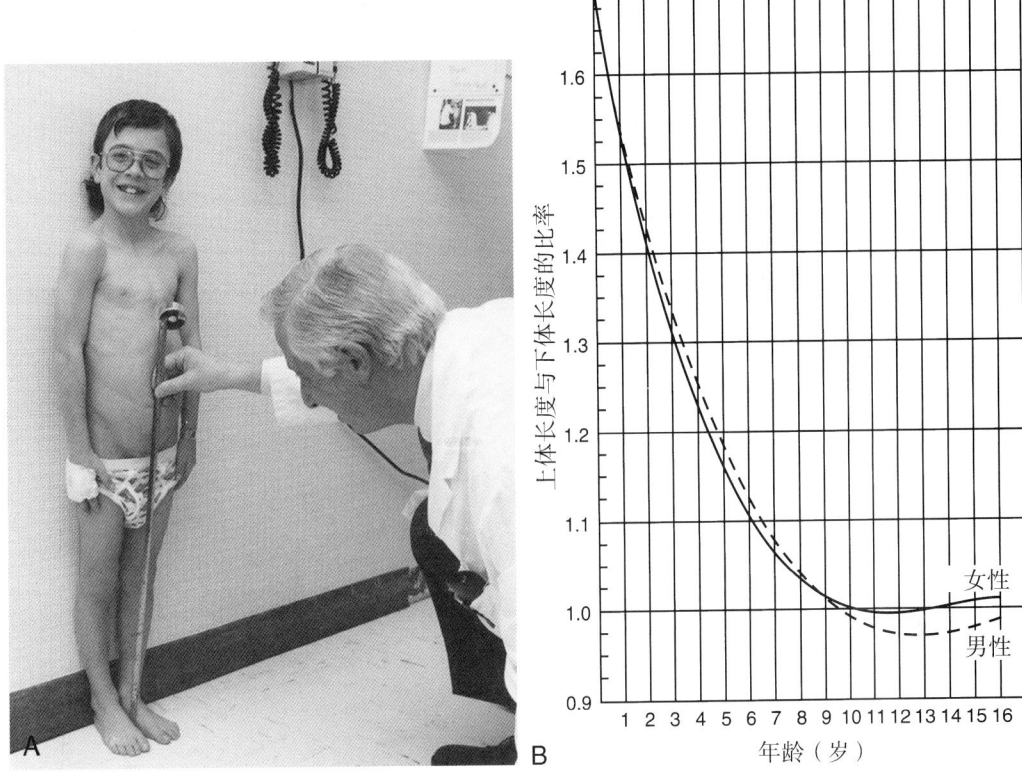

图 3-6 A，测量下体长度。用测量的身长减去下体长度，得到上体长度。图 B 为从出生到 16 岁的男、女儿童上体长度与下体长度的比率（B from Greene MG, editor: The Harriet Lane handbook, 12th ed, St. Louis, Mosby-Year Book, 1991.）

儿童生长曲线图的第三百分位数以下。这些差异反映了种族（基因）和营养（环境）因素的综合作用。当一个地区的经济在几年内急剧增长，儿童的平均身高和体重就会显著增高。实际上，某一群体的同一年龄的平均身高，反映了这个国家经济的发展状况。

描述儿童生长信息的语言

常常听到说某一儿童"身高、体重低于第三百分位数"的说法。这种流行的说法形式是可憎的，也是一种诅咒。首先从定义上看，3% 的总体正态分布在任何参数下正好处在低于第三百分位数的位置。这种结果并不能自动把他们划分为异常。同样，这个措辞在以下方面没有提供任何信息：①测量结果处在离第三百分位数多远的位置；②儿童的身高和体重增长是否有异常，是否协调。

有几种更有意义、也更有用的表达生长状况的方法，其中一种是判断儿童的身高—年龄或体重—年龄（即在标准生长曲线第 50 百分位数所测量的身高或体重对应的年龄，如图 3-7 所示）。图 3-7 显示一个所测量的男孩，实际年龄是 10 岁零 4 个月，身高—年龄是 7 岁，体重—年龄是 5 岁零 2 个月。以这种方式表达测量结果，很快就能得出一个印象，这个孩子比平均身高要矮一些，体重也轻一些，或者有一些营养不良，甚至身高的降低有可能是营养不良所导致的。

以理想体重百分比表示体重

一个在体重方面表达儿童营养状态的有效方式就是理想体重百分比，理想在这里意味着儿童横卧长度或直立高度的平均重量。正如图 3-7 所示的，这个数值很容易得到。这个男孩的身高是 120cm，推断他的第 50 百分位数显示他的身高—年龄为 7 岁。如果你画一条从身高年龄到体重值的垂直线，直到与体重的第 50 百分位数交汇，你就能看见他实际身高的理想体重接近 23.5kg。

你可以用理想体重来表示他的实际体重。如下所示：

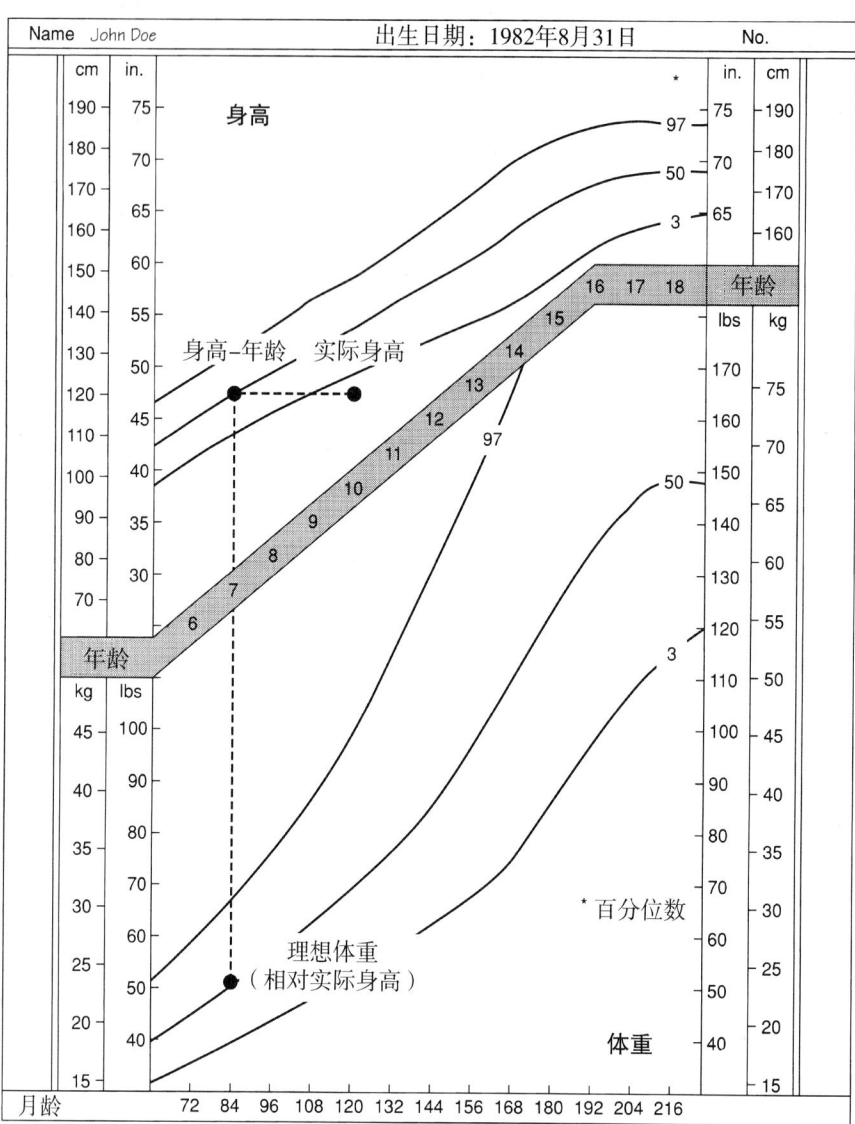

图 3-7 确定身高 – 年龄、体重 – 年龄和实际身高的理想体重

[实际体重（kg）/实际身高的理想体重（kg）]× 100 = 理想体重百分比

表 3-1 显示根据 McLaren 和 Read 的判断系统，对蛋白质 – 能量营养不良的分类。不论营养不良的原因如何，这个系统都能直接生动地表示出儿童营养不良的严重程度。

儿童生长迟缓

造成儿童生长迟缓的原因有许多，由于生长激素和甲状腺素的缺乏导致的生长迟缓在第 16 章讨论。

表 3-1 蛋白质 – 能量营养不良的分类

分类	理想体重百分比（相对实际身高）
正常	90 ~ 110
轻度	85 ~ 90
中度	75 ~ 85
重度	< 75

(From McLaren DS, Read WC: Classification of nutritional status in early childhood, Lancet 2:146, 1972.)

○ 关键点

到目前为止，临床上最常见的生长问题是体质性的生长迟缓，正常变异主要见于男孩，青春期的开始可能会与身高的增长缓慢同步被延缓。

体质性生长迟缓的儿童，一般有骨成熟的延迟（骨龄明显小于实际年龄），通常父母中也会有一人有相似的身高生长缓慢和青春期延迟的经历。

矮个孩子的焦虑

有体质性生长和青春期延缓的男孩，他的同学看起来都比他高，他会经常幻想自己注定要永远冻结在目前的身材矮小、头发稀少、微缩的体型中。对这些少年，含糊地告诉他，他将会达到正常身高充其量也只是提供了一种冰冷的安慰。反之，给他和他的父母一个可靠的对他成年高度的预测，将会立刻提高他的自信心以及对未来的憧憬。此外，如果你使用睾丸测量计或1ml规则后，你会发现睾丸扩大已经超出了正常青春期体积约1ml，此后你可以明确地认定，尽管孩子还没有成年人会有的汗味、阴毛或腋毛，但青春期的迹象已经开始，并且进一步令人兴奋的发育也即将到来。

预测最终的成年身高

如果一个孩子没有潜在的骨骼、内分泌异常或其他疾病，有很多种方法可以预测他成年后的身高。由Roche及其同事发明的技术（根据作者的名字命名的RWT方法）是其中最精确、简单并且易于实践的方法。

最初的RWT方法只需要知道孩子的年龄、体重、身高、骨龄（通过一只手腕的X线片，再将之与正常标准进行比较得到）以及父母中值身高（即父亲和母亲身高之和除以2）。每个测量值乘以一个正的或负的权重因子，该权重因子由父亲和母亲对身高的贡献经数学计算得出，然后确定最终的成年身高。正值的总和减去负值的总和得出了预测成年身高的厘米数。描述这种方法的原始文献提供了必要的表格和做这种简单计算的指南，如果使用计算器，只需要一会儿工夫就能算出来。

最近一次对RWT方法的修正被称作Khamis-Roche方法，不需要骨龄，只是精确性和可靠性比原方法差一些。

身高生长速率

对一些有明显生长障碍的儿童，如那些接受可能会减缓生长的治疗的儿童，以及因生长障碍正在接受治疗的儿童，测量生长速率将比单纯测量身高、体重提供更多有意义的信息。Tanner和Davies指出，一旦青春期开始，用横断面人口曲线来划分儿童的生长就会产生误导。例如，并不是每个孩子都会沿着第50百分位数的进程生长。如果恰好一个孩子早熟或晚熟，就会有明显的差异。由Tanner和Davies设计的生长速率表，包括了早熟和晚熟儿童的标准曲线（图3-8）。当你使用这个系统记录身高速率的时候，记住表格上身高的增量是一年的增量。

就像树一样，儿童在春天和夏天生长迅速，秋天和冬天则减慢，因此，用来确定生长速率的身高的测量应该至少在接近一年的区间里。

青春期发育的分期

正常的儿童或者是有第二性征发育紊乱的儿童，每当身体检查的时候青春期的分期都必须尽可能地准确。如"乳房发育提前"、"阴毛少"、"青春期前期睾丸"这类的概括对于需要精确记录正常或异常的第二性征发育就太含糊和不精确了，特别是当连续测量的区间可能是几个月或者几年，这种细节的记忆是不能被采信的。

Tanner和Davies将乳房和阴毛的发育过程分为几个阶段，如图3-9所示。他们这种将青春期发育分期的系统已经被世界上广泛地应用。对大部分女孩来说乳房的发育是青春期生理早期的表现，尽管在一些很正常的女孩中，阴毛和腋毛的发育可能先于乳房发育。一般来说，女孩表现她们的早期性征比男孩提前6个月。大部分女孩青春期的首先改变是乳房的萌芽。而对男孩说，早期明显的第二性征发育是睾丸的变大。除非你定期用睾丸测量计或者其他方法测量睾丸的大小，否则你很容易在两次见面间错过1～2ml睾丸体积的增长，然而，你却几乎不会错过新的乳头增长的证据，所以女孩进入青春期早于男孩的说法在一定程度上夸大了，仅仅是因为进入青春期的生理表现女孩更明显一些。

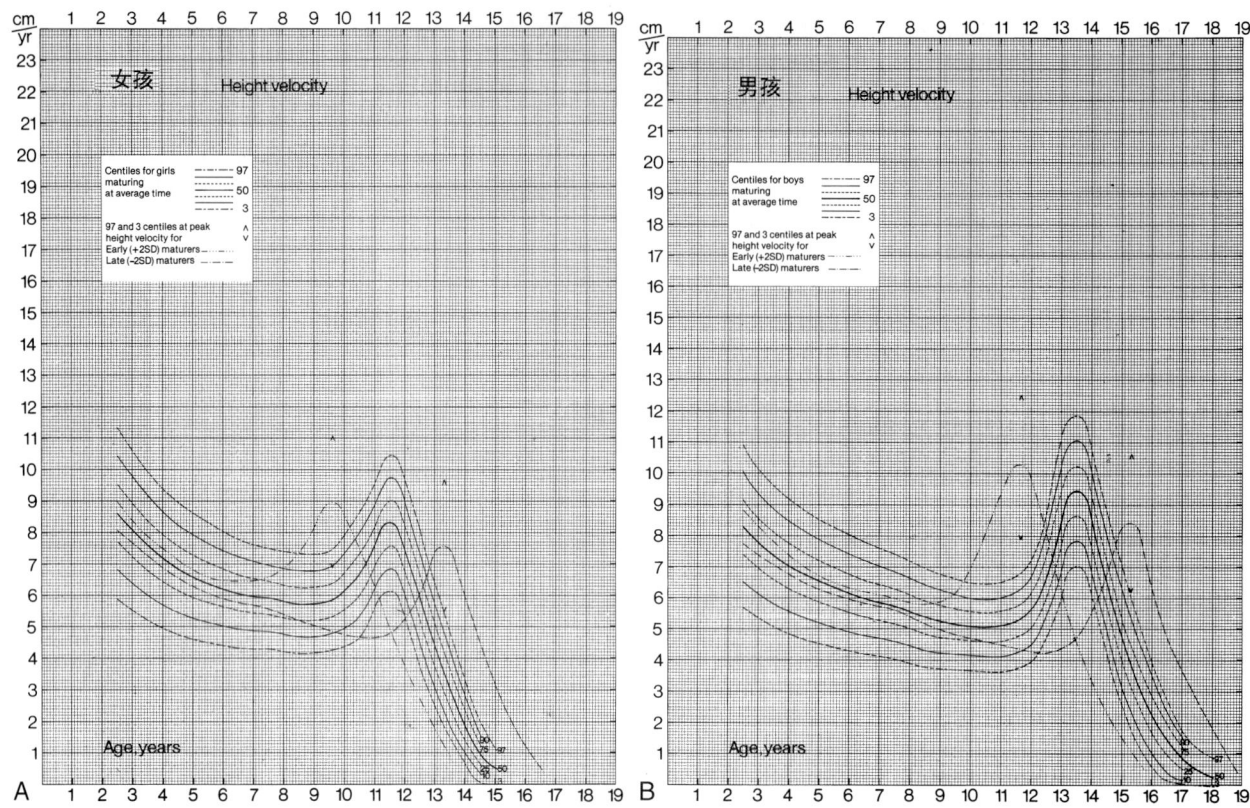

图 3-8　北美女孩（A）和男孩（B）生长速率表（From Tanner JM, Davies PS: Clinical longitudinal standards for height velocity for North American children, J Pediatr 107:317, 1985.）

○ 关键点

在女孩早期乳房发育时，有两个现象值得特别关注。首先，在很多正常的女孩中，乳房的发育可能是不对称的。一边的一个乳头可能已经出现几个月了，对侧的那个才刚刚被检测出来。第二，早期的乳头对衣服的摩擦表现出来的敏感和触痛是正常的。

在他们8岁女儿身上发现单边有乳房块的父母可能会担忧孩子得了癌症。任何一位儿科医生都不应该被这种假象蒙骗，这只是儿童整个乳房组织发育的表现。实际上，乳房恶性肿瘤在儿童中还没有发现。

牙齿发育

不同儿童牙齿的发育年龄不尽相同，牙齿的萌出大都取决于遗传因素。表3-2总结了牙齿钙化和乳牙列与恒牙列萌出的平均年龄，此为初级牙列、牙齿脱落通常的年龄。

长牙——神奇与现实

几个世纪以来，婴幼儿牙齿萌出的正常进程常被误认为是不断出现的症状和疾病。如今，许多人（包括相当多的临床医师）都相信，最起码流口水和牙过敏可归因于出牙的过程。还有人把临床发热、稀便、皮疹、感冒甚至抽搐也归咎于出牙所致。这种信念导致了各种各样的治疗方法，如为了减轻不适在药店销售外敷药治疗牙龈。问题是，那些相信在出牙和症状之间有因果联系的人们（包括父母或医生）往往在孩子有症状时，才检查宝宝的牙龈。由于儿童的出牙从出生几个月起就从不间断，这使出牙与出现症状的关系假设变得更自然。但在已进行的一些精心设计的前瞻性的牙齿萌出的临床相关性研究中（包括芬兰的一项调查），即每天常规记录症状和体征，仔细检查牙龈，所得的结论是：临床上没有发现出牙和传统上认为的临床症状之间有显著关系。然而，旧观念难改，在出牙和婴儿症状之间的因果联系也不例外。正如一个著名的英国医生

男性生殖器的大小在青春期的变化

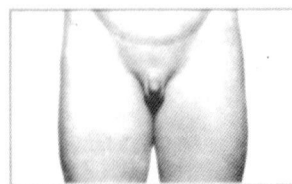 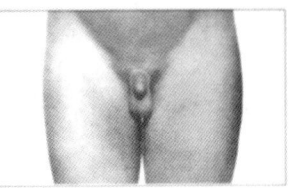

阶段1：儿童阴茎、睾丸、阴囊的大小　　阶段2：阴囊和睾丸长大，但阴茎还未长大，阴囊变红

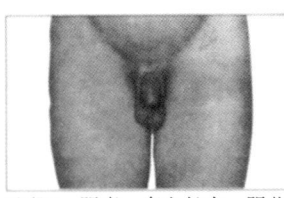

阶段3：阴囊、睾丸长大，阴茎长大，但主要是长度增加

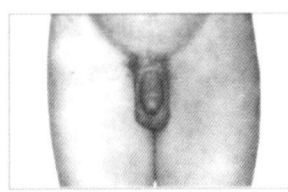 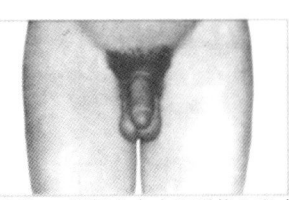

阶段4：阴囊、睾丸继续长大，阴茎长大，主要是增粗　　阶段5：阴部在大小和形状上和成人一样

男性阴毛在青春期的变化

阶段1：没有阴毛

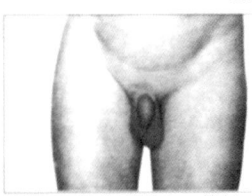 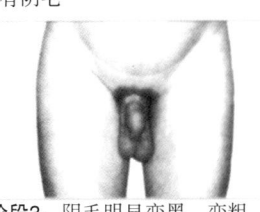

阶段2：能见到稀疏、较长、带点颜色的柔软阴毛，阴毛直直的，偶有小弯曲，主要长在阴茎根部　　阶段3：阴毛明显变黑、变粗、变卷曲，阴毛稀疏地分布在耻骨连接处

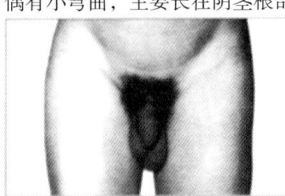 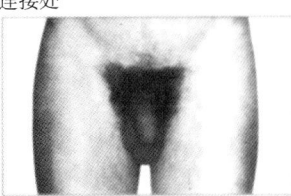

阶段4：阴毛接近成年人，但覆盖的地方较小，没有延伸到大腿　　阶段5：阴毛在数量和类型上和成人无异，且延伸到大腿处

A

女性乳房的大小在青春期的变化

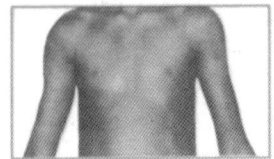 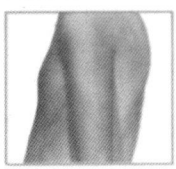

阶段1：乳房处在青春期前期，仅仅乳头开始凸起

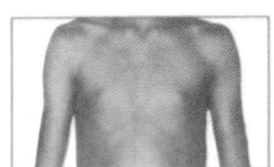 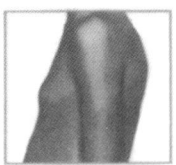

阶段2：乳房萌芽，由于乳房和乳头的凸起形成小隆包，乳晕直径变大

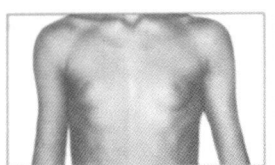 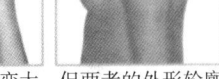

阶段3：乳房和乳晕继续变大，但两者的外形轮廓未明显分离

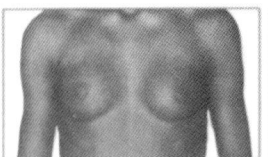 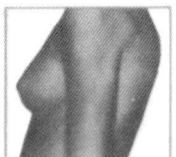

阶段4：乳晕和乳头凸起，在乳房上形成第二层隆起

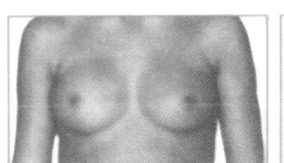 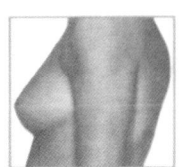

阶段5：乳房已很像成熟女性，乳晕也形成乳房常见的轮廓

女性阴毛在青春期的变化

阶段1：没有阴毛

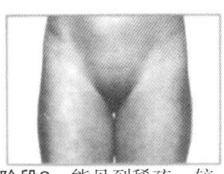 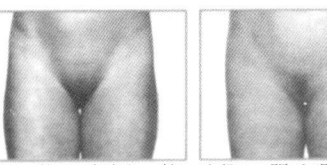

阶段2：能见到稀疏、较长、带点颜色的柔软阴毛，阴毛直直的，偶有小弯曲，主要长在阴唇部位　　阶段3：阴毛明显变黑、变粗、变卷曲，阴毛稀疏地分布在耻骨连接处

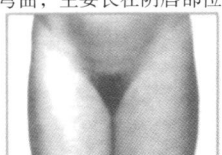 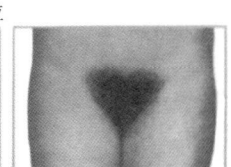

阶段4：阴毛接近成人，但覆盖的地方较小，没有延伸到大腿　　阶段5：阴毛在数量和类型上和成人无异，且延伸到大腿处

B

图 3-9 男孩（**A**）和女孩（**B**）乳房和阴毛发育的 Tanner 分期。（From Johnson TR, Moore WM, Jeffries JE: Children Are different: physiology, 2nd ed. Columbus, Ohio, Ross Laboratories, 1978.）

表 3-2 人类出牙顺序

	钙化		萌牙年龄		脱落年龄	
	开始时间	完成时间	上颌	下颌	上颌	下颌
乳牙						
中切牙	胎龄 5 个月	18～24 个月	6～8 个月	5～7 个月	7～8 岁	6～7 岁
侧切牙	胎龄 5 个月	18～24 个月	8～11 个月	7～10 个月	8～9 岁	7～8 岁
尖牙	胎龄 6 个月	30～36 个月	16～20 个月	16～20 个月	11～12 岁	9～11 岁
第一磨牙	胎龄 5 个月	24～30 个月	10～16 个月	10～16 个月	11～11 岁	10～12 岁
第二磨牙	胎龄 6 个月	36 个月	20～30 个月	20～30 个月	10～12 岁	11～13 岁
恒牙						
中切牙	3～4 个月	9～10 岁	7～8 岁	6～7 岁		
侧切牙	上颌 10～12 个月，下颌 3～4 个月	10～11 岁	8～9 岁	7～8 岁		
尖牙	4～5 个月	12～15 岁	11～12 岁	9～11 岁		
第一前磨牙	18～21 个月	12～13 岁	10～11 岁	10～12 岁		
第二前磨牙	24～30 个月	12～14 岁	10～12 岁	11～13 岁		
第一磨牙	出生	9～10 岁	6～7 岁	6～7 岁		
第二磨牙	30～36 个月	14～16 岁	12～13 岁	12～13 岁		
第三磨牙	上颌 7～9 岁，下颌 8～10 岁	18～25 岁	17～22 岁	17～22 岁		

(Adapted from Losch PK: Harvard School of Dental Medicine. From Kliegman RM, Behrman RE, Jenson HB, et al: Nelson Textbook of Pediatrics, 18ed. Philadelphia: Saunders, 2007.)

所说的，"在出牙期，出牙是一个，也是唯一一个可能导致症状的原因"。

○ 关键点

证据清楚地表明，医生把婴儿不明原因的症状归因于长牙，是为弥补诊断缺失寻求最后的借口。

营养评估

一个孩子的身高、体重以及体重与身高的关系，是判断蛋白质－能量是否充足的总体营养状况方面的指标，它们具有普遍性的指导意义。

如今，除了缺铁（可以伴有或没有相关性贫血）以外，因摄入不足引起的特定营养素缺乏在发达国家相对罕见。由于法律规定将牛奶与维生素 D 进行混合，导致营养性佝偻病（维生素 D 缺乏症）几乎消失；同样，在临床上，坏血病也因为开发了以维生素 C 为补充剂的婴儿配方奶制品而普遍被终结。目前为止，最常见的临床营养失调是：蛋白质－能量营养不良、疾病或社会心理因素导致的营养缺乏及营养性缺铁。其他特定的营养缺乏更可能与特定疾病相关联，例如，吸收不良综合征引起的脂溶性维生素缺乏以及慢性肠阻塞疾病导致的维生素 B_{12} 缺乏等。

儿童铁缺乏的临床评估

病史

有几个问题特别重要，在怀疑婴儿贫血时，两个最重要的问题是"孩子喝多少牛奶？"和"是否仍然使用奶瓶？"由这些问题可以获得的信息，比量化各种固体食物中铁的来源获得的信息更加丰富。例如，如果一个 1 岁大患有缺铁性贫血的小男孩，每 24 小时喝 1350ml 的全脂牛奶，那么我们可以迅速计算出这些摄入量占孩子日常能量需求的相对值。全脂牛奶提供的能量约 66.6kcal/100ml，因此 1350ml×66.6kcal/100ml = 900kcal。平均 1 岁小孩的每天总能量需求是 80~90kcal/kg，假设是体重 11kg 的幼童，那么这个男孩每日以牛奶的形式摄入 900kcal，已能满足他每天的总能量需求，但不能满足补铁的需要。因此饮食对治疗的影响是显而易见的：应把他每天的牛奶摄入量减少 50%~75%，改用低脂奶，并减少喝牛奶的总量。

铁缺乏婴儿的父母经常报告说，婴儿拒绝吃所有的固体食物。对于这些婴幼儿，大量减少或暂时停止其对牛奶的摄入，同时停止用奶瓶喂养，可以很快地促进婴幼儿对于固体食物的接受。采取严格限制牛奶摄入量的方式，不仅增加了孩子对固体食物的食欲，而且消除了胃肠黏膜的改变。这种胃肠黏膜的改变可能会导致红细胞和蛋白质进入肠道，从而进一步加剧婴幼儿铁缺乏的状态，甚至可能导致低蛋白血症和水肿。

同样重要的是，要考虑婴幼儿是否有异食癖（摄入异物如黏土、胶水）的病史。铁缺乏的状态有时与异食癖相关，但这种相关的原因我们知之甚少。异食癖通常会在铁缺乏校正后消失。

○ **关键点**

在北美，营养性铁缺乏经常被认为是社会心理抑制的标志。因此，一个详细的家庭环境的评估对综合治疗和支持非常重要。

苍白儿童的体检（假贫血）

当孩子出现脸色苍白时，首先需要了解脸色苍白是否与贫血有关。贫血在早期儿童中比较常见，而不一定是疾病。一些儿童天生脸色苍白，或者皮肤白白的，他们皮肤中的色素比一般人少，这通常是遗传的结果。这种色素减退（通常与长着金发和浅棕色头发有关）增加了皮肤的透明度。通常其父母一方或者双方也是白皮肤的。皮肤透明度越大，淡蓝色的静脉就越容易看见（例如在脸上或者前胸壁）。在临床的评估上，检查的重点部位是结膜、甲床、口腔黏膜等。在患有假贫血的儿童中，其黏膜的颜色通常是红色的，饮食的历史记录通常可以看到富含铁元素食物的充分摄入（诸如婴儿谷类食品、蛋黄以及肉

类），并且不伴能量的损失。一定要询问孩子是否快乐和积极。

如果过往记录表明有可能缺铁且贫血，则可能会出现黏膜苍白。牛奶喂养的缺铁婴儿常常会变得个头大而且苍白软弱。因为严重的缺铁有时与低蛋白血症有关，其他特殊的临床表现是肝脾肿大及周围性水肿。

评价肥胖儿童

○ **关键点**

肥胖儿童很少自愿或主动去看医师。把自己暴露在医学观察之中放大了他们对自己肥胖的不满。

肥胖方面的文献数量众多，这种关于肥胖的文献的流行程度，甚至可以用"畅销品"来形容，然而这与我们成功地预防和治疗肥胖的情况成反比。首先，尽管有关肥胖的文献往往似乎暗示着我们处理的是相同的状况，实际情况并非如此。将肥胖简单地视作能量摄入与消耗的失调是简单而且无用的。说吃得太多引起肥胖，就好像说饮酒过量引起酒精中毒一样，没什么意义。在发达国家，有许多社会因素造成孩子的平均能量消耗的下降，如家与学校距离短，使用巴士和汽车代替步行，城市快速交通环境对于步行的威胁，及电子装置（电视、电子游戏机、MP3 播放器和其他电子设备）。

我们社会对肥胖人群的歧视，还有我们对瘦的追求无疑放大了肥胖儿童的挫败感和自卑。试图真正充分地帮助一个肥胖儿童的第一步，就是要发自内心地问问自己，到底内心对这些肥胖儿童的真实感觉。当我问那些医生们，让他们只用一个字来描述他们面对一个肥胖患者的内心感受，他们初步的反应通常是一个尴尬的沉默。片刻之后，他们开始犹豫不决用一个单一的形容词来描述，如"失意"、"沮丧"、"愤怒"，乃至"厌恶"。这些医生即使是获得医学学位的，也不能对社会偏见有免疫力。卫生专业人员中受挫的感觉是可以理解的，因为只有少数人例外，对大多数人而言，企图长期减肥的肥胖儿童或成人的最后结果往往是令人失望的。在一定程度上看，这种失意源于去设法治疗肥胖，而不是试图去帮

助那些肥胖的孩子。因此，如何与他们开始交谈，以及交谈的方式和内容是至关重要的。

在给孩子看病的时候，开场白中最好用一些平常的赞美之词，诸如穿着得体、精神不错之类的。称赞之后，你应当表明你很高兴见到孩子。同时也口头告诉孩子，他也许并不愿意来见你，但你还是非常愿意尽力帮助他们。

几乎所有的肥胖孩子都认为自己的自我形象差，因此，无论是口头上的还是写下来的话，都要措辞谨慎，以免强化孩子自我形象差的印象。肥胖儿童的家长自己往往也肥胖，因而也可能不经意间流露出这种负面印象，或许是因为他们记得他们长大过程中肥胖所导致的不愉快经历。他们可能不想从孩子身上看到自己的影子。

肥胖儿童病史的专属特征

当你要求一个肥胖儿童的父母告诉你他们所关切的问题时，他们经常滔滔不绝地说问题，谈担忧，谈失望诸如孩子的饮食习惯，缺乏体力活动，以及与同伴关系不好等。听这些闲言碎语，对肥胖孩子的自我形象改善没什么用，通常这种情况发生时，我会试图将话题转移到更正面的方向，如"现在你已经和我谈了对Jenny的担心，我想请你告诉我她好的方面。她的特殊才能和优秀品质有哪些呢？"我经常在记录本上分成两列，分别记录孩子的正面和负面两个方面。如果肥胖孩子减肥是否成功的唯一标准是体重是否下降，那所有人的期望都注定要落空，变得心灰意冷，更重要的是，这样一个狭隘的方法对孩子和他的家人都是极大的伤害。

详细的家族健康史是很重要的信息之一，我总是努力获得有关孩子的父母、祖父母、叔叔和阿姨等的尽可能准确的身高和体重数据。如有可能，我还会亲自为父母测量体重。

○ **关键点**

> 绝大多数自幼就肥胖的患者，基因是主要决定因素，这个推测常常通过详细的家族健康史得到证实。

当父母也肥胖时，通常我会问他们自己的童年回忆。他们的回答往往很动情。他们可能会记得人家叫他们的与肥胖相关联的名字，它们与同伴的关系不好，他们往往这样说："我不希望她经历我所经历过的。"

最近的证据表明，一些肥胖的人可能有遗传性的能量调节失衡，这能部分解释为什么许多肥胖儿童的膳食能量摄入量并不比平均水平高。另外，饱腹感的基因调控可能有问题。肥胖并不是因为性格缺陷或缺乏毅力，因此，不管是有意无意或是以何种方式，必须小心避免采用责备受害者的方式。

另一个重要指标是：孩子过往的能量输出的粗略估计。一个非常好的间接指标是看看孩子看电视、使用计算机以及每天玩视频游戏的总时间。我和孩子及其家长一起按小时和按节目检查，这样的检查可以很好地估计孩子的运动量和安静不动的程度。家长不爱活动，孩子往往也不爱活动。

第一次见面交谈时，我通常避免询问孩子的食物摄入，原因有三：

1. 这孩子已经被赋予了吃太多的信念。
2. 仅仅通过饮食限制来治疗肥胖极不成功。
3. 肥胖倾向不是孩子的唯一问题，在各种各样的问题中，肥胖可能是最不容易修正的。

肥胖治疗中更重要的是，一个家庭的正常进餐场面。一家人一起进餐吗？在进餐时间看电视或听收音机吗？有没有人在进餐的同时，把视频游戏、MP3播放器或手机也放在餐桌上？是不是每吃一口或者在要帮助的时候，家长都要责难一番？让孩子和家长描述一个一般的进餐时间常常发现，本应当是一个快乐、相互支持的家庭聚会，实际上对孩子来说却是一个可怕的、痛苦的经历。这一事实对治疗有重要意义。

同样，家庭娱乐活动的历史也可以帮助制订可能的干预措施，对改善孩子的能量输出有用。如果肥胖儿童在家里就餐时不愉悦，他们在学校也许更痛苦，有人呼喊孩子的绰号，有人羞辱孩子，有人欺负他们。给学校老师打电话，以了解学校的老师和同学对孩子的态度，也很有帮助。通过这些讨论，也许能够找到一个机会，建立一个治疗联盟，通过给孩子在班级里新的任务、加上额外的表扬和认同等干预，使孩子感到自尊，并在学校度过快乐的一天。

在评价孩子的能量摄入时，不要忽视软饮料、果汁和牛奶等液体的能量。通过替换成低糖软饮料、低脂牛奶和水，有可能显著减少孩子每日的能量摄入，这些简单的变化可以很容易被孩子和家长接受。

肥胖儿童的体格检查

○ 关键点
对肥胖孩子的体检别从称体重开始。

大多数青春期前就肥胖的孩子，因遗传因素比一般的孩子高，他们肥胖不是因为某个特定的综合征或内分泌紊乱。而在相对应的，年龄矮小又肥胖的孩子，反而更值得特别关注。

一个有用的办法是检查孩子的手和脚。在肥胖儿童中，通常要检查第五手指和第五脚趾附近的皮肤。如果有一个小星状瘢痕，这是一个警示信号，这是在出生的时候皮赘被切除留下的小瘢痕（图3-10）。事实上，这样的皮赘几乎肯定是多出的手指或脚趾退化的痕迹。这一发现，加上肥胖，极有可能表明，孩子患有Laurence-Moon-Biedl综合征，这样的肥胖常常伴有多趾畸形、色素性视网膜炎、渐进性失明、发育迟缓，而且常伴有渐进性肾病。

另一种不常见但重要的标志是在肥胖儿童的手中找找掌骨标记。假性甲状旁腺功能减退症（与肥胖有关的综合征）往往有惊人的第四、第

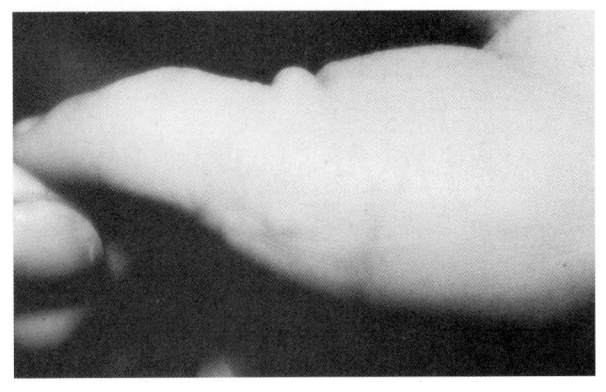

图3-10　隐约可见位于第五指指根的小瘢痕是皮赘的唯一证据，这实际上是手指退化的痕迹，在出生的时候被切除了。发现这个瘢痕，可以找到引起孩子肥胖的重要原因，即Laurence-Moon-Biedl综合征

五掌骨和跖骨短。让孩子握拳，就能够辨别出掌骨的记号，当第四和第五掌骨发育不全时，看不到指关节，而常看见凹陷（图3-11）。在女孩中有这个标志常常与Turner综合征（X染色体异常）有关。

在肥胖儿童的下腹部和大腿，常常可以观察到皮肤上有腹纹（见第16章Cushing综合征和其他原因造成的肥胖的区别。）

另一个肥胖综合征称为Prader-Willi综合征，通常从过往病史和体检结果就可判断出。这些儿童的肥胖通常发生在6个月至6岁之间，通常伴有轻度至中度的发育迟缓、肌张力低下以及婴儿

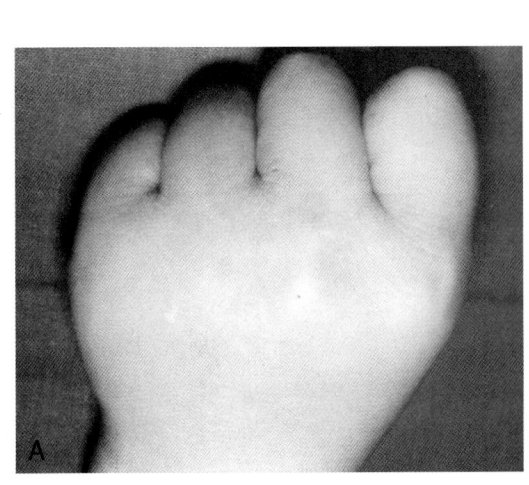

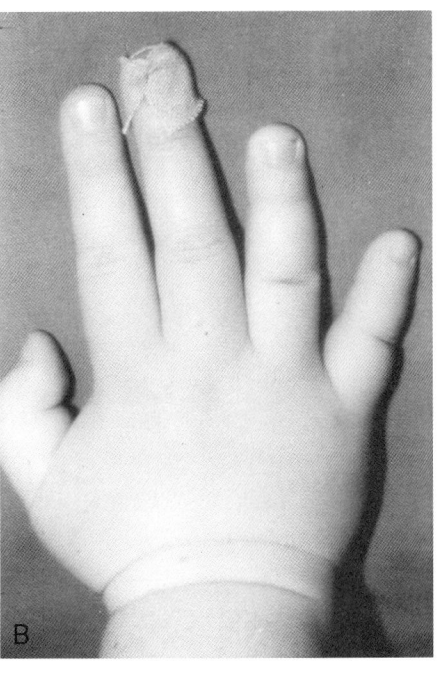

图3-11　掌骨记号（第四和第五掌骨非常短）常常是假性甲状旁腺功能减退症或Turner综合征的证据。A，当孩子握拳时，看不到第四和第五指关节；B，由于掌骨发育不全，把手指伸开，会看到第四指和第五指非常短

期喂养问题。在面部特征方面，具有相当突出的前额和杏仁状的眼睛。手和脚都很小。强迫性暴饮暴食通常在 3 岁左右，男孩阴茎和阴囊往往很小，女孩的阴唇形状难看。该综合征通常是因父亲的 15 号染色体缺陷造成的。

儿童意志消沉的评估

儿童意志消沉的核心问题是判断孩子的营养和生长缺陷是由于不确定的某种器质性病变还是某种形式的心理社会剥夺所致。如同其他生长障碍，病史、体检以及对儿童的行为和家庭互动的观察，是目前最强大的诊断工具。

○ **关键点**
意志消沉的婴儿或儿童的病史或体检并无特定的潜在的器质性病变，实验室检查和影像学检查几乎也不能对诊断有所帮助。

能量摄入和需求

一旦完成了病史、家庭观察及体检，接下来最有用的临床观察就是量化孩子每日的能量摄入，这个过程最好是在治疗营养学专家的帮助下完成。量化很重要，而一个随随便便的量化观察，如当孩子发育不全或营养不良时说"吃得好"，就可能严重误导，对孩子的恢复极为不利。另外，发育恢复所需的日常能量摄入与正常发育所需大相径庭。

有两点在进行适当的临床评估以及制订成功的治疗计划时很重要：
- 了解这个年龄或者同样身高相对年龄的孩子，每日平均正常摄入量；
- 了解达到发育追赶所需每日能量摄入量是同身高正常发育所需每日营养摄入的 1.5 倍。

不同年龄每日所需能量摄入量列于表 3-3。无论儿童的生长和营养缺失是器质性的还是心理社会性的，最终导致意志消沉的常见路径是没有提供充分的可消耗的热量。Keys 及其同事在人饥饿试验的经典研究中发现，使问题复杂化的是，持续营养不良的主要临床表现是厌食。一方面是厌食，另一方面又需要大大增加能量摄入以恢复发育，这是一个重大的挑战，这就解释了为什么在最初的治疗中需要高营养的方法（肠内或肠外）来促进孩子的营养和发育恢复。

要想知道为什么这种超常的能量摄入量为追赶生长所必需，你应该考虑到孩子的体重大大低于第三百分位数，其体重—身高低。如果这样的孩子按正常每日摄入量去喂养和吸收，他/她的体重就会按正常速度增加，体重曲线就会和第三百分位数曲线平行增长，两者的差距就不能变小。而营养恢复或追赶生长需要大量的增重率，往往每天高于正常值 50% 以上。这样的增长速度将需要每日能量摄入量比正常的多 50% 以上。

表 3-3 不同年龄的每日能量需要

年龄	性别	单位 [kcal/（kg·d）]
0～2 个月	男、女	100～120
3～5 个月	男、女	95～100
6～8 个月	男、女	95～97
9～11 个月	男、女	97～99
1 岁	男、女	101
2～3 岁	男、女	94
4～6 岁	男、女	100
7～9 岁	男	88
	女	76
10～12 岁	男	73
	女	61
13～15 岁	男	57
	女	46
16～18 岁	男	51
	女	40

(Modified from Canada Bureau of Nutritional Sciences: Recommended nutrient intakes for Canadians, Ottawa, Health and Welfare Canada, 1983, Canadian Government Publication Centre.)

总结

按时精确测量并与已有的标准进行比较，对婴儿或儿童发育和营养问题早期识别、诊断评价和成功治疗都非常重要。在评估怀疑有成长问题的儿童时，总是先问自己，"孩子正常吗？"身高—年龄、体重—年龄和以理想值的百分比表示的体重指标，提供了了解孩子的成长状况的有用、有意义且准确的信息。同时，每个孩子的成长轨迹和成长状况，要与父母的相应情况关联起来考察。

那种号称婴儿出牙过程可以解释体征和症状的观点，应当彻底摈弃。

应当基于对孩子矮小、肥胖以及青春期延迟的焦虑的理解，来确定病史采集和体格检查的方式和内容。对于那些体质性发育迟缓和青春期延迟的孩子，计算预期的成年身高，无论在治疗上还是在诊断上都是有价值的。

对于肥胖儿童，要了解遗传的核心作用，要理解肥胖如何导致孩子生活的不同和复杂化。这样，你和孩子的家庭才会专注于潜在的补救措施上，而不是去强化每个人内心不切实际的幻想变瘦是孩子健康和快乐的唯一途径等观念。

面对孩子意志消沉这种营养极端的例子，进行全面的病史分析和体检，并观察家庭互动过程，就孩子的问题是源于器质性疾病还是心理社会剥夺有清楚的了解。在任何一种情况下，都要以积极地发现而非排除的方法去甄别。

蛋白质-能量营养不良和铁缺乏是目前在北美儿童所遇到的最常见的营养异常。对缺铁性贫血的儿童，了解长期奶瓶喂养的历史和孩子喝牛奶所获的能量是否占每日需要量的大部分，是了解发病机制并制订出成功的治疗计划的关键。

（闫　琦　盛　晖译　张雪峰　校）

推荐阅读

Kleinman RE: Pediatric nutrition handbook, 6th ed. Elk Grove Village, Ill, American Academy of Pediatrics, 2008.

Lucas A, Zlotkin S: Infant nutrition, Oxford, England, Health Press Ltd, 2003.

Sinclair D, Dangerfield P: Human growth after birth, 6th ed. New York, Oxford University Press, 1998.

第4章 新生儿评估及诊断方法

Alexandra A. Howlett • Krista A. Jangaard

如果我可以影响为孩子们洗礼的美丽仙女的话，我会要求她给予世上所有孩子一份礼物，那就是贯穿整个生命的好奇心。

——Rahel Carson

如果你将要照护一个新生儿，理想情况是，你应该在孩子出生之前了解一下孩子的家庭。私立医院的内科医生经常这么做，但需要更广泛地推广这个理念。使孕妇更容易接受产前保健，并且帮助家人尽可能轻松地照顾他们新出生的婴儿。分娩前和孩子父母进行良好的沟通，可以帮助你更加熟悉产前的情况，也会让你知道重要的家庭问题。你主要的信息来源包括以下方面：

- 孩子的父母；
- 产科医生或者家庭医生；
- 母亲产前的健康报告；
- 母亲的住院记录表。

病例

初为人母的母亲准备带着自己刚刚出生一天的孩子出院，在出院之前她会要求医生对她的孩子进行评估。她说孩子的肤色看起来比较差并且喂养困难。当医生问她更详细的情况时，她说当给孩子喂奶的时候，孩子的手脚看起来是蓝色的，母乳喂养很不顺利，并且孩子看起来昏昏欲睡。护士花费大量的时间宽慰母亲，但母亲总是认为有一些糟糕的事情发生在了孩子身上，在这种情况下带孩子回家是很危险的。

婴儿名叫Jonathan，孕38周，经阴道分娩。当医生到达病房的时候，父母双方和父亲的姐妹都在，可以很明显地看到孩子的母亲十分烦躁并在哭泣。孩子的父亲说出了他的担心，那就是孩子皮肤的颜色和喂养困难的原因是不是心脏的疾病，并且他拒绝让他妻子和孩子出院。

有经验的临床医生会试着寻找家庭关心的根本问题。例如，将Jonathan和另一个患有先天性心脏病的孩子作比较。允许父母吐露回家的担心和更好地理解母亲的不安是很重要的。在父母双方都在场的情况下，再次对孩子进行详细的检查很有必要。

在出生的最初几天内，周围性发绀的发生有正常变化的范围，特别是当孩子被暴露在较低温度下，四肢固定时。母乳喂养困难也并非不常见，大部分婴儿在最初的觉醒期和尝试喂养之后，都会经历一段喜睡和不爱吃的阶段。当婴儿和母亲都是第一次尝试母乳喂养的时候，注意环境温度调节和孩子放置的位置是很重要的。周围性发绀大多是良性的，但新生儿父母常常担忧这种症状，并引起他们过多的担忧和焦虑。

本章主要描述正常新生儿的日常活动以及如何鉴别正常神经系统表现的方法。章节内有关于心血管系统的检查，包括关注杂音和脉搏改变时的一些有用的信息。

获取病史

表4-1列出了询问新生儿病史的重要内容。

表 4-1　获取新生儿病史时需要问到的重要问题

母亲的孕产史	孕次 死胎 流产 新生儿死亡 剖宫产 父母双方因为过去的经历而对本次怀孕的特别关注点
母亲的现病史及服药史	高血压 抑郁症 糖尿病 癫痫病 甲状腺疾病 心脏病 代谢性疾病（苯丙酮尿症）
遗传史	遗传性疾病史 近亲 家族中新生儿无故死亡
当前孕史	末次月经日期 辅助生殖技术的运用或生育治疗 估计妊娠日期（通过 9～13 周超声检查的结果来评估） 超声检查结果，羊膜腔穿刺，脐带穿刺，绒毛膜取样 妊娠高血压综合征，妊娠期糖尿病 母亲的体重增长和血压，胎儿生长，血型 饮酒史，用药史（处方药和违禁药），吸烟史 B 族链球菌感染史 母亲妊娠期的外科手术史 关注胎盘情况（如前置胎盘和胎盘增厚） 硫酸镁和倍他米松用药史
阵痛分娩史	引产或自然分娩（如果引产，什么原因？） 胎膜早破时间和羊水性质（血性，胎粪污染） 第二产程时间 用药史（分娩前应用镇痛药及时间） 产时发热和抗生素应用情况 胎儿窘迫史 胎位（头位，臀位，横位） 阴道分娩或剖宫产（如果是剖宫产，什么原因？） 应用产钳和胎儿吸引器
出生后情况	Apgar 评分 是否需要复苏？如果需要，采取什么措施及多长时间？ 需要纳洛酮

新生儿体格检查

首次检查

在每一个孩子出生的最初几天内都应该至少检查 2 次。在出院后的 1 周内应该再进行一次检查，特别是在出生后 48 小时就离院的新生儿。如果可能的话在产房内就完成第一次评估：①识别任何明显的大的和小的先天性畸形；②评估胎龄，营养状况，有无活力；③从宫内向宫外的转变完成得怎么样。

大多数婴儿都平稳地完成了这种转变，但是很少数的婴儿并没有顺利地适应宫外环境，特别是那些早产或者围生期胎儿窘迫或者窒息的婴儿，需要我们的帮助来顺利地适应这种转变。

○ 关键点

1min Apgar 评分并不能决定是否需要复苏。如果需要复苏的话必须立刻开始。

Apgar 评分在产房里应用非常普遍，主要用来评估中枢神经系统的状态和新生儿对宫外环境的大体适应情况。表 4-2 对这个评分系统进行了总结，从 5 个不同的方面评价新生儿：心率、呼吸、肤色、肌张力、刺激反应性。常在出生后 1min 和 5min 进行评估。Apgar 评分是 5 个方面评分的总和。为了保持一致性，需要有经验的人专门负责观察和评估新生儿。因为观测者评分的主观性很大，所以必须要有经验的人担任。准确地在 1min 和 5min 进行评估，尤其是涉及肌张力和刺激反应性的时候。后者经常通过轻弹新生儿足底来引出，对刺激最适合的反应就是响亮的哭声。

记录 Apgar 评分有两个目的。第一个是在婴儿刚出生阶段提供一个详细的评估。第二个协助我们判断是否存在中枢神经系统抑制以及抑制的程度如何，是否需要下一步的复苏。在 1min、2min、5min 甚至 10min 连续地对需要复苏的婴儿进行评分，为复苏记录提供了半定量的方法。低 Apgar 评分和神经系统后遗症之间的联系并不可靠。

Apgar 评分提供了很多信息而不仅仅是一个数字。那些存在的或者不存在的迹象并不仅仅告诉你这个婴儿的评分是 6 分，6 分提示婴儿的某些功能缺失或者抑制。例如，一个患有先天性神经肌肉疾病的婴儿，Apgar 评分时心率、呼吸、肤色是正常的，但是肌张力和对刺激的反应是差的。一个早产儿的评分低于足月正常新生儿，因为早产儿的肌肉系统未发育完全，肌张力低于足月新生儿。

准确的诊断围生期窒息并不容易，不仅仅需要出生时临床情况的评估，还需要血气分析结果和新生儿期的神经系统后遗症（缺氧缺血性脑病）。很多情况可以导致 Apgar 评分低，如败血症、神经肌肉系统发育不成熟、围生期窒息。

○ 关键点

不要用 Apgar 评分作为定义窒息的方法。分数低并不意味窒息的存在。

第二次检查

进行第二次检查最好的地点是母亲的房间，父母双方最好都在场。父母在场可能能够获得更详细的病史，在最初的身体检查完成后，现场回答父母问题，指出并讨论正常的变化或者是查体期间发现的畸形，然后提供一些有价值的先期辅导。第二次更全面的检查需要在出生后 12 小时内进行，主要识别先天性畸形，确定新生儿在宫外的生活一切正常，发现任何先天的或者围生期内后天获得的疾病。这种检查越早进行，父母越高兴。

第三次检查

第三次检查的主要目的是发现婴儿出生后出现的问题，例如感染、黄疸，发现第一次和第二次检查没有发现的畸形，像一些先天性心脏病的患儿，在出生后的第一天内是听不到杂音的。在过去，第三次检查多于出生后 3～4 天进行。最近母亲和婴儿趋向于提早出院，在孩子出生后 24 小时内就可能出院，经阴道顺产的孩子大多数在生后 48 小时出院。所以第三次的检查多在出院后完成。医护人员应在 72 小时内对过早出院的新生儿进行医疗评估。不管怎样，出生 1 周之内对婴儿进行第三次检查和评估是十分重要的。这次检查可以由医师、有经验的护士或者助产士在医院、家里、诊所或者办公室进行。

最初，我们中的大部分医生学着去检查一个懂得配合的成年患者。从头开始逐步向下各个系

表 4-2 使用 Apgar 评分进行参数评估

体征	0 分	1 分	2 分
心率（次/分）	缺失	慢（<100）	>100
呼吸（次/分）	缺失	慢，不规则	好，哭
肌张力	松弛	四肢部分屈曲	主动运动
刺激反应性	没有反应	痛苦表情	大声哭
肤色	苍白	发绀	完全红润

统的检查。新生儿是不会配合的，你必须准备灵活地安排查体顺序来全面地检查新生儿。例如，如果婴儿正在安静的休息，首先听诊心脏和肺部，然后触诊腹部。当婴儿活动或者哭的时候进行其他系统的检查，但是一定要确保检查全面而细致，有系统地记录结果。

临床观察及其意义

鼓励父母尽可能多地参与查体，包括脱去孩子的衣物，握住孩子的膝盖或者把孩子固定在床上，并且让孩子抓住父母的手指以稳定情绪（图4-1）。检查的第一部分最重要。除了把孩子的衣物脱去外不要接触孩子。当你需要检查孩子的下半身前需要换掉孩子的尿布。检查体表的时候孩子应该不穿衣服，处在温暖明亮的环境中，并且要让孩子感觉进行检查是舒适和安全的。让孩子抓住父母或者你的手指让他感觉踏实和放松，这样有助于你评估孩子握持反射的力量，降低孩子感到不踏实时本能的惊吓反应。

理想的检查时间是孩子进食后，并没有太困倦的时候，因为婴儿在进食后既不会醒来也不会哭闹。站得靠后一些观察婴儿，远比触碰和揉捏婴儿能得到更多的信息。当你观察婴儿的时候，问自己以下问题：

1. 婴儿看起来是正常的还是不正常的？
2. 婴儿的比例，面部、头、颈看起来正常吗？
3. 有没有明显的畸形或者异常的外观？如果你对孩子的外貌有任何的疑惑，在得出结论之前先看看父母的外貌特征。
4. 孩子是有呼吸困难还是在舒适的休息？呼吸困难可能是呼吸系统疾病（或心肺疾病），常伴有肋间、肋下或者胸骨上窝凹陷（吸气时），呼吸急促，呼气时呻吟。新生儿其他比较危险的征象包括异常的兴奋和长时间的哭闹，或者是一些相反的情况，如淡漠、昏睡、肌张力减低。
5. 孩子的皮肤是什么颜色的？在出生后最初的适应时期，一个正常的孩子的皮肤氧合很好或者说是粉红色的。在有色人种的婴儿中，我们从孩子的手掌、嘴唇、口腔黏膜和结膜观察颜色。手足发绀对婴儿来说是正常的（手足是蓝色或者略带紫色）。父母们应该放心，这种表现是完全正常的。当他们寒冷的时候，手足就会出现网状的杂色的图案（就是大家都熟悉的大理石纹皮肤）（图4-2）。一般来说，全身斑点意味着酸中毒或者血管调节功能异常。另外一种皮肤颜色的改变是所谓的小丑样颜色改变，多见于低出生体重儿，在婴儿躯干下部的皮肤呈深粉色或者淡红色，但躯干上半部则明显苍白，这两种颜色沿着中线边界清楚。这种现象很明显但并没有病理意义。新生儿出现黄疸也需要关注；在24小时内出现的高胆红素血症需要进一步调查原因并考虑治疗方法。有色人种的新生儿的黄疸并不容易被看出来，这一点需要注意。

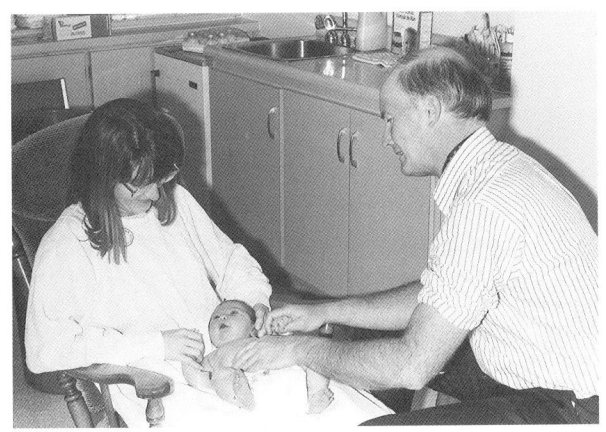

图 4-1 若能让新生儿在检查过程中抓着你的手，有助于他们平稳情绪并放松下来

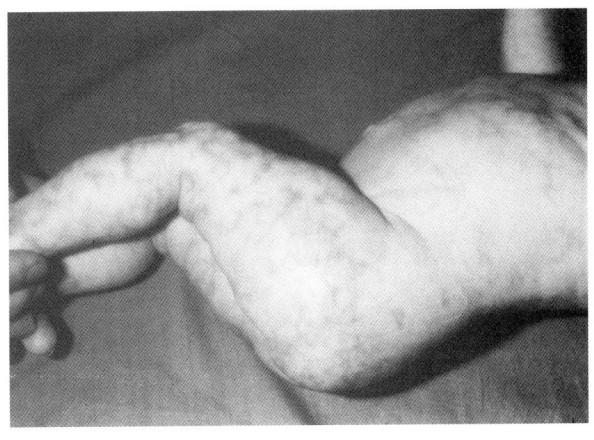

图 4-2 大理石纹皮肤是婴儿在暴露的时候普遍出现的正常现象

查体时注意有无血肿、血管瘤、瘀斑、瘀点。这些症状可能与分娩时增加的血管内压力、血小板抗体存在的血小板减少症或者是先天性的感染有关。皮肤血管瘤经常存在，一般出生后很小但在最初的几周或几个月内会逐渐发展，后期常常会自发萎缩。瘀斑通常是外伤或者是凝血机制紊乱引起的。

不需要接触婴儿我们就可以进行很多神经系统方面的检查。四肢的运动协调吗？弯曲与伸展交替，保持一个大体弯曲的姿势吗？眼睛睁开时眼球应该转动，婴儿可以表现为吸吮和舌头运动、打呵欠、做鬼脸以及自发的惊恐反应。关于神经系统评估的最重要的4个方面是：

1. 评价婴儿的意识水平；
2. 观察不自主的运动；
3. 听婴儿的哭声；
4. 观察面部运动。

婴儿的意识程度在白天和最后一次喂食后有改变。正常新生儿每天24小时有20小时都在睡觉。用红霉素眼膏滴眼预防淋病奈瑟菌眼炎时，婴儿的视觉灵敏度会暂时被抑制。

听哭声

当婴儿不舒服、被打扰或者饥饿的时候就会哭。训练你自己仔细聆听婴儿的哭声，从中可以学习到很多东西。正常的哭声是很响亮的，嘶哑、虚弱、不正常的高音或低音的哭声，可能提示喉头或神经方面的畸形。反复的不能被安慰的哭声也是不正常的。一个有经验的护士或者母亲会很快告诉你孩子的哭声是否正常。有时护士或者母亲是第一个怀疑孩子有问题的人。仅靠孩子的哭声就能判别疾病，例如"脑病"时是一种尖叫的哭声，先天性甲状腺功能减退时常表现为低沉嘶哑的哭声，猫叫综合征是像猫一样的哭声，生病婴儿是虚弱、无力、持久的哭声。

肌张力

通过仔细检查很多婴儿，你会熟悉婴儿正常、增强或者减弱的肌张力。这种肌张力之间的差别是不能用言语表达的。你要想提高自己对新生儿的正常、增强或者减弱的肌张力之间差别的敏锐感的话，只能通过在每次的体格检查中对婴儿的上、下肢进行反复的弯曲和伸展，并从中体会。当一个婴儿被从卧姿拉起到坐姿的时候，头落后于躯干；健康的足月儿会做一些努力使自己的头和胸部成一条直线。足月儿会在被拉起成坐姿时保持头部直立几秒钟。

原始反射

很多可以被引出的原始反射通常在检查的早期就已经被观察到。

不对称性颈强直反射

评估婴儿不对称性颈强直反射需要把婴儿的头从正中线转向一侧，注意与头转向同侧的上肢逐渐伸展，而另一侧则呈弯曲状。这个姿势就像传统的击剑或者是拳击姿势。因为这个反射的存在，在引出其他的反射前，应该确保孩子的头在中线位置。

拥抱反射

当婴儿突然被移动、暴露于较大的声响中、给他一个下坠的感觉，或者在一个平坦的表面感到不稳定的时候，他们经常会出现拥抱反射。当婴儿处于倾斜姿势，头部下降（轻轻托住它）低于躯干时，也可以可靠地引出这个反射。婴儿突然张开双臂，迅速地张开手，然后把它们慢慢收拢，看起来像一个拥抱。最初的快速的动作可能会伴有痛苦的表情或啼哭（图4-3），动作的对称性很重要，一侧上肢的无力（臂丛神经的损伤）可能导致不对称的拥抱反射。

手握持反射

把你的手指放在婴儿张开的手掌中可以引出握持反射。婴儿拉住你手指的力量可以支撑他部分身体离开床面或者桌面（图4-4）。

足底抓握能力

通常可通过是否能将你的手指固定于足底趾间来证明婴儿足底的抓握能力（图4-5）。

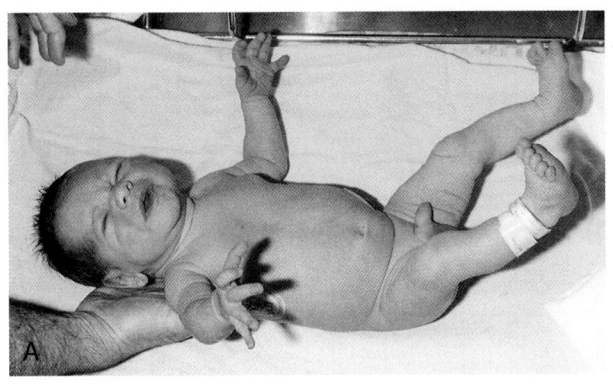
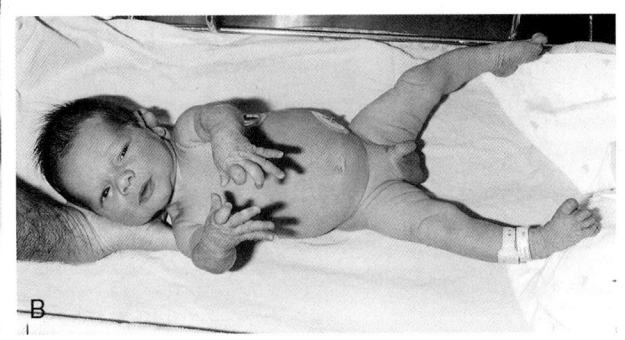

图 4-3 通过下坠感引出婴儿的拥抱反射。反应开始于突然伸出双臂和腿（**A**），然后伴随双臂合拢时出现的缓慢的拥抱动作（**B**）。拥抱反射通常伴随啼哭

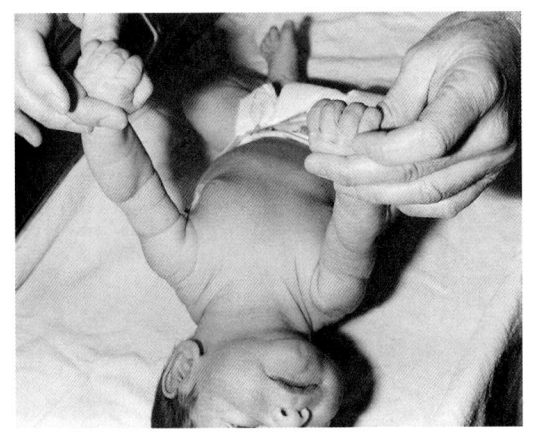

图 4-4 在新生儿期，手指的抓握能力通常能够强壮到支撑婴儿的体重

踏步反射

保持婴儿直立状态，朝床或桌子的方向抚摸婴儿脚背，看起来好像婴儿在试着走路。父母们总是着迷于证实他们的孩子会走路了。

如果对婴儿神经系统发育的完整性有怀疑，或者因为有难产、分娩、创伤、出生窒息的病史，或者查体发现异常的哭声，大的变形或畸形等异常，应该进行一个更全面的神经系统检查（见第 13 章）。

> **关键点**
>
> 反射应该是对称的，四肢的肌张力、肌力和躯干反射应该是正常的。

体重和测量

在医生和父母的记录中，准确地测量头围、体重、身长以及营养状况评估很重要。头围的测量最好用一次性卷尺，环绕枕额的最大直径，绕过前额，在眼睛上面，经过枕骨最突出的部位（图 4-6）。足月儿的头围为 33～37cm。如果婴儿的头围稍微大于或者小于标准值的话，在"惊慌失措"前，应该先测量父母的头围。家族性良性巨脑症是头颅大小的一个正常变异，也是头围大于平均值最常见的原因。测量父母的头围就可以证实，巨脑症经常是父亲遗传的。

尽管胸围并没有作为常规测量，但是它仍是评价身体比例的良好指标。胸围的正常范围为 30～37cm，并且在前 6 个月内比头围小

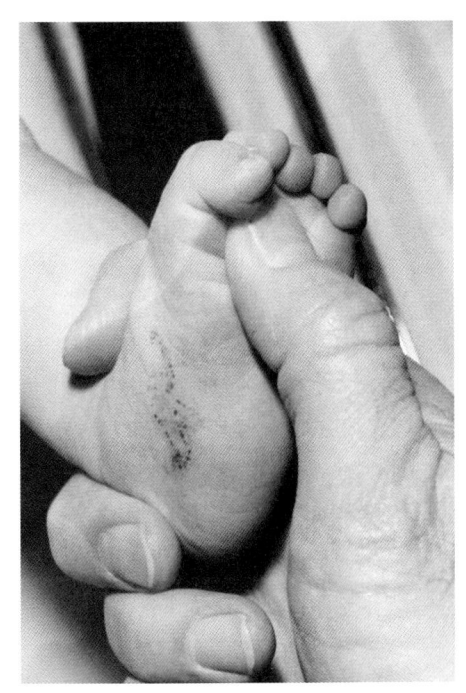

图 4-5 在新生儿期，婴儿足底的抓握能力是最强的

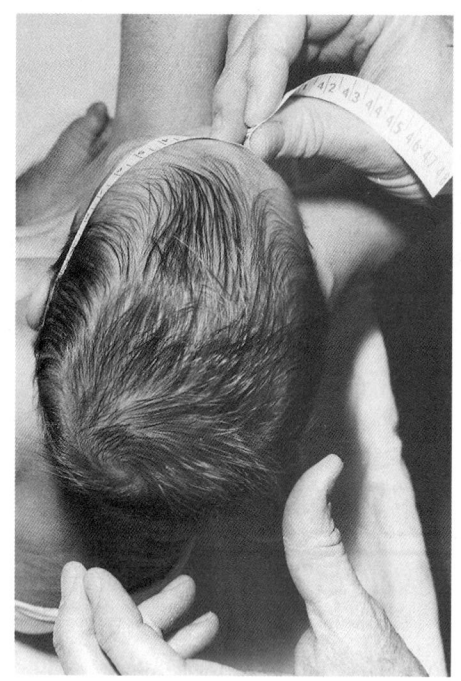

图 4-6 测量婴儿的头围

1～2cm。在婴儿仰卧位的时候环绕乳头进行测量。

　　测量身长是很重要的，必须准确地测量。用卷尺量身高或者在婴儿身下的纸张做记号都是错误的。最好应用能有效固定的测量工具来完成身长的准确测量，测量时婴儿保持仰卧位，并且头部接触固定的物体（图 4-7）。让婴儿的躯体和双腿尽量伸展，保持它们平直，记录结果，正常范围为 47～55cm。将婴儿的体重、身长和头围绘制在性别相关的生长曲线图上（图 4-8），观察婴儿是否在正常胎龄的范围内和头围、身长、体重

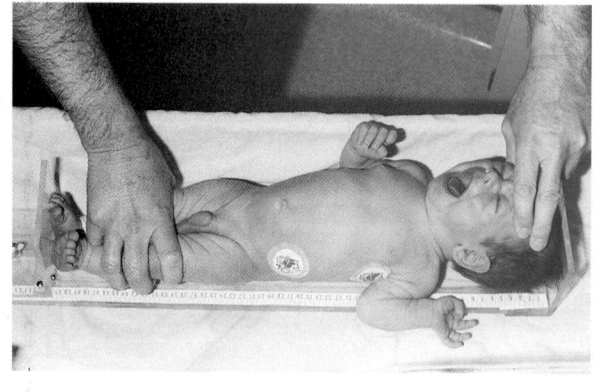

图 4-7 测量婴儿身长。一个稳定、准确的测量工具和适当的固定是很有必要的。要注意的是许多婴儿并不喜欢这种检查，因此将此放在检查的最后一步

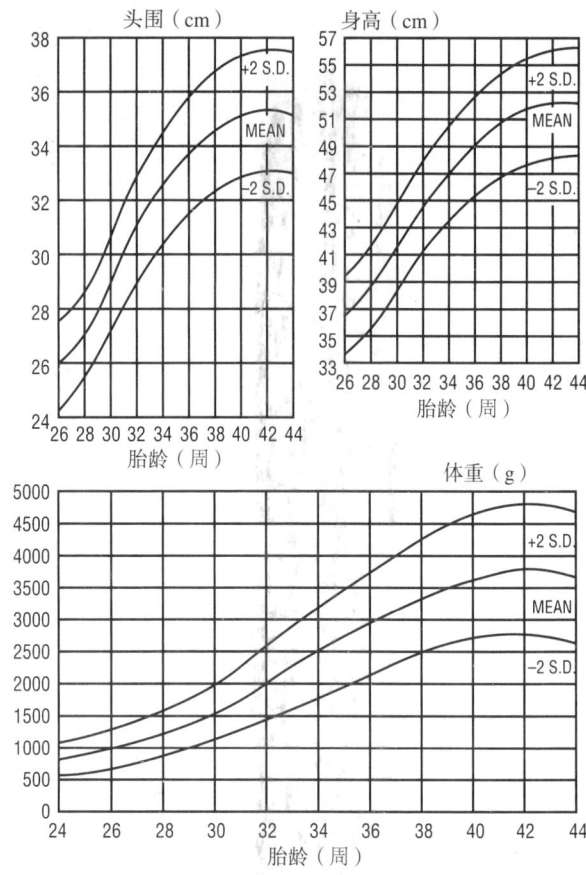

图 4-8 与胎龄相关的新生男婴生长曲线图（加拿大新斯科舍省）（From Lubchenco LO, Hansman M, Dressler M, Boyd E: Intrauterine growth as estimated from liveborn birth weight data at 24 to 42 weeks of gestation. Pediatrics, Vol. 32, p. 794, Figure 1, Copyright 1963.）

的比例是否均衡。

　　如果对婴儿的上下段比例有怀疑的话，记住，新生儿的中点通常大约在肚脐。头顶到耻骨的长度和耻骨到脚跟的长度的比率大约是 1.7∶1。测量这些数值可以帮助我们发现软骨发育不良等生长障碍的疾病。

　　一个健康的足月的北美洲的婴儿大约是 3500g，正常变异的范围定义于生长曲线上的百分位数值或者标准差。通过与胎龄相关的体重增长来评估婴儿的营养状况（单独测量体重或许会有不足或者合计 3 项测量值的总和），然后判断是否存在组织消耗。组织消耗在大腿前部是最显著的，股四头肌的容积和皮下脂肪比较容易进行评估。皮下和肌肉组织中至重度消耗的婴儿，或者那些体重下降超过正常胎龄平均体重 2 个标准差的婴儿，需要在新生儿期进行评估。可能的问题有先天畸形和代谢紊乱，如低血糖症和低血

钙症。你需要严密地监测这类婴儿的生长和发育情况。

评估胎龄

体格检查可以帮助你判断婴儿是足月（怀孕37周或者更久）还是早产（怀孕不足37周）。足月儿有很深的足底褶皱（图4-9），早产儿没有这些皱褶。

早产儿的耳朵基本没有皱褶，与足月儿有弹性、软骨质、外形良好的耳朵相比，早产儿的耳朵更容易弯曲（图4-10）。

在足月男婴中，阴囊是饱满、有皱褶的、下垂的，并且睾丸充分下降。早产儿的阴囊很小很平滑，睾丸位于阴囊的上部或腹股沟管（图4-11）。睾丸在36周的时候可以被明显地触摸

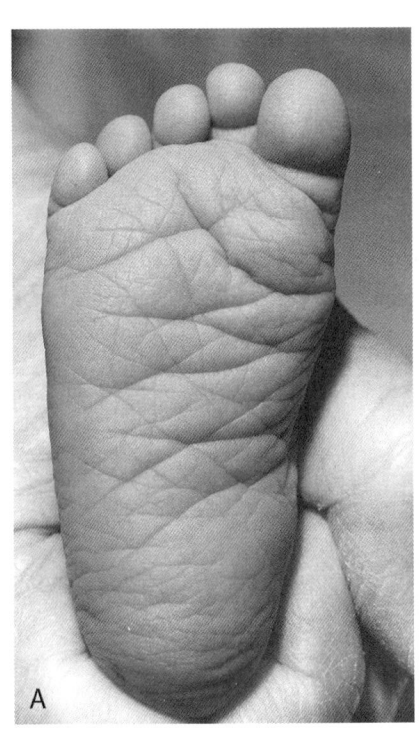
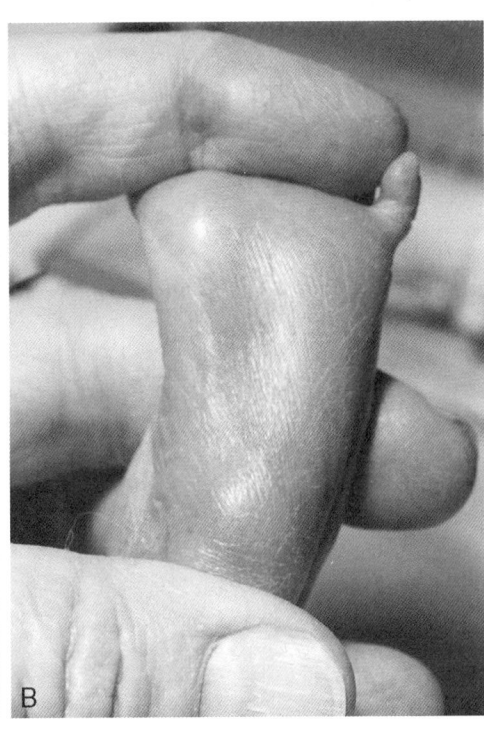

图4-9 A，足月婴儿标准足底褶皱；B，早产儿比较光滑的脚底

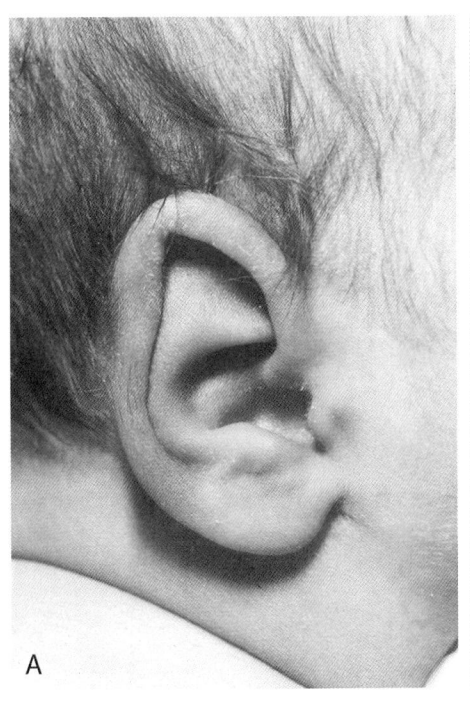
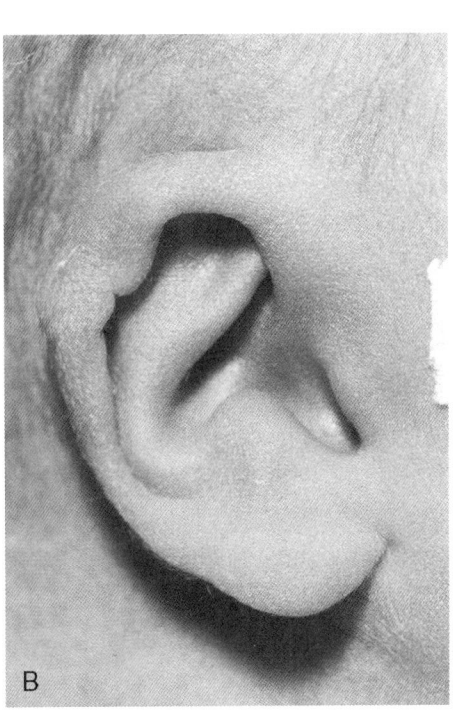

图4-10 A，足月婴儿有弹性软骨的耳朵；B，早产儿更软并未完全成形的耳朵

到，在 40 周的时候充分下降。

早产的女婴有突出的小阴唇和小的大阴唇，然而在足月女婴，大阴唇充分覆盖阴道，遮盖小阴唇（图 4-12）。

早产婴儿的头发是蓬乱的，如棉絮状，足月儿有整齐的丝绸一样的头发，并且根根分明。

在营养良好的足月儿，乳晕下结节的直径大约是半厘米，而在早产儿结节的直径是 3mm 或者更小。用这个征象评估胎龄并不可靠，因为一些营养不良的足月儿几乎没有乳房组织。

还有更详细的评估胎龄并评分的方法，最普及的方法是 1970 年 Dubowitz 提出的，由 Ballard 于 1991 年进一步完善。Dubowitz/Ballard 胎龄评估方法对于准确评估胎龄是一个有用的工具。这个评估工具通过测量 6 个神经系统方面和 7 项体格检查的数值，然后计算总分。算出来的分数在一个给出近似胎龄的表格中进行比对。体格检查的标准包括这些已经被描述的，要比神经系统检查的标准更为准确。因为在一些虚弱、患有神经系统疾病或是早产儿中，神经系统的分数经常很低。（参见 http://www.chw.org/display/PPF/DocID/23273/router.asp#3273。）

头颅

新生儿的头颅在外形和匀称性上变化很大，取决于分娩时在子宫内的位置和压力、分娩过程的情况，以及发生在分娩过程中的塑型。臀位分

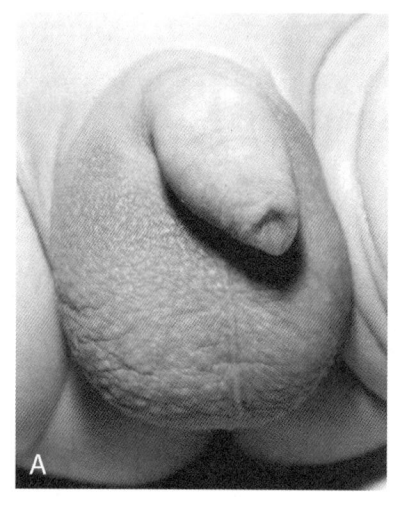
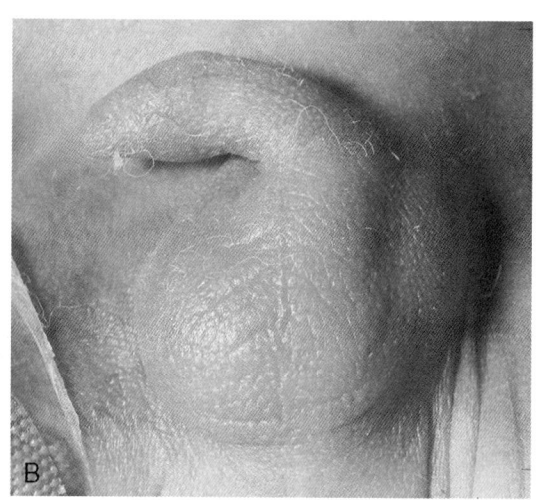

图 4-11　**A**，足月男婴成形的阴囊褶皱；**B**，早产儿更平滑未成熟的阴囊表面。对于早产儿，通常检查阴囊的位置更高，位于腹股沟管处

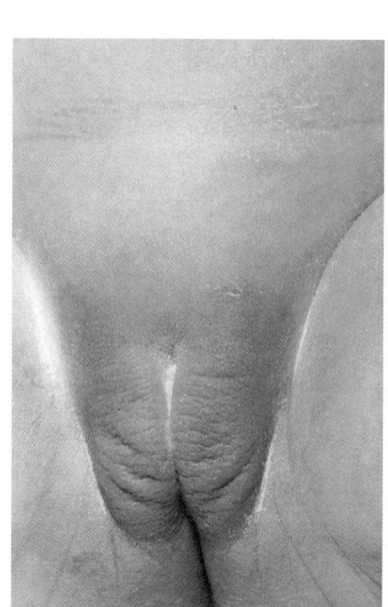
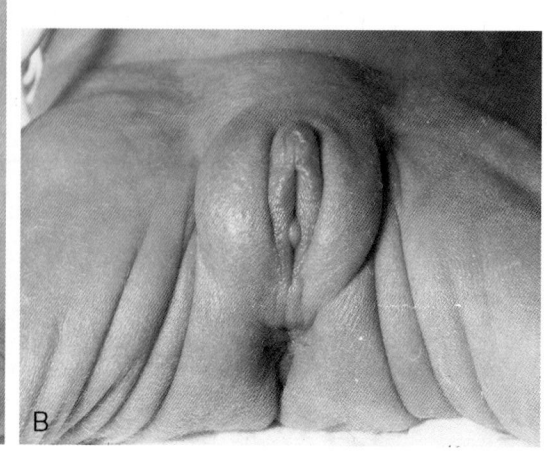

图 4-12　**A**，足月女婴标准突出的大阴唇；**B**，早产女婴未成熟的生殖器。相较于足月女婴，早产女婴的大阴唇较少突出，而其小阴唇要更加突出

娩和剖宫产的婴儿有典型的圆形对称的头,而经阴道分娩的婴儿的头是狭长变形的,伴有骨缝的重叠,可能存在头皮水肿或头颅血肿。经过产道时压力的挤压使液体聚集头皮下形成头皮水肿,通常在生后几天内消退(图 4-13)。骨膜下的血液被骨膜局限于颅骨上的区域内形成头颅血肿。柔软的有波动感的头颅血肿就像是一个充满液体的囊肿,可能会持续数周,然后逐渐变小。在消退过程中,头颅血肿最初经常边缘钙化,在触诊时给你的感觉是颅骨中心凹陷伴有易碎的突出的边缘,加深了对头颅骨折的恐惧。总地来说,婴儿的头颅应该是光滑的,没有任何凹陷。头颅凹陷性骨折是极其少见的,但是不是不可能发生。

菱形前囟的标准尺寸变化得十分明显,通常允许至少一个指尖进入,但是经常可容纳 2 个甚至更多的指头。当婴儿处于直立姿势并且很安静时,前囟应该是平坦的或者稍微凹陷的。后囟几乎容不下一个指尖,而且因为骨缝重叠在最初的几天内是触摸不到的。

○ 关键点

你应该体会婴儿头部的所有骨缝。在阴道分娩的第一天内它们也许相互覆盖,或者它们会稍微分开,但是正常不超过 0.5cm。

透照试验

头颅的透照并不是常规体格检查的一部分。但是对于头颅异常大且不对称的婴儿,或者是骨缝偏大在还没有进行头颅彩超或头颅 MRI 等精确检查之前,头颅透照是一个很有用的筛查试验。用一个大的电筒(不是小电筒),在光的末端放置一个软的橡胶边垫,可以与头皮紧密接触。把婴儿带到一个完全黑的房间,把光源紧贴头皮,在整个头部移动。正常情况下,在电筒的边缘可以看到 1~2cm 宽的光源,但是在有色皮肤的婴儿、早产儿或者头皮水肿并且超过额区的婴儿,光缘的可见度是减少的。边缘的光亮在蛛网膜、硬膜下、积聚大量的液体或者室间隔缺损时会更加明显。因此,当婴儿有严重的脑积水,慢性硬膜下血肿或者脑发育不全性脑积水时,经常可以从头颅透照发现明显的变化。

眼睛

最初认为检查婴儿的眼睛是很困难的,但是正如其他部位的体格检查一样,还没有接触婴儿你能得到很多令人惊讶的发现。首先,确定两只眼睛大小正常,角膜、瞳孔、巩膜都正常。确保双侧红眼反射存在,没有前房出血、白内障或者其他晶状体、虹膜的畸形。成功检查的关键就是耐心。

小的结膜下巩膜的出血在新生儿中是很常见的,是由于分娩中血管的压力增加所致(图 4-14)。它们难看但是无害,通常在几天内消失。如果你发现了一些巩膜的出血,一定要立刻消除父母的疑虑。

在新生儿期间检查视力是否良好是不容易的,但是一些小技巧可以帮助你检查。婴儿在黑暗的或是有微弱亮光的房间比在明亮的地方更容

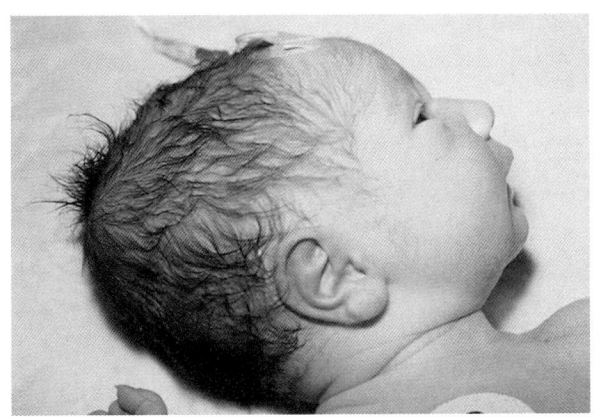

图 4-13 胎儿头皮水肿。在通过产道时由于压力产生的皮下水肿。(From Zitelli BJ, Davis HW: Atlas of pediatric physical diagnosis, 5th ed. Philadelphia, Mosby, 2007.)

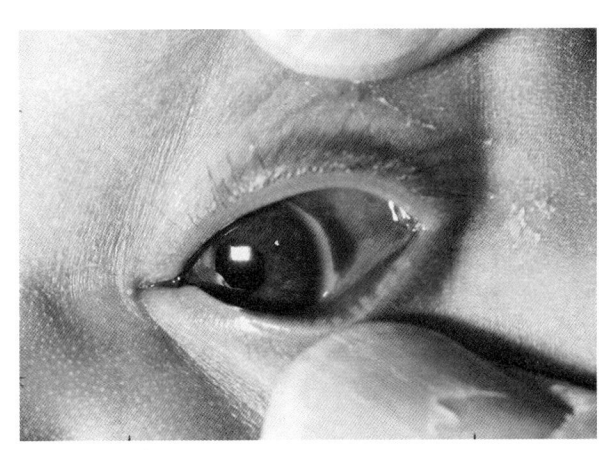

图 4-14 巩膜下出血,对于新生儿来说是普遍、短暂并且无害的现象

易睁开眼睛。在安静的觉醒的情形下，他们不由自主地睁开自己的眼睛。真正觉醒的婴儿会注视你，而不是看别处，可以确定的是婴儿的目光会随着你的脸旋转至少 90° 的弧度。这个发现结合双侧红眼反射的存在，说明婴儿视力良好。

尽管有时我们需要用自己的手指分开婴儿的眼睑，但并不推荐这样做。首先，在出生的最初几个小时内，婴儿的眼睑经常被滑的胎脂所覆盖，所以不容易把眼睑分开，第二，这种方法经常让婴儿哭闹，并且紧紧地闭上眼睛。如果在安静觉醒的状况下不容易固定婴儿，可以试着利用前庭反射作为一种使婴儿睁开眼睛的方法。举起婴儿，用一只手托住他的头，保持婴儿的脸和你的眼睛在同一水平线，然后前后左右地来回摇动婴儿（图 4-15）。如果婴儿安静不哭的话，眼睛通常会睁开一会儿，这时你就可以检查红眼反射和瞳孔反射。如果发现婴儿斜视（或者斗鸡眼）的话不要感到吃惊，因为婴儿眼球的同步运动不是连续的。

除了那些眼睛需要特殊关注的婴儿，如早产儿的视网膜病、先天性感染的婴儿（弓形虫、风疹病毒、巨细胞病毒），眼底检查在新生儿期并不是常规检查的项目。眼底检查是由眼科医生通过扩大婴儿的瞳孔来进行的。

耳朵

新生儿的耳朵检查通常仅检查耳朵的外形和外耳道。观察耳朵的外形（皱褶、硬度、对称性和在头部的位置）和外耳道的开放。用耳镜检查外耳道和鼓膜，但是这一步骤并不是新生儿的常规检查步骤。你需要仔细地检查每一个新生儿的外耳，观察有无外耳的畸形。新生儿的鼓膜比年长儿更加处于水平位置，你需要更仔细地定位去检查它；此外，在出生后的最初几天内，新生儿的耳道经常被胎儿皮脂和羊膜的碎片堵塞，很难看清楚耳膜。外耳畸形如耳位低、外形或者结构的畸形、皮赘、窦道，不但涉及以后的美容，还可能是一些特殊综合征先天畸形的一部分（见第 5 章）。

鼻子

检查新生儿鼻子的目的是检查双侧鼻孔的开放性。你可以在婴儿嘴巴合上时，堵住一侧鼻孔，将手指放在另一侧鼻孔下感受气流的流动（用或者不用听诊器），两个鼻孔交替进行。将一小片纸放在婴儿没有阻塞的鼻孔附近，如果鼻孔是开放的，当气流通过的时候纸片会摆动。如果你怀疑有鼻孔阻塞，如后鼻孔闭锁或狭窄，试

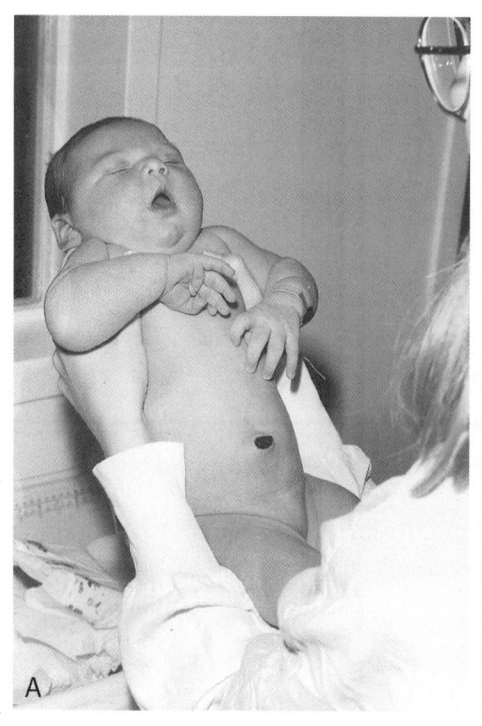
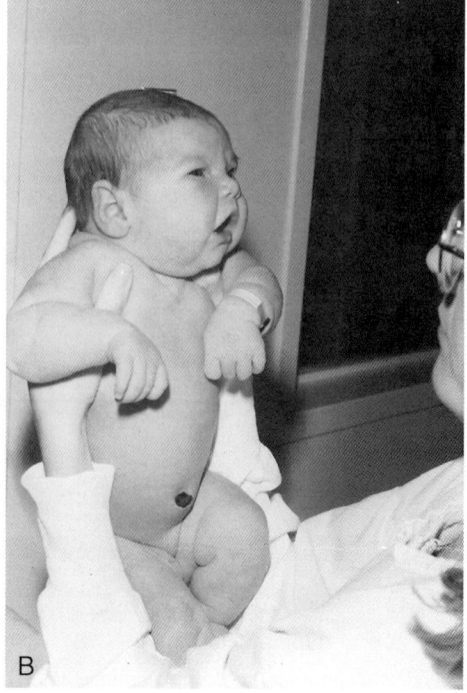

图 4-15　A，利用前庭反射诱导新生儿睁眼；B，温柔地前后摇晃通常能达到预期的结果

着从鼻孔放进小的、柔软的导管。婴儿平静呼吸的时候首先通过鼻子，因此保证其开放性是必要的。双侧后鼻孔闭锁的婴儿经常表现为呼吸窘迫和发绀。当婴儿张口呼吸或者张嘴哭的时候，窘迫和发绀可以得到一定程度的缓解，这时可以考虑该诊断。应用经口气道，再次验证诊断。

嘴

如果婴儿碰巧在检查的时候哭，抓住这个机会检查嘴巴。检查上腭的完整性。婴儿的舌头被一根连接舌尖部的系带（舌系带）限制在嘴巴的底部，婴儿吸吮或者进食母乳是完全不受影响的（图4-16）。切断舌系带在过去是习惯的做法，但是现在不再是一个有益的或者可被家长接受的做法。真正的舌系带过短如果存在的话，也非常少见。

注意悬雍垂的外形。一个裂开的悬雍垂是黏膜下（隐藏）上腭裂的迹象。

检查过早长出的牙齿。沿着牙床和上腭可以看见偶尔被白色的外皮包裹的囊肿。他们是无害的，在一段时间后就会消失。

用手指轻轻抚摸婴儿嘴旁的面颊部可以引出觅食反射，婴儿把脸转向手指的那侧，看起来想要吸吮（图4-17）。通过引出觅食反射，你可以检查婴儿的上腭。如果婴儿没有特别的神经功能异常的话，我们是不需要检查呕吐反射的。当婴儿哭时，检查面部和嘴的对称性。哭时的面部不对称可能是提示单侧面瘫的唯一证据，面部不对称在婴儿安静的时候是不明显的。一个单侧面瘫的婴儿，受影响的一侧并不能像另一侧一样灵活运动，鼻唇沟变平，嘴角下垂（图4-18）。单侧面瘫经常是分娩时面神经受压所致。大部分面瘫会消退并不留永久性损伤。

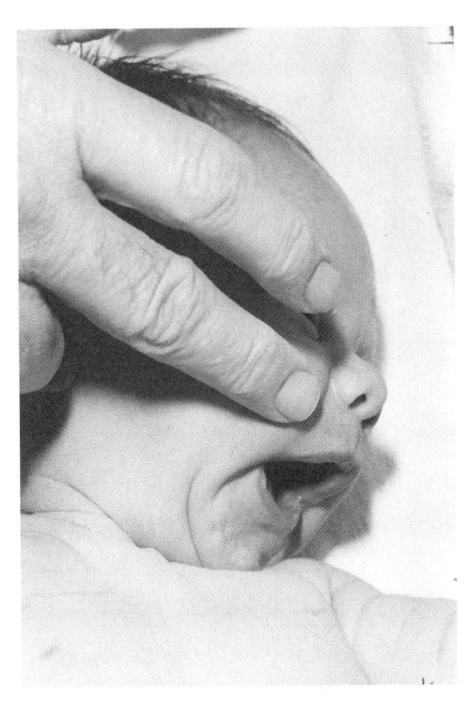

图 4-17　引出觅食反射。击打婴儿嘴边的脸颊使其张口，进行刺激。在开始护理阶段，母乳喂养的母亲在护理刚出生婴儿时，常用这种反射获益

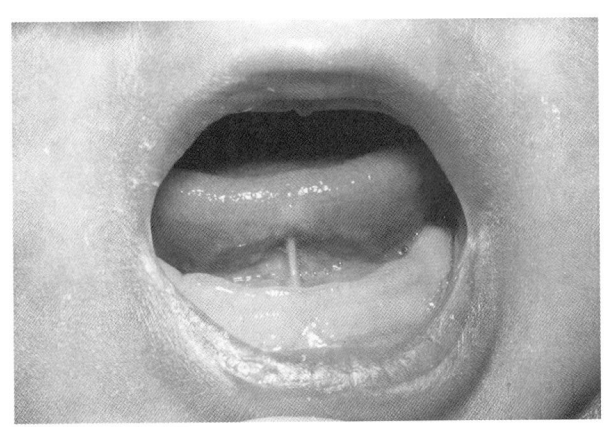

图 4-16　显著的系带和舌紧密相连，常被错误地认为是"舌系带过短"。这些正常变异不需要特殊干预

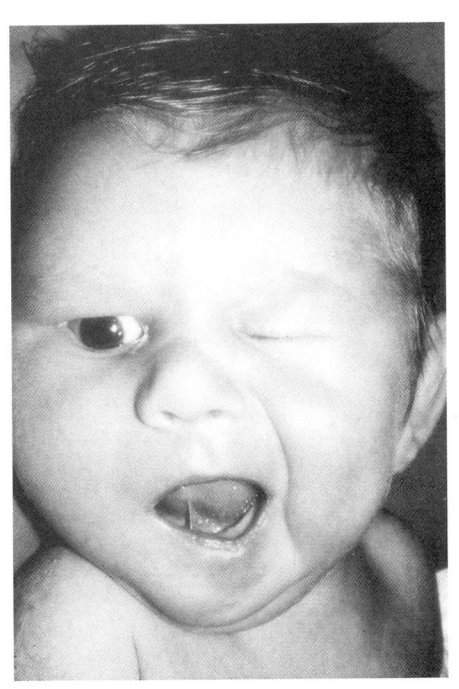

图 4-18　由右侧面瘫引起哭闹时的面部不对称。只有当婴儿啼哭的时候，轻微的面瘫才能被发现

一些婴儿口角经常流口水,所以头部垫子经常湿。出生数小时的婴儿这种现象是很常见的,因为婴儿咽下大量的羊水,通过胃反流溢出。但是这种现象也经常提示吞咽无力,也许是因为神经肌肉的问题,也许是因为食管阻塞,如食管闭锁。单纯的神经肌肉病变引起吞咽困难并不常见,并且在神经系统的其他检查中可以看见明显的异常。以下两种情况怀疑食管闭锁:①过多的黏液和口水;②经口和喉咙插入的软管子很难到达胃部。

你可以从一个有经验的护士那里学习下胃管的步骤。有食管阻塞或闭锁的婴儿,胃管看起来好像已经下了足够深度,应该到达胃部,但事实上,胃管是盘蜷在一起的。确保胃管进入胃部,从胃管抽取少许液体,测定 pH 值。如果液体是从胃部出来的话,pH 是酸性的。你也可以向胃管内注入空气,用听诊器听胃部有无气过水声。第二种方法的可靠性略低,因为声音在胸部和腹部传导性极佳。如果仍怀疑胃管是否在胃内,胸部和腹部的 X 线片可以解决这个问题。食管闭锁和食管瘘经常一同出现。所以,如果发现了食管闭锁,食管瘘也是可能存在的。在这个阶段,要儿科医生和放射科医生共同协商。

颈部

检查颈部是为了查看胸锁乳突肌有无纤维瘤(纤维性的胸锁乳突肌的肿块)。这种肿块经常被错误地认为是血肿,常常联合面部的不对称,头向一侧倾斜是因为缩短的营养不良的胸锁乳突肌。更少见的是,可能存在瘘管,表现为开口于从耳朵向下沿着胸锁乳突肌边缘的任何地方。检查甲状腺,确保甲状腺没有增大,尤其是母亲在孕期服用碘剂,或者有甲状腺疾病的家族史。

○ 关键点

婴儿的颈部肌肉是很脆弱的,所以当你举起婴儿的时候,需要用一只手特别托住婴儿的头(图 4-19)。

常规触诊锁骨,这里是分娩过程中最易损伤的地方。巨大儿锁骨骨折的危险性增加,常表现为一侧肢体假瘫。婴儿可以移动上肢,但是移动

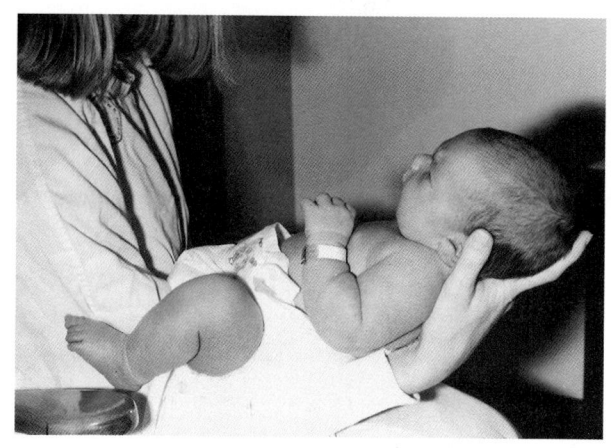

图 4-19　用恰当的方式将婴儿直立,使身体能够支撑头

会导致疼痛。在出生后的最初几天,触诊锁骨会出现捻发音。不久之后,骨折处会出现一个变硬的大的肿块;会逐渐在数月内消退,一般不需要特殊治疗。

胸部

新生儿的呼吸幅度和频率不规则是正常的,呼吸暂停时间小于 10s。这种不规则的呼吸模式更多地发生于早产儿。在安静状态的时候,足月儿的呼吸频率是 30~40 次/分。呼吸音在正面和背面都能被听到,但是在出生后可以马上听到捻发音,在出生后几小时内捻发音和喘鸣音都是没有临床意义的。呼吸窘迫的体征如明显的肋下、肋间、胸骨凹陷,在临床上并不多见。

当婴儿安静的时候,听诊心脏。心率通常是每分钟 120~130 次,正常波动范围是 100~160 次/分。偶发的室性期前收缩是常见的。第一、二心音在强度上是相等的,因为快速的呼吸和心率,伴随呼吸作用的第二心音分裂宽度的正常变化是不容易听到的。在出生后的最初几天内,在心前区听见一柔和的心脏收缩期杂音是很常见的。如果没有心脏病的其他表现,如发绀、血压和脉压的细微差别或者呼吸窘迫,仅仅是听见杂音,并且在一两天内消失,大概是因为血液流过出生后仍然保持开放的动脉导管所致,在随后的数小时或者数天内动脉导管会闭合。

感觉外周脉搏。我们一般触诊股区的脉搏,表现为双侧对称,在强度方面与肱动脉相等,血管容积正常。如果首次体格检查的时候可以触及

脉搏，不要假定第二次检查的时候脉搏仍然存在。在出生后第一年内每次体格检查时都要检查股动脉。在新生儿期没有检查和复查股动脉的搏动是很大的错误。股动脉位于腹股沟韧带三角区的侧面（图4-20），确定你确实感觉到了股动脉的搏动感。如果你仅仅认为你已经触摸到了血管搏动，但事实上可能并没有触摸到真正的股动脉。股动脉搏动的缺失或者减弱往往提示大动脉的缩窄，应该立即请心脏专家会诊，并给专家提供四肢的血压数值。四肢末端的温暖粉红色和良好的毛细血管再充盈提示充足的外周灌注。

一些新生儿有乳腺组织的增生。这种情况是在宫内时母亲激素的刺激，而且在出生后的最初几天内乳房会继续增大。新生儿的乳头可能分泌乳汁，对于肿胀的乳房一般不需要特殊的检查和治疗，乳房肿胀多能自行消退。

腹部

正常新生儿的腹部是稍微隆起的，腹直肌之间常常感觉有缺口（腹直肌分离）。在婴儿安静和放松的时候进行触诊，温柔的、力量恒定的、温暖的双手是使婴儿放松的最好方法。在大部分的婴儿，肝的边缘是可以触及的。用你的拇指或者手指轻轻地放在皮肤的表面，当你的手指向下的时候你可以感觉到一个阻力的消失。沿着右锁骨中线，肝可以在肋下1~2cm触及。在婴儿的右上腹部容易触及，向上倾斜于左肋缘中线处。没有触诊到肝的边缘提示横膈膜无力或疝气，特别是伴有呼吸窘迫时。脾在新生儿一般触及不到，偶尔在左侧肋缘可以触及。因为脾太柔软，通常不容易被触及。

腹部的触诊还应该包括触诊不正常的包块和触诊肾的大小。结实的、圆形的左肾通常可以比较容易触及。右肾的下级也可以相对容易在肝下被触及。正常来说，除了膨胀的膀胱，腹部是不应该触到肿块的。

○ 关键点

> 克服阻力触诊脾和肾是不提倡的，可能有潜在危害。

脐带可能处于不同的干燥状态，这主要取决于婴儿的营养状态和体格检查时婴儿的年龄。脐带包括3条血管，2条脐动脉和1条脐静脉，旋转下降至胎盘。如果在夹钳下面只有3~4cm的脐带，仅仅脐带残端是很难分清3条血管是否存在的。大约1%的婴儿只有一条脐动脉；这些婴儿中的10%伴有先天性畸形。如果仅发现单独一条脐动脉的婴儿，除进行全身的体格检查并记录在体检表中以排除可能存在的身体内部畸形外，并不需要额外的检查。一个宫内生长迟缓的婴儿，脐带是纤细黏稠的，基本不呈现胶冻状。被胎粪污染的婴儿，脐带是绿色的。

检查肛门确保畅通。如果婴儿已经排出正常的胎粪，那么肛门的通畅性是毋庸置疑的。当有直肠瘘管存在时，单靠胎便的排出是不能确定肛门是否通畅的，需要进行仔细的肛门检查。除非怀疑肠道内部异常，一般不进行直肠指检。在需要进行指检的时候，用你的第五根手指，良好润滑后，慢慢地、尽可能轻柔地进行检查。轻压肛门周围，用1min左右的时间使肛门放松，这时插入你的手指可以减少创伤。

生殖器

仔细地检查生殖器可以帮助评估胎龄，确定

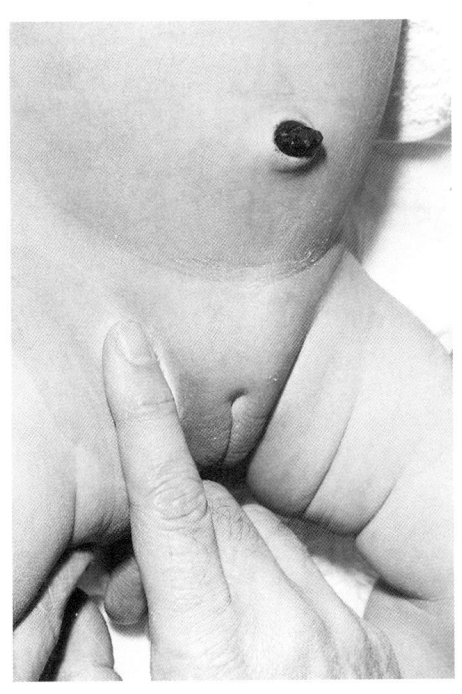

图4-20 触诊股动脉。将检查的手指沿着腹股沟韧带触摸。指尖压力要轻到能感受到脉搏（若不确定是因为你还没感受到）

解剖结构的正常。女性新生儿的大阴唇覆盖小阴唇和阴道口。阴道口通常大部分被处女膜覆盖。阴道分泌物经常存在，特别是在生后第二三天的时候，而且经常会有血性分泌物，主要是因为母亲激素的刺激。阴蒂是容易看到的，但是不应该像阴茎一样大。在阴道口经常有小的组织碎片。仔细地触诊大阴唇，排除双生殖器，如果后者存在，提示性别不明确，以及更少见的卵巢疝入阴唇。

在男性新生儿，阴茎完全被包皮包裹，并且不可伸缩。轻微地收起它，检查包皮的开口是否不影响排尿。你应该看不到位于龟头顶端的尿道口，如果在你检查过程中婴儿排尿，应该注意尿流的性质和力量。足月男婴的阴囊是下垂和有皱褶的，并且颜色较深。睾丸完全下降。正常睾丸长 1~2cm，和无籽葡萄大小一致，容积约 1ml。记住，如果你的手是冷的，或者婴儿异常烦躁，睾丸会很快缩进阴囊的上端，甚至腹股沟内。检查阴囊时应该在婴儿安静时，并且保持手温暖。婴儿的提睾反射非常敏感，在触碰阴囊之前，一只手沿着腹股沟韧带向着阴囊的顶端滑动，可以阻断睾丸向阴囊缩进。

很多发育的异常和变化都会涉及生殖器，生后立即进行体格检查是非常有用的。这种异常和变化通常会涉及内生殖器，这给婴儿的健康和未来的生育会带来严重影响。另外，内生殖器的异常常合并肾的异常。最常见的男婴生殖系统的异常是尿道下裂，尿道开口于阴茎的下腹部或者阴茎体。它可以是很严重的畸形：最常见的尿道下裂，尿道口仍然位于阴茎头上；第二位的尿道下裂，尿道口位于阴茎头和阴茎体的连接处；第三位的尿道下裂，尿道口在阴茎体的某处。尿道下裂一般单独存在，但是更严重的畸形表现可能和肾畸形有关，需要做肾彩超，并与儿童泌尿科医师协商。尿道下裂的婴儿不应该做包皮环切，因为在后期的手术修复中可能需要包皮。

○ 关键点

> 如果生殖器异常，询问家属有没有婴儿不明原因死亡的家族史。盐丢失性先天性肾上腺增生常表现为女婴男性化，这是一种危及生命的情况。

对于生殖器异常或者性别不明确的婴儿应该在出生后立即进行评估。潜在的威胁生命的肾上腺功能减退与某种形式的性别不明确相关。在外观是女婴的婴儿身上最常发生的畸形是伴有尿道下裂的大阴茎。阴唇有可能或者没有融合，在看似唇形的皱褶中可能触及性腺。相反，外表看起来可能是男婴的婴儿有一个短小的阴茎、睾丸未完全下降或触摸不到、阴囊很小。很多变异都是可能发生的，包括伴有或不伴有隐睾（睾丸未降到阴囊）的尿道下裂。了解家族中有没有相似的问题存在很重要，因为这些问题大部分是由激素异常或是染色体遗传引起的。

性别不明确的婴儿对于医学界和社会都是急待解决的问题。明确婴儿有没有潜在的威胁生命的肾上腺功能减退很重要，这样的话他们就能及时得到治疗，并且诊断出其他潜在的可治疗的疾病，如 Smith-Lemli-Opitz 综合征。当然，一旦孩子出生，家长就想知道孩子的性别。最初可以告诉他们婴儿的生殖器没有发育完全，需要尽快进行特殊检查，以确定孩子的性别，以利于养育孩子。也有助于与父母一起讨论新生儿的特征是不是在正常范围内。性别鉴定是一个复杂的过程，需要不同专业的专家共同完成。

性别不明确的婴儿需要进行的检查包括染色体分析，血尿激素的测定，内部器官的超声检查或增强的放射线检查。咨询一个经验丰富的儿科医生或者专家、内分泌学家、遗传学家、儿科泌尿科医生有助于疾病的准确诊断。（见第 5 章和第 16 章对这个问题的详细讨论。）

疝和鞘膜积液

鞘膜积液在新生的男婴中是常见的（见第 12 章），没有疝气的鞘膜积液在数周或数月内消失，很少需要修补。如果你发现有疝的存在，要明确它是否容易复位；如果难以复位，要立即请外科医生会诊，因为可能需要早期修补。女婴很少发生疝，常需要仔细地触诊性腺，在手术探查之前以及手术探查期间排除性别不明确。

髋关节

见到一个剧烈踢腿的婴儿，不要假设髋关节是没有脱位或者半脱位的。先天性髋关节脱位的发生率为 1/1000~1/500。如果早期诊断，是可以治疗的，并且预后很好（图4-21）。

关键点

如果在新生儿期没有及时发现髋关节脱位，有可能需要漫长的治疗，治疗结果从不理想到彻底的瘫痪。

让婴儿放松仰卧在坚硬的检查床上，将大腿向腹部弯曲成直角，膝盖与大腿成直角。然后用你的示指沿着股骨干的外侧抓住两侧大腿，中指指尖放在大转子上，拇指居中。在婴儿休息的时候，首先让股骨完全内收，然后再推向床面。如果感到股骨头离开髋臼，就说明有脱位存在。（这一操作称为Barlow操作法。）

把每条腿从内收状态轻轻地外展，把膝盖放至床垫上。在外展期间，用手指把大转子向中间推。如果你在外展或者内收的过程中感觉到（或听到）咔哒声，或者在膝盖完全外展的时候遇到抵抗，或者股骨内收肌群出现痉挛或不适，就说明这个婴儿可能患有先天性髋关节脱位或者半脱位，需要整形外科评估。（这个操作称为Ortolani试验。）

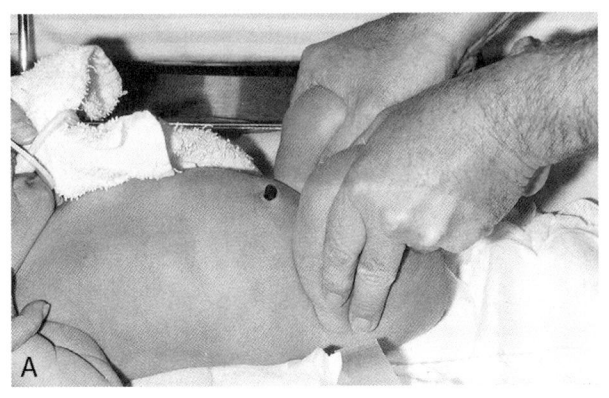
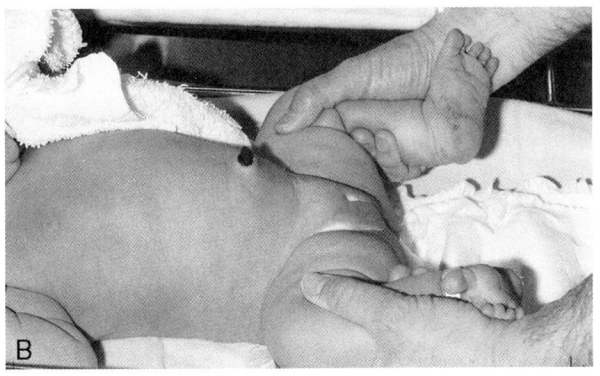

图4-21 A和B，适当的方法检查新生儿先天性髋关节半脱位或脱臼

四肢

把你的双手放在婴儿的下肢上，观察双腿的对称性和长度的相等性，以及脚趾的数目，观察有没有并趾的存在。轻微的第二、三脚趾并趾是常见的比较轻的先天性畸形，临床意义不大（图4-22）。如果你还没有观察脚底的皱褶来评估胎龄的话，这是一个好时机。大部分正常的新生儿都会微微弯曲双腿，这是宫内位置的反映。长大后这种弯曲会逐步消失。如果婴儿的双腿松垮叠在一起，在婴儿的足底轻加压力使他重新获得宫内的姿势，可以更好地了解婴儿双腿的弯曲情况。

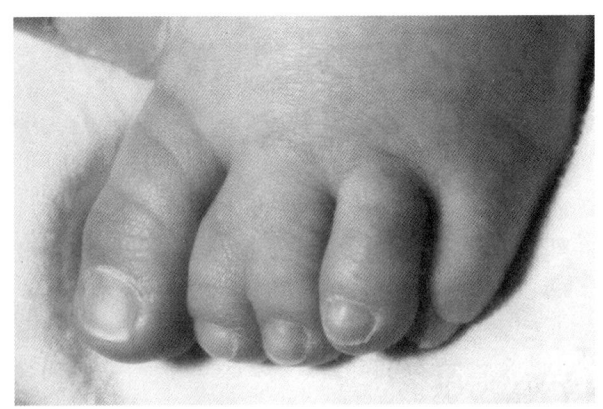

图4-22 第二、三趾的轻微并趾畸形常见于其他方面正常的健康儿童

由宫内位置导致的双足暂时性变形需与真正的畸形足——一种已经固定的畸形进行鉴别。这种暂时性的变形用手可以轻轻拉直，变回正常的位置，在出生后最初的数周或者数月内逐渐减轻。真正的畸形足不容易被手矫正，可能不伴有神经方面的问题，需要整形外科的尽早干预。

在第五根手指或者脚趾任何一面的退化皮赘，多是额外的手指/脚趾，多是畸形或者综合征的警示。一些好心的内科医生因为美容的原因将这些赘物结扎，但是在没有确定它们的意义之前，这些证据是不能被毁掉的。检查手指和脚趾的指（趾）甲，指（趾）甲过长多见于过期儿，指（趾）甲发育不全多见于各种畸形综合征，如Williams综合征、胎儿酒精综合征（FAS）。

背部

现在，将婴儿翻转过来检查背部。检查大腿—臀部对称的褶皱部分。不对称可能揭示了先天性髋关节脱位导致的短腿的早期征兆。特别要仔细检查后背的正中线，因为背部表面正中线的先天性缺陷可能预示了重大的体内疾病。检查从下端开始，观察脊骨底端的臀部分岔部位的顶端。许多婴儿在这部分有将来会消失的藏毛的隐窝（图4-23），它并没有特别的意义。如果这个隐窝没有底或者出现明显的窦道，就需要通过超声进行进一步的检查，因为此处的窦道可能与椎管相通，并且与其他畸形有关。任何的血管瘤、脂肪瘤或者交叉于腰部中心线处的发毛缕都极有可能与内部结构性脊柱畸变有关，如隐形脊柱裂、脊髓与骨间的纤维粘连或脊柱纵裂。上下抚摸脊柱，注意脊椎间有无肿块或裂缝，提示存在脊柱裂或脂肪瘤。继续检查直到颈部及枕部底端，寻找畸形。神经管缺损可能很小，但是它们通常都存在于中心线上。经常在颈后部存在小的平面血管瘤（通常称为"鹤咬"），它很不明显，并且随婴儿长大，这种血管瘤越来越不明显，或者消失或者被毛发覆盖。

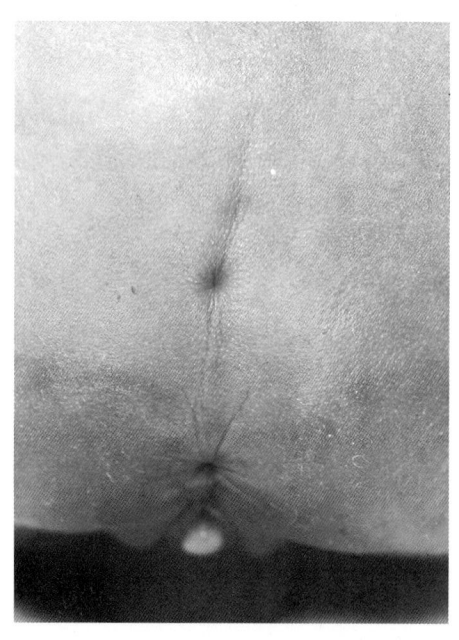

图4-23 含毛发的隐窝普遍存在于新生儿中，大部分在几个月内消失

新生儿的皮肤

胎儿皮脂

新生儿头部和脸的皮肤可能显示出各种变化。大部分变化几乎不明显，但是消除父母的疑虑是很重要的，要告之这些变化是正常无需治疗的。刚出生时，正常足月的婴儿为胎儿皮脂所覆盖来保持温度。它是一种油性物质，用于保护长时间浸于羊水中的皮肤（非常类似于长距离游泳者涂抹很厚的油脂来保护皮肤一样）。胎儿皮脂是普通的皮肤脂肪分泌物。

胎儿过熟时的皮肤变化

非同寻常的皮肤干燥、出现薄片或开裂可能与胎儿过度成熟有关。在一些严重的情况下，有时还可能与真正的皮肤病——先天性鱼鳞病有关。

血管瘤病变

在眼睑、鼻尖处（过去也曾有发现于颈部和枕部后面的报道）经常会发现小而平的红色血管瘤。它们时常被赋予流行而有趣的名字，如在上眼睑就称作"天使之吻"，在枕底部就叫"鹤咬痕"，在中线额头处称作"焰状斑痣"。这些病变并不明显，并且通常在开始的几个月内就消失。但是要将这些病变与平状血管瘤（如葡萄酒色痣）区分开来。后者通常更大并且持续存在，并且可能包含于头部或面部的某些交叉神经处。三叉神经分支处的葡萄酒色痣可能与颅内血管畸变有关。

粟粒疹

粟粒疹即通常分布于鼻子和面颊处皮肤上的小白点。它们代表机能亢进的皮脂腺分泌的可见分泌物。一般无需诊治。

○ 关键点

水疱、脓疱、皮肤缺损（无论先天性还是后天导致的）和大面积皮下血管瘤等皮肤病灶应当引起密切的关注并进行必要的诊断和治疗。

瘀点

面部的瘀点很普遍。它们有针尖大小，不因挤压而变白。瘀点通常由于阴道分娩过程中静脉受压所致。因此，它们可能数量众多，并且与面先露后的水肿有关。瘀点也可能出现于臀位分娩后的臀部。这些瘀点会在出生后的几天内消失。

全身性瘀点提示血管或血小板病变，或者先天性感染。擦伤（瘀斑）也可能与分娩创伤有关，极少情况下与凝血病（与血小板凝血病非常类似）有关。这些病变的程度和范围应该有助于区分它们。

毒性红斑

新生儿最普遍也最让其父母焦虑的皮肤病变是毒性红斑或叫新生儿红疹，在足月新生儿中很普遍。这种病变通常表现为红斑根部微黄泛白、直径 1～3mm 的脓疱。红疹或单独或成簇存在于婴儿身体的任何部位。在几个小时之内，可能有几个或几百个红疹产生并消失。这些现象存在的机制还不清楚，但它们是无害的，不需要治疗。要将这些红疹与真正含脓水的传染性脓疱区分开来。若不能准确判断病变性质，应该迅速提取少量样本，对其进行革兰染色试验。毒性红斑包含许多嗜酸细胞，而脓疱则包含中性粒细胞和革兰阳性球菌。

色素沉着和脱失病变

不常见的色素沉着可能是正常的，也可能是异常的。超过 5 个或 6 个的褐色斑（咖啡色斑点）可能预示了先天性的多发性神经纤维瘤。此时要检查父母双方是否也存在此类病变。

在黑色人种、黑发婴儿的臀部或脊柱底部发现一个或更多个蓝斑是很普遍的，这类病变称为胎斑。胎斑在大部分的亚洲婴儿、超过 90% 的黑色人种婴儿、大部分东印度婴儿和许多黑色皮肤的白色人种婴儿中均有发现。不要将此类色斑与擦伤混淆。有时，当混淆两者区别时，父母会被误认为虐待儿童。

色素脱失可能很重要，因为它们可能最早且在一段时间内是结节状硬化症和渐进性神经系统退行性疾病的唯一临床表现。此类典型病变常表现为单发或多发的灰叶形（图 4-24）。在紫外线灯（WOODS 灯）下检查可能使病变表现更明显。

小而略微突起的血管瘤称为草莓状血管瘤，比较典型的是会随婴儿长大而变大，但是不会有严重的问题。它们在婴儿出生前几个月持续长大，因而显得很难看并讨人嫌，但是大部分情况下无害并在接下来的几年内消失。草莓状血管瘤只有在几种情况下需要治疗，如当它们长在软骨上腐蚀软骨，或者当它们影响视觉或堵塞气道的情况下。此类病变在刚出生时并不明显，在出生后的几周内会进展。

有时，在头皮上有一小块边界清楚的头发缺损区域，这个区域有光泽，并且与周边头皮相比呈现更深的粉红色，交错分布。这种先天性的表皮缺陷称为表皮发育不全，大部分情况下是无害的。然而，超过 1cm 的缺陷可能与婴儿的其他异常现象有关，如 13 三体染色体异常。如果发现了这种头皮病变，需要对婴儿进行仔细的检查。儿科医生应该能发现婴儿大的缺陷。

特别注意事项

虽然需要仔细的检查来判断新生婴儿的健康状况，但是一些疾病并没有明显的临床症状，只能通过筛查来发现。需要在婴儿出生后短时间内提取少量血液标本进行一系列光谱学分析，用以筛查各种少见但很严重的遗传代谢病。需要

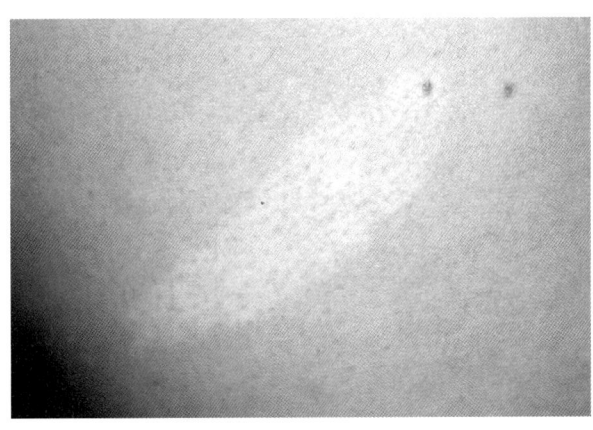

图 4-24 典型的灰叶形色素脱失病变。此病变通常是新生儿结节性硬化症最早出现，并在一段时间内也是唯一的体征（From Kliegman RM, Behrman RE, Jenson HB, et al: Nelson textbook of pediatrics, 18th ed. Philadelphia, Saunders, 2007.）

筛查的疾病因地域不同而不同。加拿大儿科学会（CPS）和美国儿科学会（AAP）发布了新的指南，强调需要常规检测胆红素水平以确定是否存在黄疸。因为体格检查对疾病诊断并不足够准确，所以筛查比临床观察更加必要。

总结

切记正常比异常更普遍、更多见。大约95%的婴儿都是正常的，5%的婴儿会或多或少具有异常体征。只有通过尽可能全面地检查婴儿，才能获得识别各种正常变异的敏锐感觉。如果你怀疑某个婴儿的特殊检查结果，通常需要咨询其他更有经验的医生。一盘好的新生儿体检录像带也是很有必要的。

（肖玲玲 译　张雪峰 校）

推荐阅读

American Academy of Pediatrics: Management of hyperbilirubinemia in the newborn infant 35 or more weeks of gestation (clinical practice guideline). Pediatrics 114:297–316, 2004.

Ballard JL, Khoury JC, Wedig K, et al: New Ballard score, expanded to include extremely premature infants. J Pediatr 119:417–423, 1991.

Canadian Paediatric Society: Guidelines for the detection, management and prevention of hyperbilirubinemia in term and late preterm newborn infants (35 or more weeks' gestation)—summary. Pediatr Child Health 12:401–407, 2007.

Rabi Y, Yee W, Chen SY, et al: Oxygen saturation trends immediately after birth, J Pediatr 148(5):569–570, 2006.

第5章 出生缺陷的评估

Mark D. Ludman

保佑他吧，耶和华我们的神啊，宇宙之王，是你赋予了生物不同的形式。

——犹太人的祈祷：如果见到一个罕见外表的人，如一个巨人或者侏儒，犹太人习惯上会这样祈祷

家长们因为孩子存在出生缺陷，非常急切地寻求帮助，试图从医生那里通过高水平、高精度的仪器了解孩子的情况。他们想得到可靠的、明确的答案和一套适当的治疗方案。首先也是最重要的，需要一个准确的诊断。家长们会问到许多问题，例如：

- 为什么会发生出生缺陷？
- 我的孩子到底遭受了什么？
- 他们将来还会发生什么问题？
- 他们能正常上学吗？
- 他们会正常吗？
- 类似的异常再次发生的概率有多大？

不要过分强调面谈过程中识别家长需求的重要性。当你面对一个有出生缺陷孩子的家长的时候，一定要考虑家长的情绪波动，孩子出生时的心情和对预后的担心：震惊、负罪感、惋惜、懊恼和否认，这是至关重要的（在第1章已经强调了）。

在孩子刚出生的时候，家长们仅仅会意识到这个有"缺陷"的孩子是不完美的，在过去的9个月怀孕期中，他们能够想象的关于孩子的问题只有："会是男孩还是女孩呢？"，"长得像谁呢？"，"孩子的鼻子会和我一样吗？"相反，他们从来没有想到会发生这样的事情。当家长们在分娩室第一次见到孩子的时候，他们经常会马上开始数孩子的手指和脚趾，会担心是不是每个手（脚）上都是五个指（趾）头呢？却从没想到还有可能发生其他更难想象的问题。

当家长们问起发生缺陷是否与孕期用药、母亲工作环境或家族病史有关时，他们一定有负罪感。一定不要再去加重他们的这种感觉，也不要让自己表现出对这种感觉的厌烦。

○ 关键点

在你为存在出生缺陷的孩子进行检查的时候一定要关注家长的担心和感受。

在为孩子做检查的过程中一定要安慰和劝告家长不要过分紧张，一旦有明确的诊断信息，要及时反馈给他们。告诉他们我们之所以能够彼此区分开，是因为每个人外观长相都是不一样的，特别强调由一个有经验的临床医生发现的面貌特征是不会被普通人一眼就能发现的。

需要强调的很重要的一点是：切忌使用具有贬义的、麻木不仁的或不恰当的术语，类似"怪模怪样的孩子"来描述一个有出生缺陷的孩子，无论是对家长还是对学生。当你用这样的语言对学生进行教学时，如果被家长无意中听到，他们一定会很反感。

诊断步骤

现在已经发现的出生缺陷有上千种，从轻微的体表畸形到致死性畸形。出生缺陷是导致婴幼儿死亡的直接原因。

有2%~3%的新生儿会发生影响生活质量和社会认可度的严重的出生缺陷。许多出生缺陷在出生时就存在但直到后期才被发现。有

8%～9%的出生缺陷在出生后早期和婴儿期没有被发现，但会在孩子7岁左右发现，其中包括某些类型的先天性心脏病、颅缝过早闭合以及牙齿畸形。有15%不影响功能和美容的一些轻微出生缺陷在出生时被发现。

很多统计资料都证明一套严谨的诊断步骤对发现这些问题是非常重要的。只有仔细地、有条不紊地检查结构功能上的缺陷，你才能为孩子的家庭提供最佳的治疗方案。此外，在检查过程中你还要有高度的敏感性，注意一些干扰诊断的问题，要充分考虑这些问题带给孩子和家庭的影响。

四个"C"

我们用四个"C"来说明出生缺陷的诊断步骤：

1. 收集（Collect）资料；
2. 记录（Catalog）并分析资料；
3. 对缺陷进行归类（Categorize）；
4. 对照（Compare）指南明确诊断。

本章大部分内容涉及的都是第1步，收集资料是最基础的病史采集和体格检查过程，经常还需要实验室检查。第2步要列出支持诊断的病例特点。如果不能马上得出明确诊断，就继续下一步。

定义

○ **关键点**

在收集资料前，对以下经常用于描述出生缺陷的术语一定要熟悉：重度或轻度异常、畸形缺陷和变形缺陷、单发缺陷和综合征。

畸形缺陷（malformation）和变形缺陷（deformation）在描述出生缺陷时有不同的含义。本章主要涉及的是先天性异常而不是先天畸形。先天性异常涵盖了所有常见的"出生缺陷"，而先天畸形特指由身体内部发育异常引起的缺陷。一个严重的体表畸形，如唇腭裂，是很容易被发现的，但是一定不要忽视一些细微的特征，因为有250多种先天综合征会合并唇腭裂。当你在检查一个唇裂的孩子时，一定要仔细询问家族中是否有同样的病史，并全面细致查体。

先天性异常

先天性异常在史书中是被记载的。古代雕塑中出现先天性异常的雕像可以追溯到公元前6500年，文字记载可以追溯到古巴比伦的一则对先天性异常的警示。然而，直到1966年，才开始对先天性异常进行正式的分类研究。同年，David W. Smith用"畸形学"一词来定义临床上见到的结构异常或出生缺陷。在以后的几十年里，研究工作主要致力于将畸形在组织结构上进行分类。这样的分类帮助我们了解了在人体胚胎发育的某个时期，异常或异常的综合征是如何发生的。

○ **关键点**

在记录了孩子的缺陷情况后，下一个任务是确定：①这些缺陷是单发的还是多发的；②哪些是重度缺陷，哪些是轻度缺陷。

单发缺陷和多发缺陷

通过观察缺陷是单发还是多发，可以将缺陷进行分类。如果缺陷是单发的，就没有必要进行进一步的检查，预后明确，治疗也不复杂。相反，一个存在多发缺陷的孩子就需要进行详尽的检查，预后也是非常不好的，特别是中枢神经系统的畸形。如果出生一个染色体畸形或遗传性疾病的孩子，这个家庭必须面对再次妊娠重复发生相同疾病的风险。而且，对于这样一个孩子的治疗过程可能更复杂，需要多专业专家共同合作完成。因此，治疗一个单独存在唇裂、室间隔缺损或者多指（趾）畸形其中一项缺陷的孩子，和治疗一个上述三项缺陷同时存在的孩子，是完全不同的。

重度缺陷

重度缺陷和轻度缺陷的区别是什么？重度缺陷明显影响外貌，需要手术治疗或严重影响功能，如唇裂、先天性心脏病、脊柱裂、无脑儿和消化道畸形（如十二指肠闭锁和肛门闭锁）。重度缺陷包括结构异常，如中枢神经系统、心脏、肺、肾、胃肠道和生殖器在发育过程中出现结构异常。当内脏功能出现异常时，这些畸形在查体过程中很容易被发现，如心脏听诊的连续性杂音，或者有舟状腹并在胸腔听到肠鸣音。但是，确诊通常需要进一步的检查，如影像学检查。评估心脏病要求胸部 X 线、心电图和超声心动图检查；中枢神经系统的畸形一定要通过 CT 和 MRI 确诊。四肢和脊柱畸形经常要通过骨骼影像学检查。

轻度缺陷

尽管单发的轻度缺陷不需要外科手术治疗，也不需要医学干预，但是对于医生来说必须作出临床诊断。同时发生几个轻度缺陷就要警惕是否存在重度缺陷。虽然单发的轻度缺陷在正常人群中普遍存在，但是，两个缺陷同时出现在一个孩子身上就值得注意了。虽然轻度缺陷的发生率要高于重度缺陷，但是其往往被忽视。

病例

> 一个 24 岁的母亲在一个小的社区医院足月妊娠分娩了一个体重 2350g 的男婴，孕期一切顺利。你发现这个孩子有双侧唇腭裂、小眼、广泛连续的心脏杂音、隐睾和马蹄足，孩子的身长、体重也小于足月新生儿标准。孩子的问题很奇怪，因为这是妈妈首次妊娠，没有人工流产和自然流产史。
>
> 对于这个患者的评估你需要什么信息呢？基于家族史和患者查体所见，最有可能的缺陷是什么呢？你如何评估这个新生儿？你需要向这个家庭交代什么？
>
> 孩子的母亲有 2 个健康的兄弟，年龄分别是 21 岁和 28 岁。她的母亲 56 岁，父亲 58 岁，都很健康。孩子的父亲 25 岁，身体健康，他的父亲在 55 岁那年因心脏病发作去世，他的母亲 57 岁，身体健康。
>
> 首先，详细回顾妊娠期间所做的检查，包括发热、其他疾病、出血、糖尿病、高血压和风疹。询问饮酒和吸烟史，处方药或非处方药的使用，包括中草药。询问相关产前检查结果，包括超声检查、羊膜腔穿刺、三

> 维超声检查。详细了解家族病史。
>
> 一个存在多发缺陷并有宫内发育迟缓的新生儿，其家族史中并没有表现出家族遗传的问题，很可能存在染色体异常。这种异常包括染色体三体、缺失和重复。

○ 关键点

> 90% 存在 3 个或 3 个以上轻度缺陷的孩子会合并重度缺陷。对于一个存在轻度缺陷的孩子经常要做进一步检查。

多发性轻度缺陷

大多数轻度缺陷通过仔细的查体就能够发现，这是畸形检查的关键点。在检查时注意每一个特征，记住，它也许不是那么重要，但是一个特殊的特征一定是不正常的。

○ 关键点

> 轻度缺陷通常不会是某个综合征的特征性表现。尽管这样的特征没有个体特异性，但多个异常的表现可以有助于识别出某个类型的发育异常或综合征，就像多个特定的特征可以让你在人群中一眼就能认出你的叔叔。

一系列小的异常面部特征可能是某些综合征的标志。例如，在唐氏综合征，79% 的患儿是通过临床检查发现的。一旦确诊为唐氏综合征，一系列小的异常的发现比各种综合检查的作用更为重要。这一系列小的异常在许多正常人中也可以被发现，这种情况下临床经验就起到非常重要的作用，因为对于一个异常综合征，准确识别其独有的异常特征要比将各项表现综合考虑简单得多。

○ 关键点

> 一般情况下，很多综合征异常的表现和发生的几率是不断变化的。

这些小的特征包括：内外眼裂的歪斜、小耳或耳位低、外耳赘生物或耳凹、先天指趾侧弯（通常是小指的侧弯，经常和中指并指）和乳距过宽。这些特征可以出现在正常人身上（超过

4%），是正常现象，而不能认为是小的异常。包括在第二、三趾间有系带相连（图4-22）和鞘膜积液（经检查为液体包裹），许多的微小异常和潜在的变异在此就不一一列举了。

> ○ **关键点**
> 超过70%的微小异常发生在手部和面部，包括眼睛、耳朵和口唇。这些微小异常经常会为某些综合征的诊断提供线索。

几乎50%的微小异常发生在头面部，包括单发和多发结构上的异常。记住一句话："面部特征可以反映大脑"，这些微小异常提示可能存在中枢神经系统的畸形。

根据形态结构可以将这些异常分为外观异常、功能异常和致死性异常，这样的分类方法可以解释患儿在孕期发生了什么问题。

畸形缺陷

畸形缺陷是在胚胎发育过程中一个结构上的异常，身体的某一部分从未正常发育，一般发生在胚胎早期而且无法在自然过程中得到纠正，这些畸形包括无脑儿、脊柱裂、唇腭裂、多指（趾）、十二指肠闭锁和先天性心脏病。

变形缺陷

相比之下，变形缺陷是指身体在发育过程中形成的形态、构成以及位置上的异常，一般是由于药物因素造成的。这样的因素会造成子宫内羊水不足，或者是胎儿活动减少，有的是由于胎儿活动受到限制，有的是因为胎儿本身存在神经系统的问题。与外观异常相比，结构异常一般出现在胚胎晚期，而且经常可以通过自然的发育和夹板疗法被纠正。例如，马蹄足、先天性髋关节脱位和先天挛缩。

裂解缺陷

裂解缺陷是指身体的正常结构发生了破坏或损害。典型的例子是由羊膜系带缠绕引起的指（趾）缺失、肢体短缩或怪异的面部裂口。在胚胎发育过程中血管因素也可导致血流供应受阻，这样造成特定的被供血的组织停止发育。这一过程被认为是引起一侧肢体缺失、腹裂和腹壁缺损的根本原因。

单发性缺陷和综合征

把患儿的缺陷归类到畸形缺陷、变形缺陷或裂解缺陷以后，还要确定在胚胎期的发生时间，然后得到一个明确的诊断，接着，你会遇到另一个关键问题：这些异常是一个单发缺陷呢？还是一个综合征的一个表现呢？

出生缺陷的单发性缺陷和综合征用来定义不同的多发畸形。

单发性缺陷

是指多发畸形的一种模式，一连串的畸形或变形均来自最初的单一异常。一个最典型的例子就是"Potter"病，是由于羊水过少引起的，会导致肺发育不全和呼吸功能不足。羊水过少可以由多种原因引起：例如羊膜腔液体减少或胎儿肾发育不良引起的排尿减少。胎儿在宫内羊水过少会导致：

1. 特殊的异常面部特征，看上去就像被丝袜（或尼龙袜）拉下来覆盖在面部。
2. 手脚的位置异常。
3. 关节挛缩。
4. 生长受限。
5. 常常在分娩时臀部先露。

无论原因是什么，各种各样的面部缺陷、关节挛缩和肺发育不良，均可继发于羊膜腔内液体过少。

综合征

综合征是由于已知或未知的原因引起的多种异常，不能用一个症状来定义。因此，所有唐氏综合征的孩子都表现为额外多出一条21号染色体，但是这并不是单一因素。在另外一些综合征，是由于基因突变，而不是某个染色体的异常，就会引起胎儿组织发生一系列的变化，从而导致出现畸形表现。

如果一个孩子存在异常表现可以用一个综合征来解释，那么你一定要明确这一系列的异常表现是这个孩子特有的，还是在其他孩子身上也可以同时出现。

这就要求你参照四个"C"的最后一条对一个出生缺陷进一步作出诊断：对照诊断指南。

出生缺陷的鉴别

许多已知的结构上的畸形和综合征非常多，诊断是十分明确的，例如唐氏综合征，但是如果是少见的畸形和综合征，在检查的时候一定要非常注意，不要漏诊。

○ **关键点**

现在被明确诊断的综合征超过4000种，大部分是罕见疾病。大部分医生在他的从业生涯中平均只能见到12种综合征，一个专业的儿科医生也许能见到50种，甚至对一个遗传学专家来说，他所涉及的也仅仅只有200种。

甚至在研究出生缺陷方面非常有经验的专业人士也不可能记住所有综合征的异常表现。那些少见综合征的特有表现如此之多，是无法完全记住的。所幸，我们有很多有价值的参考书，可以提供临床特征的鉴别，其中的描述和照片可以帮助我们对一个综合征作出诊断。现在被广泛认可的一本参考书是 *Smith's Recognizable Patterns of Human Malformation*，书中以表格的形式列举了很多特殊异常的鉴别诊断。这些表格能够让你根据患儿的异常表现缩小诊断范围。

我们可以利用这些表格，从最少见、最特殊的临床特征开始，罗列出可能的诊断。例如根据耳位低或内眦赘生物，可罗列出一系列可能的诊断，相反，根据一个先天性白内障或晶状体缺失所罗列出的诊断就比较有限。就像上面提到的，如果发现的临床特征都是比较常见的，例如身材短小、鼻根部过宽和足内翻，你就不太容易由此得出一个特殊的诊断。

现在有一些比较实用的计算机程序可以帮助我们得到类似的列表，你只要将得到的临床资料输入下面的网址（http://www.possum.net.au/ or http://www.lmdatabases.com/）。这些程序中提供了对疾病的描述和常见的不同综合征患儿的照片。应用这些程序的主要优点是相当于查阅百科全书，但是能起到的作用是非常有限的，即使提供了详细的病史和临床检查中发现的一切问题。

计算机程序不能采集病史和执行临床查体，只有临床医生才能够做到。也就是说，得到诊断需要医生的临床判断，实际上，从临床上得到的一个诊断应该才是准确的。

随着对分子水平和人类染色体研究的进展，我们了解了综合征的遗传学基础。尽管如此，即使我们知道了综合征的分子学基础，但还是没有有效的实验室检验方法。对于某些综合征，一个检验方法可能会对一个基于临床表现已经得到的诊断有所帮助。（下面的网址可以为确诊一个特殊的综合征提供有价值的基因检查：http://www.ncbi.nlm.nih.gov/sites/GeneTests/?db=GeneTests）。

尽管做了最大的努力，分析了所有的临床特征，也有可能永远无法确诊一个综合征。事实上，超过半数的孩子会存在微小缺陷，并不需要为其下一个诊断。当这些情况出现时，一定不要害怕承认自己无法得到正确的诊断，记住，一个错误的诊断远远要比无法得出诊断糟糕得多。有些时候，尽管第一次评估一个孩子的时候无法得出诊断，随着一次又一次的检查和评估，经常会有一些新的特征自己显现出来，从而引导我们得出结论。当你在观察这些临床表现的变化时，结论往往会逐渐明朗。

采集病史

要得到一个准确的诊断需要了解患儿，并详细询问家族史，一个临床医生一定要获得准确和完整的资料。

妊娠史和分娩史

在一个完整的病史中最值得注意的是妊娠史和分娩史，尤其重要的是家族史。

妊娠史

妊娠史在第1章和第4章已经重点讨论过了。一定要准确掌握预产期和妊娠周数。例如，应该这样记录：妈妈在"妊娠第7周"患了病毒感染性疾病，而不应该是妈妈在"1月16日……"一定要用妊娠周数记录。

当问到胎儿的生长发育，是否存在一个胎儿大小对应妊娠周数的记录呢？胎儿的生长速度是否减慢了？子宫的大小可以为胎儿的生长发育和胎儿的生理状况是否正常提供线索。羊水过多（例如，可以引起羊膜腔内液体增多）提示胎儿排尿增多，或者最典型的是由于胎儿存在中枢神经肌肉系统疾病、胃肠道梗阻和心脏病等问题导致的吞咽困难。胎儿基础发育减少提示存在宫内发育迟缓或羊水过少。正如之前所述，一个原因就是胎儿肾功能低下。这样，就可以将与羊水过少有关的畸形列举出来。通过孕期的超声检查可以获得这些资料，因为其他一些胎儿异常、胎儿的位置和活动度，或者是子宫的异常都可以通过超声影像检查来发现。

重要的问题

1. 孕期是否做过如下检查：羊水穿刺、绒毛膜检查、胎儿颈部透明膜、超声影像检查、母亲血清学检查或脐血穿刺检查？
2. 父亲或母亲是否患有需长期服用药物的疾病，例如糖尿病、苯丙酮尿症或其他代谢性疾病，血小板减少性紫癜。
3. 孕期是否存在突发疾病（如发热或感染），或意外事件，如用药或补牙？
4. 孕期是否存在有害环境的潜在危害，如激素类药物、药品（处方药、非处方药或药物滥用）、吸烟、酒精、化学品、有害气体（工作或家庭环境），过热（过热的沐浴、桑拿、发热），或射线？

仔细询问和检查上述问题，不放过一个细节，然后把它记录下来。现代化社会使环境因素成为引起出生缺陷的首要原因，有一种误解认为所有的环境暴露都与出生缺陷有关。例如，我们知道医学检查所用的放射线剂量就不会高到引起出生缺陷。因为要涉及这些问题，虽然很重要，但对于这种暴露，可以引起妊娠焦虑和负罪感，因此当你要询问上述问题时，一定要注意这些问题。

○ **关键点**

> 切记：有几种药物已经被明确证实有致畸作用。

分娩史

在询问分娩史时，有几点一定要注意。虽然臀位分娩的发生率只有3%~4%，但是这部分新生儿中发生特殊综合征的情况却很常见。臀位分娩可能由于胎儿没有能力移动到正常的位置，提示胎儿可能由于中枢神经系统受损所致的主动活动减弱。同样，难产和窒息也许不是引起新生儿异常的原因，可能是上述问题导致的结果。例如，现在认为原来很多归咎于难产和围生期窒息的脑瘫，很多是由于发生在妊娠期的胎儿畸形。

临床检查中发现的异常可以帮助确立畸形的诊断，同时也可以作为法医学的证据，当然，妊娠期资料也是有帮助的。

○ **关键点**

> 详细询问妊娠期情况，例如末次月经、胎儿生长情况和胎动频率，对神经肌肉方面的出生缺陷诊断是有帮助的。

胎动一般出现在妊娠16周，尽管胎动是多变的，并且是母亲的自我感觉，但是足以强大到不仅是母亲能够感觉到，父亲也可以看到。一个经产妇可以将本次妊娠的胎动强度和频率与以往的妊娠对比。无力、减少、异常胎动提示胎儿神经肌肉的异常或胎儿受限，从而提示胎儿存在先天结构和位置异常。一个出生时窒息的新生儿，这样的异常胎动病史对于鉴别胎儿先天异常和由于分娩意外造成的窒息是有帮助的。

家族史

采集家族史的第一步是消除家长的紧张情绪。直接询问父母是否存在家族遗传病史绝对是不利的，因为你这样做是在假定他们也懂遗传学并能够自己得出诊断。同时，这样直接询问隐私也会加重他们的内疚和紧张。

我建议从询问父母自身问题开始，因为从这一点开始可以涉及所有慢性疾病和孕期的健康问题，然后，可以询问孩子出生时父母的年龄。母亲的年龄偏大（超过35岁）会增加孩子患染色体畸形（多倍体）的风险，而父亲年龄偏大也会增加基因突变的风险（例如成骨不全）。

○ **关键点**

> 一个35岁的母亲分娩一个染色体畸形患儿的风险是1/200，随着年龄增加风险也增加，40岁是1/65，45岁是1/20。

接着，要询问既往妊娠史，是否有过自然流产、死产或其他异常妊娠史。反复的流产（多次流产）、死产特别是胎儿异常，常常提示家族性的染色体疾病。尽管大约50%的自然流产发生在妊娠早期，其中由于染色体异常引起的是非常少见的，但是在发生过3次或3次以上自然流产的夫妇中，5%存在一方染色体异常。

绘制出家系图谱，一般要求三代。可以利用大量的结构图和适当的标记（在任何一本遗传学参考书中都能找到），从父母这一代开始，按照时间顺序记录每一次妊娠的结局（包括流产和死产），从最远到最近期从左到右记录。最简单的方法是从这一页的中间开始绘制（图5-1）。

绘制家系图的习惯是父系在左。圆形代表女性，方形代表男性，菱形代表性别不明。发病个体用实心标记，携带者用半实心标记，已经去世的在标记上画对角线，水平连线表示婚配，双的水平连线表示近亲婚配，垂直线表示子代。用箭头在家系图中标出先证者，也就是你调查针对的患儿。不仅要记录下先证者的同胞兄弟姐妹，还要记录下父母任何一方同胞所生的子女。记录下祖（外祖）父母和他们的其他子女（即患儿父母的同胞兄弟姐妹），最后，记录下患儿的第一个同胞（其父母所生子女中）。然后记录每个人的健康情况。标记出健在者的年龄和过世者去世时的年龄。

下一步，确定是否存在近亲婚配，记住，近亲婚配会使染色体隐性遗传和多基因遗传风险增加。可以直接询问父母家族中是否存在血缘关系，你可以向父母一方提问："你父辈家族中是否谁和谁有血缘关系呢？"这样提问往往不能得到正确的回答，但是，当我在绘制家系图时，我要记录每个人的名、姓和出生地，这样可以增加发现近亲婚配的机会，父母往往不知道祖辈是否存在近亲婚配，通过一个同样的名字是否会出现在图谱的左右两侧，可以帮助我们了解祖辈中是否存在近亲婚配。如果存在近亲婚配，一个这样的家系图会比文字描述要清楚得多（如父母三代中没有血缘关系）。

要问清一个家庭的种族背景，因为这些信息会为疾病的诊断提供有价值的线索。一些畸形会在某些特定的种族高发，而相反也会少发。在犹太人和东欧人中，Tay-Sachs病高发，比其他人群的发病率高出10倍。在希腊等地中海国家的人群中，携带β地中海贫血基因的风险非常高，而亚洲人群中携带α地中海贫血基因的风险高。大约8%的北美黑人携带镰状细胞贫血基因。

在完成一个家族史之前，我们要特别询问一下与家族有关的其他人群中是否存在反复流产、死产、原发不孕和新生儿死亡（特别是不明原因的死亡）、出生缺陷或智力低下的例子。因为"智力低下"这个词对心理有不好的影响，因此最好使用"学习问题"或"学习困难"这样的词代替。一个母亲家族中的"超雌"患病史会通过妊娠引起下一代的"脆弱X综合征"，这是引起智力低下的最常见基因，疾病的诊断会提供给遗传咨询重要的信息。通过细胞和分子学的检查和对家系图的研究发现，其遗传方式是X连锁遗传。

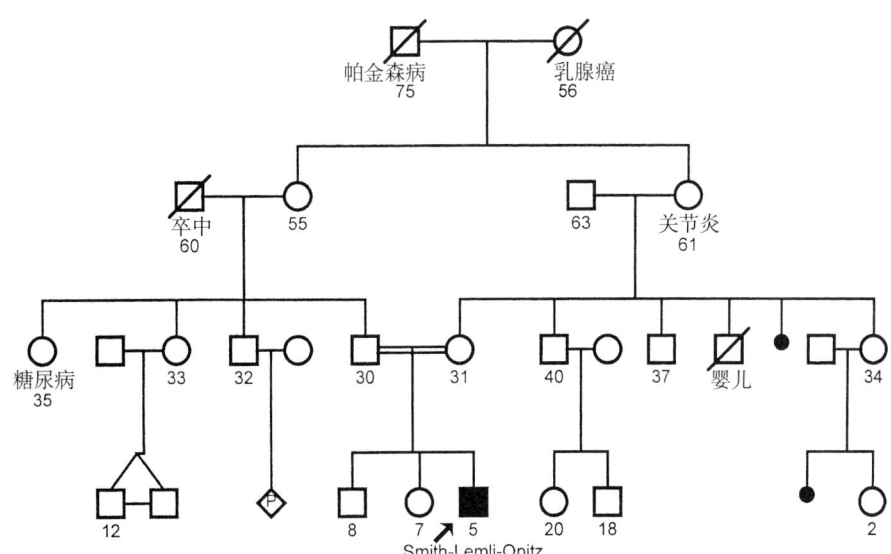

图5-1 一个Smith-Lemli-Opitz综合征患儿直系亲属简单的家系图（箭头所指的方形代表先证者）。图例的解释见正文

询问患儿家族的情况并与相似的存在出生缺陷的孩子的家族进行比较，经过允许后，检查父母和其他的亲属，也许可以得到类似的更加细微的证据。尽可能地把所有资料都做备份（当然了，一定要患儿家属同意），包括家族成员的检查结果，以便于为这个家族得到一个重要的诊断。准确的病理学资料和诊断时的年龄是尤其重要的，例如，评估一个家族性癌症综合征的发生可能性。

生长发育史

尽管先天的含义是"出生时即存在"，但一些先天畸形还是因为没有造成明显的危害或没被查明而在年龄很大时才被发现。显而易见，这样的病例就要求对患儿的现有病史评价必须包括关于患儿病情演变和治疗的描述，以及其生长发育史的描述。

同样，生长发育迟缓只有随着孩子的成长逐渐显现。因为对于一个综合征的正确诊断是评价预后的重要前提，患儿在生长发育过程中几个重要的标志会为诊断提供重要依据。

○ **关键点**
体格发育检查只是评估发育延迟的一方面，因为42%的原发智力低下的患儿会同时存在3个或3个以上的缺陷，而这些缺陷的80%是轻微缺陷。

如果一个孩子的发育在早期似乎没有问题，随着病情的进展，问题的本质表现出来了，这并不仅仅是颅脑结构的先天异常，而可能是神经变性。由此可知，症状的演变过程，生长发育方式和行为方式会使疾病进展过程逐渐清晰。特别要注意以下问题：

- 孩子怎样看东西？
- 孩子如何听声音？
- 孩子有其他患病史和疾病发作史吗？

一些特殊的行为特征和方式会为一个诊断提供线索。典型的例子是被称为"行为表型"的综合征，仅仅表现为社交困难，被称作"鸡尾酒式闲聊"的是Williams综合征的表现。患有Prader-Willi综合征的孩子表现为贪吃症、异食癖和藏匿癖。他们有可能性格倔强、易怒或其他的多重异常行为，例如不停地掐自己的皮肤。他们也可以表现为拥有特殊技能如拼图游戏。患有Smith-Magenis综合征的孩子常常会有睡眠障碍和自残行为，还会表现为其他异常特征，如拥抱自己、不停地发出嘟囔声、舔嘴和不停地翻书。

体格检查

什么样是正常的？

对于体格检查中最困难的外观检查，特别是出生缺陷患儿的外观检查是一定要知道"什么样是正常的"。随着对人类染色体的研究，越来越明显的是没有一个完全正常的个体。实际上，如果一个人是完全正常的，那么说明他没有被充分检查。记住，遗传学家对人类的多变性进行研究，这样广泛的多变性包括每一个被认为是"正常"的特征。需要经验去鉴别同质异形的特征并且去了解正常变异的结束和小的畸形开始的位置。你检查过的正常孩子越多，你就越能熟练地识别这些不同。计算机程序会作一些提示，例如出现"POSSUM"，包括一张DVD里存储着成千上万张畸形特征性的照片，这些对你得到一个较大范围的评价和描述这些特征都是非常有帮助的。

在你确定一个特殊的外观特征是否是"不正常的"时，一定要参考父母双方的特征。正如前面提到的，种族背景是非常重要的。例如，在描述一个孩子"眼裂上斜"和内眦赘皮为异常发现时，应询问其父母是否是亚洲人种，如果回答为是，这些特征就可以被视为正常。如果孩子的父亲没在现场，就向母亲要一张父亲的照片。同样的，如果父母一方说："Jeffrey看起来和他叔叔Steven小时候真像。"先不要相信这样的话，要一张Steven叔叔小时候和现在的照片看一下，仔细研究一下家庭影集，特别是看一下家庭成员小时候的照片，这样不仅有助于你和父母很好地沟通，而且可以不受影响地将孩子和其家庭成员的外观特征进行比较。当不得不向父母交代检查结果和你的诊断时，这样的沟通是非常重要的。

但是，一定不要被迷惑。即使当一个孩子存在着父母一方的某个容貌特征的时候，或者是同胞兄妹，或者是其父母的同胞兄妹的容貌特征时，不要轻易排除微小畸形的可能性。任何一个微小畸形都是可以被直接家族化的，父母一方可能没有被诊断，例如常染色体显性遗传病的一些相似表现。

如果祖（外祖）父母都认为孩子不像家族的任何一方，一定要仔细地进行检查。一个孩子的异常特征可能是非常不明显的，不会马上被发现。但是，异常孩子的表现与其正常的家族成员常常存在"明显的不同"。

尽管如此，还是要牢牢记住各种综合征的异常临床表现和染色体表现。各种综合征的特征也会随着年龄的增长发生变化。常常是这样，甚至在同一个家庭，2个患病个体也会有非常不一样的临床表现。有时候，特征性表现会出现在另一个家族的患病个体身上，这样也会对你的诊断有帮助。你必须意识到正常表现的多样性，你也要识别异常情况的多种表现。尽管特殊的临床特征会使一个特殊综合征的诊断变得非常明显，但是那样的特殊表现毕竟是少数，即使在一个患病的孩子身上。特征表现越普遍也许越容易被发现。例如，虹膜异色（双眼虹膜颜色不一样）可能是Waardenburg综合征的特征性表现，但是，眼距过宽，也就是内眦向外侧移位，发生的频率非常高（参见本章后面的讨论和图5-2）。

体格检查的两个基本技巧

形态学上的体格检查不仅要求定性的描述，还要求定量资料分析。例如，如果认为眼距存在问题，定性描述为眼距过宽，而定量描述则要将眼距数值与正常值进行对比得出结论。

描述观察到的情况

定性描述

定性描述趋向于对一个孩子的个体特征和大体外貌的描述，根据这些描述也许可以很快作出一个特殊综合征的诊断。有时候，一个"草率"的诊断是可能基于一个整体描述得出的，尽管你通常需要通过将所有有价值的特征，包括定性的和描述性的特征进行整体分析。你需要花些时间去恰当描述一个具有不同特征的特殊外貌表现。例如，一个孩子的脸可以被描述为粗鲁的或古怪的；早熟的或呆滞的；圆的、方的或三角形的；长的、扁平的或不对称的。如果我描述一个孩子的脸是"古怪的"，这样的描述难道不会被别人

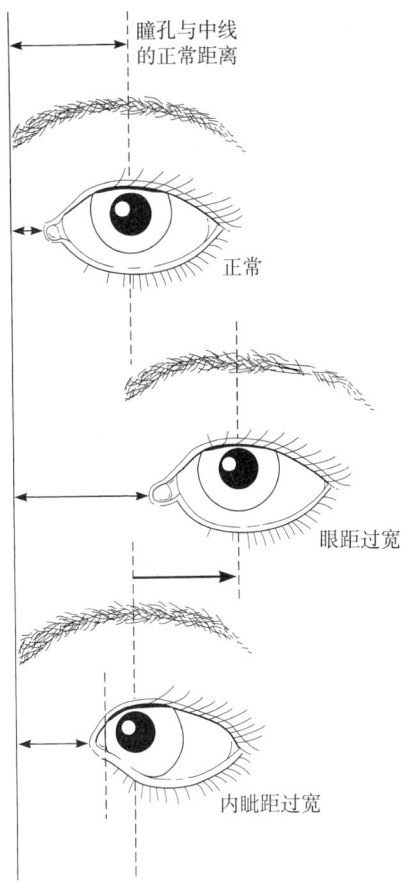

图5-2 器官间距过大（如眼距过宽），瞳孔间的距离也增大。当内眦向一侧移位但瞳孔间距正常时，呈现眼距宽的假象，称为内眦距过宽。器官间距过近时（没有表现），瞳孔间距是缩小的

用来说我自己或其他人吗？如果一个孩子被诊断了一种称为"矮怪病"的综合征，他的脸被描述为古怪，也许曾经有人这样说过他们：小精灵，看上去像天使的孩子，但是不正常的脸部表现却是相反的；一个患有这样综合征的孩子一般都是虚弱的，看上去长相非常古怪。

○ 关键点

当使用文字无法确切表达时，可以用拍摄照片的方法来记录——对于一个病例，一张真实的照片完全可以代替千言万语的文字描述。一张照片（经过患儿或其父母允许拍摄）会让其他人也看到查体所见和查体不能记录的可以随时间发生的改变。

描述一个异常发现时，一定要非常详尽。有了这些描述，大量的测量和定量检查也许就不需要了。例如，应该尽量详细描述，拇指是否缺

失，第二、三指是否有连接，而不是简单说，这个孩子只有四个手指。当决定要记录查体所见的问题时，应该注意这样来写：

1. 眼睛过深是小眼征呢，还是眼眶凸出？
2. 眼睛凸出是因为眼眶太浅，还是突眼，或者是眼睑不能覆盖呢？

专家学者们已经发表了一系列的文章用于指导身体形态学上的描述，包括头、面、手和足。文章涉及了如何观察、哪里可能、如何测量和每个特征的清晰图（参见：http://www.wileyinter-science.com/journal/ajmg）。

定量描述

要求测量：①与正常值的对比；②不受查体者主观干扰的对一个特征的客观评估。例如，描述眼部，看上去眼距过宽也许会通过恰当的测量发现并非如此。鼻根部扁平和内眦赘皮可能会使眼距看上去比实际的要宽。无论如何一个客观评价要比主观判断准确得多。

综合描述

将定性和定量描述综合考虑会得到最好的结果。一些显著的特点应更确切描述，但是其他一些应该被更好地测量。"标准"测量值是不会被家族或种族影响或其他可以纠正的偏差影响而改变的。下面的例子很好地说明了定量描述：

- 小头畸形的那个孩子眼睛的位置是正常的吗？
- 如果孩子的头围在第3百分位数以下，那么瞳孔间的距离也应该在第3百分位数以下，或者在中位数（第50百分位数），还是在两者之间？

在这个例子中，两种方法联合可以补充一种方法的不足。

体格检查

墨菲定律说明大部分你想要小心地而且全面地检查的婴儿也是最困难检查的那一个。你迟早会被请进NICU病房观察一个被怀疑为某种综合征的孩子。你可以想象你自己看到培育暖箱中的一个孩子，戴着带有电极的帽子避免热量散失；光疗的时候眼睛用眼罩保护；鼻子中插着鼻饲管；嘴里插着被几条胶带固定的气管插管；前胸贴着电极；脐部插着血管导管，一个手臂固定在支撑板上，连接一个静脉输液通路，只有另一只手臂可以自由活动；生殖器罩着一个收集尿液标本的尿袋。你这样还能够测量到孩子人中的长度真算是幸运的！

○ 关键点

要完成一项检查必须尽可能地满足对一个孩子特殊问题的诊断，因为这对下一步诊疗是非常关键的。例如，诊断一个新生的男孩患有18三体综合征就意味着要决定他是否应该接受心脏外科手术。

整体评估

一定要尽量一次将所有要做的检查都完成，如果需要补充检查让孩子稍休息一下再开始。从整体评估开始，依照以下列举的，再系统地从头到脚进行检查。大部分检查都会通过简单的观察和检查来完成。

整体评估的问题如下：

1. 记录身长、体重和头围。都在正常范围吗？并将数值标记在成长图表上。
2. 这些测量中存在与其他值不一致的吗？
3. 孩子是肥胖还是消瘦？
4. 如果孩子身长短小，是匀称的吗？如果不是，这就是一个软骨发育不良的线索。
5. 如果孩子的身材不成比例，是否存在肢体短缩？测量臂长和上、下肢的比例也许有助于解答这一疑问。
6. 如果孩子四肢短小，哪个肢体最易受累？举例来说，软骨发育不全，明显表现的是四肢末端的短缩。
7. 是否存在身体任何部位的大小、形状和功能的不对称？一般需要比较身体部位的另一侧。
8. 观察孩子的姿势、应答和活动度都与其年龄相符吗？
9. 孩子有不正常的哭声吗？
10. 孩子有不正常的气味吗？这样的孩子可能存在代谢紊乱。

特殊评估

头面部

> **关键点**
>
> 在颅缝上触及骨性隆起提示颅缝过早闭合。囟门过大提示甲状腺功能不全。唐氏综合征的孩子可以摸到第三个囟门。典型唐氏综合征的孩子表现为短而圆的颅骨,前后径短且枕部扁平,而典型的18三体综合征的孩子枕部凸出。

将面部作为一个整体来检查,然后再检查每一个组成部位。脸部的哪个部分最不正常?测量头围时一定要注意其形状。一个患有自闭症的孩子存在相当大的巨头畸形,建议检查 PTEN 基因是否存在异常。检查一个新生儿,产道挤压和水肿会使外形评价变得困难,因此动态检查是必需的。从头部的不同角度检查是否存在不对称。注意囟门大小和位置,是否存在骨缝重叠、凸起和大的颅缝分离。

头皮

头皮是在妊娠的第18周之前形成的,其伸展程度反映其中脑组织的发育。反常的头皮提示胎儿期脑组织存在异常。后发际线过低可能导致短而粗的颈部,这在 Turner 综合征和 Noonan 综合征的孩子可以见到。头皮缺失会出现在13三体综合征。头发本身也可能提供一个诊断的线索。卷曲的头发可见于 Menkes 综合征,粗大的头发存在于黏多糖症,头发稀疏见于外胚层发育不良,色素缺失提示存在白化病。一个孩子额部的头发是白色的,可能患有 Waardenburg 综合征,建议做一个听力测试,因为患病的孩子可能存在耳聋。

眼睛

尽管新生儿的眼睑常常是水肿的,但是,细致的检查很重要。从眼眶开始,是深陷还是凸出,注意眼裂的大小和倾斜角度,眼距过窄还是过宽,这些面部中线发育异常的表现可能是颅脑畸形的伴随症状。全前脑畸形可能与眼距过窄同时发现;通过颅脑 CT 检查发现存在胼胝体缺如的孩子可能存在眼距过宽。要将眼距过宽和内眦距过宽、鼻根部过宽和内眦赘皮区别开来(图5-2)。在很多参考书中都可以找到内眦间距和瞳孔距离的标准值。

透过眼睑,查看眼球:角膜、虹膜、晶状体、巩膜和视网膜。双眼对光反射正常吗?如果不是,问题可能是:①角膜白斑,见于存在贮积病的患者,如糖原累积症;②白内障,见于半乳糖血症患者和其他一些综合征;③眼部恶性肿瘤,有遗传倾向的恶性肿瘤。大量的眼部、眼眶、眼周存在的畸形是隐匿的,包括眉毛、眼睑和睫毛,都是非常多的;其中一部分列于表5-1。必要时请教眼科专家对诊断是非常有帮助的。

耳朵

耳朵的组成和发育过程都非常复杂,包括可以有各种各样的位置、大小和结构,每个人耳朵几乎和他的指纹一样具有特有的表现。判断耳朵的位置具有很大的主观性和不准确性。非常严谨的检查应该包括孩子是否有"低耳位"。检查耳朵应该注意恰当的角度。如果孩子的颈部过长,其耳位就会显得偏低。如果从侧面检查,那么结

表 5-1 眼部的畸形表现

部位	表现	
位置	眼距过宽/过窄 眼裂:大小和倾斜 (上/下)	凸出/凹陷 眼眶凸出/眶上扁平
眼眉	高耸 连眉(眼眉中间相接)	过粗 过细
睫毛	过长	缺失
眼睑	缺失或融合 内眦赘皮 眼距增宽	上睑下垂 内眦反向 缺损或膜状
眼球	无眼	小眼
角膜	云翳白斑	小角膜
晶状体	白内障 星形放射	浑浊
虹膜	缺失 缺损 异色	刷状斑点 结节
巩膜	蓝色	毛细血管扩张
视网膜	白化病 色素变性 黄斑	萎缩 缺损 剥离
动作	眼球震颤	斜视

果的评定就会受到耳郭顶端位置及下颌和肩部位置的干扰。婴儿的下颚和颈部相对于头部来说是很小的，这就会造成对低耳位的不正确判断。耳位偏低的判断标准是：①头部形状和大小是不正常的；②耳蜗发育不良；③下颚特别短小；④常常是，无论从哪个角度检查，耳朵都可以被向后旋转。

检查耳朵最好的角度是从正面检查，让孩子的头部和眼睛面朝前方。然后顺着双侧内眼角之间连线的延长线围绕头部画一条假想的线。这样就可以确定耳郭的上缘位于线上还是高于画线（图 5-3）。

接着，注意耳朵的形状和大小。有意思的是，一般右侧的耳朵要比左侧的稍大。仔细检查耳前、耳凹和耳道（图 5-4）。这些检查可能会为发现其他畸形提供重要线索，尤其是那些有鳃状拱形耳的人常常会合并听力障碍。

○ **关键点**

评估任何一个患者必须包括外观异常和听力损失，就像肾畸形包括外观畸形和尿路畸形一样。

耳朵形状的异常在各种综合征的表现是不同的，应该与标准的参考书中的照片对比。患有 Beckwith-Wiedemann 综合征的患者普遍存在耳垂前的线性折痕。一些学者还发现这样的折痕在冠心病患者中经常被发现。患有 Beckwith-

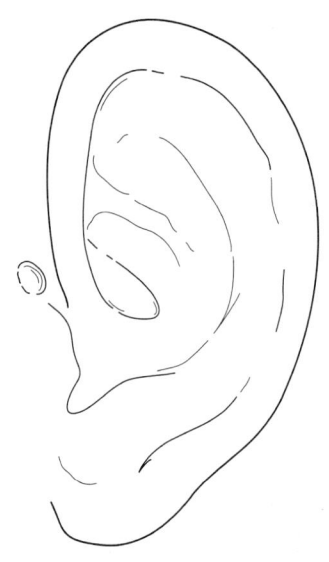

图 5-4 在耳前区发现耳瘘，可能是其他异常情况的重要线索

Wiedemann 综合征的患者会在耳背上发现一个很深的凹槽。

鼻和嘴

对鼻、嘴、上颚、舌和下颌的评价更具主观性，包括鼻梁的塌陷或直立，鼻尖的低矮、扁平、过宽、球状或狭窄，甚至是从额部裂开。许多综合征都表现为鼻孔上翻。在新生儿呼吸窘迫时，要检查是否存在后鼻孔闭锁。

嘴的检查从唇开始，酒精综合征的孩子人中常常是扁平的，没有特点。上唇裂可以合并或不合并腭裂，可能是单侧也可以是双侧。唇裂很少出现在中线位置，但是位于中线的唇裂可能提示存在中枢神经系统畸形，如全前脑畸形。唇裂可能向上延至鼻孔，也可能至上颚。

给一个存在唇裂的孩子进行查体时，无论其是否合并腭裂，检查孩子和其父母下唇的凹陷是非常重要的（图 5-5）。van der Woude 综合征是一种常染色体显性遗传病，患病孩子的父母一方可以仅仅表现为唇部点状凹陷，但孩子就可能有综合征的所有典型表现——唇裂或唇腭裂。这样一对夫妇再次生育时，将存在 50% 的风险生育同样疾病的孩子，而一个单纯唇裂孩子的父母，再次生育同样疾病孩子的风险只有 3%~5%。

注意嘴的大小和唇的形状。位置靠后的腭裂常常不易被发现。使用触诊和望诊同时检查。一个 V 形的腭裂提示存在其他畸形，因为其存在硬

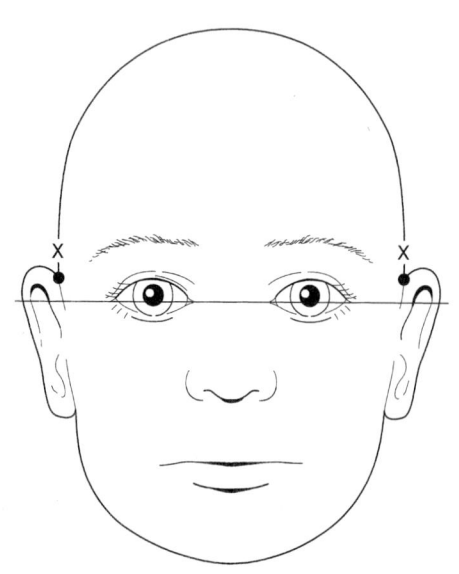

图 5-3 测量耳距的方法

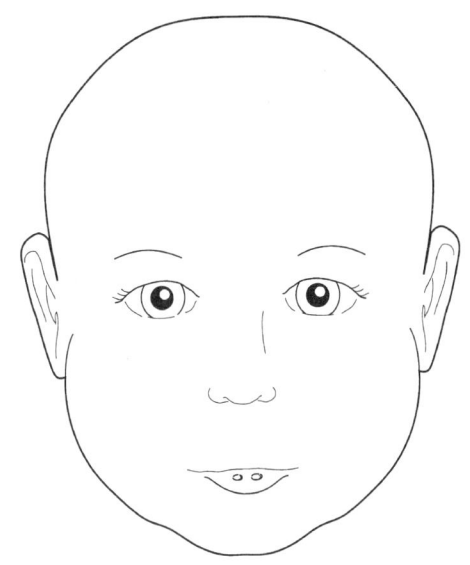

图 5-5　唇瘘是评估唇裂的重要体征

腭的融合，而不是像 U 形腭裂止于舌根部。后者可能与小下颌同时出现在 Pierre Robin 系列综合征。可能的诊断还包括 Sticker 综合征和 22 q11 染色体缺失。如果你发现一个巨舌，一定要考虑是否它是真正的巨大或是因为下颌过小的错觉。舌是真的巨大还是只因为伸出后显得凸出？记住新生儿的下颌骨通常是轻度凹陷的。

○ 关 键 点

找到孩子的悬雍垂是非常重要的，它可以帮助鉴别腭裂是否累及黏膜。

注意牙龈的肥大、舌系带和牙齿的形态。记录牙齿的数目和缺失、间距和排列、出牙的时间（有无过早或延迟）、大小、结构和颜色，这些可以为牙釉质的发育提供线索。在一个外胚层发育不良的孩子，牙齿的萌出会延迟，几乎不会有牙齿萌出或者牙齿的外形异常（如圆锥形）。上面中央的门齿异常还是全前脑畸形的信号。

颈部和胸部

检查孩子的颈部是否存在鳃状裂、歪斜和囊肿、多余的皮肤褶皱、短颈和斜颈。由于子宫的挤压，斜颈是好发的，常与先天性髋关节脱位同时存在。

胸部检查要注意其大小，即测量胸围，检查外观，同时要考虑下列问题：

1. 胸部过短、钟形或"盾牌"状吗？
2. 胸部凹陷还是隆起？
3. 像 18 三体综合征表现的胸骨过短？
4. 两乳头间距是正常的还是过宽？用正常标准来比较。
5. 有附乳吗？附乳可以存在于"乳腺管"走行的任何部位，从正常乳头的部位一直到腹股沟韧带。外胚层发育不良的患者，会存在乳头缺失。
6. 是否存在锁骨缺如或发育不全（见于锁骨颅骨发育不良）？
7. 是否存在胸部不对称（提示胸肌发育不全）？见于 Poland 综合征（存在一侧胸肌缺损伴有同侧并指/趾）。

当然，还必须对心脏进行全面检查。

腹部

注意腹部是否隆起或舟状腹，是否存在板状腹。将腹裂和脐膨出、脐疝区分开。脐膨出是在中线的膨出并且膨出物有羊膜覆盖。脐疝膨出的位置与脐膨出相同，但是外面覆盖有表皮和皮下组织。腹裂是腹壁的一部分缺失，膨出位置不在中线上，而是出现在腹壁缺损的部位，然而脐膨出常常是伴随有其他异常或染色体病。还有其他异常增大的器官吗？还有其他异常情况吗？

在新生儿查体时要花一些时间检查脐部、脐带和脐血管。脐带过短说明胎儿运动不足，没有充分拉伸脐带，要注意是否存在神经发育问题。发现单脐动脉要考虑是否存在其他异常（尤其心脏异常）。仔细观察脐窝，如果发现不正常的形状，应注意排除一些综合征，如 Aarskog 综合征、Rieger 综合征和 Robinow 综合征。

背部

检查背部是否存在驼背、脊柱侧弯和前弯。神经管缺损可能很明显，但不要忽视细微的异常表现，如隐窝和窦道、异常的毛发和其他的皮肤变化，如色素异常、血管瘤和脂肪瘤。明确肛门存在并注意其位置。位置靠前的肛门常常与便秘有关。

生殖器

孩子出生后父母的第一个问题通常是"男孩还是女孩"，他们要的是一个迅速的、毫无疑问的答案。生殖器的外观不明确使其变得困难（见

第 4 章），从一开始你如何处理是非常关键的。

关键点
> 性别不清的外生殖器必须立即做遗传学检查。

告诉这些孩子的父母，他们的孩子出生时生殖器还没有发育好，还不能明确断定是女孩还是男孩。告诉他们要马上进行检查和专家会诊来确定孩子的性别。重要的是，还要对这个家庭进行个性化的医疗关注和咨询，不要做"快速"的推测。应该告知其父母在必需的检查结果完成和确切的性别被确定后，再给他们的孩子取名认定性别。应该鼓励他们和医生一起检查孩子的生殖器。最后，必须要有一个由内分泌专家、遗传学专家、泌尿外科医生和整形外科医生组成的团队进行会诊。向父母保证无论最终诊断是男孩还是女孩，都会由外科医生来完成手术，帮助其建立正常的性功能。

最重要的实际问题是是否存在生殖腺。可以在腹股沟或阴囊触及的生殖腺几乎肯定是睾丸，这个孩子肯定是男孩，女孩的可能性就被排除了。任何一个有外生殖器性别不明的孩子在没有发现可触及的睾丸时，一定先考虑是否存在先天性肾上腺增生症（一个随时可能危及生命的疾病），直到被排除。

接下来，检查阴茎。如果其顶端或附近有一个尿道的开口，那么这就是阴茎。阴茎大小在决定孩子的目标性别时很重要。生殖器畸形包括女孩的阴蒂增大、男孩的尿道下裂、隐匿阴茎和隐睾等一系列疾病。

年长儿的生殖器异常

关键点
> 年长儿的生殖器异常是潜在问题的重要提示。可能提示存在内分泌（常常是丘脑下部或垂体）功能障碍或尿路畸形。

很多综合征会存在生殖器的发育异常，包括 Prader-Willi 综合征和 Bardet-Biedl 综合征。患病男孩会有小阴茎和发育不良的阴囊。阴囊异常可能存在于很多综合征，如"披肩样阴囊"见于 Aarskog 综合征（阴囊分开并折叠，像披肩围在脖子上一样缠绕在阴茎根部）。女孩可以出现阴唇缺失和发育不全及阴蒂发育不全。发现生殖器异常一定要怀疑是否存在尿路畸形。

四肢

四肢查体是体格检查中的另一个关键部分。几乎 25% 的微小畸形存在于手部。开始查体的一个好方法是数清孩子手指和脚趾的个数。注意对于多指（趾）的遗漏是很不应该的，因此要仔细检查。多指可能在拇指（趾）侧（内侧多指/趾）或小指（趾）侧（外侧多指/趾）。在一些多指（趾）的孩子，额外的指/趾只是表现为在小指/趾的根部出现一个由很细的蒂连接的（不太确切的说法是皮赘）非常小的瘤。这些小瘤像那些有骨性结构的多指/趾一样重要。如果它们被剔除掉了（例如在新生儿期就被结扎缝合了），那么多指/趾的唯一证据可能是小指/趾根部的极小瘢痕。外侧多指/趾通常是染色体显性遗传病的特征，特别是在黑色人种中。

观察指（趾）是否存在连接（并指/趾），是否过短（短指/趾）或过长过细像一个蜘蛛的脚（蜘蛛指/趾），还要观察下列各项：

- 指/趾是否功能受限（已知的先天性弯曲），或是过度伸展？
- 小指是短小吗？弯曲折叠后应该能够到第四根手指的根部。
- 小指是否折叠内屈（已知的先天性指侧弯）（图 5-6）？内曲的第五指表现为发育不全，中间的手指过度密集，这些也许都提示染色体异常。

小指/趾的发育不全可能是四肢缺损中最轻微的异常了，常常见于胎儿乙内酰脲综合征。检查拇指时应包括下列各项：

- 拇指是否异常宽大，指样的或是位置排列过紧，发育不全或缺失，拇指关节畸形？
- 当手紧握拳头的时候，是否是第二指重叠在第三指上，且第五指重叠第四指？后者存在于 18 三体综合征和 13 三体综合征，以及 Smith-Lemli-Opitz 综合征和 Pena-Shokei 综合征。
- 掌骨短小吗？指关节的短缩被视为 Turner 综合征的典型表现，也可见于假性甲状旁腺功能减退症。
- 有手或足背的肿胀吗？肿胀可能是 Turner

综合征新生儿期的唯一症状，而且常常是短暂的。如果忽略了这个肿胀，那么一个重要的诊断线索可能就失去了。

注意掌纹（图5-6），双手的横断掌和剪刀掌反映手掌过短。单手的横断掌在4%的正常人群可以被发现，双手横断掌在1%的正常人群中被发现（均无性别差异），而在唐氏综合征的孩子中大约50%存在。

拇指内收，即经常被提及的"皮层拇指"，可能是出生窒息后存在中枢神经系统损害的征象，但是如果你发现有一个皮肤连接拇指，你就能确定这一异常发生在出生以前。这样的证据可以为法医学提供证据。

大部分手和手指的纹路表现被指纹学家进行分析。虽然这些内容超出了本章范围，但是，详细的解释可在畸形学的参考书中查到。

皮纹的异常也可表现在脚上。一只鞋子是有足够的空间容下多出的一个脚趾的。一个共同的发现是第二、三趾的并趾可能是家族特征，但是会在Smith-Lemli-Opitz综合征的患者身上出现。检查脚的时候，一定要注意寻找位置明显的跟骨，或者"摇椅足"，像许多"畸形足"的表现一样，这可能是18三体综合征脚的表现。

注意四肢的长度和活动度：

- 有关节融合或挛缩吗？
- 有关节的网状连接和长期的挛缩吗？
- 有关节缺失吗？

腕部和拇指的异常是马方综合征的重要骨骼特征。腕部的表现是当抓住另一个手腕时，拇指重叠到第五指。拇指的表现是当握紧拳头让拇指紧挨着手掌时，拇指的整个指甲超过了尺骨边缘。

其他方面还要考虑到：

- 四肢是短小的吗？如果指尖下垂达到大腿，那么长度是正常的。
- 如果四肢过短，判定是否存在肢体短缩（即短缩畸形）或矮小病？
- 存在缺失吗？如果是，是哪一部分？
- 存在骨骼的缺失吗？

许多综合征表现为胫骨或髌骨发育不全。骨骼的X线检查常常是判断畸形的一个重要手段。

皮肤

检查孩子的皮肤一定要去除覆盖物。你可以注意到所有皮肤的改变，例如薄厚、粗糙、柔软或松弛，或其本身变化，例如血管瘤、痣、咖啡斑或色素脱失（图4-24）。最后两个重要的皮肤的异常表现是神经纤维瘤和结节性硬化。用紫外线灯检查，可以使色素脱失更明显。其他异常表现如色素沉着、鱼鳞病或光敏性都是可以被发现的。记住除头发和指甲之外，毛发和汗腺是皮肤的附属结构，也会由于外胚层发育不良受到影响。许多皮肤的异常征象是与遗传有关的综合征及疾病发展为恶性的一个征兆。读者如果对皮肤的其他异常表现感兴趣，可以阅读一些经典的遗传性皮肤病的参考书。

神经反射检查

一个完整的神经反射检查，对其动态变化的观察和对动作的评定也是体格检查的一个重要组成部分。你观察到有任何反常的动作吗？例如，患有Rett综合征的女孩会表现出特征性的手紧贴身体，患有Lesch Nyhan综合征的男孩会自闭，患有Angelman综合征的孩子会有不自主地大笑和快速运动失调。

总结

尽管遗传学家已经拥有非常尖端的实验室方

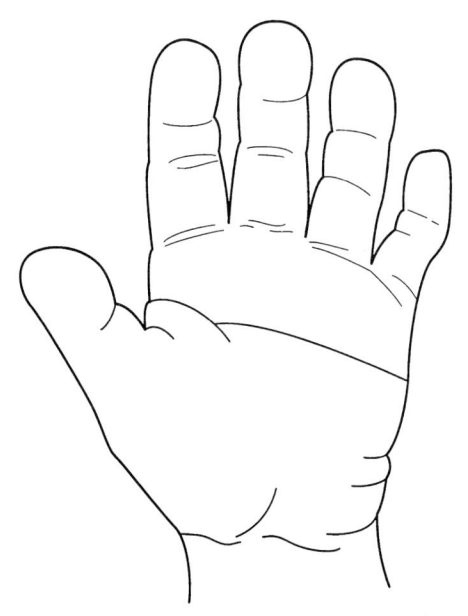

图5-6 第五指弯曲，称为先天性指侧弯，由中节指骨发育不全引起。注意这个唐氏综合征孩子的第五指只有一个屈曲的褶痕，而且有通贯掌

法，从细胞分子水平分析染色体核型，应用荧光原位杂交和气相色谱、光谱分析对有机酸进行分析，但对于一个孩子的身体结构异常，传统的病史问诊和体格检查仍然是不可替代的。特殊的实验室检查或影像学检查在特殊的情况下可能被应用。也许将来揭开更多个体损伤和特殊综合征的分子学本质，会开发出更加廉价和简便、能够被更广泛使用的分子学诊断技术。但是，在这一切实现之前，临床检查手段仍然是诊断畸形最基本的方法。

（李 瑛译 张雪峰 校）

推荐阅读

Cohen MM Jr: The child with multiple birth defects, 2nd ed, Oxford, Oxford University Press, 1997.

De Paepe A, Deveroux RB, Dietz H, et al: Revised diagnostic criteria for the Marfan syndrome, Am J Med Genetics 62:417–426, 1996.

Gorlin RJ, Cohen MM Jr, Hennekam RCM: Syndromes of the head and neck, 4th ed. New York, Oxford University Press, 2001.

Hall JG, Allanson JE, Gripp KW, et al: Handbook of physical measurements, 2nd ed. Oxford, Oxford University Press, 2007.

Jones KL: Smith's recognizable patterns of human malformation, 6th ed. Philadelphia, Saunders, 2006.

Murdoch Children's Research Institute, Royal Children's Hospital: Pictures of Standard Syndromes and Undiagnosed Malformations (POSSUM). (Web site): http://www.possum.net.au/.

Reardon W: The bedside dysmorphologist, New York, Oxford University Press, 2008.

Elements of morphology: standard terminology: Am J Med Genetics 149A:1–127, January 2009 (special issue). http://www.wileyinterscience.com/journal/ajmg.

Spitz JL: Genodermatoses: a clinical guide to genetic skin disorders, 2nd ed. Philadelphia, Lippincott Williams & Wilkins, 2005.

London Medical Databases Ltd: Winter-Baraitser dysmorphology database. (Web site). http://www.lmdatabases.com/.

第6章 发育和行为评估

Sarah E. Shea

> 如果仅把提问作为一个大的标志，幼儿实际上是真正的科学家，他们经常关注的是"什么"、"为什么"、"怎么样"这样的问题。我从未停止过对不断涌现的成长奇迹的好奇，也一直迷醉于这种神秘，并困惑于自己为什么会对此拥有如此勇敢的热情。
>
> ——Victoria Wagner

一个完整的儿科评估包括对儿童发育和行为的了解。每一次临床诊疗都为"发育监测"提供了机会，该监测因其父母的关注，使我们获得了孩子相关的发育史资料，得到了对孩子的观察机会，这种观察是洞察该年龄段孩子一般行为的基础。在病史采集和体格检查的时候，也应该有意识地观察孩子的发育和行为。医师必须熟悉一个或更多的发育监测和（或）筛查工具，以用来识别哪些孩子的成长进程可能需要更密切的观察。在临床实践中使用这些工具，可以提升我们检测发育问题的能力，对于早期的识别和干预也起到一定的作用。有些时候，对进行某项活动的儿童直接观察，或者是发育的检查，还有助于理解儿童的发育和行为。本章提供了这些不同方法的指南。

当你专注于孩子的发育和行为时，需要回答以下问题：

1. 孩子目前的发育水平如何？
2. 孩子的发育是匀称的吗？也就是说，能力发育在每一个关键领域（粗大动作、精细动作、适应性、语言和个人的社会性）是否都以同样的速度发展？
3. 请问孩子的发育与他或她的同龄人比较怎么样？是在"正常"范围吗？
4. 孩子以何种方式发育？发育速度是否稳定？有回归分析的证据吗？
5. 孩子的行为模式是什么？是否有行为异常提示有一个类似自闭症或注意缺陷多动障碍（ADHD）的特定诊断？

○ 关键点

家长很感激能有机会去讨论一些他们所担忧的关于孩子的行为和学习方面的问题。发育筛查活动可以让你和孩子有一个非强迫式的互动方式，从而能让你观察孩子的行为。这种方式也能帮助你去了解不同年龄段孩子的行为特点。

发育监测和发育/行为史

如果发育和行为问题在现有病史中有记录，就要了解其相关细节，当没有证据确定孩子出现发育困难的时候，就要采用监测的方法。一级监测的方法就是在一般病史采集中询问发育和行为的问题。当小孩出现与发育不相关的问题而需要了解其全部病史时，就可以用这种方法。本节就讨论这类一般性问题。

另外，你可以选择一个结构化的工具，如发育状态的家长评价（PEDS）或Rourke婴儿记录工具，其中有部分内容涉及了发育问题。每一种工具都提供一种引发家长观察和关注的结构化系统，这种结构提高了在年幼的儿童中发育延迟的检出率。如果你获得的资料表明某个孩子可能有发育问题，那么就要对他进行发育筛查。

除非你使用这样的结构化工具，否则你应该经常在功能问询（系统回顾）中包含发育和行为问题。我强调这一点是因为，有些学生和医生由于没有在自动的问诊中设置这样的问题，所以经常忘记询问这些方面。（像很多医生一样，我进行功能问询是按照从头到脚的顺序进行询问，我发现这种方式有助于我们更形象地认识这些检查的区域，就像影像浮现在脑子里一样。）

○ **关键点**

> 行为和发育问题经常是并存的。如果你担心一个方面的问题，那么明智的做法是把另一个方面也彻底地评估一下。

不要忘记了一般性和开放型问题的重要性。事实上，我为了发现家长是怎样感知孩子行为的，最喜欢的提问方式就是对他们说："告诉我有关你们孩子的行为。"另外，你也可以问："你或者其他任何人是否感觉你孩子的行为有问题？"

对于一个就读于日托所或学校的孩子，可以补充一些在日托所或者学校里表现出的一些行为问题。如果家长表达了对于孩子行为的担忧，但在具体针对性上有些困难，可以建议他们描述一下孩子每天的情况，如吃饭时间、睡眠时间或者购物的体验，也要问一下在家庭里训导的方法。

关于发育的筛查开始可能会问一些比较一般性的问题。例如，你可以问，"您对于孩子的学习和发育有什么担心吗？"虽然你通常需要问一个学龄儿童在学校表现得怎么样，但是我提醒你不要简单地问："他在学校怎么样？"我的经验是，这样的问题答案差不多总是"还好"，即使这个孩子有一定的问题，也是这样的回答。最好是问得具体些，如孩子几年级了，他或她有没有复读过，或者在读书和其他的功课上需不需要额外的帮助。

很明显功能问询的其他部分，尤其是那些与视觉、听觉以及神经系统症状有关联的方面往往与孩子的发育状况密切相关。病史中获得的任何信息有时候都可能提示需要进一步观察孩子的发育与行为，比如异常发育方式的证据、慢性疾病、营养不良和药物的使用。例如，对于患有哮喘的儿童，你应该问孩子缺了多少天的课了，家长是否观察到所使用的治疗方法对孩子行为方面的负面影响。更多地了解孩子的行为方式，可以提高你处理慢性疾病的能力。另外问一些关于行为的问题，也可以提供一个机会来讨论孩子和家庭成员的相处情况。

传统上在询问病史的时候都会去问一些关于发育过程中的重要事件，我发现这种方式除了在怀疑孩子有发育问题时有重要作用外，其他时候都作用不大。在怀疑孩子有发育问题时询问发育过程中的重要事件可以提供关于发育方式有用的信息。在大多数情况下，我建议询问集中在现有的而不是过去的发育水平。例如，如果我发现发育有问题，我会回去问小孩子是在几岁的时候独立行走和说话。不过精确回忆很多发育的重要事件对于家长是很困难的，尤其是很多年后的，或者家里有多个孩子的。重新收集孩子是在几岁独立行走是比较可靠的，但对于其他的发育的重要事件的回忆基本上是不可靠的。

大部分家长报告孩子目前的发育情况和他们识别发育问题的能力是非常精确的，但是如果这个提供线索的不是经常照顾孩子的人，或者说不是一个好的照顾者，有时候就会有例外。此时报告和行为观察的差异可能会加大。有些人对孩子的观察可能不准确，例如养父母，这些父母很长时间没有和孩子在一起，另外患病的、抑郁的或是药物滥用的，以及和孩子很少接触的父母对孩子的观察可能都不准确。也有些家长过度解释孩子的语言理解或者过度报告发育的技能作为一种应对机制，不过这种现象不是很常见。

如果你对家长关于孩子成长的一般感觉不是很相信，或者你有更多的担忧，或者简单地希望更全面一些，那么你可以进一步使用正式的筛查工具，如年龄和阶段问卷（ASQ）；或者基于你掌握的各年龄阶段的特点问一些附加问题。年龄和阶段问卷是利用家长的报告来检查发育的多方面问题，家长能够独立地完成，或者用访谈的方式来完成。

○ **关键点**

> 无论你使用什么监测或筛查工具，都要对它的评分和解释方法十分熟悉。

强烈建议使用监测或筛查工具，不过我也认识到，在有些时候要用一种非正式的方式去询问关于发育的问题。例如学龄前儿童，在发育的关键地方问 1~2 个监测性问题，如粗大运动、精细动作、适应性、个人社交、语言表达和语言接受能力。表 6-1 和表 6-2 列出的重要事件为你提供了一些建议。如果你时间紧迫或者关注高层次的领域，对于学龄前儿童，可问一些关于语言功能和个人社交能力的问题；对于学龄儿童，则可问一些阅读和算术技能方面的问题。记住：在体格检查的时候你一般会有机会去观察孩子的粗大运动、精细动作及适应能力。

发育异常的类型

区分哪些是一直表现发育缓慢，哪些是开始发育正常后来缓慢或倒退是很重要的。如果属于后一种情况就需要进一步评价有无代谢紊乱、神经退行性疾病、自闭症或者癫痫等疾病的可能。在这种情况下，回顾过去学得的技能和早期重要事件对诊断是有帮助的。我鼓励家长去参照育婴类书籍以获得准确信息。

家族史

发育和行为的问题经常会出现在家族里。如果你怀疑孩子有发育的问题，专门询问一下直系家属其他成员的早期发育和教育水平，而不是简单地问：家族里还有其他人有学习困难吗？如果家长或家庭其他成员离开学校较早，需要问一下原因，问一下这些个体是否都复读过、现在的阅读和数学能力。这些信息对于理解孩子的患病危险因素和将来的治疗都很重要。

○ 关键点
  至少 20% 的家长在阅读医生所给的材料方面有困难。如果家长提到阅读困难，我就会问他们在读报纸的时候有没有困难，如果读报纸有困难，就说明阅读水平处在初中高年级或高中低年级的程度。如果他们读报纸有困难，我就会问他们是否能读懂简单的文字，比如路标和食品标签。

当孩子有发育问题时，询问亲缘关系尤其重要。

社会史

想了解孩子发育问题的危险因素，就必须尽可能多地了解孩子的生长环境。我想了解孩子是如何度过一天的，包括照顾安排孩子的细节，看电视的时间，玩的玩具和睡觉的时间，在婴儿床、婴儿围栏或婴儿车中的时间。我也想询问关于孩子父母参加的社会机构、家长支持团体、干预资源，如语音/语言病理学、职业治疗、物理治疗、心理学和早期干预计划。

行为问题

如果在功能问询时发现有行为问题病史，或者就是目前的主诉，你还要了解更多的细节。这会帮助你记录困难行为的特殊案例。了解孩子在不同场景中的表现——在家里、在学校和其他照顾者和父母的一方。

行为问题呈现多种形式。家长可能担心一些特殊的问题，如睡觉时的行为问题、喂养时的行为问题或者攻击性行为。另外他们有可能担忧孩子向逆反、多动或者社会适应不良方向发展。

对于有发育滞后尤其是语言迟缓的儿童，询问行为方式显得尤为重要。语言迟缓的人很有可能是自闭症的儿童（在《精神障碍诊断和统计手册》第四版的全身性发育迟缓部分有描述）。对于自闭症患者的患病率目前存在争议，大部分学者认为至少每 250 个孩子中有一个孩子具有自闭症的表现。

自闭症儿童的行为模式表现在以下三个方面的减弱：

- 社会互动：他们明显地表现出一种对于他人的存在和感觉的意识缺乏，眼神接触少，不正常的社会行为，与同龄人友谊关系建立困难和模仿能力缺陷。
- 沟通发育的异常模式：这样的孩子可能经历言语能力获得延迟和表现出非语言沟通异常。他们也有可能以不寻常的方式使用语言，如他们表现出鹦鹉学舌式言语（单词或词组的重复）或者维持对话困难。
- 不正常的活动模式：患有自闭症的孩子的兴趣和玩耍可能会受到限制。他们有可能会专注于某些活动，如凝视灯光或者动感单车，他们有可能以不寻常的方式使用他们的感官，如用余光看东西，或者闻或者尝来确定是否需要物体，你可能很难使孩子摆脱这些活动，他们这些身体活动可能已经定型了，如不断地拍手或跳跃。常规或环境发生变化，会使他们感到紧张。

这些模式都和一个或多个发育延迟有关。要

表 6-1 婴幼儿及学龄前儿童的发育规律

年龄组	粗大动作	精细动作	个人社交	语言（接受和表达）
婴儿				
0~4周	俯卧：腹部以下依靠膝盖可拱起 俯卧：头部可以转向一侧位 腹位悬垂：头略低 仰卧位：头通常偏向一侧，紧张性颈反射为主	手紧握，拇指在拳头内 追视从一边到中线（90°弧）	感兴趣地注视人脸	对声音有反应（铃铛）：吵闹时转为片刻安静，安静时突然出现惊吓或眨眼哭
2个月	俯卧：膝盖不再在腹部以下（蛙位） 俯卧：头可以短暂抬起45° 腹位悬垂：头部短暂性竖直（摆动） 仰卧：头部可以短暂性保持中位	双手大部分时间张开 追视超过中线（大于90°弧） 仰卧时可以垂直方向追视	微笑反应 面部表情	咯咯声 和他说话时他的发声可增多 可以发出单个原音（啊，呃）
3个月	俯卧：抬头，持续一段时间 腹位悬垂：头与手身体水平 坐姿：头大致较稳，仅偶尔摆动 仰卧：头主要位于中线位	双手张开 双手可放置中线位，玩弄自己手指 积极抓握物体 注视手中物体 可追视180°弧，或360°圆	期待喂养 喜欢看自己的手 自发微笑	咯咯笑
4个月	俯卧：伸展双臂并抬头90° 腿部伸直可短暂支撑重量 从仰卧向下降置身到俯卧位 出现向下降落伞反应（向下保护性反应） 腹卧位：头和腿可抬起（兰朵反应） 坐姿：头稳定但轻微前倾	开始够取东西 将玩具放入口中 注视手中物体	当玩具出现时表现兴奋 期待食物时张口接食物 吃奶时轻拍牛奶瓶 对着镜子中的自己微笑和发声	大声笑 通过改变音调和呼吸表现兴奋 看见玩具和人时发声可增多
5个月	仰卧：可将双腿抬高 坐姿：头竖立稳定 被拉坐时，头无滞后 从俯卧位会翻身到仰卧位	可握住1英寸（1 英寸=2.5cm）立方体 如果放到手上可同时握住两物体	嘴咬物体 区分家人和陌生人	随着成长发声丰富 偏侧发声 发双音节（啊—咕）
6个月	被拉坐时，头可抬起 俯卧位可以腹部为轴向轴向转动 坐时前倾双手臂向前 扶站时双腿前支撑体重 产生对称性紧张性颈反射完全抑制	单手够抓握玩具 大把抓握立方体 可找到掉落的玩具 具有客体永存概念（可以找到掉落的毛线团）	会口含物体 推开成人手以拒绝 仰卧时玩弄双脚 轻拍镜中影像 玩具被拿走时很不高兴	呀呀学语增多 用除哭以外的声音表达不悦情绪

表 6-1（续）

年龄组	粗大动作	精细动作	个人社交	语言（接受和表达）
7 个月	扶站时会双脚跳 短时间坐直 能做出爬行的姿势	会用桡侧手掌握住 1 英寸方木 会用桡侧手掌够到并抓住葡萄干（图 6-12 B） 会一只手掌握住一个立方物体，然后另一只手去拿第二个立方物体，并保持两只手同时握住 熟练地倒手 会在桌面敲打玩具 会主动摇拨浪鼓	仰卧玩时会把脚放进嘴里 会在玩具上咬和咀嚼 把玩具放到小孩够不着的地方会坚持主动够取 当饱了时会闭嘴表示拒绝 通过举起双手，表示他期望大人来抱他	开始会发辅音"咕，吧，嘎" 会玩躲猫猫 哭着叫"妈妈" 模仿发音：咳嗽声，用舌头发出咔嗒声，嘟舌声
8 个月	在硬的表面上可稳定地坐 10 分钟 坐位时，学会了向前倾抓握并再次坐直 坐时出现合适的保护性反应 如位置合适可扶栏杆站	拇指和其他手指可剪样抓住葡萄干和小丸 可从杯中拿出积木块	会自己握住奶瓶 能自己端杯子喝水 会用手指拿食物吃	大声说时，能理解"不"的意思 听到自己名字时有反应（转头）
9 个月	能稳稳地在硬的表面上坐着 会换坐位 拉着会站起 会以交互的模式爬 出现向前降落伞反应	伸出示指探索小丸	模仿技巧：比如挥手 会配合穿衣：当开始穿衣服时手伸直穿过衣袖	发"妈妈"和"爸爸"音无所指 不管音调如何，对"不"作出回应
10 个月	双手扶着家具或栏杆行走 从站位可扶物蹲下 出现向后支撑反应	拇指会熟练地捏住小物件 会握住铃铛的把手 摇铃铛，并用另一只手检查铃锤 模仿把两块方积木对敲	会模仿三种育儿游戏，如拍蛋糕游戏，挥手，"这么大"的示意	能扶行走一个简单的口头命令（如玩拍蛋糕，玩躲猫猫，挥手再见） 理解一个词的意义（如爸爸）
11 个月	会独站片刻 扶一只手会走路	模仿把方木放入杯中，但不松手 能拿开杯子找到掩藏的玩具（视觉记忆） 大物件与小物件同时放在一起时，更喜欢住小物件（如葡萄干），不喜欢大物体（如瓶子）	要求交出玩具后可以伴随有交出玩具的姿势 抬起脚以配合穿衣	词汇量增加

表 6-1（续）

年龄组	粗大动作	精细动作	个人社交	语言（接受和表达）
12 个月	会独自走几步 独立站稳 会爬上楼梯 会爬到小椅子里并坐下	较准确的手指向下的钳样抓握（图 6-12 A） 会翻书 会很好地把球扔出去 会打开包积木的纸 会把方积木放入杯中并松手 会把葡萄干或糖丸放入瓶中 会模仿乱画	会拥抱娃娃或动物 会因玩具拒绝玩具把玩具扔出去 能做出想要的姿势 合作玩球	会按口头要求玩三种育儿游戏 会看向指定的物体 除 "妈妈" 和 "爸爸" 以外还会一个其他的词
幼儿和学龄前儿童				
15 个月	走得很棒 会向后爬下楼 会爬到家具上够东西 能站得很稳地踢地球 扶着一只手能上楼梯 不需任何支撑都可站稳	会把 2 块或 3 块 1 英寸的方积木搭成塔 会自发地乱涂乱画 会模仿着把小丸倒出瓶子 会把圆木块放入形状板板中（图 6-7 和图 6-8） 会使用勺子，但由手侧向旋转漏出较多	吃饭时会把装食物的盘子放入托盘 尝试使用勺子 协助脱衣	通过打手势获得帮助 会说 4～5 个词 用手势表示需求
18 个月	能拖着玩具或携带物体走	能搭起 3 块或 4 块方积木 一次能翻 2～3 页书 示范后能自行完成拼图	可自己用勺吃饭，无侧翻 会模仿范活动 会脱一些简单的衣服	会执行一些简单的命令（"把它拿给妈"） 能指出身体的 1～4 个部位
21 个月	跑得很好 能扶着栏杆上下楼梯 示范后会模仿踢大球	能搭 5～6 块方积木 无示范可自行完成三块连续板状 排列 3 块积木以模仿车形状（图 6-13）	会提出水和食物的需要 会用叉子 对着镜子能认出自己 能帮着完成简单的家务（把玩具放到远处）	能说 20～50 个词 会把两个词连在一起 会跟读（在后面快速重复） 至少能说出书中一幅图片的名称 能按要求指出图片 能指出 4～6 个身体部位 能执行相似的命令（"把球给妈妈"，"把积木放到桌上"）
24 个月	会双脚同时跳离地面 会跳下一节楼梯 会按要求踢球 会举手过肩扔球	会把鞋带穿过鞋孔 会转动球形门锁 会搭 6～7 块积木 正面及旋转后放入形板均无任何困难（图 6-7 和图 6-8） 会模仿垂直画一条直线和乱涂圆形 能排列 4 块积木以模仿列车形状（图 6-13）	自己用小勺吃饭会有少量洒出 会自己表示要大小便 喜欢和同龄小孩玩 会洗手和擦干手 会穿简单的衣服 很好地操作玩具	会说 3 个词的句子 至少会说 50 个词 至少会说出身体 1 个部位的名称 能指出身体的 7 个部位 会说代词（我/你） 能接说熟悉童谣或歌中缺失的词

表 6-1（续）

年龄组	粗大动作	精细动作	个人社交	语言（接受和表达）
30个月	能一步一台阶上楼梯 能单脚站立片刻（1秒）	能搭8～9块积木 会一页一页地翻书 不到30秒就可以把10颗葡萄干放入玻璃瓶中（优势手） 排列5块积木以精确模仿列车形状（图6-13） 会模仿画一条横线和模仿画圆形	注意力能持续5分钟 会上厕所，但需要帮助擦干净 会穿鞋（分不清左右） 如果套上裤腿会自己提起裤子 能正确找出袖孔 会跟着音乐拍手、跺脚 对着镜子能叫出自己的名字	会说多个词的句子 说话用声调 喜欢用"我"代表自己 能叫出身体多个部位的名称 能叫出多个熟悉的物品和图片的名称 通过这样的描述"找出我们吃的是什么"，"我们玩的是什么"可以指出相应的图片或物体 可区分出大小（"给我大的积木"） 会使用复数
36个月	会骑脚踏三轮车 能跳远 单脚站（2秒） 能一步一台阶下楼梯	能搭10块积木 能在25秒内将10个小丸放入瓶中 能拿住手中的蜡笔 尝试着用剪刀剪东西 模仿着用3块积木搭成桥（图6-14） 模仿画竖线 模仿画横线 模仿画圆 能匹配五个几何图形的板（图6-9）	上厕所训练后能及时去上厕所 会轮流做事 会玩互动游戏（捉迷藏） 指导下自己穿衣服	知道自己姓名 知道自己的性别（"你是男孩还是女孩？"） 背诵童谣或歌曲 理解动作代表的意义（"什么飞？""什么吼叫？"）
48个月	单脚站能保持平衡（5秒） 会单脚跳	能构建桥的模型（不是模仿）（图6-14） 模仿5块积木设计的门（图6-15） 能模仿画十字 从2条线中能挑选出较长的那个 掌写菱形	系上纽扣 无需指导会自己穿衣服	容易分离，能理解并正确回答问题（"当你冷时你该怎么做？累时呢？饿时呢？"） 能理解介词（下/上/后面/前面） 能按要求指出不同颜色（红色/蓝色/黄色/绿色） 说出反义词 能正确数出3个物体 会提问

表 6-2 学龄儿童的发育规律

粗大动作：儿童应该能做的事：①到6岁时能自如地用"脚后跟到脚趾"的方式走路；②5岁时可单脚站立10秒或更久；③5岁时双脚可交替跳跃

精细动作：5岁时，儿童应该能做的事：①能熟练地运用三只手指握笔姿势握住铅笔；②能用相当好的精度沿直线剪切

年龄	语言（接受和表达）	视觉运动技能	立即听觉记忆	阅读	数学计算
5岁（小学一年级或幼儿园）	通过使用定义了解词的意思（如球，湖，帽子）（"球是什么？""你扔的东西"）；通过指出合适的图片，排列的积木块来理解概念，表示知识：如中间、最宽、最近、前面、第一、开始	模仿画方形和三角形（无示范）；会画人：包括6~8个部分（图6-15）	能重复四位数	能按顺序背诵字母表；能说出大小写字母的名称；会读些简单的词：看，狗，停，不；会读自己的名字；打印信件（也可以模仿画）	理解一半的含义；会识别硬币；能一一对应的点数从一数到十
6岁（一年级）	通常说话句子结构语法正确；几乎没有任何表达的错误；通过使用、分类、构成定义词的意思（如橘子、信封、水坑）；知道左右分开；理解昨天与明天，多与少，几个与几，几乎没有，最多与最少；会陈述差异（"鸟和狗哪里不同？"）	临摹三角形和英国国旗（图6-6）；会画人：8~10个部分，包括二维的两上臂、腿和手指的细节；模仿有10块积木的梯子设计（图6-16）	能重复5位数	会读一个音节的单词，如猫、是、球、蓝；能按要求给出最初辅音的一年级末，能读简单的句子：："那个小女孩看见了鬈毛狗"	会做10以下的加减法（2+3=5；7-3=4），可能需要方块或手指协助；能数到20个物体；能告诉是几点钟（小时）；能理解五分、一角、一分的价值
7岁（二年级）	定义单词：足球，老虎；能描述相似与不同之处（如苹果与桃子有何相同之处）	写出的单词清楚易辨，偶尔会把字母写反；能临摹英国国旗的设计（图6-6）和菱形；会系鞋带；会画人，包括14个身体部分和衣服	能重复5位数	会读的单词，如躲藏、穿过、马路、发生、希望、只有、能够	能数2的倍数；能数100的倍数；会做两位数的加法不需进位；会做两位数的减法不需要借位

表 6-2（续）

年龄	语言（接受和表达）	视觉运动技能	立即听觉记忆	阅读	数学计算
8岁（三年级）	定义单词，如眼睑、轻拍、吼叫、火星 能按要求顺序背诵星期几 陈述相似与不同（"棒球和橙子有什么相同点又有什么不同点？"）	可能开始学习草书 会画人，包括15个身体部分 临摹图形，如圆形、菱形、土十字（图6-4）	能正向重复5位数 能反向重复3位数	会读单词，如森林、车站、奖金、空、渴望、海洋 会读许多两音节的词	能数5的倍数 能数10的倍数 会做复杂的加法（进位），如24＋79 复杂的减法（借位），如52－35 简单的乘法，如3×4＝12
9岁（四年级）	听得出句子的荒谬（"那个男人的脚太大了，只能从上面脱裤子了"）	会画圆柱体（图6-6） 会画人的20个部分，包括每只手的5个手指	能正向重复五位数 能反向重复四位数	会读一些3个或4个音节的词 会读以下的词：羞怯、可口、安静、发展、生气 会按字母表排序	能理解分数 会做两位数的乘法（12×24） 会做简单的除法（不同的学校在数学课程安排上的差别很大）
10岁（五年级）	理解这些词的意思，如好奇、悲伤、惊讶	会画人的20多个部分，包括一些细节，如鼻孔、二维的唇、膝盖、肘和衣服的细节	能正向背诵六位数和反向四位数	会读下面的词：敏捷、地区、共同、一般、和蔼、喝彩、结婚、顺从、未来	会做加减分数，一些简单和复杂的乘法、除法，小数和估算（不同课程）

认识到在这些孩子中，发育可能是不平衡的，在某些方面他有可能有专长，导致在这些方面与最初的描述显得自相矛盾。

有更高患病率的情况是多动症（ADHD），估计有2%～5%的孩子患有多动症（有些学者认为患病率应该高达10%）。由于存在全身性发育迟缓，完整的多动症诊断标准在《精神障碍诊断和统计手册》第四版中可以找到。其特点大致可以分成三个方面：行为注意力不集中、多动、易冲动。

在学校环境中，行为问题可能表现为在任务中具有较差的持久性、容易分心和没有组织性。他们也可能在家庭和游戏的环境中出现这样的表现。他们的行为可能还包括社会技能较差、等待困难（如打断对话）以及高强度的体力活动。对于多动症的诊断没有特定的模式，这些诊断标准都是基于共识或者惯例。

○ **关键点**

在获取病史的时候，要密切观察孩子，这种观察可以提供青少年行为和发育中的重要信息。

如果一个孩子的行为方式表明可能诊断为多动症，我建议你根据《精神障碍诊断和统计手册》第四版或其中一个标准问卷列一个清单，有助于你了解这些行为问题。

从教师那儿直接获得在学校有行为问题的所有孩子的信息，包括多动症的相关信息是至关重要的。家长观察到的注意力不集中或者好动行为，已经表现出需要检测有无这种行为问题，但是单独使用家长的观察是不够的。

○ **关键点**

当你关注孩子的发育和行为问题时，重要的信息有可能是从父母和老师之外的其他来源得到的（你可以采访老师、心理学家和语言治疗师，当然进行这些采访或者获得这些报告需要征得家长的同意）。

你倒不如去问一些通常与多动症共存的行为问题，如对立反抗或者行为障碍、学习困难、抑郁症、药物滥用、自卑、遗尿、大便失禁和抽动障碍在多动症的儿童中较为常见。由于和其他的行为和发育问题一样，多动症经常在家族中聚集，因此我再次强调，获取完整的家族史对于多动症及其并发症十分重要。

○ **关键点**

当着孩子的面讨论发育和行为问题，对孩子会有负面影响，尤其是直截了当地谈论这种事时。需要慎重考虑，在进行这种类型讨论时是否应该让孩子待在房间外面。

发育的筛查和检查

筛查的意义是看有无明显发育的差异，是否需要进一步的评估。如果你能清楚地知道孩子的发育不在正常的范围内，那么你就不需要去筛查。然而，你有可能想去筛查其他的方面，例如你知道一个2岁的小孩还不会走路，如果目的是检查他或她是否在粗大运动功能方面发育延迟，做一个筛查评估就没有意义了。然而，你可以用一个筛查工具，例如ASQ，可以用它帮助你决定其他方面是否有问题。ASQ这类工具可以提供一个大概的判断，判断孩子在年龄预期范围内活动是否正常。这样的筛查评估的目的在于指出孩子是否需要用更详细的方法进行进一步的发育评估。ASQ这类筛查工具不应该被用来计算发育指数、发育水平或者形成诊断。因此，你就不能通过ASQ声称"根据ASQ，孩子表现出的语言技能在12个月水平。"

另一个建议是做一个非正式的发育情况检查。这样一个检查可以帮助你发现发育延迟的迹象和（或）更好地描述现在的功能。我已经提供了表格和活动建议，这能够促进你熟悉这个过程，并帮助你熟悉采访中要问到的典型的发育事件。（我发现把我从家长那儿了解的病史和直接评估的结果结合起来是很重要的，这样可以帮助你更好地了解孩子的发育。）

直接的发育检查

提高孩子参与的策略

你需要儿童的全面积极合作，以评估他或她的发育状况。当孩子非常害羞、超活跃、注意力不集中、焦虑、恐惧、反抗或者在评估中父母不正常地干扰时，评估会特别困难。

害羞和胆小的儿童

当你走进房间介绍自己，孩子立刻扑向妈妈，把脸埋在妈妈的膝盖上时，你就知道麻烦来了。当发生这种情况，你可能有种强烈愿望回避或者不再参与，但是希望还是有的。大多数害羞的孩子接受温和的、没有威胁的接触。首先，除去任何可能使孩子觉得有威胁的东西，包括你的白大褂。医疗设备不应该挂在脖子上或从您的口袋露出来（图6-1）。对于在医院的孩子，换个环境可能会有帮助，父母咨询室或会议室往往提供了一个威胁较小的环境。

当一个孩子很害羞或焦虑，不要盯着孩子，不要急于哄他或她进入游戏。坐下来，与父母聊天，聊聊孩子的过往，给孩子一个习惯你的机会。在和家长聊天的时候，给孩子一些玩具玩，也很有帮助（图6-2）。发育评估工具包就是很有用的工具。对于3岁以上的儿童，纸张和蜡笔就是很好的工具。只要不是锋利的和容易吞进肚子里的东西，你几乎可以把任何工具给孩子玩，积木、拨浪鼓，甚至笔形小电筒都行，许多医生携带至少一个口袋大小的玩具给孩子玩。这些玩具

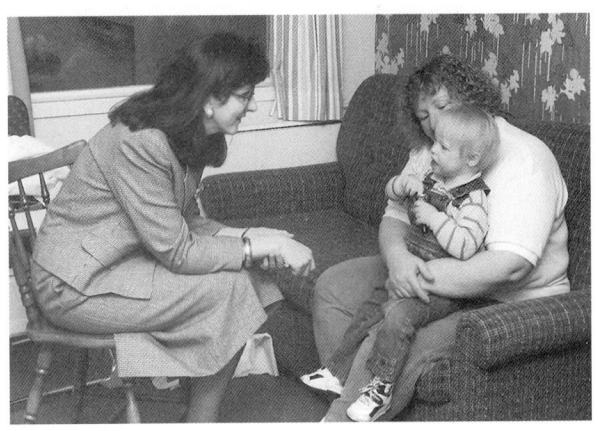

图6-2 儿童发育评估的正确方法。眼睛和孩子的眼睛平行接近，口袋里没有装着吓人的医疗工具

在访谈结束后要收回，这也能很好地检验你的访谈技能。

一开始，应该允许甚至鼓励那些害羞或焦虑的孩子待在父母身边，以维持一个较为温和的、友好的氛围，并辅之以积极的言语鼓励。有些孩子天生胆小，尤其是那些经历过或者正在经历父母离异或相处不融洽的孩子。对那些语言功能得到充分发展的孩子，要向其说清楚，你不是来执行医疗操作的（如打针）。如果一个孩子非常害怕，以致你不能进行良好的发育评估，你可能不得不在另一场合再次尝试。如果是这样，在离开前和孩子玩几分钟，这种低姿态的互动，会使第二次访谈更加成功。

对立的孩子

有些孩子毫无顾忌地对立，他们清楚地告诉你，他们的目的是给你制造困难，不会合作。这样的孩子不会出现真正的害怕，尤其是当他们了解到他们正在让你或其父母感到沮丧时，甚至可能会发出微笑。

> ○ **关键点**
>
> 保持冷静，保持友好的态度，积极的语言，甚至通过拍拍肩膀等动作加强语言的积极影响。你甚至可以表现出相当慷慨大方的姿态，给他们不干胶或者零食之类的东西。

一般情况下，家长在场，对发育评估有很大的帮助。然而，对于有些孩子，父母在场会引起对立行为，因此，这类儿童需要父母不在场

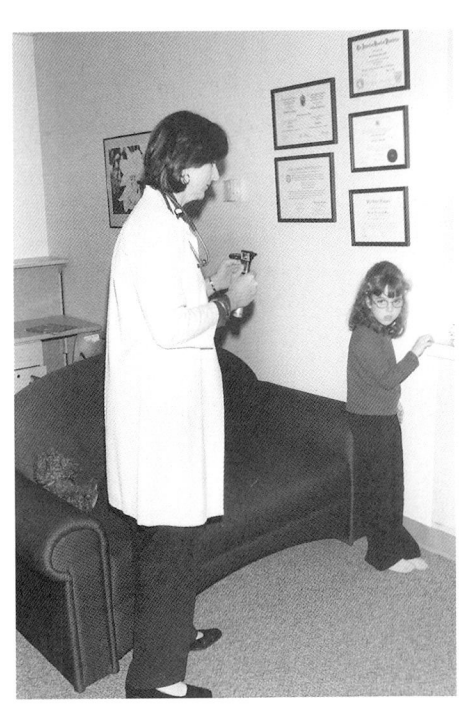

图6-1 对孩子进行发育评估时接近孩子的错误方法。别穿着白大褂、拿着医疗器械，高高在上地对着孩子

时进行评估。让父母一块来作决定，并尽可能用委婉的方式沟通。我通常会问，你觉得如果我和Barry一起单独待一会儿，他会专注一些吗？大多数家长会表示同意，而且会如释重负。通常，父母走开的时候，孩子的行为会改善。你可能要预防父母离开的时候出现气氛紧张的局面，特别是年龄在3~5岁、对抗情绪强的孩子，但如果你等孩子慢慢平静下来，加之以一些游戏活动，大多数孩子最终会合作的。

儿童多动或注意力不集中

有些孩子多动，注意力不集中，或两者兼而有之。多动症是指高水平和高强度的运动活动，而注意力不集中则是在面对潜在的注意力分散刺激时难以专注于要进行的任务。当碰到生理上反应过度，怎么也不能集中注意力的孩子时，要有灵活性。即使他或她是上下跳跃或爬上书柜时，你也可以照常问孩子问题。孩子们并不需要坐下来进行诸如搭积木、临摹和写写画画之类的活动，但在判断他们表现是否达到满意的水平之前，你要留心他们是否能够做到安静地完成特定的任务。

注意力不集中的孩子，需要很多积极的强化，如"我喜欢你现在做事的方式，做得很棒，让我们做一个游戏吧"。对那些对抗性强的孩子，拍拍他们的肩膀或后背，可能对检查有帮助。

○ **关键点**
> 在不能和孩子面对面眼光相对的时候，别急于发问或提要求。

为了保持孩子的兴趣，检查应以合理的速度进行，但要确保孩子有足够的时间来完成每一项任务。如果孩子的注意力分散，需要重定向。在孩子回答问题之前，让其重复指令或问题，可能会有帮助。你可以表现得比较坚定，但你绝不能与不合作的孩子生气。坚定是指声音严肃，重复指示几次。例如严肃地说："Billy，我想请你停止倒立，过来，坐下，我们还有很多事要做。"如果你是真的感到沮丧和失望，尤其是已经开始表现在脸上了，你就该停下来，休息一下，到走廊散散步，或干脆就停下来。

对注意力不集中的儿童，在视觉和听觉干扰少的环境中进行评估效果较好，他们不应该在忙碌的评估室或医院病房进行评估。他们对机体内引起分心的事也很敏感，如疲劳或饥饿会影响注意力。通常早上是他们注意力最好的时候。另外如果一个孩子服用了某些药物，可能会影响他或她的注意力（如大剂量应用某些治疗哮喘或支气管扩张的药物），应定期评估，以尽量减少这种影响。

父母的干扰

有时父母的干扰会影响儿童发育问题的评估，父母渴望孩子成功是无可厚非的，可同时也引起孩子产生自然的一些反应。尤其是当你正在评估语言时，由于父母可能会无意中给孩子以视觉或口头提示，使得评估不准确。这种情况可能是一个问题，解决这个问题可以很直接。就对父母说，"现在，我要开始请Maria按照我的指示做，看看她是否明白，仅仅按照我所说的话，无论孩子要做什么，你和我都必须注意别用我们的眼睛或手势给她或他任何暗示。"

即便如此，还继续给孩子答案或提示的家长，可能是对孩子表现担心的不自觉行为，这时，应停止评估，并温和地对父母指出。例如，向父母解释评估是如何进行的。如果家长仍表示忧虑，你应该向家长说明你将会给孩子一些超出孩子当前能力的任务。如果家长还是无法充分从评估中摆脱出来，那最好还是让孩子在没有父母的陪伴下单独进行评估。

设备

除了一般的医疗用具，你需要有发育检查方面的工具。如果使用的是非常规的方法，就需要一个与年龄相适应的关键发育阶段记录的适用表格的复印件，表格中包括问题和评估两个方面，其中的项目是非常必要的。没有必要把关键阶段记录全部记录下来，而只需要把表6-1和表6-2放在手边即可，我还建议应保留婴儿原始反射和保护性反应的关键列表，因为这些指标很难记住。

其他材料

要使用上述建议的方法，你还需要以下工

具：

1. 安全剪刀；
2. 20个一英寸大小的方积木，一个较大，其他的一样；
3. 1个12盎司不透明的杯子（图6-3）；
4. 2张带单词的图片卡，分别是勺子、球、鞋、狗、茶杯、房子、车子和闹钟（图6-4和图6-5）；
5. 一本硬质纸板书，上面有一般的家用物件和玩具的简笔画（每页不超过4张图片）；
6. 若干张卡片，上面画有圆圈、十字、正方形、三角形、旗子形、星形、瑞士十字形和圆柱形（图6-6）；
7. 一个小玻璃瓶；

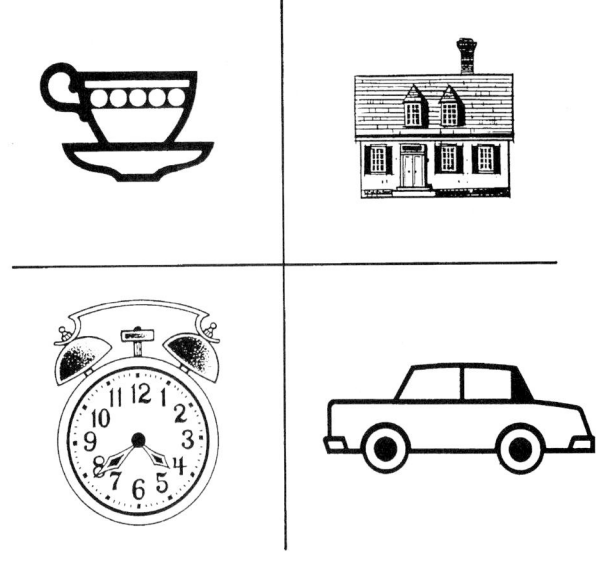

图6-5 另一张带单词的图片卡，每次只给孩子看一张

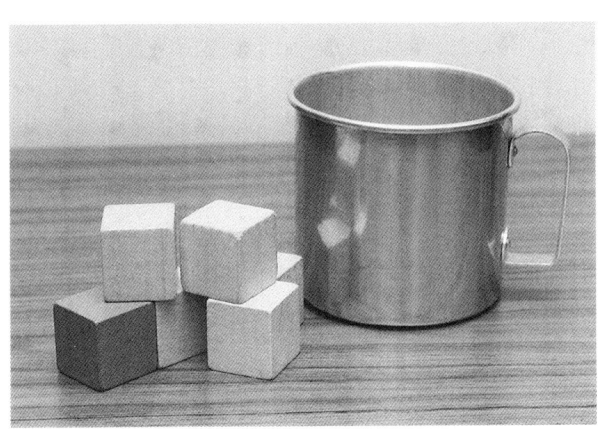

图6-3 测试工具(不透明的杯子和1英寸大小的方积木)

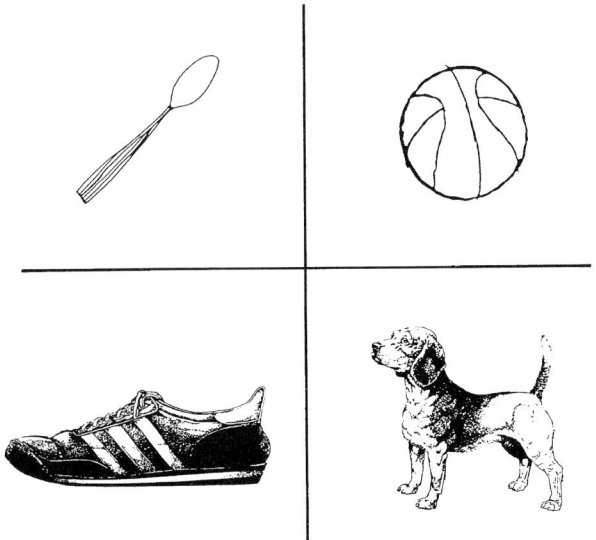

图6-4 带单词的图片卡

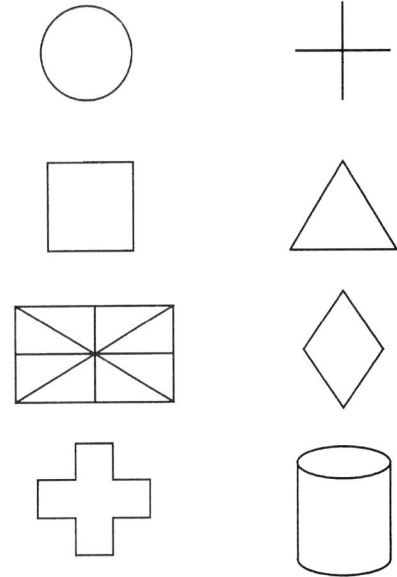

图6-6 几何图案用来测试追视技能

8. 一些小（约1/4英寸）糖果，在精细运动操作中用来把玩；
9. 一个拼图形板，带有可移动的几何形状积木块，颜色与底座相反（图6-7和图6-8）；
10. 一张5个形状匹配的拼图卡，11英寸长，5英寸宽，5个形状拼图卡都是红的，平贴在拼卡板上，拼卡板上的形状也是红色，与形状卡的形状相匹配（图6-9）：
    ● 圆形，直径2英寸；

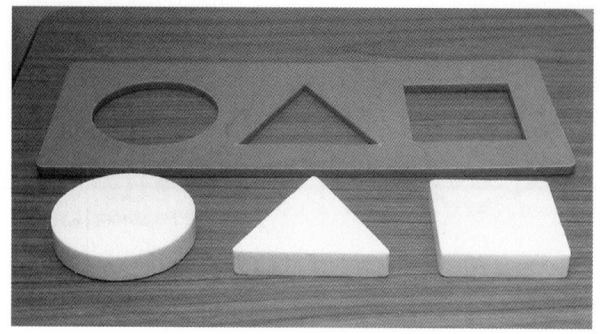

图 6-7 拼图板处在匹配的位置（Figures were made by following instructions given in the Revised Gesell Developmental Schedules.）

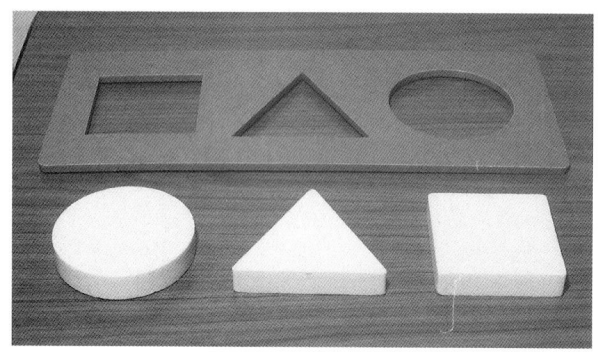

图 6-8 拼图板处在不匹配的位置（Figures were made by following instructions given in the Revised Gesell Developmental Schedules.）

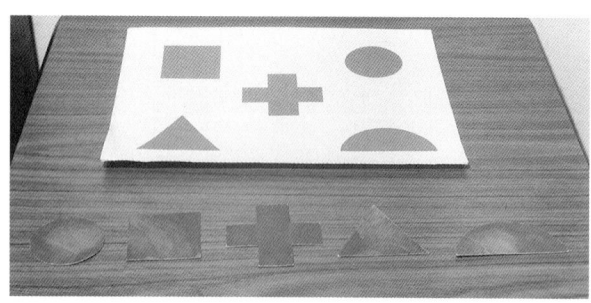

图 6-9 5种形状匹配的拼图（Figures were made by following instructions given in the Revised Gesell Developmental Schedules.）

- 正方形，边长 2 英寸；
- 三角形，边长 2 5/8 英寸；
- 半圆形，直径 3 1/4 英寸；
- 十字形，长 2 7/8 英寸，宽 15/16 英寸。

开始，让婴儿或儿童采取坐姿。婴儿可以坐在父母的膝盖上或婴儿座椅上，这样可以提供良好的支撑，并保证双手可以自由活动。如果孩子坐在家长的腿上或座位上时，前方没有托盘，可以临时用桌子代替，让孩子坐在桌上，让助手在孩子面前手持一本大书当作托盘。高脚椅或其他适当大小的桌椅可以提供一个良好的平面（图6-10）。肌肉张力与动作控制有问题的儿童，最好坐在定制的座位或轮椅上进行评估。

对诸如搭积木和涂颜色等精细动作技能和解决问题型任务进行评估，一般要求孩子比较专注。请将语言评估放在靠后进行，尤其是要求孩子对你说话的部分，这样，在对这些项目进行评估时，孩子会合作得比较好。将粗大动作技能的观察评估放在最后，因为做这些项目时孩子容易兴奋。粗大动作活动往往很自然地和神经系统检查和一般的体格检查结合进行（见第13章）。评估中要有灵活性，对于那些容易烦躁的孩子，可以考虑中间休息一下，让孩子在大厅玩玩球或者蹦跳玩耍。

当你给孩子玩具或物体来玩的时候，应让他或她仅仅对所玩的对象感兴趣。对婴儿，可以将物体在桌上轻轻敲打一下，再将物体放在孩子能够触及的地方。当要换物体的时候，在拿走上一个物体时，手里拿着下一个要给孩子玩的物体，然后将桌面完全清理后，再拿出物体。如果你在试图轻轻拿走前一个物体，而孩子坚持要玩，那就让他或她拿着，再找一个孩子更感兴趣的活动，并让孩子专注于此活动。拿出新物体时，你先玩，敲打敲打以引发孩子的兴趣，并让父母也参与其中。对那些能走路的孩子，另一个办法是转移到大动作活动，在孩子坐下前，快速地将前一个物体拿走。另外应给孩子的努力和成功以足

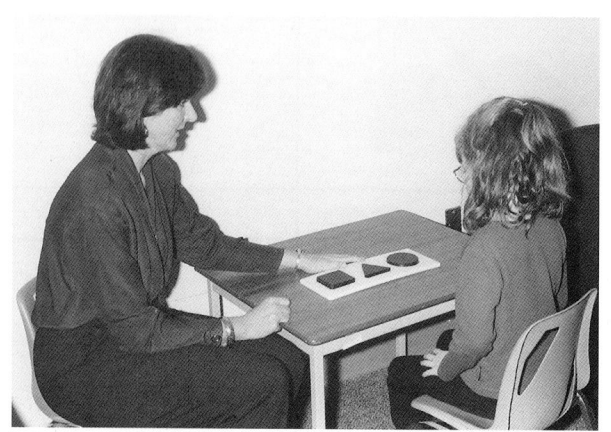

图 6-10 让孩子坐在合适的桌子旁进行评估，每次只做一个活动，应避免视觉和听觉的干扰

够的强化，如年幼的孩子喜欢他们的努力得到褒奖，褒奖可以是微笑、赞扬或鼓掌。

特殊考虑

在评估年龄小于 24 个月的早产儿童时，是否需要修正胎龄，还存在争议（如孩子早产 3 个月，观察到的时间年龄是 15 个月，则修正年龄是 12 个月）。对于没有并发症的新生儿，全部修正可能会高估孩子的表现，特别是在语言或社会交往技能上。在使用筛查工具的时候，要查看使用指南，看看是否需要对早产儿的月龄进行纠正。

○ 关键点

记住：既要找优点，也要找弱点。

不同部位的发育不协调提供了可能潜在问题的重要信息。例如，某些孩子拥有优秀的运动技能和良好的非语言解决问题的能力，但孩子的社会和语言的发育延迟，可能提示有听力缺失、沟通障碍或孤独症的可能。这种情况下，有必要进行更详细的语音、语言测试和听力检查。

必须结合历史背景来解释每个孩子的表现。当表现和过往不一致的时候，往往是因为做评估时小孩不够合作，或者发育史不太准确。

体检时了解发育情况

在体检时，就是简单地看看孩子穿衣和脱衣的过程，也能了解许多有关孩子运动技能和听从指导的能力。

○ 关键点

体检应当最后进行，以避免孩子不合作。

婴儿的原始反射（图 6-11）、保护性反应、俯卧和仰卧位的行为评估应放在体检后进行，因为评估这些指标所采用的方式可能会使婴儿不快。

发育规律

表 6-1 和表 6-2 列出了婴幼儿及儿童的发育

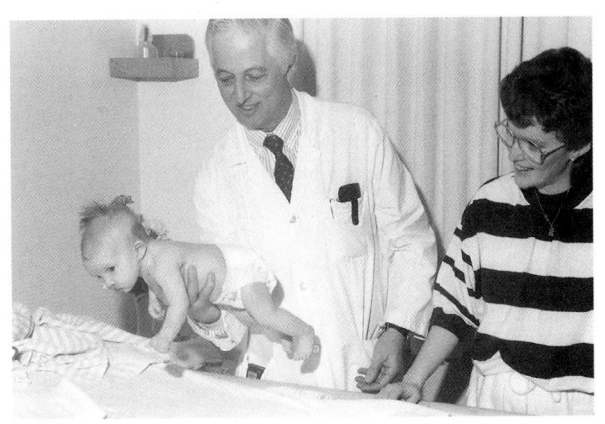

图 6-11 腹位悬垂检查。1 个月大的婴儿将表现为头抬到身体水平以上，两腿轻微分开

规律。尽管这个列表不能代替更加详细的发育评估，但它们提供了有关儿童主要技能发展规律的一般性实用指南。我的经验是，对于任何年龄的儿童，家长和医生在预测感受性语言发育状况方面的掌控上都有很大的难度。鉴于孩子说话的延迟是一个具有共性的发育问题，为之建立发育规律方面的规范就显得很有必要。

为方便起见，表 6-1 分为两个年龄组，婴幼儿（0～12 个月）和学龄前儿童（15～48 个月）。表 6-2 列出了学龄儿童（5 岁及以上）的技能。当孩子达到入学年龄，运动技能评估变得不那么重要，重点是高级认知功能和更具体的学习技能的评估。

下面的病例分别列举了婴幼儿、学龄前儿童以及学龄儿童的评估。

病例

病例 1

12 个月大的 Susan 是她的无亲缘关系的父母的唯一的孩子，他们对她发育缓慢的情况感到非常担忧。她生长正常但是还不会走路。她很安静，不说话，也很少咿咿呀呀。她妈妈怀孕的时候除了在 14 周的时候有一次流感样疾病外并没有妊娠合并症。Susan 早产 4 周，但是体重正常，没有新生儿并发症。

Susan 1 个月大时会微笑，3 个月大时能够往后爬，7 个月时能够独自坐稳。6 个月的时候开始咿呀学语，但随后就变得越来越安静了。她的父母一直认为她是一个敏感、快乐的孩子，但是后来他们发现她很容易受到惊吓。家族史里没有发育方面的问题。

当问到Susan的视力时，她的父母说，她可以正常地追踪事物，并可以看到近处和远处的物体。她的眼睛从没有过对眼。当问到她的听力时，他们说，她经常在看到他们走进屋子时出现受到惊吓的样子。他们也不知道她是否听到有人往屋子里走。她得过两次中耳炎，但是没有正规测试过她的听力是否正常。她没有抽搐史，也没有异常的运动或是脑部受伤。

父母都在外工作，Susan与比她小4岁的其他3个孩子一起日托。他们没有经济、住房或是家庭问题。

观察粗大动作表现时，Susan可以独自坐很久并防止自己倒下来，她能让自己保持坐姿，自己站立起来，围着家具走动。她可以爬，两只手扶着能走路。当她的妈妈帮她穿或者脱裤子的时候，她站着可以抬起一只脚，并且可以在穿袖子的时候伸直胳膊。

在进行病史采集的时候，Susan坐在妈妈的腿上。医生给她拿2块舌压板，她拿起第一块然后再拿另外一块，并把他们对敲，并且很开心地咬。医生进行了一些更详细的发育评估，记得要在评估中对她的早产胎龄进行纠正，并与正常的11个月大的婴儿比较。Susan模仿那些举手和拍手的人们。然而她的父母说，如果只是口头要求，她是不会做任何这些动作的，看起来她好像只能对手势产生回应，只有当父母伸出手的时候，她才会将玩具递给他们。她可以拿起瓶子，用杯子喝水，喂她自己吃饼干。

当问到语言发育过程的时候，父母说Susan从没有模仿过任何声音或者音节。在最近2个月，她喃喃自语也变少了。她从不因为听到一种特殊的声音而回头。她的发声也限于那些不同响度的元音。听到叫她名字的时候她会笑但却不会转身，也不会回应别人说"不"。

因为Susan看起来很舒服，医生决定让她坐在离父母很近的儿童学步椅上，并靠近桌子。医生开始把两块积木放在桌上，她马上用大拇指拨弄，抓一块积木，然后再抓另一块。当医生拿起两块积木并相碰时，Susan能马上模仿这个动作。医生拿一个杯子放在桌上，并演示将积木块放进杯子里，Susan拿起积木块连手一起放进杯子里，却没有将积木块留在杯子里，而是将它又拿了出来。医生移走杯子和积木块，拿出来一个小玩具（1英寸大小的动物玩具），让玩具沿着桌子前进，以引起她的注意，然后将玩具藏在倒扣的杯子里。Susan马上抬起杯子拿到那个玩具。医生让她玩了30秒，然后将玩具放在一张纸的中央，然后将四个角对折使玩具包在了纸的里面，Susan看着医生做这些，医生将纸递给她，她却不打开纸去拿玩具。

医生拿走包装好的玩具，给了孩子一个小的圆形糖果和一个杯子。她立刻用示指拨弄糖果，然后用指尖向下抓取糖果（图6-12）。医生注意到当她做这些时，她手的尺骨一侧置于桌子上。医生示意将另一个糖果放在杯子里，但是她却没有模仿这个动作。医生用蜡笔和纸取代杯子和糖果，Susan没有拿来涂鸦，医生示意在纸上涂鸦，Susan却一直没有兴趣。

拿起一个铃铛小心地离开她的视线，医

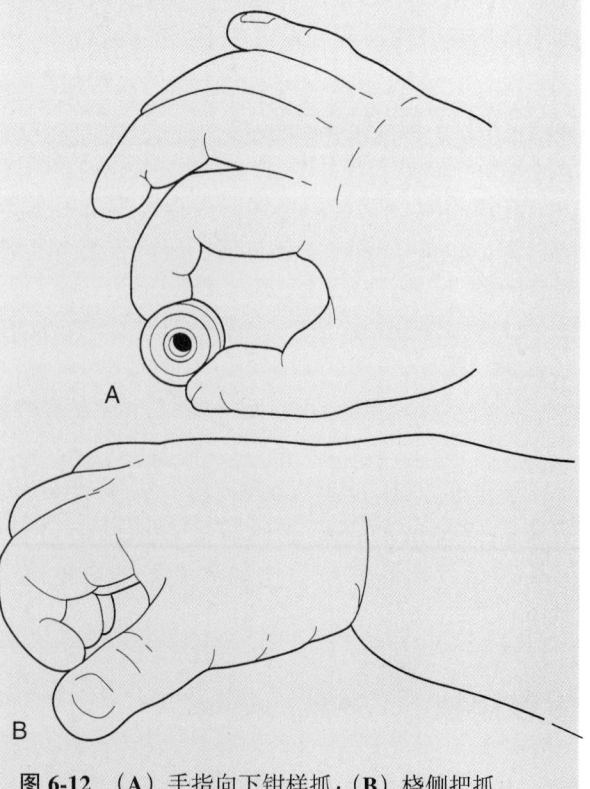

图6-12 （A）手指向下钳样抓；（B）桡侧把抓

生摇响铃铛，先轻声后大声，Susan 没有回应。医生将铃铛靠近她，但依然在她背后摇，然后到侧面摇，然而 Susan 却被她面前的一个玩具吸引过去。医生持续大声摇铃，但是 Susan 依然没有回头。医生从后方将铃铛递给 Susan 的爸爸，让他在另一边摇铃，她开始并没有回应，可是当铃铛靠近的时候，她似乎看起来有察觉了。她转向铃铛，拿着铃铛的把手，她观察铃铛然后戳铃铛的铃舌，但是仅仅只是简单地摇了摇。

这时候，医生决定继续做身体检查，除了在右眼底神经有一片色素区域外，没有发现额外的神经系统或其他方面的异常。医生告诉 Susan 的父母，她的身体检查是正常的，以她这个年纪来看，经过月龄纠正后，身体大部分的发育也是正常的。然而，医生担心她感受性和表达性语言发育有些延迟，诊室筛查测试提示她可能有听觉障碍。随后的听力测试，发现了两边都有完全的神经性听力损失，一个眼科的专家证实了脉络膜视网膜炎的存在。这些发现常与产前感染并存，如巨细胞病毒和弓形体病。Susan 装上助听器，并进行了说话和语言的治疗来刺激她的发育，并建议对她进行是否适于做耳蜗移植手术的评估。

病例 2

3 岁大的 Steven 被带到医生这里，是因为他的日托看护说他极度活跃，看起来与其他孩子不合群。他不参加群体活动，而是到处一个人游荡。他不能围坐在圆圈里，也不能很好地配合指挥。他的家长认为他很好，只是有点"反应慢"。Steven 是足月生产的，出生体重正常，没有新生儿综合征，健康良好。他的妈妈记得他 10 个月会坐，20 个月学会走路，18 个月第一次会叫爸爸。但不记得他什么时候能够将单字组成句子说话，估计应该是最近 6 个月。

Steven 有一个 7 岁的姐姐，在一年级表现良好。Steven 的妈妈有学习问题，接受了很多年的智力帮助，1 年级、5 年级和 8 年级都留了级，而且没能完成 9 年级的课程，她记得自己曾被告知学会走路和说话都很晚。Steven 的爸爸有高中学历，没有学习问题。

通过系统回顾和了解社会及个人病史没有得到有用的信息。

当谈到最初的病史，医生定期观察 Steven，发现他一直安静地坐着。当给他提供纸和画笔时，他用不同的颜色涂鸦。医生决定通过查阅他母亲的报告记录来进一步观察他的发育。尽管他尝试过，但是 Steven 却不能骑脚踏车。他可以扶着栏杆上、下楼梯。他的妈妈看过他踢球，过头顶抛球。医生在后来的测试中验证了这些。Steven 没有经过上厕所的训练，他可以自己用勺子和叉子进食，并可以用杯子喝水。他可以戴帽子，穿宽松的衬衫，但是不知道正反面，也不会穿其他衣服。他喜欢推着玩具打转，可以帮忙做一些简单的家务，如清空洗碗机。他不喜欢玩躲猫猫或接龙游戏。他大部分时候说一个单词，或者两个单词的组合（妈妈走）。他可以说出 3 个身体部位的名称。他称自己为我，喜欢在歌曲中填上丢掉的字。他妈妈不知道他认识多少个字。

现在，医生亲自与 Steven 玩，从拿一张崭新的纸和笔开始。医生注意到 Steven 用拳头握笔，医生给他画了一条垂直线，然后让他画一条线，他却画了一个圆圈，不论被示范画垂直线、水平线还是圆，他都在画圆圈。医生拿走笔和纸，取出积木，示范如何用 3 块积木来搭一个塔，然后将一块积木放在底下，递给他第二块让他来搭，每当孩子放好一块时，医生都会递给他另外一块并对他进行表扬。Steven 在建第七块积木搭成的塔时，塔就塌了。后来他成功地搭了六块积木构成的塔。

医生表扬了他，然后将其他的积木拿走剩下 5 块，摆成火车状（图 6-13）。医生说"我要做一列火车，这是一节车厢，这是一节，这是一节，你看，它的顶部还有一个小烟囱。"医生将火车分开，然后说"现在你来做一列火车"。Steven 将 4 块积木排成一列，医生问他烟囱在哪里，但是他没有把剩下的积木放到上面。医生给了他 3 块积木，自己留了3块,做了一个桥形(图6-14)。保留这个模型,让Steven按这个样子摆出一座桥。他不能完成这个设计。

医生拿走积木,拿出上有3种形状的形板,如图6-7摆放,将对应的形状靠近孩子放在空洞的下面,Steven迅速地破解了形板。医生随后移走形板,将板翻转(图6-8),Steven又很快地破解了形板并很满意地笑了。医生移走形板,拿出上有5种形状的几何形板(图6-9),告诉Steven圆圈要放在圆圈图形的上面。这个孩子却不能完成任务。

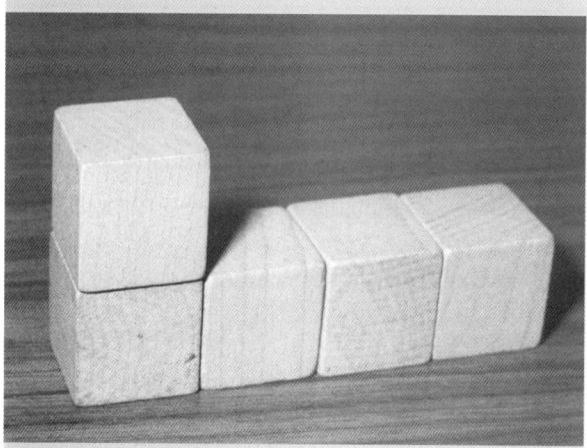

图6-13 5块积木的火车设计

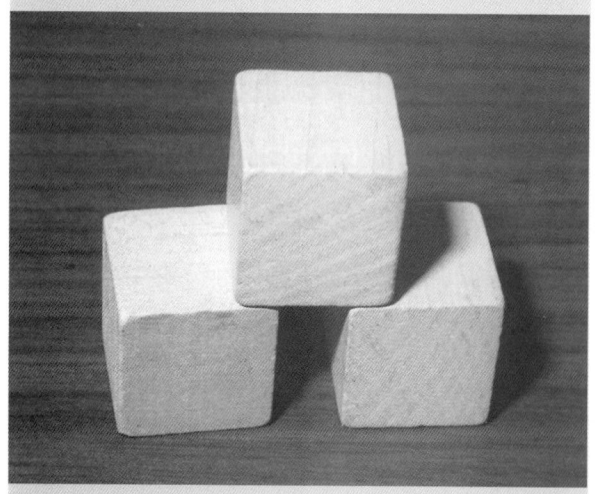

图6-14 3块积木的桥形设计

医生拿出一张纸和孩子用的剪刀,发现Steven不熟悉如何用剪刀。Steven将剪刀递给医生说"你剪"。医生短暂坚持让他来剪,然后拿出10粒糖果和一个瓶子,让他把糖果装到瓶子里去。Steven做得很慢,几乎花了30多秒。医生然后让他翻书,然而他一次翻了两三页。

这时,医生告诉Steven:"我想问你一些问题,你是男孩还是女孩?"他回答:"我,Steven。"医生问他名字的全称,他重复"Steven"。医生让他说出身体部位的名称,他只说了鼻子和耳朵,医生让他指出身体的部分,他成功指出了7处。然后医生给他看单词卡片(图6-4和图6-5),让他说出显示的物体,他只说出了房子和鞋。医生说出名称让他指,他指出了大部分。医生让Steven指出"我们用什么喝水?""我们拿什么来玩?"但是他却指不出来。医生让Steven唱歌"星星,星星,小星星",因为他妈妈说他可以唱。他对了一部分音调,没有唱歌词,医生留下了几个空,他补充了出来。

接下来,医生拿出了一块大积木和一块小积木,让他递过来大的,他照做了。医生把大积木换回去让他拿一块小的,然而这一次,Steven递了块大的。医生递回大积木,说"给我一块大的",他给了一块小的。医生认为Steven并不清楚大和小的区别。医生给他看两块积木,问他这是什么,他只说了是积木,却没有复数。

医生然后转到粗大运动的检查,随后进行神经系统检查。Steven可以踢,举手过头顶扔,双脚跳,却不能跳远或者单足站立。他的身高和体重都正常。他的耳朵有点大,手也同样。他的面部表情有一点粗鲁。检测他的睾丸容积有2ml,对一个3岁的男孩来说有点轻微增大。剩下的身体检查都正常。

在整个检查过程中Steven都很配合专注,没有出现任何的过度兴奋状态。医生问他的妈妈,他今天的表现是否和平常一样,他妈妈说是的。

医生认为Steven没有明显地表现出过度兴奋状态,而是表现为所有方面的发育延迟。他更像是一个24个月大的孩子,而不是一个36个月大的孩子。睾丸的轻度膨大,伴随发育的延迟,是诊断的线索。医生建议Steven做更进一步的发育评估和医学检查,以确认他是否有"脆性X"染色体异常。

病例 3

9岁的Tommy在学校里表现不好，他目前在重新修2年级。在他上学第一年后，他的老师说他不像其他孩子一样学习字母和数字。Tommy在孕期表现正常，后因为当时他头盆不称所以经由剖宫产出生。回顾他以前的历史得知，他10个月会走路，1岁前就会使用至少5个字。在他6岁入学前他的妈妈认为他在各方面都很聪明。她回忆说他在入学前从不对abc等字母或者数字，或者笔、纸等感兴趣。他从未表现出行为异常。他的老师经常认为他很努力，然而每年因为落后于其他同学，他都需要特殊帮助。

Tommy是独生子。他的爸爸尽管有大学学历，但他在最开始的7年中重修了3年，主要有阅读方面的问题。他在大学期间依然比同学们读得慢，但是他通过像技术管理这类的其他工作弥补了这个问题。Tommy的妈妈同样有大学学历，现在是护理监督员。她没有任何学习的问题，但是她的一个弟弟在小学的时候需要阅读方面的特别帮助。因为Tommy很难完成家庭作业，所以变得拒绝去做作业，因此在Tommy的家庭作业上产生了很大的家庭冲突。

采纳上述内容，医生对所有三位家庭成员的历史作了回顾。对Tommy自理能力的回顾表明他穿衣和做琐事上没有问题。他在同学中很受欢迎，在游泳和搜索活动上表现很好。这时，医生让Tommy的父母离开，希望单独与Tommy一起做更进一步的调查评估。医生与Tommy进行了简单交谈使他放松，并开始让他画一些画，让他尽可能画一个人。他画了一幅有许多细节的画。医生随后让他复制如图6-6所示的几何形状，他没有任何困难地完成了。他很轻松地用大写写出了字母。对认识以下单词也没有困难：足球、老虎、眼睫毛、轻拍、吼叫、火星。他用正确的顺序描述一星期的几天，描述了棒球和橘子的相似处和不同点。他给出了以下算式的正确答案：

$$\begin{array}{cccc} 2 & 4 & 17 & 24 \\ +3 & +6 & +11 & +79 \end{array}$$

$$\begin{array}{ccc} 7 & 11 & 37 \\ -2 & -4 & -23 \end{array}$$

Tommy不能正确地回答"52-35="，因为他还不知道借位方法。他不能做简单的乘法。医生让他单调地每秒复述数字来检测他的瞬时记忆，他可以顺着数5个倒着数4个。

医生随后转向阅读，因为这是Tommy获取知识的弱点，这个评估放在了最后以免使他烦躁。他可以读猫、是、墙壁、球、蓝色和读出"一个小女孩看见了一只棕色的狗"，然而他不能读出躲藏、交叉、路、发生、希望、仅有和能够。在进行这个评估时他变得很不安。当遇见不熟悉的词语的时候，他经常做没有意义的猜测，例如将躲藏读为马、路读成河。

神经系统和一般的身体检查都是正常的，发育筛查也表明，除了阅读问题，没有任何其他异常。尽管他在重修2年级，阅读方面Tommy只有1年级水平。这个初步评估暗示Tommy可能有特殊的学习能力障碍，于是建议做心理-教育评估。

接下来的心理测验告诉我们，Tommy超过了平均智力水平，听力分析技能却很弱，而该技能是阅读的重要发育区域。他不能区别构成单词的声音，不能在阅读中进行声音分析。在此方面进行特殊的指导，进行更多的阅读帮助后，Tommy开始缩短学业上的差距。

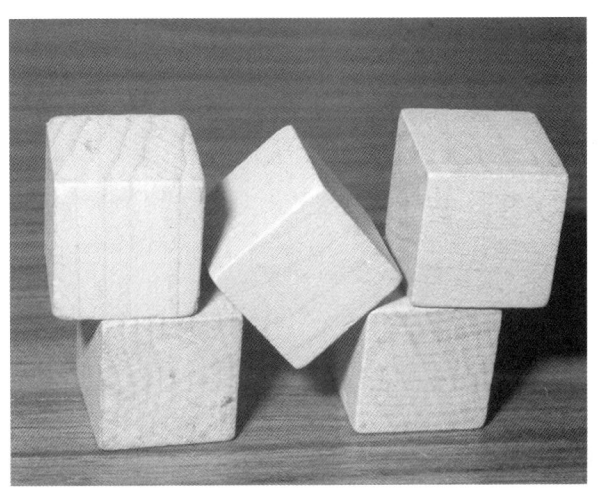

图 6-15　5块积木的"门"设计

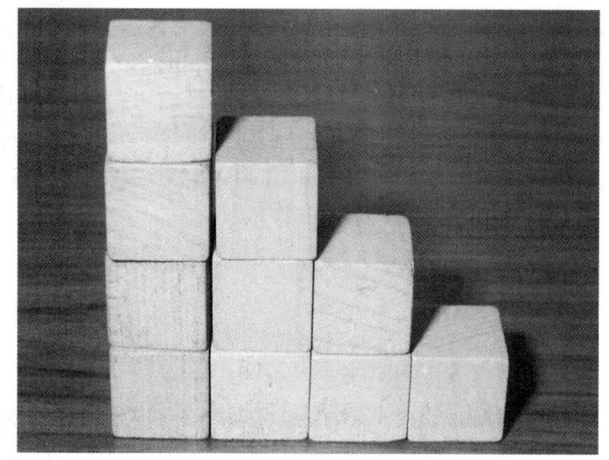

图 6-16　10块积木的"楼梯"设计

总结

发育监测是儿童卫生保健的重要组成部分。发育监测主要依赖良好的病史采集、历史调查和强有力的观察，同时，辅之以规范的监测和筛查工具。当对孩子的发育和行为有所担忧时，医生选择直接观察发育表现，以便能更好地评估孩子的问题。收集一些附加的材料，可以获得大量有关孩子当前发育的信息。记住，你永远都在寻找孩子最好的表现，必须在测验中将他父母或其他看护者的描述与他实际的行为进行对比。发育不是静态的，目前的发育状况必须放在过去的发育历史中来考察，并对未来的发育方式产生影响。

只要常规性地去关注孩子的行为及发育，儿科诊断评估的准确性就会得到提高。

（闫　琦　盛　晖译　张雪峰校）

推荐阅读

Bricker D, Squires J, et al: Ages & Stages Questionnaires, 2nd ed. Baltimore, Brookes Publishing, 1999.

Diagnostic and statistical manual of mental disorders, 4th ed. Washington, DC, American Psychiatric Association, 1994.

Glascoe FP: Collaborating with parents: using parents' evaluation of developmental status to detect and address developmental and behavioral problems, Nashville, Tenn, Ellsworth & Vandermeer, 1998.

Illingworth RS: Basic developmental screening 0–4 years, Oxford, Blackwell Scientific Publications, 1988.

Knobloch H, Pasamanick B: Gesell and Amatruda developmental diagnosis, 3rd ed. Philadelphia, JB Lippincott, 1974.

Rourke LL, Leduc DG, Rourke JT: Rourke baby record 2000: collaboration in action. Can Fam Physician 47:333–334, 2001.

网站

www.rourkebabyrecord.ca
www.agesandstages.com
www.pedstest.com

第7章 头颈部检查

D. Anna Jarvis

学习看，学习听，学习嗅。要知道只有通过不断的实践才能成为一名专家。

——William Osler 爵士

作出准确的儿科物理诊断的一个主要挑战在于进行完整的头颈部检查。如果孩子哭闹或抗拒，可能导致你的检查不完整或者检查结果不可靠。当你可以连贯地完成体格检查，而不让你的"小患者"不适，你可以自信地认为你的临床技能非常令人满意。

当你进入房间后应首先观察孩子的一般情况和头颈部特殊形态。需要动手完成的检查应该放在评估的最后。在有陌生人接触时许多婴儿和幼儿会哭闹，尤其是当他们还拿着耳镜、检眼镜或令人畏惧的压舌板时。我发现再大一点的学龄儿童最好先开始检查咽喉或耳朵，这样可以让孩子更放松，容易合作进行之后的检查。

熟练应用耳镜、检眼镜和压舌板需要掌握有关的解剖知识、手眼的配合以及大量的练习。可以请你的同事、家人或朋友帮助你练习，他们会在你弄疼他们时给你意见和反馈。

○ 关键点

在你能熟练应用耳镜或检眼镜检查成人而不会造成不适并得到他们的认可前，不要试图去为儿童做头颈部检查。

一般观察

对一个孩子外观的最初印象格外重要。面部表情可表现出警觉、社会认知、情绪或神经功能障碍。呼吸、哭声、话语和咳嗽都是重要的线索。发绀、苍白、黄疸或不寻常的皮肤破损是显而易见的。你给孩子留下的整体印象决定了检查的顺序。接下来在采集病史过程中继续观察患儿：他或她和父母是否有交流，对你的问话的反应，玩耍或是观察环境。通过他们玩耍可以比直接检查更好地评估视听功能。可能只有当孩子大笑或哭闹时才能发现面部不对称。

对面部表情的最初观察很重要：头和面部看起来比例是否合适？形状是否正常？左、右脸颊是否对称？眼间距是否过大或过小？耳位是否正常？下颌是否突出？孩子看起来是否与父母相像？描述观察结果的能力是一项重要的临床技能，需要通过大量实践来掌握，在儿科体格检查中，"正常"的含义非常宽泛，永远不要使用令人不快的、含有攻击性的词汇，例如用"长相滑稽的小孩"来描述畸形的孩子，可以用不同或不对称来代替，孩子可能长得像父母之一，因为他们有同样的常染色体显性遗传病。

头部检查

检查头

头颅外形

儿童的头颅和成人一样在形状和大小上有很大差异，年龄较小的婴儿这种差异最显著，因为新生儿的颅骨柔韧性强，通过产道挤压而产生的强大压力塑造了颅骨的形状。绝大多数新生儿出生时属于枕先露，导致枕骨突出。颅骨重叠常见，在出生后数日可以自然恢复正常。早产儿由于颅骨具有较强的柔韧性，具有特征性头颅外形——颞部扁平头颅狭长。

新生儿颅骨检查包括整个颅骨的触诊。用手指仔细地检查每一个骨缝。由于产道压力导致的两种常见的头颅异常包括先锋头和头颅血肿。先锋头是由于头部弥散性水肿造成的，没有骨缝的界限。头颅血肿是一种骨膜下的出血，通常发生在顶骨后部。当双侧发生时就好像这个孩子长了两个犄角一样。对于家长来说血肿摸起来就像是被坚硬的脊状物所包围的颅骨上的小坑。头颅血肿是无害的，不会跨越骨缝，可能需要几个月才能完全吸收。

自从 Back to Sleep 这本书成功问世，大大降低了婴儿猝死综合征的发生率。对一些婴儿来说，头颅不对称是由于睡眠时头颅过多偏向一侧所引起的。家长必须给孩子提供更多抬头的机会，例如，可以在有人照顾的情况下，每天在婴儿睡醒的时候让他们短时间俯卧几次。对于颅骨侧面扁平的婴儿应该仔细检查是否存在胸锁乳突肌紧缩或其他的颈部异常情况，通过改变婴儿在婴儿车内的姿势，分散颅骨所受到的压力，从而有助于颅骨重新塑形。最终的结论是，改变或纠正颅骨形态异常最有效的方法是为孩子确立正确的睡眠姿势。

大脑的发育是头颅大小的首要决定因素，其他重要的影响因素包括遗传、颅内压和颅骨畸形。脑水肿是由于异常的脑脊液聚集造成的，可导致颅内压升高和脑疝。颅缝早闭是颅缝过早闭合导致头颅生长受限，颅骨生长是双侧对称的，沿着骨缝的方向垂直生长。

矢状缝过早闭合限制了颅骨的宽度，代偿性地导致了颅骨的前后径和上下径的增宽，从而导致了长而狭窄的颅骨形状，俗称舟状头。冠状缝的过早闭合导致了颅骨形状过宽过长，若骨缝过早闭合，触诊时可沿骨缝触及坚硬的脊状突起。在出生后不久就可以触及到正常重叠的骨缝。

病例

> 一对父母带着一个10个月大的男婴来到医院，因为在孩子头枕部可触及一个包块。婴儿叫 Joshua，孕42周自然分娩出生。分娩过程持续了20个小时，并使用了胎头吸引和产钳等方式助产。婴儿出生后经过新生儿复苏才建立自主呼吸，父母描述第一眼看到 Joshua，他正在大哭不止。包括祖母在内，家长们都认为 Joshua 因为产伤而患有脑病。
>
> 基于上述情况，家长们很担心。家长们会将 Joshua 与脑瘫或发育迟缓的孩子进行对比。给父母们足够的空间并允许他们去讨论 Joshua 的情况是十分必要的。
>
> 婴儿头部的形状和大小的正常范围是十分宽泛的。由于胎头吸引导致的颅缝早闭或头颅水肿可以看作新生儿存在颅骨骨折或脑损伤的信号。这些情况的存在会令父母非常不安和焦虑，还会影响父母与孩子的关系。
>
> 在本章中描述了很多有关头颅正常形状与大小的情况，目的是为了鉴别产道压力所造成的改变与严重的头颅外伤。

头围测量

准确地测量头围并非易事。测量应通过额部最高点与枕部的周长（图7-1），通常应测量3次，取平均值。在测量结果有出入时，应注意校正测量工具。即使是位置的一点儿偏差，也会造成数据不准确。许多儿童并不喜欢测量头围，最好将这项检查放在所有检查完成后再做，因为即使是听话、配合的孩子，在你要测量时也会变得烦躁、恐惧。家长从旁配合很重要，我发现当父母在一旁给小新生儿喂奶或和孩子玩某种玩具

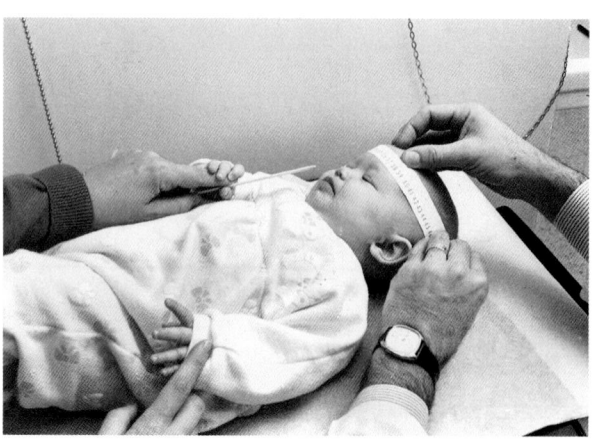

图7-1 测量婴儿的头围。测量的绳子应该环绕前额和枕部最突出的部位

时，测量会变得更简单易行。

应该将测量所得数据绘制在标准头围表上，可以大致判断头围正常与否（见第3章）。对于不同种族、人种的移民来说，标准头围表可能并不适用，他们的数据相对于整体会显得过低。请记住，根据定义，仍有3%的正常数据是在第3百分位数之下或第97百分位数之上的。

另外，孩子头颅的外形通常会与父母相像。当遇到较怪异外形的头颅时，可以同时测量父母或亲属的头围帮助判别。有时候，手机里的一张全家福照片会让临床工作变得更加简单。

简单的头围测量可以诊断头过小畸形或过大畸形。因此准确的测量十分重要。如果在一个月中，头围数值从第25百分位数升至第75百分位数，提示脑积水可能，但是如果因为这个测量结果不准确而导致误诊的话，就会导致患儿家属的失望与愤怒。更重要的是，因为头颅CT检查可能会导致孩子智力损害及增加肿瘤发生的概率，因此除非有确凿的证据显示患儿患有严重疾病，否则尽量不做CT检查。

囟门

囟门是指婴儿颅骨接缝处的裂隙（图7-2）。在为婴儿做体格检查时应常规触诊囟门。

后囟通常在出生后6～8周闭合，而前囟闭合时间则有较大差异，一般在出生后12～18个月。而在某些婴儿，囟门可能直到出生后24个月才会完全闭合。请记住，幼儿中头颅的形状、大小及发育情况存在很大差异。在你对孩子家长谈及他们孩子的头颅检查时请注意你的语言及肢体语言。

除了刚才提及的前、后囟门，还有另外四处囟门存在，尽管对于临床检查来说并不重要。两个前外侧囟门（蝶囟）位于冠状缝与镰状缝交界处，两个后外侧囟门（乳突囟）位于镰状缝与矢状缝交界处。另外在触诊时还会摸到更多的囟门，这些短暂存在的体腔裂隙，分布在从前囟门到后囟门的沿线两侧，对称分布。在保存完好的古代埃及木乃伊上，这些对称分布的裂隙一度被错误地认为是环钻术的证据。

前囟尺寸从成人指甲盖大小到宽约几厘米。关闭延迟或过大的囟门提示可能颅内压增高，或病理性的骨发育延迟。后囟门持续存在时，需注意除外甲状腺功能减退症。

在脑膜炎时颅内压增高可以导致触诊时囟门张力改变和失去正常的静脉搏动。当婴儿哭闹、平卧或乱动时，正常囟门触诊饱满。最好在婴儿安静和直立状态时评估前囟张力（图7-3）。存在脱水时，囟门呈凹陷状态。只有通过不断地练习才能让你的手指在触诊囟门时对大小、形状是否正常作出正确的判断。

颅骨软化

存在颅骨软化时，颅骨在压力存在时可变形，触诊时感觉像乒乓球。这种现象在婴儿是很常见的，尤其是在沿矢状缝方向更为明显。在出

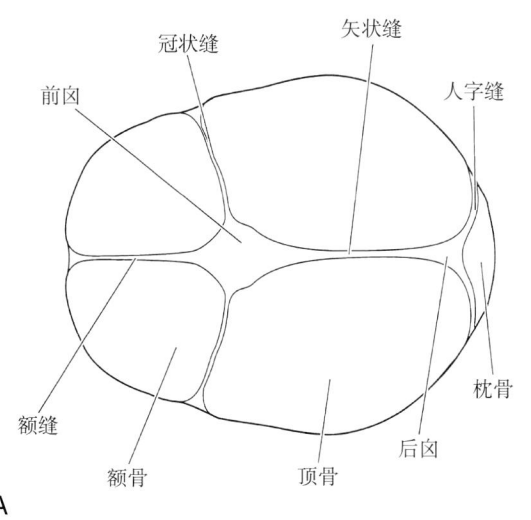
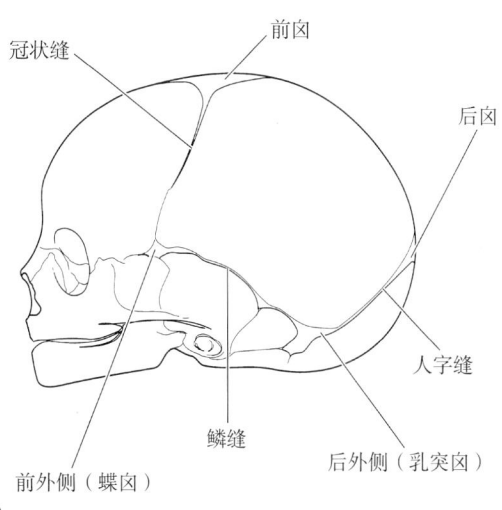

图7-2 （A）新生儿头颅囟门和颅骨，上面观；（B）新生儿头颅的侧面观，显示囟门和颅骨

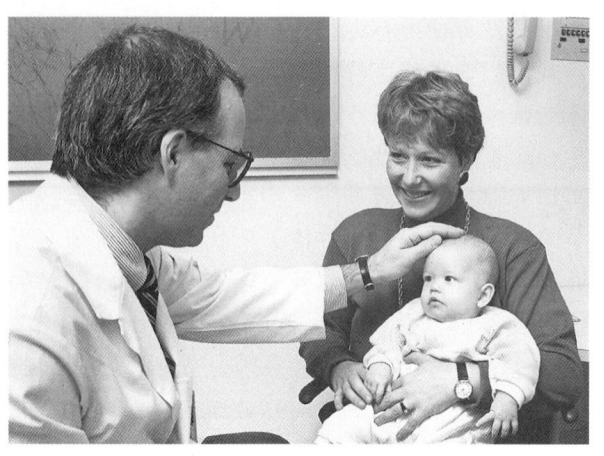

图 7-3 触诊前囟。为了得到最好的结果，婴儿应该保持正直并且安静

生后头几个月存在颅骨软化提示颅骨钙化不全，可见于佝偻病的患儿。

听诊

听诊位置位于头颅最高点及眉弓处，在正常的儿童可听到轻柔的杂音。在发热状态下，杂音会变得更大声。如果存在粗糙且较大的杂音时提示存在动静脉畸形，导致心脏或大血管的异常传导。杂音的大小、性质会有很大差异，所以尽量多听来练习你的耳朵分辨杂音正常与否。

透照试验

详见第 4 章。

毛发

不同种族与人种的毛发特征存在较大差异。检查毛发包括检查毛发的分布、有无缺失、质感、颜色。同时应检查头皮，以发现如脂溢性皮炎、银屑病或外胚层发育不良等可能会影响毛发生长的情况。正常的新生儿通常会有满头柔软、纤细的头发或没有毛发。过多的波及面部的毛发且伴有面容异常可见于染色体疾病，如母亲患有糖尿病的婴儿的毛发会较正常新生儿毛发增多。新生儿的头发会在出生后 3 个月脱落，取而代之为颜色、质地完全不同的毛发。

小婴儿的枕部或其他头部受力部位的头发经常会发生脱落。应警惕使小婴儿脱发的原因。脱发造成斑秃的地方可能与真菌感染、旋转、拉扯头发有关。另外，头发缺失过多可能提示存在儿童被虐待。在你下结论前注意孩子是否有喜欢旋转额发的习惯（和吸吮手指一样，这是一种自我安慰的行为）。秃头病可导致头发病理性脱落。头发缺失还有可能是在新生儿重症监护病房输液时剔除，以及文化、宗教的习惯或外胚层发育不良。头发缺失也会见于某些发热疾病，如伤寒。

头发严重稀少可能与外胚层发育不良有关，头发粗糙见于甲状腺功能减退症。Menkes 综合征患者因为神经功能退化，导致头发卷曲、易碎，这种头发可能在距离发根几厘米处折断，这种异常头发被称为"卷毛"。

有严重营养不良的患者头发会变得纤细易碎，黑色人种头发颜色会变得微红。同样的现象还可见于未经治疗的 HIV/AIDS 儿童。额发变白可见于患有 Waardenburg 综合征的孩子，这种染色体遗传性疾病通常还会有耳聋症状。由于皮肤、毛发和虹膜色素缺失，可能会导致这些孩子被其他儿童戏弄、恐吓，有时甚至会被家庭成员排斥。

○ 关键点

在家长自诉孩子头发与其他孩子不一样时请加以重视。毛发的改变可能提示遗传性疾病。在某些文化中会排斥毛发异常的儿童。

检查耳朵

听力

通常需要询问家长是否觉得孩子听力有问题。家长会在家庭医生之前几个月发现孩子存在听力问题。听力检查可以在出生不久完成以尽早发现听力问题。在检查时对那些头颈部发育异常的孩子应常规进行听力检查，因为这些孩子听力异常的比例会较那些正常的孩子大大增加。另外，语言发育延迟也应常规检查听力。语言发育延迟可能提示听力异常（见第 6 章）。

形状与位置

检查先从耳朵整体外观开始。位置与外形是否正常，是否符合耳位过低的标准（见第 5 章）。不要被向后倾斜的耳朵所蒙蔽。如果耳朵在垂直方向上向后旋转，可能会使耳位看上去过低。耳部的一些微小畸形，如赘生物、小凹或瘘管比较常见，通常也不会合并其他重大畸形。对耳后部位进行视诊与触诊。轻轻提拉耳郭，如果疼痛提示外耳道炎症。

耳镜

○ **关键点**

耳镜检查通常会令儿童感到害怕，尤其在那些曾经有过耳镜检查疼痛经历的孩子。

通过孩子在检查时是否配合可以看出使用耳镜检查技术的优劣。精确的检查需要一个使用卤素灯泡且电池电量充足的耳镜，使用交流电源更好。大小以让孩子在检查外耳道时舒服为准。众所周知，病房总是备有各种型号的耳镜唯独缺你所需的那一种，所以最后还是自己准备一套吧。

对于幼儿和大一点的孩子，解释你要在光线的帮助下检查他们的耳朵，然后通过在他们手心里闪来闪去展示你的仪器。孩子们通常会在你闪来闪去或让他们吹灭亮光时产生兴趣，当他们试图去吹的时候，灵活地转动耳镜完成检查。你也可以将耳镜放置在自己的外耳道处向他们展示检查是如何进行的。

绝大多数孩子对耳镜检查感到恐惧。我发现如果给他们一个机会（"好，那么我们先从哪只耳朵开始呢？"）会让他们有一种控制的感觉，通常变得更易配合。

○ **关键点**

如果孩子在检查时一只耳朵痛，那么先检查另一只耳朵。

检查时的体位

检查耳朵需要两名医师配合。婴儿的头部必须固定不动，手脚也是如此。许多年轻的父母不愿意约束孩子的身体。所以要耐心地向他们解释什么是检查时合适的体位，以及只有在孩子不乱动时检查才不会造成疼痛，也会更加快速、准确。在检查过程中会用到很多技巧。遇到不同的孩子，你需要针对孩子的年龄、情绪状态、焦虑程度和合作能力使用不同的技巧。

当孩子仰卧时，让父母或你的助手帮忙将孩子的双手固定在身体两侧，保持身体固定不动会使检查变得更容易进行。检查者一只手扶住婴儿头部，另一只手持耳镜。如果检查者需要用两只手同时操作（或去除耳垢），则需要另一名助手帮忙固定孩子头部。许多大一点的婴儿或幼儿可以由父母用一只手固定住他们的肩膀或胸部，用另一只手固定头部（图7-4）。

一些婴儿和幼儿在检查过程中会表现出令人吃惊的合作。不要在不必要的情况下过多地约束孩子。在检查开始前，询问家长下列问题：
- 哪一种检查方法可能更有效？
- 孩子在检查时更喜欢坐着还是躺着？
- 是不是孩子面朝下趴在家长腿上会更舒服？或者趴在家长的胸部或肩上，背对检查者更舒服？（图7-4）

请记住贴画和吹肥皂泡等娱乐活动是缓解焦虑的有效方法。

○ **关键点**

保持冷静；在检查中使用温柔的语调。如果可能的话，在孩子的视角高度进行检查。对孩子的配合随时给予表扬。

可以使用正手或反手握住耳镜——用拇指控制电源（图7-4）。电池位置的优点在于可以允许你的手背背对着孩子的脸，并在孩子突然移动时，你的手可以随着孩子的头同时移动。换而言之，当孩子移动时耳镜的位置相对于耳朵的位置并没有发生改变，而且你有效地避免了疼痛。许多检查者觉得使用正手握住耳镜更舒服，特别是在他们需要另一只手固定孩子头部时。

使用右手握住耳镜，左手拇指和示指向后外方轻轻牵拉耳郭。这个姿势能很好地暴露外耳道，方便你检查时看得更清楚。根据你的手指灵活性，使用左手中指轻轻将耳郭推向前侧方，在检查时会有所帮助。

视诊外耳道口时应轻轻将耳镜放置于此。当你开始观察前，你的头部应远离耳镜。一旦耳镜位置固定好，将你的头部移近耳镜，通过耳镜观察。轻柔地移动耳镜，同时你的头部随着耳镜缓慢移动，以观察各个不同的方向。

外耳道非常敏感，在外耳炎症或疖存在的情

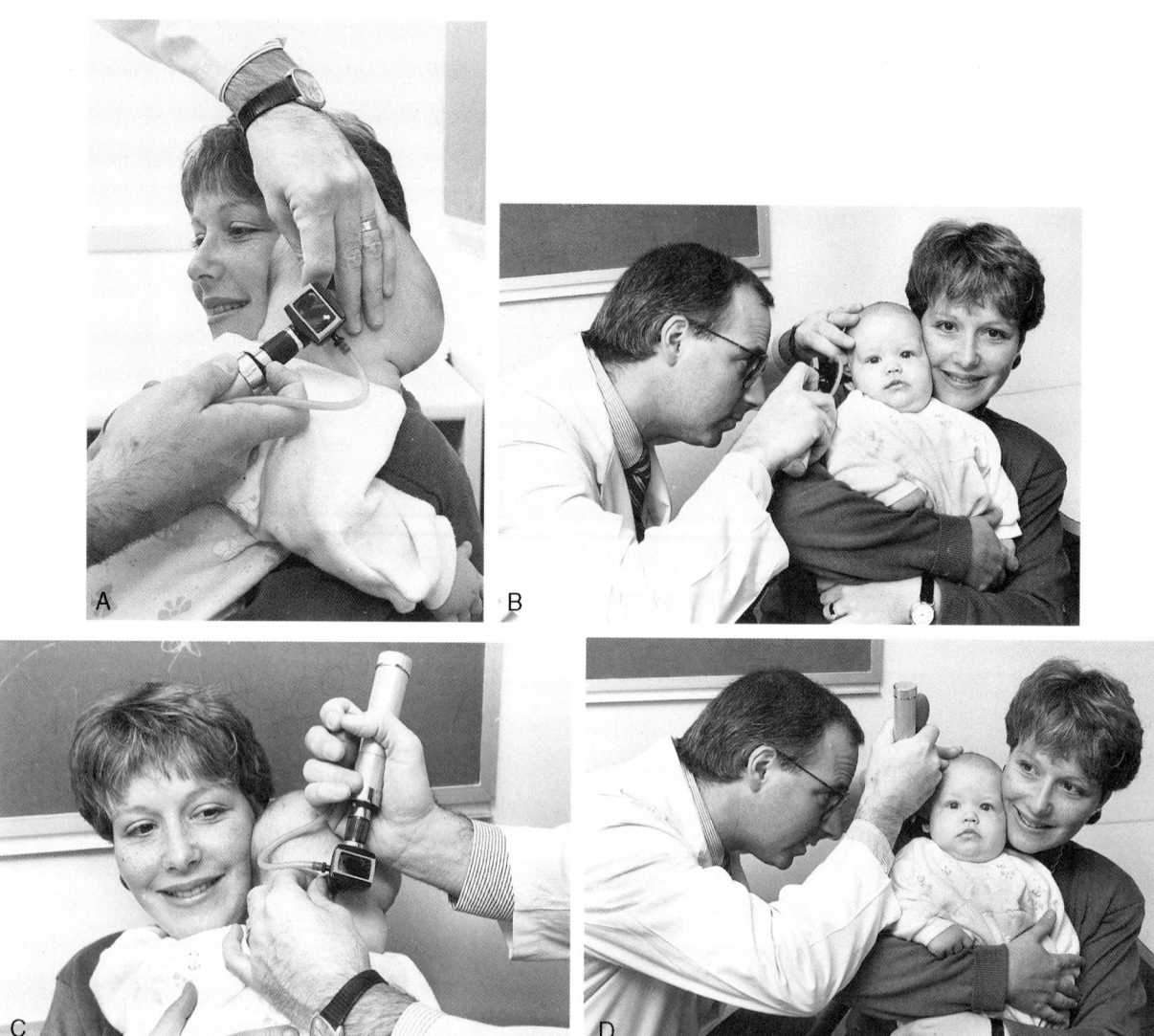

图 7-4 婴儿耳朵的耳镜检查。**A** 和 **B**，应该握住耳镜的前部，把婴儿放在肩上或面向前，并将头靠在母亲面部进行固定。**C** 和 **D**，可以选择性地握住耳镜的后部。用检查者手后部剩余的地方靠在婴儿头上来固定耳镜。婴儿可以面朝后（**C**）或面朝前（**D**），看哪一种姿势更安静

况下更是如此。注意观察是否有异物存在。在检查过程中有可能会受耳垢影响，如果你的视线被阻挡，就需要清除耳垢。不要将仪器直接抵触在外耳道上，否则你有可能在疼痛以外引起出血，只有通过不断的练习才能掌握在检查时耳镜不触耳壁的技能。

鼓膜

通过图 7-5 熟悉鼓膜视诊时可见的标志。教科书和解剖图谱并不能详细描述正常鼓膜的颜色改变，如在耳垢存在、发热和哭闹时有必要进行耐心的耳部检查以获得对正常形态的认知。

因为在鼓膜视诊时只有几秒钟时间，你必须知道自己要找到什么，最易识别的标志是锤骨，它从前上方一直延伸到鼓膜中心，末端位于鼓膜凸处。光线在鼓膜凸处发生折射到前下方。正常鼓膜在鼓膜凸处凹陷。中耳压力的改变可以导致鼓膜凹陷位置移动和光线折射方向改变，鼓膜在前上 1/4 处最薄，因为在这个位置缺少纤维膜，在鼓膜松弛处，最易较早发现炎症存在。

压力改变最好的评估方式是通过充气式耳镜。通过练习你可以从视诊中获得很多信息，例如：

- 是否存在异物或鼓膜穿孔后的白色瘢痕组织？
- 在鼓膜处是否有外科通气管道或索环突出？

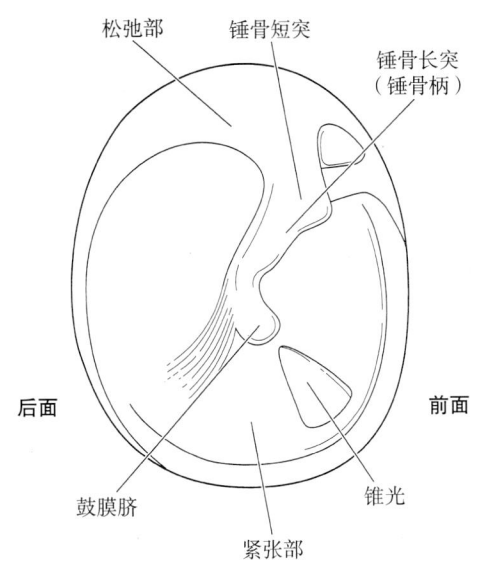

图 7-5　鼓膜的标志

- 骨性标志物是否突出？

把鼓膜假想成一个附着于听小骨上的塑料薄膜。如果中耳存在因为 Eustachian 管阻塞而产生负压，鼓膜会向内凹陷，更加紧密地包附在听小骨上，使听小骨显得更加突出。如果中耳压力增加，如急性细菌性中耳炎，鼓膜向外突出并且骨性标志物不易被发现。

○ 关 键 点

鼓膜的外形和标志物的改变较鼓膜颜色改变更有意义。

众所周知，鼓膜颜色改变不具有可靠的临床意义。尤其是婴儿，在发热或哭闹时鼓膜会像面颊一样发生类似改变，因此存在误诊中耳炎的风险。有必要将检查的重点放在鼓膜的形状和标志物上；如果它们均为正常，可排除中耳炎。应考虑其他导致哭闹和发热的原因，尤其是严重的细菌性感染，如肾盂肾炎和脑膜炎。

充气性耳镜检查

充气性耳镜检查是一项相对简单的检查，可以获得关于中耳压力的重要信息。它的工作原理很简单。是否还记得中耳压力改变时对鼓膜影响的例子？现在假想鼓膜一侧压力增加（例如从外耳道方向）。为了证明这一过程，使用一个带有充气气囊的耳镜（最好是你自己的）和一个特殊的尖端膨大的可以使外耳道产生气密性而不用外界加压的窥镜。在对橡胶气囊进行挤压和释放的同时，通过窥镜进行观察（图 7-6）。

当你挤压气囊使外耳道压力增加时，正常鼓膜会发生移动（向远离你的方向）。当你通过释放气囊产生负压时，鼓膜会向相反方向移动（向靠近你的方向）。如果中耳压力已经处于负压状态并且鼓膜收缩时，这时释放气囊只会使鼓膜产生微小的移动。如果中耳压力异常增加，当你提供负压时，鼓膜可能仅会发生微小的移动。如果压力改变十分明显，鼓膜有可能静止不动。和其他视诊检查一样，你必须通过不断练习才能判断鼓膜的微小变动。

耳垢

只有在视野清晰的情况下才能对鼓膜进行检查。耳道里有耳垢是正常且无害的。但是如果他阻挡了你的视野则需要进行清除。向家长耐心解释你清除耳垢的目的只是为了进行检查。不建议在家中常规用棉棒或其他器具剔除耳垢。

耳垢可以通过刮除或通过使用注射器清除。孩子（和家长）如果对这两种方式都不喜欢，建议将清除耳垢的工作放在检查最后来完成。如果耳垢紧密地附着在耳壁上，并且孩子没有急性病，可以建议家长连续几天使用耳垢软化剂（矿物油）以方便清除，也可以建议到耳鼻喉科就诊清除耳垢。

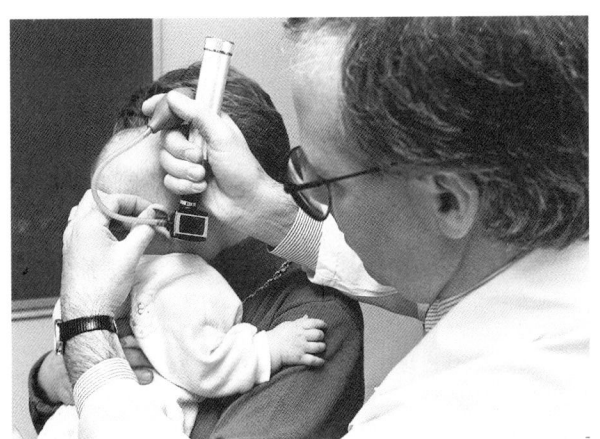

图 7-6　充气性耳镜检查。检查者可以用一只手握住耳镜和气囊，用另一只手捏住耳郭。并且把手后面剩余的地方靠在婴儿头上固定耳镜。如果婴儿的头突然移动，检查者的手和耳镜也可以一起移动

○ 关键点

如果使用耳垢软化剂，记得提醒家长哪些品牌可能会引起耳道和周围软组织炎症反应。

使用注射器清除耳垢是一项较少创伤的方法。在过程中需要准备一条毛巾、痰盂来接住从耳朵里流出来的脏水，同时一名经验丰富的助手也是必不可少的。孩子需要被较轻柔地固定住，坐位或卧位都可以。大一点的孩子可以鼓励他们参与到检查中，例如自己手持痰盂。耐心地向他们解释你将要做什么和为什么要这样做。温柔的抚摸以及和蔼的语调可以制造轻松的气氛，不断帮孩子消除恐惧情绪并适时给予鼓励，可以让注射过程变得易于接受。

在开始前首先要确定水温适宜（手摸上去刚好合适）。在婴儿，我建议每次注射宜用10～20ml的注射器。再大一点的孩子使用20～50ml的注射器。想要完全冲洗掉耳垢需要大量的水。鼓膜在冲洗后会显得更加粉嫩。

耳垢刮除术需要技巧、合适的工具和家长的配合。耳垢刮除术在清除耳垢上比注射器更有效。记住，只清理在你观察鼓膜视野内的耳垢。想要获得刮除耳垢的技巧，你需要向专家请教并在他的指导下进行练习。简单阅读教科书并不能掌握这项技能。

在此过程中需要一只较钝的刮耳器、一个耳镜和一个具有外科手术技能的操作者。向家长仔细解释什么过程是必要的，以及为什么孩子要被彻底地约束。他们要了解耳道是敏感的、易出血的。事先告知他们在操作后有可能会有少量出血。一旦你可以清楚看到外耳道，小心轻柔地移动刮耳器使尖端越过耳垢，小心地将耳垢拖出。

○ 关键点

通常在直视且孩子被完全固定住的状态下进行耳垢刮除术。

口腔检查

检查时的体位

检查口腔时的方法与检查耳部相似。需要掌握口腔解剖结构、检查技巧、合适的工具和适当的体位。

大多数孩子在检查中可以良好配合。小婴儿配合与否取决于在被要求时他们的嘴巴是否张得足够大。但是一定数量的孩子对压舌板和口腔检查存在恐惧心理。多数孩子在类似检查中有过疼痛等不愉快经历，或表现出在检查时过度敏感。最好的检查方法是在检查中表现出绝对的自信。

在孩子面前闪烁耳镜的亮光而不让他们看到压舌板。允许孩子帮你拿着手电筒甚至是压舌板，这样可以给他们一种控制的感觉。检查小婴儿时，最好用手臂约束住他们（图7-7）。大一点的孩子最好在坐位时检查（图7-8）。鼓励孩子张大嘴并发出"啊……"的声音。在许多孩子，在嘴巴张到最大时，软腭会升高，舌头自然下落，这样可以提供一个清晰的视野，甚至可以看清悬雍垂。在另外一些孩子，尽管他们全力配合，仍

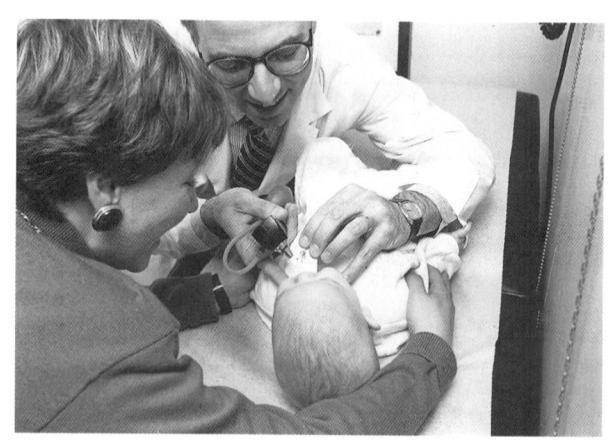

图7-7 口腔检查，仰卧位。母亲将婴儿的手臂固定在身体的两侧

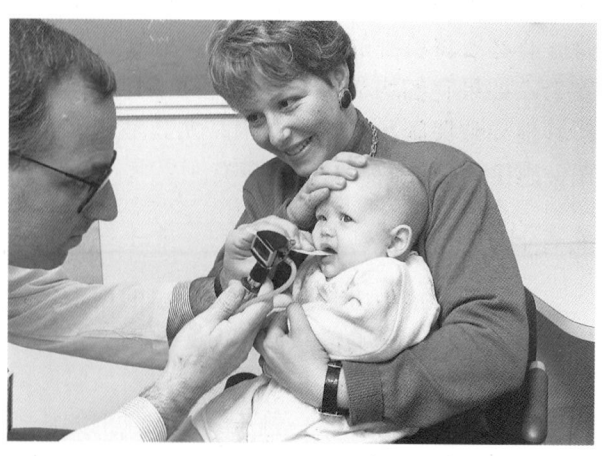

图7-8 口腔检查，坐位。母亲用一只手限制婴儿的手臂，用另一只手固定头部

然需要使用压舌板抵住舌头，以看清口腔全貌。抵住舌头的动作可以导致干呕反应，这可以使软腭上升，清晰地暴露咽后壁。

如果孩子拒绝张嘴，依然有办法完成视诊。你需要一个助手确保孩子被合适地约束（与检查耳朵时体位一致），并且在检查过程中始终与孩子进行对话以使他们分心。将压舌板放置在牙后方，并迅速地滑动至舌根部，这个动作可以为你提供几秒钟的观察时间。同时也会造成干呕甚至呕吐，如果出现呕吐，可以迅速抽出压舌板使口腔闭合，使下颌抬高。在检查过程中不断鼓励孩子。在体格检查中孩子们更进一步的配合取决于你与她们沟通的能力，尤其是在进行了一项疼痛不舒适的检查之后。

○ 关键点

许多儿童有获得性敏感的胃反流。注意儿童的面部表情，观察呕吐发生时的表现。

呼吸

检查时常规对孩子的呼吸气味进行评价。小孩子在患有发热性疾病时常因饥饿或热量不充足发生酮症时，闻起来具有丙酮的味道（很像洗甲水的味道）。这种味道还有可能提示糖尿病酮症酸中毒。患有白喉或传染性单核细胞增多症的孩子呼吸也会有特征性气味。口臭可能与口腔卫生不良或齿龈炎、鼻头炎及便秘有关。

口唇

口腔检查从对口唇的视诊开始。结合家庭成员遗传背景观察口唇颜色。口唇蓝紫色提示中心型发绀。在小婴儿通常在口周可见到由于血管收缩所造成的灰蓝色小斑点。在新生儿上唇常可见水疱或起硬皮。这种水疱或起硬皮现象生后即可见到，多是由于用力吸吮所致。唇裂是显而易见的。口腔黏膜上的小斑块是由于念珠菌感染所致。在儿童期唇疱疹与1型单纯疱疹病毒感染有关。口周的红斑尤其是上唇上方和下唇下方的红斑可能是由于频繁舔舐造成的，称为"舔唇的皮疹"。

翻起口唇可以看是否存在黏液囊肿，通常在20岁以前可以看到。这些囊肿是由于小唾液腺的机械创伤引起。

牙龈和口腔黏膜

在视诊口唇之后对牙龈和口腔黏膜进行视诊。即使孩子口腔紧闭，仍然有办法用压舌板轻柔地撬开口唇在手电筒的协助下对口腔黏膜进行视诊。注意牙龈的颜色以及是否存在炎症（牙龈炎）、囊泡或溃疡。注意是否存在出血点或瘀斑，注意牙龈有无肿胀，在严重的牙龈炎时，肿胀的牙龈可能将牙齿部分包裹。

小婴儿口腔黏膜上的白色斑点可能是由于喂奶或念珠菌感染引起，口腔念珠菌感染在新生儿比较常见而且无害。可以尝试轻柔地用压舌板或棉棒刮除斑点，奶渍会很容易被清除，而念珠菌感染的斑点则不易被刮除，或刮除后形成出血点。

牙齿

牙龈的视诊包括对牙齿的视诊。第一颗乳牙萌出时间有很大差异，有的孩子可能出生就有（诞生齿），有的到生后12个月后才会萌出。大多数孩子出牙时间在生后3～4个月时，出牙时间延迟可能提示甲状腺功能减退症或全身性骨骼发育延迟。

仔细注意牙齿的形状和排列情况，牙龈与乳牙的位置关系，是否造成口唇、舌头或牙齿附近的口腔黏膜破损。

特生性的钩状齿可见于外胚层发育不良的孩子，如果孩子牙齿排列异常导致门牙萌出受阻，应建议到口腔科就诊，因为位置异常的牙齿可导致牙齿碎裂，并且造成口唇或黏膜损伤，应立即到口腔科就诊。

牙龈看起来是否健康还是存在炎症？在你用压舌板碰触时是否会流血？在患有慢性疾病时，如肾病综合征和先天性心脏病可能会导致牙周炎。在用药情况下可能会导致牙龈改变，广谱抗生素的应用可能会导致加斯酵母菌感染性牙龈炎。齿龈肥大可见于那些较长时间使用抗癫痫药物（如苯妥英钠）的孩子。注意牙釉质的颜色，有无龋齿。有很多先天或遗传因素可导致牙釉质异常，对你的发现进行准确描述，并且询问家长是否注意过这些改变。龋齿刚开始的时候，可能只是一个不透明的白色小点，然后逐渐发展成典型的龋齿。饮食中的糖和易导致发生龋齿的口腔环境（如变形链球菌感染）导致口腔pH值降低，从而易发生龋齿。

近年来，婴儿的口腔卫生问题逐步得到重视。在发达国家不良的口腔卫生状况，龋齿和其他可预防的口腔疾病均被建议到口腔中心就诊。所有的家长均应在孩子1岁时开始正规的口腔护理。

舌

大多数幼儿和孩子均能在被要求时做出伸舌动作。注意舌的大小是否与口腔成比例，再伸舌时舌是否能保持静止不动，这种特征性的改变见于先天性甲状腺功能减退症和Beckwith-Widemann综合征。健康的舌是湿润和有光泽的，脱水的孩子舌看起来则显得粗糙。注意颜色的改变，舌肿胀并且舌乳头发红（草莓舌）见于链球菌感染。舌表面颜色不均且分界清楚是由于血液循环不良导致舌表面黏膜剥脱所造成，通常称作"地图舌"。

视诊时注意观察舌两侧边缘有无损伤迹象，通常损伤与牙齿排列异常有关，舌下和口腔底部可见黏液腺囊肿或舌下腺囊肿，舌下腺囊肿通常是淡蓝色柔软的包块。

舌与口腔底部相连接的组织结构叫做舌系带。曾经人们为新生儿剪断舌系带以避免"大舌头"。经过多年以后，发现舌系带长短与语言发展和发音无相关性。

通常用压舌板轻柔地抵住舌前端2/3就可以清晰地暴露后咽部。如果在你观察中受到阻碍，可以将压舌板轻柔地向前移动，并压住舌头后1/3处，这样可以使嘴巴张得更大，软腭上提，为你观察口腔后部结构提供清晰视野。随时注意孩子是否要呕吐。

○ 关键点

如果你使用压舌板尽量避免压住舌头的后1/3。

硬腭和软腭

视诊包括观察口腔的拱形顶部和悬雍垂的形状。当你有足够的视诊经验时，你将有足够的信心判断是否存在高腭弓或其他异常情况。腭裂同时合并有软腭裂较容易观察。软腭裂是一种黏膜下的骨裂。因此在检查新生儿时有必要用一个手指对腭部进行触诊，以明确是否存在黏膜下裂。

观察软腭和悬雍垂，在孩子呼吸和发音时悬雍垂可发生移动；注意悬雍垂的移动方式。不对称的移动可见于甲状腺切除术后瘢痕形成和神经传导异常。软腭或硬腭上存在瘀点，可能与链球菌感染有关。

扁桃体

沿着软腭两侧，你可以观察到两个网状组织，通常被称作"扁桃弓"，在它们之间就是扁桃体。这个淋巴组织的大小个体差异性很大。在出生时不易被观察到，随着年龄增长有增大趋势，在6~9岁时可达最大尺寸。在此之后，逐渐变小直至成人期不再可见。扁桃体增大通常会引起家长和内科医生担忧，绝大多数孩子扁桃体增大，但不会引起呼气和吞咽困难。在感染后可以在扁桃体上观察到凹陷和白色的分泌物。

仔细评估扁桃体的大小、颜色及形状，同时是否存在渗出物、囊泡、损伤、周围软组织改变（软腭、悬雍垂、扁桃弓和口腔黏膜）。扁桃体和扁桃体凹比口腔黏膜和后腔部更加红润。再次强调，除非你有足够的经验，否则你不能轻易对是否存在炎症或扁桃体大小是否异常下结论。曾经习惯将儿童期所有的咽部疼痛都归结于扁桃体炎症。现在通常的认知表明，扁桃体会在一段时间后自发减小，并且不建议做扁桃体切除术。

○ 关键点

扁桃体大小不对称，尤其在一侧扁桃体增大甚至使悬雍垂移位时，需注意扁桃体周围脓肿或肿瘤。

咽后壁

咽后壁是口腔后部的分界。一些孩子可以配合你检查，把他们的嘴张得足够大以暴露咽后壁。而在另一些孩子，则需要使用压舌板。通过足够多的检查以获得能正确判断咽后壁正常颜色的经验。注意观察有无水肿、淋巴增生、渗出、出血或过多的分泌物。详细描述观察所见。在你有足够的经验前不要妄下诊断。

会厌

头颈部常规检查中并不包括会厌部检查。在很多孩子，当他们伸舌头时会厌清晰可见。会厌结构在舌基底部之后，看起来是一个细长弯曲的粉红色组织。在感染发生时，会厌肿大看起来像一个红色肿胀的拇指竖立在后咽部。

○ **关键点**

在感染发生时，不要进行会厌部检查。因为这一行为有可能导致气道阻塞。

检查鼻部

鼻部是面部最突出的器官，检查简单易行。观察鼻的外形，有无畸形或向一侧扭曲。要求孩子将他们的头部向后仰，以便你可以观察鼻中隔以及是否存在分泌物。单侧鼻孔有异味可能提示鼻孔内存在异物或由于息肉及其他异常导致的鼻堵。通过鼻分泌物的颜色并不能判断感染究竟是由病毒或细菌引起。在安静呼吸时观察是否存在鼻扇。鼻翼扇动是呼气困难的临床表现，提示存在肺炎或充血性心力衰竭。鼻下部皮肤的水平折痕常可见于那些因为过敏而经常揉搓鼻子的孩子。

接下来视诊鼻子内部。你需要一个鼻镜或手电筒。记住鼻腔富含血管并且非常敏感，细小的损伤就可以导致疼痛甚至出血，继而导致孩子的不合作和家长的不满情绪。视诊时小心地沿着鼻腔底部向前滑动窥镜。轻柔地压两侧鼻翼以暴露鼻甲和黏膜。注意有无水肿、苍白、炎症、出血或分泌物。部分或全部堵塞鼻道的肿胀苍白的鼻甲是鼻子过敏存在的表现。注意鼻部在呼吸时是否均匀运动。在新生儿有必要观察双侧鼻道是否均存在。双侧的后鼻孔闭锁在完全依靠鼻子呼吸的婴儿可导致发绀和呼吸暂停（见第4章）。

鼻旁窦

鼻旁窦是面部骨骼间存在的孔洞，对发声和共鸣起着重要作用。筛窦和上颌窦在出生时即存在，体积较小。前侧鼻旁窦在4～7岁时逐渐出现。伴随着鼻旁窦的出现和逐渐充满空气，他们也变成潜在感染的易发地。蝶窦在出生时即存在。

常规触诊鼻旁窦。有些孩子在触诊上颌窦时会感到疼痛，在自己或亲戚朋友身上进行试验。练习判断哪些孩子对压力感到敏感，哪些是确实感到疼痛。按压鼻下两侧或前侧鼻旁窦也可能引起疼痛。

○ **关键点**

鼻旁窦触诊疼痛并不是鼻窦炎的体征。有些人对触诊过分敏感，而另一些人即使在鼻窦炎存在的情况下也不会感到疼痛。

熟记各鼻旁窦的解剖结构。筛窦与上颌窦可能与眶周水肿及蜂窝织炎有关。牙痛可能与蝶窦炎症有关。鼻部分泌物长期存在可能与上颌窦炎症有关。

唾液腺

临床上较重视的唾液腺包括腮腺和下颌下腺。舌下腺和其他小的唾液腺在发生黏液腺囊肿或舌下囊肿时才会引起注意。腮腺只在肿大时才可触诊到。仔细复习解剖结构。腺体覆盖双侧面颊，上至耳前，下到颈部。肿胀的腮腺使耳前皮肤凸起。腺管开口于口腔，正对第二磨牙位置。观察发红的一侧腺体，有无面部肿胀，在戴上手套后用一只手触诊口腔内侧，另一只手触诊外侧。

下颌下腺是另一个较重要的唾液腺。腺管开口于舌下，舌系带两侧。较难区分肿大的下颌下腺和淋巴结，因为淋巴结覆盖于腺体之上。

颈部检查

颈部检查通常比较简单。在发热或不适的患儿，颈部检查有可能作出诊断。许多孩子格外怕痒因此抵触颈部检查。如果孩子足够大，检查颈部活动情况最好的方法是请他们做最大限度的颈部活动。对于大多数孩子来说，这是一项有趣的游戏。给孩子们下达以下指令以检查颈部活动度：

- 向侧面旋转："让你的下颌碰触肩膀。"
- 向侧面弯曲："让你的耳朵碰触肩膀。"
- 伸展："头部后仰，看天花板。"
- 弯曲："让你的下颌碰触胸部。"

在检查过程中你会需要一些玩具或手电以分散孩子的注意力。对于那些尚不能合作的小婴儿，让他们平卧，将一只手放置在枕骨下轻轻托举头部弯曲。过了婴儿期的孩子，如果感觉颈部僵硬（颈抵抗）是脑膜炎的重要体征；在脑膜易激惹（蛛网膜下腔出血）时可同时存在。

颈部活动时疼痛不是脑膜炎的体征。如果存在淋巴结炎、咽部疼痛或扁桃体脓肿也会造成弯曲颈部时疼痛。在你进行触诊或活动孩子颈部前，仔细询问孩子疼痛的位置，并进行视诊，观察有无腺体肿胀、红斑或皮肤改变。

淋巴结

复习头颈部淋巴结分布的解剖结构。淋巴结分布范围较广且容易触诊。同时应用双手，面对孩子，双目与他们对视。从枕骨脊开始，移动双手至后侧发际线、耳后，沿下颌移动向前（图7-9）。下颌角处的淋巴结最易发炎、肿胀，通常与轻微的呼吸道病毒感染有关。不要忘记检查颏下和锁骨上窝。

极少有孩子没有肿大的淋巴结。在严重感染后的几个月至几年间，肿大的淋巴结会持续存在。它们通常像弹丸一样，圆而硬，豌豆大小，表面如大理石般光滑，可移动而没有触痛。当淋巴结与周围组织粘连，直径大于1cm，或周围红肿、发热及疼痛时需进一步检查。与扁桃体相似（均为淋巴组织），淋巴结通常在生后逐渐增大直到6～9岁，而青春期后逐渐缩小。

甲状腺

第15章有关于甲状腺检查的详细介绍。

气管

可以在孩子仰卧或直立位置下检查气管位置。尽可能多地对不同年龄组的孩子进行触诊以获得经验。气管位置可移动。在那些有着短小而又肉乎乎脖子的小婴儿来说，很难确定气管位置。你需要明确气管是否有向左或向右偏移的情况，因为这可能与严重的胸腔疾病，如气胸或肺不张有关。

颈部典型异常情况

颈部检查的几种典型异常与严重器质性疾病有关。首先是颈蹼，就是颈部两侧皮肤过多。这种情况在女孩见于Turner综合征，男孩见于Noonan综合征。颈部包块、小凹为胎儿期发育的残余结构。颈部中线上的在舌外伸时可上移的包块可能为甲状舌骨囊肿。如果囊肿发炎有可能会破溃形成窦道。在颈部两侧、胸锁乳突肌前的包块可能为鳃裂的残余物。

在新生儿，胸锁乳突肌上的包块可能与先天性斜颈有关。包块为纤维瘤组织，可导致肌肉短缩并限制颈部运动。头部会向患侧倾斜，同时旋转向健侧，早期诊断斜颈并加以适当的物理治疗可保证将来运动功能健全。

总结

在本书的其他章节不会像本章一样提供在儿科体格检查中存在的每一种情况。你必须熟知你所服务的人群的正常范围。在检查过程中时刻注意让每一个家庭成员了解你是真的对孩子的情况感到关心。丰富的经验及与孩子有效的沟通可帮助你顺利完成体格检查。你会发现年轻的父母们通常会对你和蔼的语调、轻柔但稳健的检查给予积极的配合。

（祝　捷译　张雪峰校）

推荐阅读

American Academy of Pediatrics: Preventive oral health intervention for pediatricians. Pediatrics 122:1387–1394, 2008.

Canadian Paediatric Society Safe sleep for babies. (Web site): http://www.caringforkids.cps.ca/pregnancy&babies/safesleepforbaby.htm.

Bluestone C: Paediatric otolaryngology, 4th ed. Philadelphia, Saunders, 2003.

Krol DM, Keels MA: Oral conditions. Pediatr Rev 28(1):15–21, 2007.

Canadian Paediatric Society: Preventing flat heads in babies who sleep on their backs. (Web site): http://www.caringforkids.cps.ca/pregnancy&babies/Flatheads.htm.

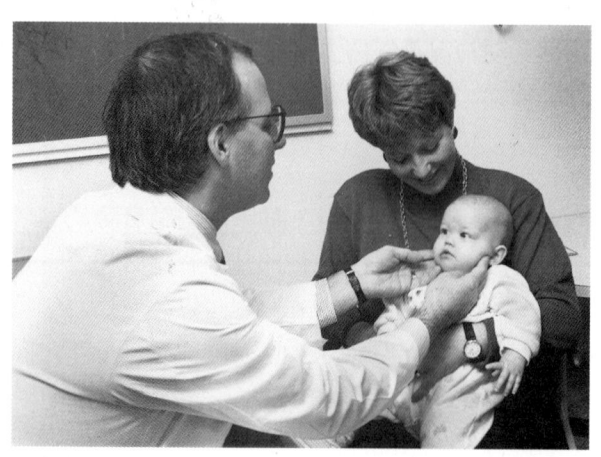

图 7-9　前颈部淋巴结的触诊。婴儿安静地坐在母亲的膝盖上，检查者面向婴儿

第8章 视觉系统检查

G. Robert Laroche

每个孩子都是艺术家。问题是，如何让我们长大时还能是艺术家。

——帕勃罗·毕加索

在婴儿出生后第一年中，大约有80%的感官信息来自视觉，所以如果视觉系统不完善，会对孩子的智力和身体发育产生严重的影响。除了直接侵犯眼睛或视觉系统的疾病外，许多全身性疾病也会表现出眼部症状和视觉体征，可以为及时诊断病情提供重要线索。

要进行可靠的视觉评估并不需要昂贵的设备，也不用花费太长的时间。本章的第一部分阐述了婴儿和儿童的正常视觉系统，并提供了用于阐述眼科研究结果的专业词汇和一些常见的情况；第二部分阐述了检查技术；最后描述了评估具体眼病要问的一些关键问题以及在说明病因时顺序诊断逻辑的作用。

婴儿和儿童的正常视觉系统

尽管所有年龄段的眼部大体解剖相似，但幼儿和成人的眼部还是有很多重要差异的，例如，儿童的眼睛和眼眶的体积关系和成人就有极大的不同。

○ 关键点

儿童的眼球占据了眼眶的大部分，所以更容易受伤。在出生后第一年，眼球长至成年的50%，角膜直径从10mm增至12mm。

在婴儿期，脉络膜产生蓝色色素，盖住薄薄的巩膜。白种人出生时虹膜色素少，至少在出生之后8个月虹膜的颜色才能最后确定。直接检眼镜可见婴儿眼底为灰白色，黄斑不清晰。随着幼儿年龄的增加，眼底变暗，黄斑区比周围视网膜要暗。可以清晰地看到黄斑区呈椭圆形，检眼镜光的明亮反射光称为黄斑中心反光（彩图8-1）。

在出生过程中眼睛可能会受伤，很多经产道出生的新生儿的巩膜表面及视网膜会出血。出血可能会让父母和医生感到恐慌，但其实出血本身没有害处，而且通常在2周内就会消失。婴儿出生时，鼻泪管常常会在下鼻甲的鼻黏膜连接处发生阻塞，一般来说，90%的阻塞可以自行通畅，但有些孩子会持续到1岁，他们就会有持续泪溢现象，但只有少数孩子需要进行手术治疗。

和10年前相比，我们对婴儿视觉的发育过程和速度有了更多的了解。视觉有几种不同的方式，各种方式通过不同的神经通路执行特定的视觉功德，如对比敏感度、视觉定位、眼球运动和视觉超分辨能力（hyperacuity）。每种功能的发育速度不一样。实际上，正常新生儿能够很容易地看见人脸，并通过这种方式来表现其视觉能力。如果人脸在近距离范围内缓慢移动，他们甚至能随着人脸做眼部或头部运动（图8-1）。婴儿只有在觉醒和清醒状态时（常常在喂哺前或喂哺过程中）有这种跟随人脸运动的能力。这种天生的能力在婴儿未来的发育过程中很重要，因为如果小婴儿在出生后数分钟就能直视他们的父母，那么极少有父母不能与孩子建立感情上的依恋。相比之下，因为盲儿或斜视婴儿没有正常的目光接触，无法建立这种互动，所以要建立与正常婴儿和他们的父母之间一样的感情依恋就会困难

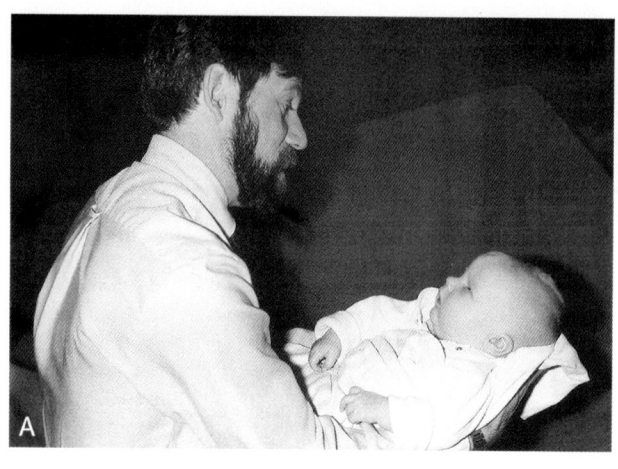 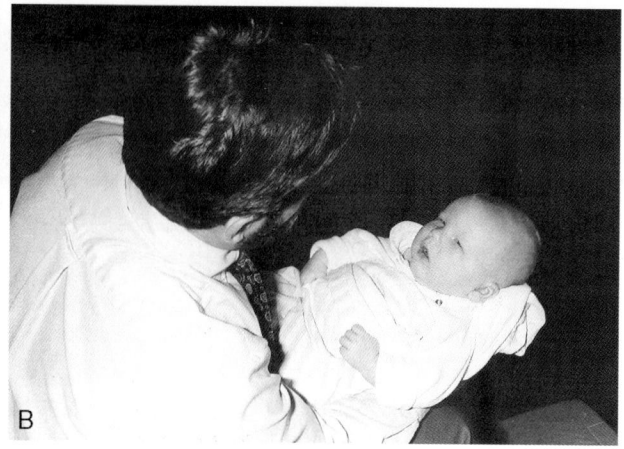

图 8-1 小婴儿的人脸跟随视力测试。(A) 把孩子抱住，离你大约一臂长，将其头部支撑住。检查者的脸与孩子注视的方向呈一条直线。(B) 将你的脸慢慢地向旁边移动，观察婴儿的反应。这个 2 个月大的男孩的人脸跟随反应很好；他在白内障手术 2 周后戴上了隐形眼镜

很多。

3 月龄时，婴儿喜欢看人的嘴和眼睛以及简单的彩色玩具。1 岁学步期的婴儿视力是成人最好视力的一半。3 岁时单眼至少能看到 6/9（或者美式 20/30），可以用特制的视力表来检查他们的视力（见本章 LH 测试部分）。数字比率 20/30 表明一个 3 岁的孩子可以看到 20 英尺（约 6.10m）处的物体，普通成年人则能看到 30 英尺（约 9.15m）处的物体。

○ 关键点

婴幼儿在出生时其颞区视野比较好；到了 6 月龄，他们与成人的视野已经相差无几了。

色觉在幼年时就已经出现。新生儿也有色觉，但不如较大婴儿那样敏感。新生儿看不清淡颜色，但到 3 月龄时就建立了正常的三色视觉。该年龄的婴儿能够区分红色、绿色和黄色。

我们已经证实双眼视（指看三维物体的能力）在 3 月龄时就已经出现，此时，眼睛也能够很好地进行对焦。这一表现强调了 3 月龄后眼睛持续斜视的临床意义。

在 3 月龄前，眼球运动可能会出现不规则、不稳定或非共轭的现象。健康新生儿的眼睛可以进行向下或向上的强直运动。有时候，会发生斗鸡眼（内斜视）或脱窗（外斜视）。

○ 关键点

要记住，单眼或双眼持续向任何方向的斜视，在任何年龄段都是一种异常现象。

新生儿瞳孔运动比较少，这时要对眼睛进行彻底检查几乎是不可能的。对大一点的儿童进行瞳孔检查需要配合和耐心，因为孩子几乎不能固定地注视远距离目标，而检查者要用闪亮的光线来刺激瞳孔对其进行评估。儿童注视灯光或其他任何地方，并不断地调节焦距，瞳孔直径会不断变化，有可能会阻碍医生对其光诱导反应的正确评估。

新生儿眼睛的调焦能力是有限的。从现实的角度来看，新生儿眼睛的焦距只有成人手臂的长度。在出生后几个月，焦距有所增加，他们眼睛的调节幅度很快达到显著水平。例如，一个 5 岁的幼儿，由于其调节能力极好，他可以清楚地看到天空中的飞机，然后在几分之一秒内迅即转到近处看清手上一个小蜘蛛的细节部分。遗憾的是，这个非凡的调节能力并不能维持终生。

最后是关于介质的透明度。孩子眼睛的所有视觉部件都非常透明，这样一来，检查者如果用直接检眼镜（一项艰巨而有意义的技术）进行近距离观察时，可以很清晰地看到一个明亮的视网膜图像。而且，临床医生也能用非常简单的红色瞳孔图像（反射）测试来对眼睛的完整性进行严格的评估。在适当的条件下，瞳孔中明亮的色泽

为光束进入眼内到达视网膜并进行反射提供了一条清晰的路径。这就是为什么拍摄照片可以成为检测严重眼疾的基本筛检工具的原因。

○ **关键点**

> 在一定的条件下观看一个正常孩子的眼睛时，可以看到清晰红色的瞳孔反射。

术语的定义

该部分对诊断有帮助，列出了一些总结患眼病儿童特征的简要术语表。框 8-1 和图 8-2 列出了用于检查眼睛的工具，表 8-1 列出了定义和缩写词。

弱视

弱视是指眼部无明显器质性病变，也没有遗留的器质性病变的情况下单眼或双眼视力下降。如果及早治疗（最好是 9 岁之前），弱视是可逆的。如果是由先天性白内障或先天性上睑下垂造成的弱视，在发生初期就会很严重。如果某些治疗（如给健全的眼睛戴眼罩）过迟的话，就会发生遮盖性弱视。

失明

法律上对失明的定义是视力等于或低于 6/60（20/200）。大多数视障儿童援助机构在进行服务登记时要求患儿的视力不得超过 6/24（20/70）。

框 8-1　进行充分的小儿眼科检查所需要的设备

基本设备（图 8-2）
- 你的脸（最好不要戴眼镜）
- 直接检眼镜
- 其他便携式焦点光源（最好是耳镜）
- 红色的无盖橡胶奶嘴（粘在焦点光源上，制造一个明亮的红色目标）
- LH 视力包，内有胶带，用于闭眼
- 托吡卡胺（1%）短效扩瞳（弱效睫状肌麻痹剂）滴眼液

辅助设备
- 视动性眼球震颤测试条（条纹领带也可以）
- 带手术放大镜和钴蓝色光带的荧光条
- 食物（或哺乳的母亲）

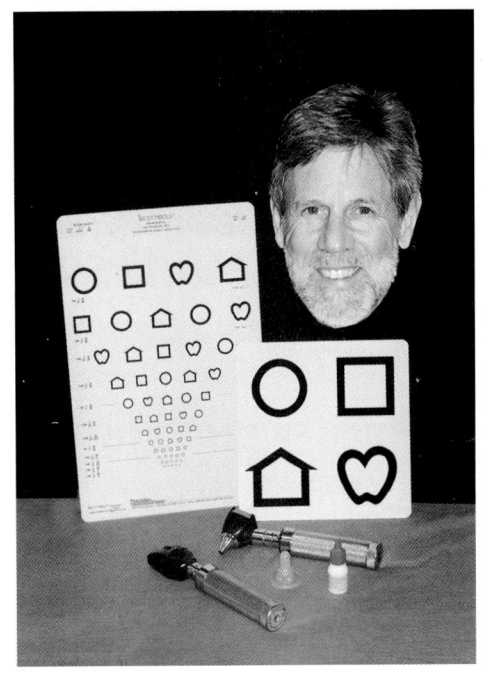

图 8-2　评估儿童视觉系统的设备：你的脸、检眼镜、耳镜、红色奶嘴、视力检测试剂盒和短效扩瞳剂（1% 托吡卡胺）

在世界不同地区，导致失明的主要原因各有不同。在许多发展中国家，营养不良、盘尾丝虫病和沙眼是失明的元凶，而在发达国家，法律上的失明往往由黄斑变性、青光眼、糖尿病、视网膜病变、弱视、外伤及角膜疱疹引起。在北美，玩具枪眼伤是儿童外伤性失明的主要原因，许多医疗专业团体提议要对这些枪进行管制。弱视患病率为 4%～5%，它是单眼失明的一个重要原因。在北美，遗传性疾病（主要累及视神经和视网膜）、产伤和先天性缺陷（白内障最为常见）是导致儿童失明的重要原因，还有视网膜色素变性和白化病。随着越来越多极低出生体重儿得以存活，早产儿视网膜病变（ROP）和视神经萎缩卷土重来，又成为儿童视力下降的重要原因。

白内障

白内障是白瞳症（瞳孔为白色，在希腊首次发现，彩图 8-2）的一个重要原因。小儿白内障的原因包括先天性风疹、代谢紊乱、染色体异常等。白内障可能是由于眼内炎症（葡萄膜炎）引起的，也可能和其他眼部畸形一起发生。许多特发性白内障具有偶发性，但有些是由遗传引起的，有些全身给药的药物也会引起白内障。类固

表 8-1　眼科术语速记法*

缩写	定义
ALT	交替性斜视，几乎所有的斜视病例中，固视（用眼睛来看东西）一次至少用一只眼睛，如果视力相同，眼睛会交替固视
APD	传入性瞳孔障碍
CD	角膜直径
C/D 比值	杯/盘比值（患有青光眼的人杯可能会扩大）
CL	隐形眼镜
Comit	共同性
E	内隐斜视，双眼视觉有干扰时（如眼睛被覆盖），眼睛只向内转
ET	内斜视，一只眼睛自发性向内转
E（T）	间歇性内斜视，眼睛只是偶尔向内转
IOL	人工晶状体
IOP	眼内压力
OD	右眼（拉丁文）
OS	左眼（拉丁文）
OU	每只眼（拉丁文）
PERLA	两个瞳孔对光和调节的反应相同
SLE	裂隙灯检查
VAcc	矫正视力（戴眼镜或隐形眼镜）
VAsc	非矫正视力
X	外隐斜视
XT	外斜视，一只眼睛向外转
X（T）	间歇性外斜视，眼睛偶尔向外转

* 例如，斜视的诊断可以写成 "ALT Comit X（T）"，意思是 "交替间歇性共同性外斜视"

醇是常见的元凶，而且可能会导致青光眼。白内障儿童患有弱视是很严重的问题，因此婴幼儿白内障需要立即引起注意。术后光学矫正可能需要婴儿使用隐形眼镜，但在 2 岁以上儿童中人工晶状体则更适用。

眼组织缺损

这是一种眼睛的胚胎期裂隙闭合缺陷，因此，眼睛下鼻侧位置缺损。情况不严重的病例只累及虹膜，在一些严重的情况下，会累及脉络膜和视神经（彩图 8-3）。如果累及视神经，很可能是中枢神经系统中线缺陷，如视神经发育不全（见本术语的定义）。

内眦赘皮（假性斜视）

皮肤包住了隐藏的鼻巩膜。从侧面看孩子时，可以看到一个很明显的错位。这就是所谓的假性斜视，是一种非常常见的情况。

内隐斜视和内斜视

这种斜视是双眼向鼻侧偏斜。患儿一只眼睛往往比较好，这意味着不好的那只眼睛患有弱视的可能性极大。交替注视时两眼视力可能相同。从注视模式得出的视觉推论适用于所有形式的斜视。有些由调节性因素引起的内斜视适合进行光学治疗（即戴眼镜）。大多数斜视病例为部分调节性，需要用眼镜矫正和手术进行综合治疗。显性斜视（tropia）是在观察东西时发生的斜视，而隐性斜视（phoria）是一种特定类型斜视的倾向。隐性斜视只有在两只眼睛的视线不合并（或者阻止两只眼睛的视线合并，例如，把一只眼睛遮住）时才可以看出来。疲劳时或白天做梦时可能会出现隐性斜视。

青光眼（婴幼儿青光眼或先天性青光眼）

这是一种罕见的但很重要的眼部疾病，往往表现为流泪和畏光（即眼睛不能忍受正常的日光）。青光眼可能被误诊为泪道阻塞，但因其伴有畏光和角膜变大的现象，可以帮助医生作出正确的诊断。要及时进行治疗，通常要进行手术。弱视又往往和青光眼一起出现。

头部侧斜

许多疾病都有可能诱发异常头位，其中有许多为眼部疾病。典型病例是第Ⅳ对脑神经（即滑车神经，人们认为这对神经可以避免复视，并保持眼睛的对焦）麻痹引起的代偿头部侧斜。如果头部没有倾斜，眼睛就会表现出垂直斜视，患者看到的东西就有重影（图 8-3A）。

扭头

在阅读或在看一个小的视觉目标时采用一种异常的头位，通常是由第Ⅵ对脑神经（展神经）麻痹或眼球震颤造成的。由第Ⅵ对脑神经麻痹引起的扭头是用来避免水平复视（图 8-3B），眼球震颤引起的扭头是通过减少眼球震颤（零位）来改善视野。

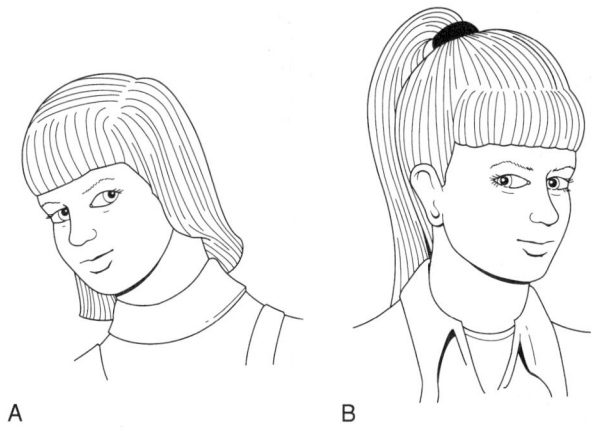

图8-3 头部姿势异常。（A）第Ⅳ对脑神经（滑车神经）麻痹，向右倾斜。（B）儿童的头部向左转，以避免第六对脑神经麻痹所引起的复视（患者的头朝麻痹侧转）

血管瘤（眼眶血管瘤，毛细血管瘤）

孩子在1～6个月龄时，先天性良性肿瘤长得很快，但之后往往会自行退化（彩图8-4）。先天性良性肿瘤会造成瞳孔阻塞或高度散光（或两者兼而有之），从而引起严重弱视。为了保护视力，必须在早期就进行治疗。必要时有可能要对肿瘤进行类固醇注射、全身治疗、戴眼镜、给健全的眼睛戴眼罩等。

上隐斜视、下隐斜视、上斜视、下斜视

垂直眼偏斜。

眼前房出血

血液进入眼内的前房（彩图8-5）。如果创伤很严重，引起前房积血，就有可能累及眼睛的其他结构，导致视网膜剥落或伤到虹膜角膜角的小梁网，从而导致青光眼。1/3的眼外伤诊断中有前房出血，而且是儿童眼病的重要原因。在发病后5天内，有6%的病例前房再次出血，造成更严重的并发症，但可以通过减少身体活动来防止再次出血，在一些非常情况下，可以用系统抗纤维蛋白溶解剂来防止再次出血。

眼裂伤（角膜或整个眼球）

伤口穿透了眼睛的保护层。如果有锐器伤眼的病史，就要考虑眼裂伤（很强烈的钝性撞击也可能使眼球裂伤）。眼裂伤时，不要试图拨开眼睑，这样做可能会使眼睛内容物喷射出来。简单的角膜裂伤修复手术之后，可能会出现散光（一个弱视的致病因素，需要进一步强化治疗，包括隐形眼镜和戴眼罩）。

泪道阻塞（先天性）

泪道阻塞是良性眼疾，但包括在先天性青光眼的鉴别诊断中。90%的患儿在12个月内可以自愈，但年龄再大就很难自愈。

白瞳症

白色瞳孔（彩图8-2）。这一表现具有重大的临床意义。鉴别诊断包括视网膜母细胞瘤和白内障。视网膜母细胞瘤如果延误治疗会导致死亡；白内障延误治疗则会导致永久性失明。

淋巴管瘤

眼眶弥漫性良性肿瘤经常发生内部出血，是上眼睑下垂和眼球突出的另一个原因。淋巴管瘤几乎不可能在童年时期完全切除，它也是散光和弱视的原因之一（图8-4）。

有髓神经纤维层

视神经盘附近（彩图8-6）视网膜的表面神经纤维周围的髓鞘的存在异常。它范围很大，使红色的瞳孔反射呈现白色（白瞳症）。如果黄斑没有严重受损，视力一般是正常的。

眼球震颤

这个医学术语是指那种不稳定的、摇晃的或颤抖的眼睛。在高达90%的病例中，引起眼球震

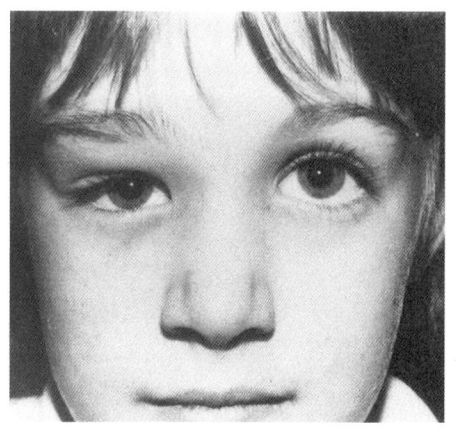

图8-4 右眼眶长有淋巴管瘤，由于病灶对眼睛的形状有很大影响，造成眼睛散光，所以视力低下

颤的眼部原因都可以确定。它主要是在幼年时期视力减退时发现的。大多数为感官方面的原因，影响了前视觉通路。其原因可能是视网膜疾病（锥体营养不良、早期视网膜色素变性或先天性弓形体视网膜瘢痕）、神经性疾病（视神经异常或早期营养不良）、外胚层疾病（各种形式的白化病），甚至视觉性疾病（白内障或角膜异常）。在眼球震颤患者中，眼睛运动的类型并不能表明任何具体的病因。

新生儿眼炎

在北美，新生儿眼炎过去主要是由淋病双球菌引起的感染。现在，最常见的致病微生物是沙眼衣原体。酿脓葡萄球菌可能会导致新生儿育儿室中结膜炎的爆发。瞬态化学性结膜炎一般继发于为预防新生儿眼病滴入1%硝酸银的刺激。这种用于预防新生儿淋球菌和衣原体眼炎的最好的预防剂，仍然备受争议。

视神经发育不全

这是小儿先天性失明的一个常见原因。视神经发育不全往往是因为误诊为视神经萎缩，因为继发性眼球震颤（感官性）掩盖了视神经发育不全，从而引起误诊。视乳头（神经盘）小于正常大小（彩图8-7）。寻找中枢神经系统中线缺陷，包括与之有关系的下丘脑—垂体轴生长激素缺乏症（见第16章）。

神经麻痹（第Ⅵ、第Ⅲ和第Ⅳ对脑神经）

眼外肌由不同的脑神经支配：上斜肌由第Ⅳ对脑神经（滑车神经）支配，外直肌由第Ⅵ对脑神经支配，其他肌肉由动眼神经（第Ⅲ对脑神经）支配，它在眼睛调节时还支配瞳孔和睫状体。这些神经的任何损伤都会导致斜视，斜视的角度根据目光的方向而有所不同——这就是非共同性斜视。通常，人们认为扭头是第Ⅵ对脑神经麻痹引起的，而眼睑下垂是第Ⅲ对脑神经麻痹引起的。第Ⅳ对脑神经（滑车神经）麻痹导致同侧斜视和对侧头部侧斜（图8-3）。

眼眶蜂窝织炎

任何眼眶周围的炎症都会引起人们的关注，鉴别诊断应包括横纹肌肉瘤（见后面的定义）。如果炎症侵犯眼眶，眼球运动会减少，患者极有可能会丧失视力。流感嗜血杆菌脑膜炎是5岁以下儿童的并发症。在没有明确皮肤外伤或眼周感染病史的儿童身上，眶周蜂窝织炎（彩图8-8）最容易与筛窦炎并发，CT和MRI对明确评价最佳治疗方案有极大的作用。但在使用流感嗜血杆菌疫苗的地区很少有这种条件。大多数眶周蜂窝织炎的患者需要进行全身抗生素治疗。

持久性原始玻璃体增生（PHPV）

是指源自视神经盘的组织的单边密质血管化神经胶质残体，朝晶状体背后方向伸出。它是第一个存在于眼中、会造成晶状体的赘生物的组织。在持久性原始玻璃体增生中，晶状体为不正常的白内障性，造成了白瞳症；白瞳症的鉴别诊断包括其他形式的白内障和视网膜母细胞瘤。持久性原始玻璃体增生往往与小眼症和白内障有关。晶状体背面的血管可能会出血，从而诱发一种非常罕见的出血性白内障。持久性原始玻璃体增生是一个渐进的畸形，需要进行早期手术来挽救眼睛，只有这样视力才有可能恢复（图8-5）。

丛状神经纤维瘤

一种在神经纤维瘤患者身上发现的错构瘤。在眼眶中，这种病与蝶骨缺损造成的眶腔前窝内容物疝出一起出现。这种情况有可能导致一些视觉问题，如斜视、散光、视神经功能障碍等（图8-6）。

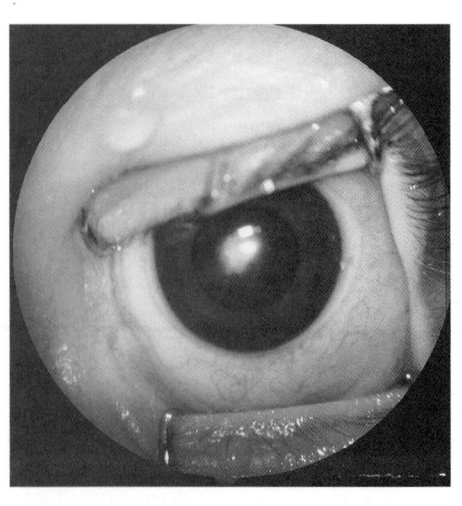

图8-5 持续性原始玻璃体增生是白内障的原因之一。晶状体背后血管膜的纤维化性质（增生性原始玻璃体）导致睫状突牵拉，瞳孔扩张后就可以看到这一情况

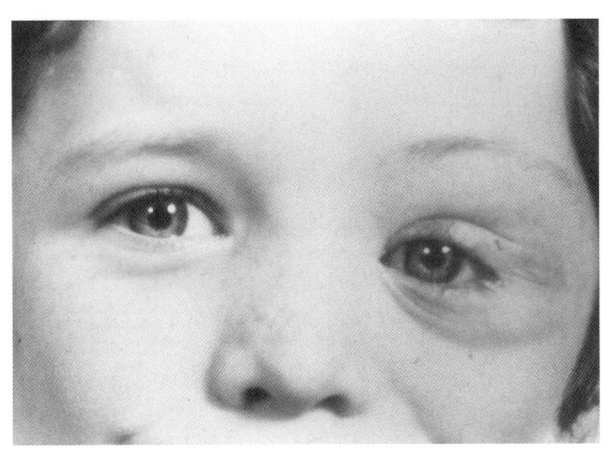

图 8-6 左上眼眶的丛状神经纤维瘤。这样的错构瘤往往迫使眼睛向下移,但在这个病例中,神经纤维瘤并没有引起任何斜视,角膜对光反射也是对称的。请注意上眼睑和下眼睑(较小的范围内)的完整性

屈光性弱视

弱视是由于眼睛聚焦不良(远视、近视或散光)导致看到的图像模糊不清。这种情况多见于 3~4 岁的儿童。

色素性视网膜炎

这是一个通用术语,指各种视网膜变性,包括脉络膜变性、所有光感受器官疾病,以及涉及其他器官系统的综合征(如 Laurence-Moon-Biedl 综合征和 Alström 综合征,引起与肥胖和其他全身功能障碍相关的渐进性视网膜变性)(彩图 8-9)。大多数视网膜色素变性患者在幼儿时期视力极差。

视网膜母细胞瘤

是单侧或双侧白瞳症的最重要的原因。视网膜母细胞瘤发病率为 1/15 000,患者往往还伴有斜视或红眼病(彩图 8-10)。造成这种疾病的基因位于 13 号染色体的长臂上。视网膜母细胞瘤如果能在早期诊断,大多可以治愈。在常染色体显性遗传家族性病例中,需要关注的是由次发性癌症引起的死亡。

早产儿视网膜病变(ROP)

是早产儿视网膜增生性疾病,与异常血管和神经胶质组织有关。早产儿视网膜病变可能由于瘢痕和牵引性视网膜脱离而导致失明。在一些罕见的未预先治疗的病例中,早产儿视网膜病变可能是部分眼睛白瞳症的原因。随着低出生体重儿存活率的提高,这种病例的发生率越来越高。80% 的早产儿视网膜病变的病例要进行单独治疗。早期积极发现并制订治疗方案可以防止瘢痕和保护视力。

横纹肌肉瘤

一种长在眼眶中非常严重的胚胎肌肉组织恶性肿瘤。它必须要与眼眶蜂窝织炎(见前面的定义)区别开来。横纹肌肉瘤表现为眼睛发生急性红肿。可以通过进行放疗和化疗来治愈,有 80% 的病例可保住视力。

斜视

是指两只眼睛的视轴偏离注视的共同目标。这种对焦不齐可能是水平的、垂直的或扭转的。共同性斜视患者各种方向注视时斜视程度(斜视角)保持恒定,通常不包括由神经麻痹或肌性原因引起的偏离。

TORSCH 病变(眼)

TORSCH 是先天性弓形虫(congenital toxoplasmosis)、风疹病毒(rubella)、梅毒(syphilis)、巨细胞病毒(cytomegalovirus)、单纯疱疹病毒(herpes simplex)首字母的缩写。本病包括白内障(白瞳症)和视网膜异常。

犬弓首蛔虫

指犬弓首蛔虫的幼虫可能在幼儿接触狗粪便和污垢时感染,可引起严重的眼部疾病。受感染的眼部往往无症状,常被当成白瞳症。受感染的多为 3~5 岁的幼儿。失明(只有单眼)可能是由寄宿在后葡萄膜的死幼虫所引起的瘢痕造成视网膜牵拉而引起的。先出现玻璃体炎症,然后发生视网膜脱离,引发白瞳症。只有极早期时通过全身类固醇治疗,情况才有可能有所好转。

葡萄膜炎

葡萄膜的炎症。患有单关节或少关节型的慢性类风湿性关节炎(在目前的儿科临床中,该术语用得比"幼年风湿关节炎"要多)的儿童经常会发生葡萄膜炎。该病常见于 4~6 岁、类风湿因子阴性、抗核抗体阳性、人类白细胞抗原 B27

阴性的幼女。通常表现为慢性炎症，无痛，累及双眼。可能会因为白内障、青光眼或角膜疾病引起失明。眼睛保持白色，不发红，直到疾病晚期。瞳孔检查是唯一可以在裂隙灯检查中进行的临床筛查，可以教家长做瞳孔检查（图8-7）。眼睛颜色是黑色的人种检查起来比较困难，但可以通过扩瞳（可以在家进行或在医生的办公室通过药物手段进行）来提高检出率。

采集病史

获得孩子的合作对视觉系统评估来说非常关键，有时在眼睛检查之前对大部分的病史采集是很有帮助的。开始时，您应该顺利地让孩子对新的视觉玩具和游戏产生兴趣，在他们短暂的开心时刻中进行。当您在检查孩子的时候，从他们的父母那里得知相关的背景问题——家族病史、妊娠、围生期事件和发育情况的细节。也从父母那里得知孩子视觉能力的总体印象。其他病史的细节将取决于最初的陈述和你的发现。

体格检查

综合观察

在眼科中，观察比任何其他专业都要重要，是需要掌握的最重要的技术；让孩子来告诉你问题的性质。当你面对着一双紧闭着的眼睛时去评估一个孩子的视觉系统似乎是不可能的，但很多时候，你不去触摸、不用探针或检验就能获得成功。

○ **关 键 点**

你的脸是用来确定儿童视力情况最有用和可靠的目标。

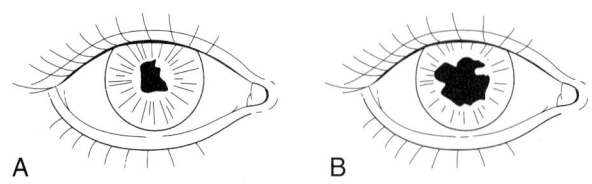

图8-7 （**A**）幼年特发性关节炎的慢性葡萄膜炎中的瞳孔异常。是由虹膜和晶状体之间的炎症粘连引起的。（**B**）扩瞳后能把异常情况看得很清楚

行动

- 孩子是在检验区行走吗？会撞到东西吗？还是坐轮椅的？
- 你在他的眼睛里有看到任何剜或戳的痕迹吗？（对视网膜的自我机械刺激，是盲童的一个特征）

头的位置

- 孩子的头是直立的还是耷拉下来的？孩子如果没有视力的话，把头扶正也不会有更多的视觉优势。此外，畏光的儿童会为了避光而把头低下来。
- 在看视觉要求高的目标（如小图片）时，孩子会不会为了避免复视（由眼外肌麻痹引起）或为了稳定眼睛（眼球震颤）而把头转向侧面？
- 是否歪头来减轻复视（如由上斜肌无力引起），或看起来向前倒（下巴向下）或向后仰（下巴向上）（由某些类型的斜视引起），或为了看得更清楚而垂下眼睑？

面部特征

- 孩子的脸是否对称？看起来是否正常？有没有畸形？有没有某种综合征的可能性？
- 孩子的鼻子在基底上看起来是不是很宽（因为内眦褶），有没有给人一种眼睛向内转的感觉（尤其是当孩子侧身的时候）？

眼部观察

开眼与闭眼

- 孩子的眼睛是睁开的吗？还是他们因为畏光（无法承受正常日光）而闭上眼睛？
- 有没有因为眼睛向外转（外斜视），所以在明亮的光线中或室外只闭上一只眼睛？为了让一个沉睡的婴儿在室内自发地睁开眼，可以在婴儿脸上轻轻吹气或挠其脚底心。如果这些方法都不奏效，可以抱着婴儿，并在不同方向转动来刺激眼前庭反应（见本章后面关于转动技术细节的讨论）。
- 孩子是否眼睑下垂？眼睛周围和上面有没有明显凸起的组织？
- 在喂哺过程中眼睑有没有向上或向下移动

（由 Marcus Gunn 眼三叉神经运动障碍引起）？

眼睛溢泪

- 泪水是否清澈，还是很稠（表明有感染）？
- 孩子是否有畏光（表明有角膜疾病或先天性青光眼）？

眼睛发红

- 盲管处和眼睑缘是否有较明显的发红（如睑结膜炎）？
- 是否整只眼都呈粉红色（如病毒性结膜炎）？
- 是否在角膜周围和巩膜（边缘）相结合处（角膜疾病和眼内炎症）（图 8-8）？
- 是否可触及耳前淋巴结（一个与结膜感染相关的淋巴结肿大的标志）？

比正常眼睛要大

先天性青光眼患者的眼睛显得比正常眼睛要大（角膜更大）。一个婴儿的角膜应该不会比成人的还大。为了帮助进行比较，可以由一个成人抱着婴儿朝前坐在腿上，使他们两个都面对着您。让他们把自己的脸靠近对方的脸，使两双眼睛的位置比较接近，更容易进行比较。母亲与婴儿脸颊靠脸颊的位置，或让婴儿的头放在父亲或母亲的下巴正下方（图 8-9），会比较容易进行比较。

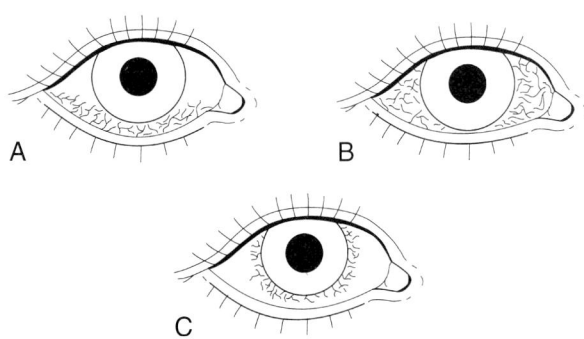

图 8-8 眼睛发红或红眼病的三个常见原因中最大发红处的分布。（A）眼睑结膜炎（通常由葡萄球菌引起），位于下结膜与下眼睑边缘。（B）整体发红，典型的病毒性红眼病（通常由腺病毒引起）。（C）角膜边缘或角膜周围发红，所谓的角膜睫状体充血或眼内发炎（通常发生在患角膜糜烂或溃疡或急性前葡萄膜炎的患者身上，儿童极为少见）

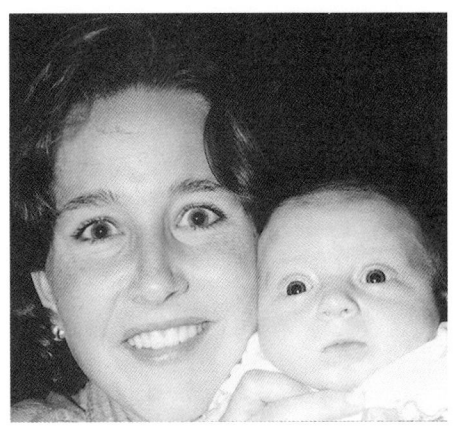

图 8-9 评估角膜直径。比较孩子与母亲的角膜大小

眼睛混浊

先天性青光眼、先天性角膜畸形或罕见的贮积症（如黏多糖症）的人的角膜可能会混浊。

眼睛抖动

眼球震颤（即摇动、摆动、发抖或眼睛不稳定）可能是由颅内肿瘤、白内障、视网膜疾病引起的，也可能是特发性和单纯性运动型眼球震颤。

眼凸

眼球突出（眼凸的另一种说法）很少有双眼一样的情况。可以从孩子的额头往下看，你可以确认孩子是不是真的有眼球突出的问题。眼球突出往往是严重感染、肿瘤或眼眶区域的严重畸形的征象。

演示角膜对光反射

正常的角膜在有光源对着它时会反射出干净明快的光泽。当孩子两只眼睛都在看相同的光源（放在距您和孩子 25cm 处）时，你可以在孩子瞳孔中间看到反射光。如果不是两只眼睛都在看光源，角膜的反射光的位置会不对称（图 8-10）。判断光反射的位置需要进行临床实践；检测轻度眼睛错位（斜视）时，其光反射不会很特殊，也没有高度敏感性，但这种检测是一个很好的实践开端。

告诉孩子的父母什么是假性斜视也会有所帮助：其实这是儿科常见的非疾病状况，父母和医生没必要为此担忧。它通常出现在那些塌鼻梁和

有内眦赘皮的幼儿身上。当孩子从一边看到另一边时,向鼻子转动的眼睛有一部分被内眦赘皮遮住,给人一种斜视的假象,但其实这是一种视觉上的错觉(图 8-11 和彩图 8-11)。由于巩膜看起来不对称,所以眼睛看起来像斗鸡眼。你可以通过角膜对光反射来显示其真实视轴。在用检眼镜检测瞳孔红色反射光(详见本章后面)的同时对角膜对光反射进行快速评估,但是如果要对斜视进行更仔细的检查,那么耳镜光线是更好的选择。

如果你确定孩子有真正的斜视,就没有必要来确定斜视有多少严重。强烈怀疑是否有真正的斜视才是最重要的。当孩子在看房间时,你要观察这个孩子,评估其斜视的角度(角膜对光反射之间的不对称)在注视不同位置时是否一样。该测定可确定孩子患的是共同性斜视还是非共同性斜视。如果一块或几块眼外肌无法正常工作(不管是什么原因),斜视的角度会随注视的方向而有所变化,这种现象称为非共同性斜视。非共同性斜视和共同性斜视不一样,在得到相反的证明之前,我们认为非共同性斜视会造成严重影响。

演示瞳孔红光反射

花点时间为每个患儿的双眼检查是否有瞳孔红光反射,不论其是否有眼部疾病。评估瞳孔红光反射的性质和对称性,称为 Brückner 测试,普遍认为这是一种检测 6 个月以上儿童视觉异常很有效的方法。

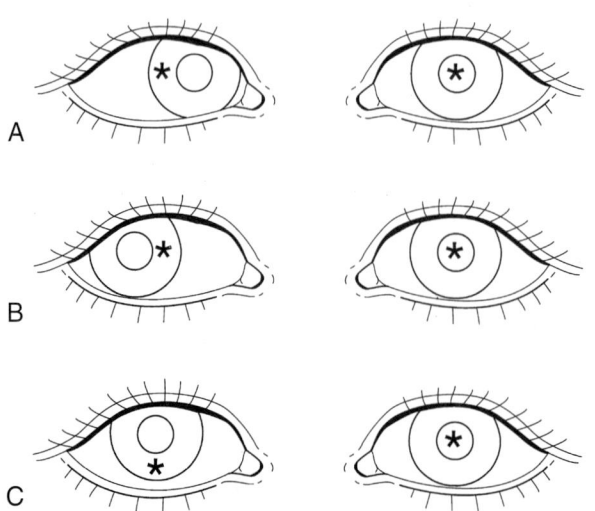

图 8-10 内斜视(A)、外斜视(B)和上斜视(C)的角膜对光反射

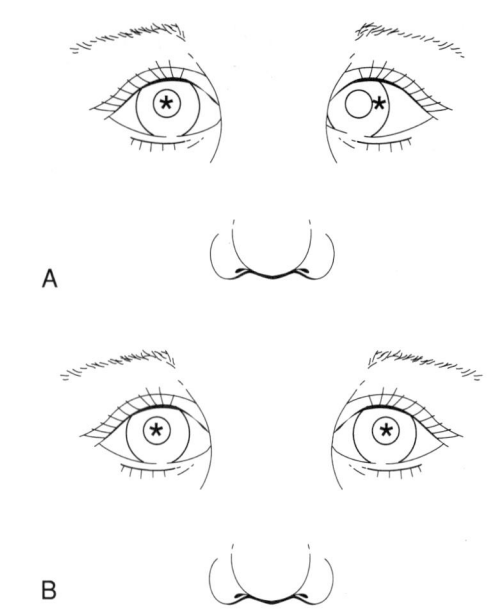

图 8-11 比较内斜视(A)和内眦赘皮的人(所谓假性斜视)(B)的角膜对光反射

你是否记得那些万圣节派对中用廉价闪光灯的照相机拍摄的照片,照片中每个人都看着相机的闪光灯,然后每个人都有一双红红的大眼睛?在研究婴儿和儿童的红光反射时会有同样的效果(彩图 8-12)。红光反射的演示要求有以下条件和仪器:

1. 黑暗的房间,稍微扩张孩子的瞳孔,增强红光反射;
2. 光源对准待检查者的眼睛,使你可以直接观察到从眼底反射出来的光(即直接检眼镜);
3. 你和孩子的脉络膜之间(在正常视网膜后面)不要有光学障碍物;
4. 一个有正常眼睛的孩子。

将直接检眼镜设置成最宽束位置上。转动转盘,直到清楚地看到孩子的眼睛,停在离儿童约 2 英尺(60cm)远的位置,以防止意外的不合作行为和调节性的瞳孔收缩。瞄准光束,使其能照亮瞳孔,然后开始观察(图 8-12)。第一次观察应确定角膜对光反射是否正常。对新生儿来说,至少在第一眼位(即眼睛直视前方),这可能是把角膜和瞳孔对光反射结合起来观察的唯一机会。

在白种人中,瞳孔红光反射应该为橙色,而且和红色一样明亮。在肤色较黑的人种中,包括一些印第安人和亚洲人,橙色的颜色会比较暗。

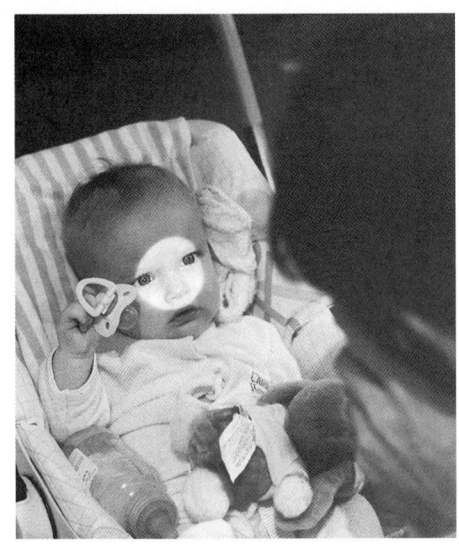

图 8-12 如何引起瞳孔红光反射。确保孩子在他或她自己的环境中感到舒适（身边放有他或她自己的东西）。让你离孩子约 2 英尺（60cm）远，将检眼镜调到最宽，包住两个瞳孔。旋转仪器的镜头，直到孩子的眼睛对焦为止。你可以同时评估角膜及瞳孔红光反射（Brückner 测试）。从略高于检眼镜位置看，有时可以更清楚地看到角膜对光反射

除此之外都是不正常的。

红光反射异常可能是由如角膜混浊（如 Hurler 综合征、黏多糖贮积症）、白内障（晶状体混浊）或视网膜母细胞瘤（一种潜在的致命性视网膜恶性肿瘤）等问题引起的。反射光之间亮度的轻微不对称是由大的屈光不正和不同程度的斜视造成的。正常的红光反射见彩图 8-11 所示。

知道如何评价瞳孔红光反射（并记住要这样做）有时决定了患儿的生与死。

特定的检查技巧

下面的内容描述了另外一些特定的技术，可以帮助医生建立合理的诊断。

测试视力

人脸跟随测试

从出生起，相对于其他物体，婴儿更喜欢看人的脸。如果你想让孩子看某种东西的话，就可以利用这一特点。请记住以下几点：

1. 让看你的孩子可以看到你。
2. 对 6 月龄或更大的孩子来说，人脸作为婴儿首选的视觉目标，其洁白的牙齿周围有深色的嘴唇，这种对比给人脸增加了一个引人注目的细节。
3. 戴着眼镜的脸会干扰人脸跟随测试，所以要摘掉眼镜，记得要微笑哦！

视动眼球震颤测试

视动眼球震颤（OKN）是指让孩子看到一连串相对缓慢移动的物体（在短时间内向同一方向移动）时眼睛所产生的动作。眼球运动有①缓慢阶段，与物体的目标一致，紧接着②快速阶段，不平稳的快速移动（扫视），眼睛迅速转到后面的物体上，因为前面的物体移开之后，后面的物体出现在视野更中心的位置。只要有连续的目标出现，这个循环就不断重复。

通过让新生儿或小婴儿看一连串在缓慢但平稳移动的黑白竖条纹布来引出患儿的视动眼球震颤。要确定新生儿处于清醒状态并且睁着眼睛，然后再开始测试。对于年龄较大的儿童，要换成卡通人物的条纹。

> ○ 关键点
> 如果孩子看到测试视动眼球震颤的条纹，他或她的眼睛会动，所以它是一种能用于不会或不愿讲话的儿童的很好的视力测试方法。

简单的黑色和白色条纹测试效果很好，但红色和白色条纹的效果会更好（图 8-13）。你还可以使用廉价的条纹领带来进行测试。

如果使用一套有不同宽度的视动性眼球震颤测试条纹，甚至可以将这种眼病的视觉进行量化。当条纹放得太近时，视动眼球震颤就会停止，有些早期的非语言项目中的视力测试的研究就基于这一原则。

固视功能测试

虽然人脸跟随和视动眼球震颤测试主要用于评估视觉能力，用中心稳定保持固视（CSMF）法一次评估一只眼睛，因此可以与另外一只眼睛进行比较。这种技术常规用于婴幼儿斜视，可以评估固视模式。用手指、家长的手遮住孩子的眼睛，如果这些方法都不行，你不妨冒着孩子不肯

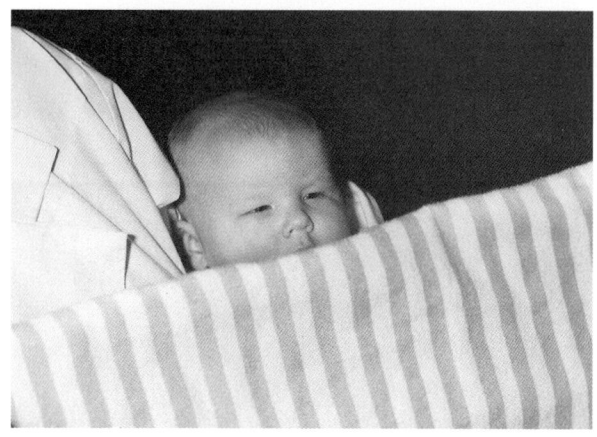

图 8-13 对婴儿进行视动眼球震颤测试以确认其是否有某种视觉。把一块有红色和白色条纹的布（在这里使用的是医院的婴儿包毯）放在孩子面前，离他 1 英尺（30cm）远，然后大约以每 2 秒 1 英尺的速度向旁边移动

合作的风险，可以使用眼罩（见遮盖测试部分）让未被遮住的眼睛看一个有趣的视觉目标，并通过回答下列问题来评估其反应：

1. 固视是否在中心点，也就是说，眼睛看起来是不是与目标成一直线？
2. 固视是否稳定，也就是说，视线看起来稳定吗？
3. 固视是否得到保持，也就是说，当遮盖物从另外一只眼睛上拿开时，受测试的眼睛是否还注视着目标？

最后一个组成部分是保持固视，仔细比较两只眼睛。如果被遮盖的眼睛的视力比较好，它在未被遮盖时会优先获得固视能力。孩子不太可能用较弱的眼睛来维持固视。通常情况下，视力较差的眼睛会有不稳定甚至旁中心固视现象。孩子的固视功能也有差异（见遮盖试验部分）。

使用 LH 进行视力测试

LH 是 41 月龄以上的孩子所用的视力标准测试，以发明人姓名 Lea Hyvarinen 博士的首写字母命名。和斯耐伦视力表（Snellen chart，在医生办公室使用的成人视力表）不一样，LH 测试并不要求孩子有阅读能力，这样就使它有了一定的优势。LH 测试比文盲 E 字视力表也更有优势，因为它不测试区分左右的能力。事实上，LH 测试视力表是左右对称的。在文盲 E 字视力表中，字母 E 呈现四个主要方向，上、下、左、右，受测试的孩子在给予正确答案的时候用手指的方式指示左右之间的区别。这个要求大大限制了文盲 E 字测试对 6 岁以下儿童测试结果的可靠性。

在 LH 测试中，给孩子一块塑料板，板上有四个符号，测试者在墙上的标准视力卡给出一个图案，只是简单地要求孩子在板上指出哪个是他给出的图案即可。为了让年幼的儿童更好地依从，测试要在距离 10 英尺（3m）的地方进行。该测试被广泛使用，它有一个标准化的 3m 距离的部件，用结实耐用的塑料制成。该测试还会根据字母缩小而有比例地缩短字母之间的空间，这种特点使测试保持字母的聚集度，这点在弱视测试中非常重要。每个诊所或医生办公室应该有这样的测试工具来测量视力（图 8-14）。

○ **关键点**

你的脸是所有年龄段儿童理想的固视目标。某些视动眼球震颤测试对没有语言能力的儿童是非常有用的，还可以用来证明患者是否有视力（例如用于歇斯底里患者或装病者）。CSMF 固视功能用来比较两只眼睛；LH 测试用于 3.5 岁以上的儿童。

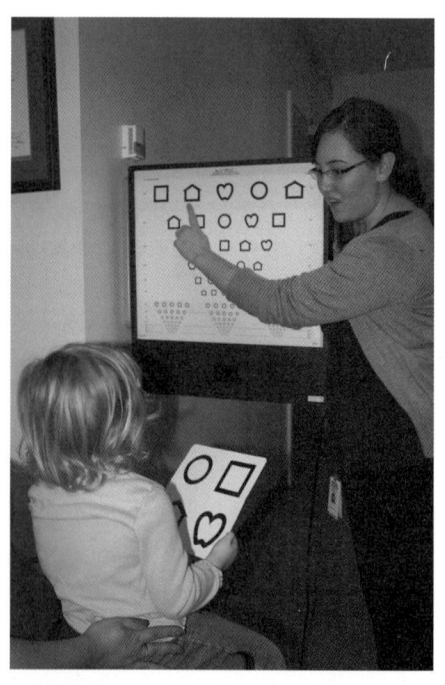

图 8-14 LH 视觉测量。你可以在 1min 内教一个 3 岁的孩子做用手指指出物体的游戏。将儿童放在离墙上的视力卡 10 英尺（3m）（视力卡的距离要求为 3m）的位置来进行测试。指在卡上的一个象形图上，并要求孩子指出他或她的板上相同的那个图

关于视力评估的常见问题

一个常见的问题是，应该分开测试每只眼睛还是同时测试两只眼睛。首先应该让孩子使用两只眼睛，因为如果不准他们用健康的眼睛看物体，他们就会感到不安（见本章固视功能测试和遮盖测试部分）。如果一次进行双眼测试，您可能会遇到一些重要情况，如头部的位置异常、头移来移去、流泪、眨眼等。快速检查眼睛，以确认病眼的病情。先评估视力差的那只眼睛，再测试健康的眼睛，确保把健康的眼睛完全遮盖住。使用有黏合剂的眼罩，防止偷看。

另一个常见的问题是，是否要对近视力进行测试。由于视力检查表不够标准，所以只用于评估那些要进行老花眼测试的成人。

评估眼外运动和寻找非共同性

转动

前庭系统对眼睛运动有重大影响。转动孩子来刺激前庭系统，这反过来又会刺激眼外肌。这种方法主要用于测试婴儿。有效地做好这一点，并评估孩子眼睛的实际情况，你必须把孩子抱在半空中，面对着你并稍微向前倾斜，让他或她的头离你的头几英寸（图 8-15）；转动你的身体和转动孩子时看孩子的眼睛，开始时转向一个方向（2 圈或 3 圈），然后再换个方向。婴儿的眼睛应该偏向转动的方向。利用这种技术，孩子会睁开他或她的眼睛，而且孩子的眼睛水平偏移可以让你同时评估两只眼睛的中间（第Ⅲ对脑神经支配）和侧面（第Ⅵ对脑神经支配）直肌。注意转动孩子的时间不要过长。刚开始时，把孩子抱在半空中，然后在一个陌生人的怀抱里转动，这对孩子来说是一种惊喜，会让孩子睁开眼睛，但在几秒钟后就会让孩子感到不开心。

虚拟框架

让一个年龄稍大的儿童看一个他感兴趣的物体（例如，把一个红色的奶嘴放在一个已被打开的耳镜顶部），让物体在脸部周围的四个角上移动。该技术可以测试所有的眼外肌（图 8-16）。你可以很容易地检测到任何异常的眼球运动，特别是在仔细观察角膜对光反射的时候。

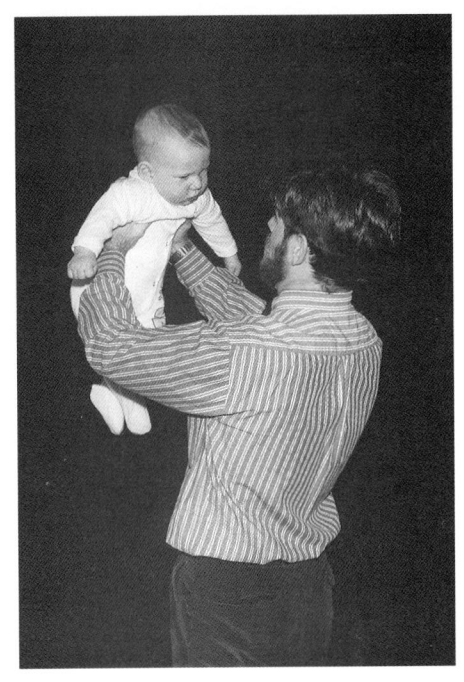

图 8-15　转动婴儿来评估其眼球运动。注意：将婴儿的头向前倾斜 30°，这样能最大程度地刺激水平半规管。这种倾斜度能保证水平直肌有良好反应。通常，在每一个方向上转半圈就足以产生良好的眼睛运动

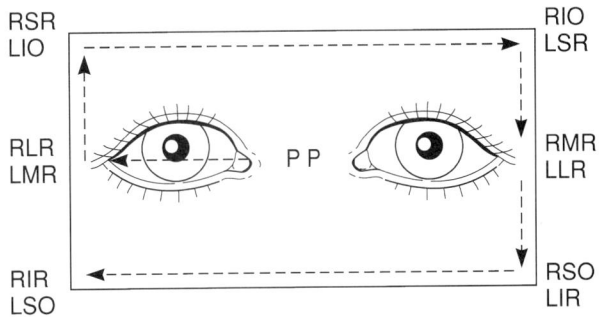

图 8-16　虚拟框架用于评估患有斜视的眼睛的协调功能。把一个灯光微弱的固视灯沿着患者眼睛周围的虚拟框架缓慢而连续地移动，可以对 12 个眼外肌进行评估。LIO，左下斜肌；LIR，左下直肌；LLR，左外直肌；LMR，左内直肌，LSO，左上斜肌；LSR，左上直肌；PP，第一眼位；RIO，右下斜肌；RIR，右下直肌；RLR，右外直肌；RMR，右内直肌；RSO，右上斜肌；RSR，右上直肌

转动头部

这是最后一招，当孩子在看你的时候，抓住他或她的头顶，并迅速转动其头部，先转向一边，然后转向另外一边（图 8-17）。这个动作可能会让孩子有点儿不高兴，但这种方法可以通过前庭系统来评估横向肌肉的活动。在垂直方向做

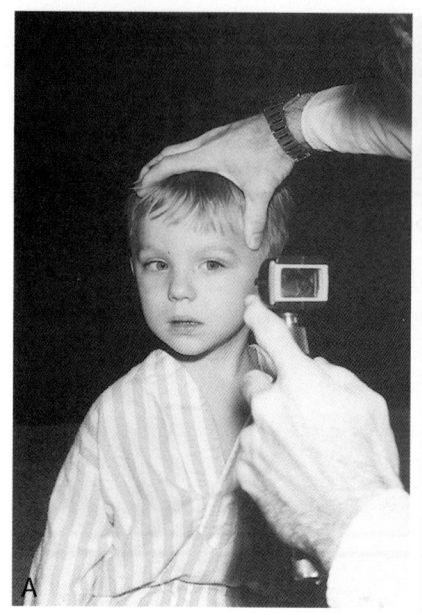 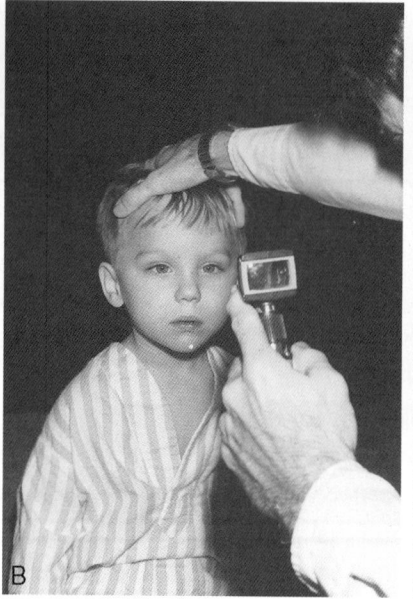 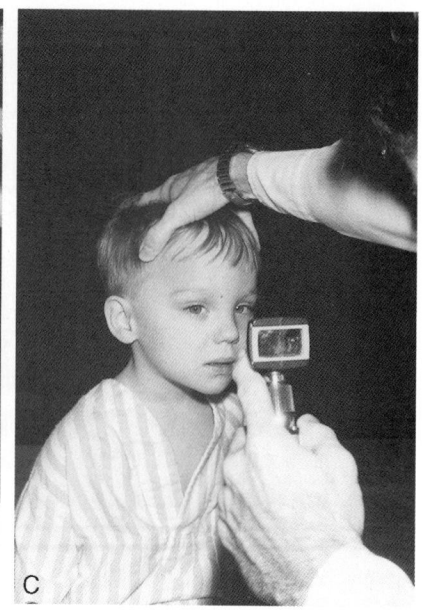

图 8-17　A～C，转动孩子的头来评估其眼睛的水平运动。这种技术是确定眼睛是否可以内收（即由于直肌的运动使眼睛转向鼻子）或外展（即由于外直肌的运动使眼睛向相反的方向转）的最后手段。用微弱的光源来评估角膜对光反射，并将光源作为一个固视目标。在头部转动的时候，固视和通过转动头部所产生的前庭刺激都可以帮助眼睛的位置发生变化

这个动作可以评估垂直肌肉（上下直肌，由第三对脑神经支配）。

○ 关键点

非共同性斜视的患者眼睛注视不同方向时斜视度亦不同，这是由脑干到肌肉的效应器问题所引起的，因此它是重大疾病的征兆。

视野评估

评估儿童的视野并没有想象中那么困难。在大多数情况下，你可以让孩子寻找左右摇动的手指。在检查周边视野时不要让孩子固视在一个固定的目标上，而要像给成年人做检查一样，让孩子寻找一个令他更兴奋的目标，参考如下做法（图 8-18）：

1. 坐在孩子面前，离孩子 2.5 英尺（75cm）远，让你的眼睛与孩子的眼睛在同一水平上。
2. 让孩子看你的鼻子。
3. 现在，在异侧象限张开双臂。
4. 摇动一只手的两根手指，并要求孩子找到摇动的手指。孩子可能只看这两根手指，甚至可能试图抓住你的手。
5. 用另一只手重复步骤 4。

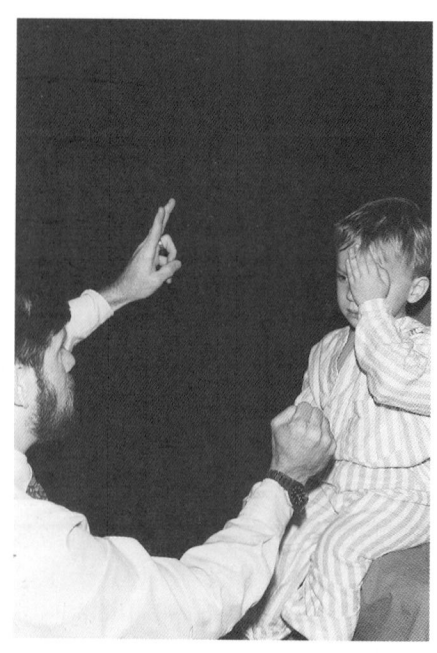

图 8-18　视野测试。当孩子在看你的脸时，问他或她告诉你举起了几个手指。同时评估两个异侧象限，一次评估一只眼睛。确保孩子的手好好地放在鼻子附近，以防止偷看

可以根据孩子的年龄对这种技术加以改变而使用。如果孩子太小，可以玩摇手指的游戏，在您把任何一只手或者一个有趣的目标（会发光的小型无声玩具或一张熟悉的面孔）从孩子的头后面拿到其周边视野里时，观察孩子的眼睛（如刚才所述）。对于年龄大一点的儿童，不用摇动手指的方法，而是张开两只手的手指，同时在每只眼睛对面摆出各种数字组合。在孩子看您的鼻子时，让他或她说出手指的总数，或数出每只手上的手指。同时评估两个异侧象限，你就可以很快地检查完每只眼睛的四个象限。

虽然这些测试只能给视野评估定性，在许多情况下这些方法还是非常有用的。例如，一个小男孩在一次脑损伤之后就在走路时不断地撞到东西。他是失去了平衡，还是有失神性发作，还是因为某些个性变化变得不小心了，或是有视野缺损？视野的评估可以帮助确定出现问题的原因。

用遮盖法进行斜视和视力测试

当孩子的注意力集中在附近的目标上或一个正前方他感兴趣的人身上，在遮盖住一只眼睛时，观察孩子眼睛的变化。在移开遮盖物时，眼睛可能会移动，也有可能只看到一只眼睛会动。眼睛的反应情况取决于每只眼睛的视力和造成斜视的原因。如果在遮盖试验中能观察到变化，就可以确认在角膜对光反射试验中得到的印象。但有时为了确认家长的意见，在遮盖试验中，您必须让孩子注视一个很远的目标（例如，从窗户往外面看）来观察眼睛的运动。这种现象是间歇性外斜视患者的特征。

遮盖试验也可以说明一些视力上的问题（图8-19）。如果试图掩盖孩子唯一的健眼，您可以通过许多方法来得知哪只是健眼：孩子会哭闹或变得不合作，或者你无法再遮住那只眼睛，因为孩子为了重新建立被你遮掉的视野，他的眼睛、整个头部或手会不停地动。孩子会躲开您和遮盖物。但遗憾的是，这种反应可能会持续一段时间，而且孩子会拒绝合作。

眼科医生经常用遮盖试验来测量斜视的角度。在儿科检查中，用这种方法足以证实孩子是否有斜视，并能帮助比较两只眼睛的视力。

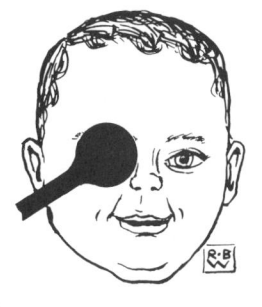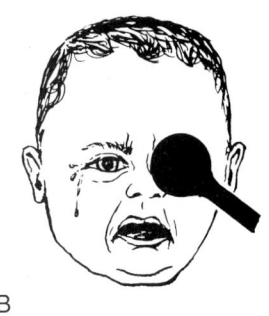

A　　　　　　　　B

图 8-19 遮盖测试，用来比较两只眼睛之间的视力。把遮盖物盖在右内斜视的婴儿的斜视眼睛上，他可能不会反抗（**A**），但如果健眼被盖住，他就会抗议（**B**）。怀疑该患儿右眼视力不佳，尤其是当眼睛的固视不稳定时（From Von Noorden GK, Maumenee AE: Atlas of strabismus, 4th ed, St Louis, Mosby, 1983, p 65.)

儿童眼底镜检查

眼底镜检查应放在检查结束时、孩子离开检查室之前进行（除非有角膜污染）（见下一节）。眼底镜检查有时让检查者和孩子都感到很挫败。如果你真的怀疑其眼睛有异常，可以将瞳孔扩张，看看有没有您怀疑的问题。使用短效睫状肌麻痹扩瞳药，如1%托吡卡胺，每只眼睛滴一滴。大多数儿童瞳孔扩张至少需要20min，深色眼睛的孩子花的时间可能会更久一点。把药水滴入眼睛最简单的方法就是让孩子平躺仰卧并闭上眼睛。然后把药水滴在内眦（眼角），并让孩子或等孩子睁开眼睛。药水很快就流进眼睛，孩子也不会反抗，至少在下一次之前他不会反抗，因为他可能会记住你的"伎俩"。

在你试图定位一些熟悉的标志，如视盘或血管时，大部分幼儿都无法让眼睛保持不动。解决的办法是让你自己保持不动，让孩子的眼睛动，然后让你的眼睛去找那些标志。如果你在找的时候保持不动，找到那些标志的机会会更多。眼底镜检查成功的其他秘诀是一些老的好方法（目前没有更合理的方法来替代它），争取在每次完整的体检中能给大多数婴儿和儿童进行眼底检查。眼底镜检查对你来说会越来越容易。

在做眼底镜检查时，你应该注意以下三点：

1. 评估瞳孔的红光反射在眼底的四个象限是否一样。你无须在视网膜上获得完美的焦点就可以完成这一目标；在离孩子25cm（10～12英寸）的地方进行检查。

2. 一旦眼底在焦点上，确定你可以看到视网膜中央窝正常的反射光。邀请孩子来看这小小的神奇的光。有时，您去关闭直接检眼镜时，孩子的好奇心会促使他或她无论如何要做到这一点为止。一个问题是，用亮光对着视网膜中央窝会最大限度地刺激瞳孔光反应（瞳孔收缩），这样一来，可能会给眼底观察带来难度。不过也不要失望：明亮的视网膜中央窝反射光是很容易看到的。
3. 观察到界线分明的视盘颞缘时，至少要显示出其一部分。

均匀红色的瞳孔表明所附的视网膜没有严重的炎症或肿瘤。如果有良好的固视功能和清晰的视网膜中央窝反射，就可以排除视力的器质性病因，特别是在视神经看起来正常的情况下。大多数孩子的视神经疾病在其演变早期与颞半侧有关。

泪囊检查

在泪道阻塞的病例中，消除反复感染的最重要的方法（根据一些人的说法，是自动解决问题的一个好办法）是知道如何清除泪囊中脓性黏液分泌物。该技术非常简单，实际上最好的方法是检查泪道系统，以确认泪道是否阻塞。这需要了解一些解剖知识：只要触诊中心眶缘上内眦韧带附着处背后的骨凹陷就能进行确诊。最好的起始点在你自己身上，如下：

1. 用示指在手的同一侧的内眼角找到小而硬的肿块。
2. 然后滚动手指来感觉一个小小的凹陷，大约小棉签头那么大。

下一步，在一个正常的新生儿上做同样的动作，感受一下大小的不同。最后，用这种方法去诊断疑似泪道阻塞的患儿（图8-20）。您会发现：①很难摸到那个凹陷；②转动手指时，会有大量分泌物出现在孩子的眼睛中。

发现大量分泌物是泪道阻塞的证据，而对触诊时的组织肿大，是膨胀的泪囊等待排空。现在您所要做的是教家长如何做转动手指这一动作，顺便说一下，转动手指并不是按摩。

角膜染色（角膜受伤）

必要的话，在准备眼底检查时，你应该在使用散瞳剂前尝试一下角膜染色。但是，程序上的问题是双重的。首先，染色的染料会造成刺痛

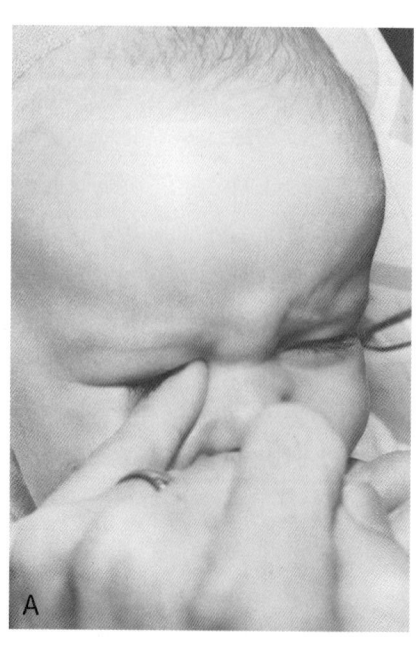
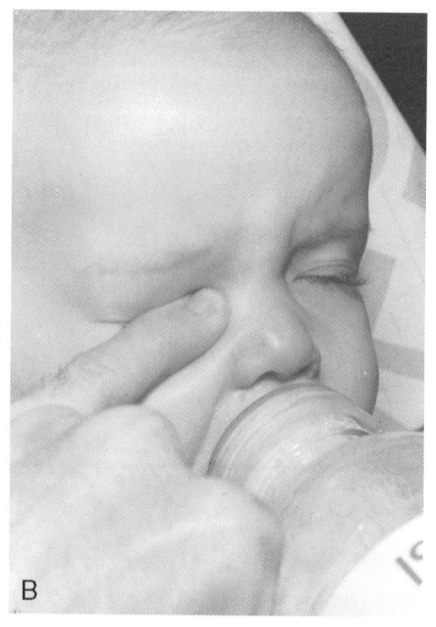

图8-20 （A）泪囊排空，建议每天进行一次，转动手指，缓慢而有力地压迫泪嵴后面。家长在给孩子做之前应先确定自己的泪囊的位置。（B）排空泪囊的错误做法，所用的手指（本案例中为示指）太粗，手指的位置太靠前，压力施加到鼻子边上

感，这可能会让孩子没有之前那么乖。第二，当荧光染色有显示（例如，有角膜糜烂或有异物存在）时，孩子通常会有畏光和不舒服，这可能使医生无法说服孩子睁开眼睛。

○ 关键点

强行打开患者的眼睑是很危险的，因为眼睑被掰开的话，破裂的眼球的内容物可能会流出来。

图 8-21 说明了角膜染色的步骤，其中荧光素试纸用几滴人工泪液或生理盐水溶液浸湿，用于下眼睑边缘，注意眼睛要睁开。

应用顺序逻辑来评估孩子的眼睛

以下五种不同的临床情况说明如何应用顺序

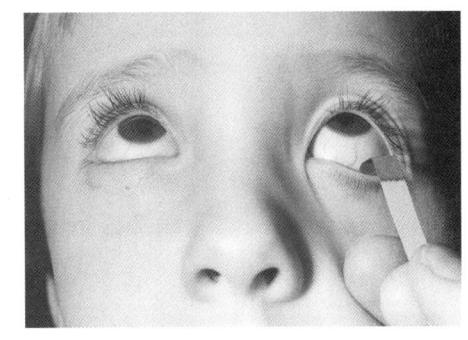

图 8-21 荧光条的应用。首先告诉孩子睫毛会发痒。让孩子向上看，将湿的荧光纸贴到下眼睑的边缘。如果孩子眨眼，立即把纸条拿开，防止它碰到角膜让孩子感到不舒服。使用钴蓝色光可以看清染色角膜上皮缺损的情况

逻辑评估来解决共同的特定视觉问题。表 8-2 列出了各年龄组所用的主要检查技术。值得一提的是，北美大多数儿科专业团体是在这些技术的基础上对儿童眼睛和视力筛查提出建议的。

表 8-2 按年龄分组的主要检查技巧[*]

技术	新生儿/婴儿（0~1岁）	幼儿（3岁）	学龄前及以上
瞳孔红光反射	是	是	是
角膜对光反射	是	是	是
视觉	人脸跟随，OKN[**]	遮盖试验，LH[***]	LH
眼睛运动	转动婴儿	头部扭转	框架
视野		摇动手指	数手指
眼底镜检查	4 象限红光反射	4 象限红光反射（颞盘和黄斑的清晰图像）	4 象限，颞盘，黄斑，全清图像

[*] 请参阅详细的文字描述。[**] 不重要。[***] 孩子非常合作，检查很成功。

病例

病例 1：眼球震颤

尽管眼球震颤事实上是最常提出的让人身体虚弱的信号，而且通常它决定了眼部的情况，但这种病还是经常被忽视。最常提出的主诉是眼睛左右摇摆（图 8-22）。表 8-3 列出了医生在遇到患有眼球震颤的孩子时要考虑的几个方面以及要问的问题。第一个也是最重要的需要回答的问题是，孩子的视力好不好。如果视力好——那么请放心，孩子极有可能是特发性运动神经性眼球震颤，它

通常是一种早发性遗传性疾病（3 个月时出现），只会对视力有轻微的影响。

如果孩子的视力很差 [低于 6/30（20/100）] 或从其视力行为可发现其视力很差，其长期视力的预后情况不佳，在家中复发的风险非常大。眼球震颤并伴有视力不佳和畏光，通常意味着患有某种视锥疾病。这种病的情况比较稳定，并且伴有色彩视觉很差。然而，眼球震颤并伴有夜盲（夜盲症）可能

病例1：眼球震颤（续）

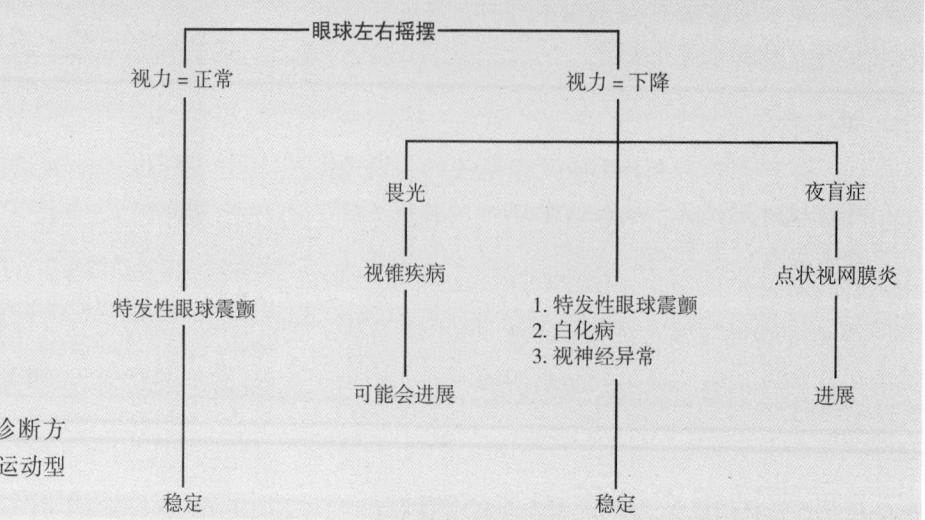

图 8-22 儿童眼球震颤的诊断方法。特发性眼球震颤也称为运动型眼球震颤

表 8-3 眼球震颤

要考虑的方面	要问家长的问题
视力不佳的证据	玩具拿得离脸很近？ 视线接触很少？ 动作发育很差？
畏光	在户外眯眼？ 只有在昏暗的光线中睁开眼睛？ 整晚不睡？ 不肯到外面玩？
夜盲症	灯关了就会哭？ 晚上走路会撞到墙？ 尿床？
家族史	眼球震颤？ 渐进性失明？

说明患有渐进性视网膜色素变性。如果孩子患有眼球震颤和视力低下，但没有畏光，也没有夜盲症，您应该考虑白化病、视神经疾病、严重的特发性运动神经性眼球震颤的可能性。

○ 关键点

对患有眼球震颤的孩子，必须要对其进行彻底的小儿眼科调查来作出相应的诊断，开展遗传咨询，并提供适当的支持。

病例2：上眼睑下垂

上眼睑下垂（图8-23）会产生重大的系统性和视觉上的影响，但人们往往对此知之甚少。与双边上睑下垂相比，单侧或不对称的眼睑下垂具有更大的临床意义。患有单侧或间歇性上睑下垂的人身上会发现一些系统性的问题或其他局部眼睑异常。患有上眼睑下垂的孩子往往采用抬高下巴的姿势，以释放瞳孔达到用双眼看物体的目的。

大多数的主诉是眼睑下垂，图8-24给出其诊断方法。表8-4列出了医生在遇到患有眼睑下垂的孩子时要考虑的几个方面以及要问的问题。最重要的问题是，眼睑是不是持续下垂。如果上眼

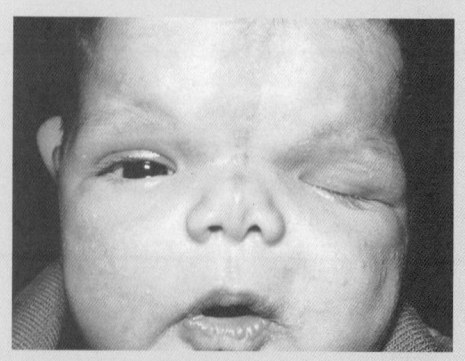

图 8-23 1个月大的婴儿患有上眼睑下垂。下垂的上眼睑完全妨碍了眼睛的功能，情况紧急。如果不打开上眼睑，会导致严重的形觉剥夺性弱视，和先天性白内障引起的弱视一样严重或者更甚

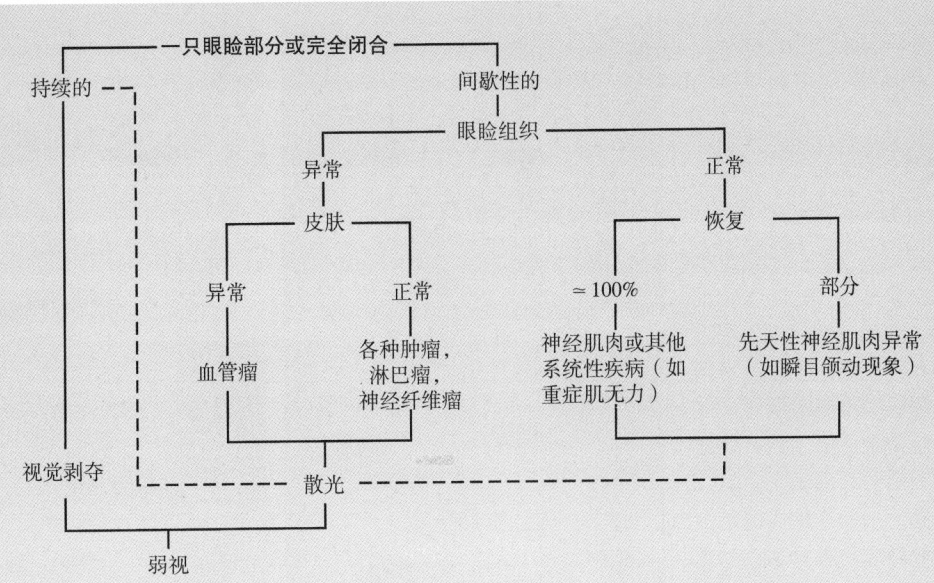

图 8-24 儿童眼睑下垂的诊断方法

表 8-4 上眼睑下垂

要考虑的方面	要问家长的问题
血肿	是否有外伤史？
丛状神经纤维瘤（图 8-6）	是否有胎记？ 有丛状神经纤维瘤家族史吗？
瞬目颌动现象（图 8-25）	喝东西、吸吮和（或）咀嚼时上睑下垂是否会改善？
血管瘤（毛细血管）（彩图 8-4）	上眼睑是否有异常？ 哭泣的时候是否更严重？
淋巴管瘤（图 8-4）	感冒时是否会变大？ 在受到外伤后是否会变大？
第Ⅲ对脑神经麻痹（眼肌麻痹）	一只眼睛是否极少有自发的眼球运动？
获得性第Ⅲ对脑神经麻痹	上眼睑打开时是否会出现复视？
第Ⅲ对脑神经麻痹及异常再生	眼睛要动时眼睑是否也会动？
重症肌无力	眼睑下垂在下午是否会间歇性恶化？
肌无力，线粒体疾病	是否有咽反射少和（或）拒食？ 白天是否有进行性无力？

睑是持续下垂，一只或两只眼睛患病，那么视力正处于危险之中，必须要进行早期干预，让病眼的视觉发育趋于正常。这种情况可以与先天性白内障的孩子进行比较，后者严重的视觉丧失影响了孩子视神经组织的正常发育。

上眼睑的外观可以帮助识别局部肿瘤，如血管瘤，而进行良好的神经系统检查，包括眼球运动评估，往往会发现罕见的先天性的神经不能传导电（神经）冲动的病情，如 Marcus Gunn 眼三叉神经运动障碍（瞬目颌动现象，图 8-25）、重症肌无力甚至线粒体疾病。

随时要记住有深度弱视的可能性，甚至在部分眼睑下垂的情况下，由于部分眼睑下垂的眼睛常常伴有严重的散光，从而常常会导致弱视。只有进行及时治疗（包括手术治疗）才可以恢复视力。

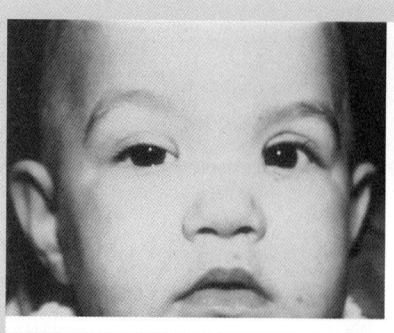
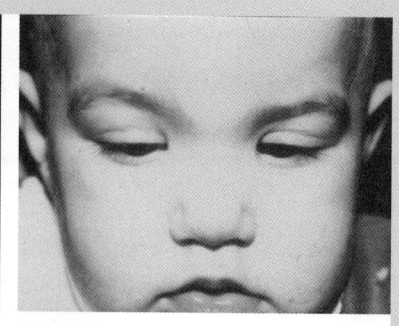
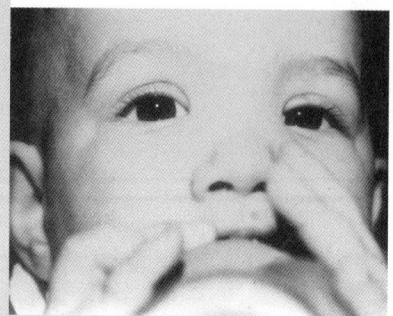
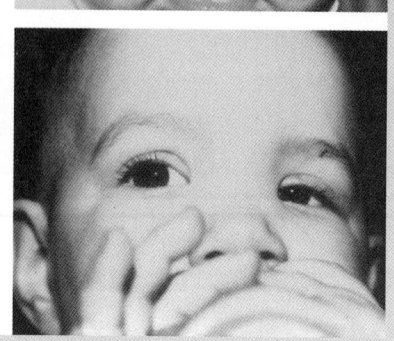

图 8-25 瞬目颌动现象或 Marcus Gunn 眼三叉神经运动障碍。下巴在吸吮或咀嚼时能看到上眼睑下垂,否则可能看不到。翼状肌牵动下颌骨横向移动时,上眼睑常常会向上抬。在这个病例中,当下颌骨移动到左边时,右边的上眼睑向上抬。这种情况是由第Ⅴ对运动脑神经和第Ⅲ对脑神经之间的脑干有先天性的神经不能传导电(神经)冲动所造成的

病例 3:溢泪

流泪或溢泪是眼疾患者最常见的主诉,引起此病的原因非常多,从歇斯底里的情绪反应到强碱溅到眼睛里,不一而足。图 8-26 给出了诊断孩子是否罹患溢泪的方法。在幼儿当中,鉴别诊断往往是慢性结膜炎及严重的致盲性婴幼儿青光眼(尽管非常罕见)或潜在的破坏性单纯疱疹性角膜炎。

表 8-5 列出了医生在遇到患有溢泪的孩子时要考虑的几个方面以及要问的问题。要问的最重要的问题是孩子是否有畏光现象。同样重要的是角膜大小,可以让孩子坐在家长腿上(面向你),比较孩子的角膜和其家长的角膜。成年角膜的水平直径为 12mm,如果孩子的角膜比这数值要大就肯定是不正常的。因此,如果婴儿的眼睛有溢泪、畏光、角膜扩大的症状,几乎可以肯定地诊断是婴幼儿型青光眼,这种眼病有可能会致盲,但可以治愈。本病在发病初期可能是单眼发作(即只有一个角膜扩大)。

有畏光症而角膜大小正常,这种溢泪症可能是由角膜糜烂、异物或疱疹性角膜炎引起的。用角膜荧光素染色来检测是否有糜烂是绝对有必要的。如果两只眼睛都有溢泪现象,要问孩子是不是有人往他眼里扔了沙子、

表 8-5 溢泪

要考虑的方面	要问家长的问题
泪管堵塞	开始时是两只眼睛,后来是一只眼睛?感冒的时候病情更严重?
先天性青光眼	畏光? 持续溢泪? 眼睛奇大?

泥土甚至石灰。很显然,如果是由石灰引起的,马上用大量的水持续冲洗能挽救孩子的视力。下面举一个典型病例,一个患有疱疹性角膜炎的孩子,单眼结膜炎阴性,眼睛畏光流泪,用了 7 天多的外用抗生素治疗仍然无效。眼睛畏光流泪也有可能是葡萄膜炎的迹象,虽然大部分儿童患葡萄膜炎时眼睛都无症状。

〇 关键点

眼睛同时有畏光和流泪是严重眼部疾病的征兆,患者应及时去看眼科医生。

在出生时眼睛就有流泪现象,无畏光但有分泌物粘住眼睑,造成这种眼病的最常见的原因是先天性泪道阻塞。如果没有经常性

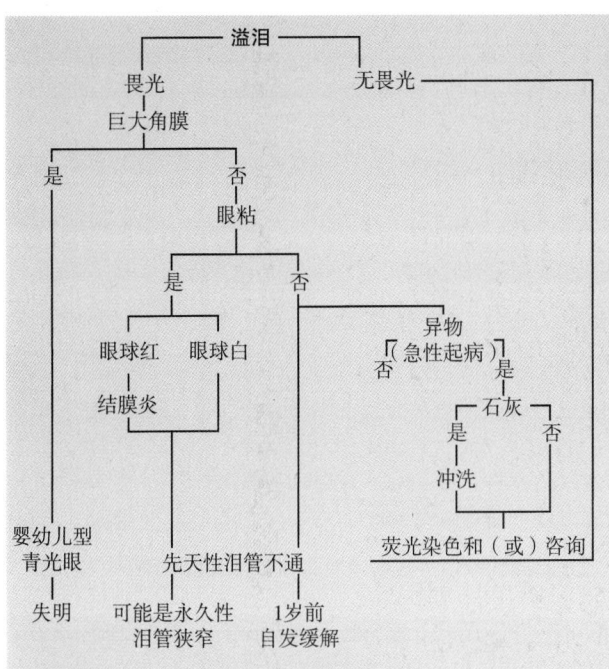

图 8-26 儿童眼睛溢泪的诊断方法

的严重结膜炎，先天性泪道阻塞可以自行痊愈（90% 的儿童在 1 岁前可以痊愈），在痊愈之前要监察病情。每天给泪囊引流（每天一次），大大降低复发感染率。要控制反复感染，以防止泪道损伤，这一点非常重要。一般不需要用抗生素，如果出现感染，使用广谱抗生素眼药膏，一天三次，疗程为 5 天就足够了。如果感染经常复发，必须进行手术（探针）治疗。

病例 4：斜视

斜视非常普遍，大概已经成为儿童眼病问题的论文中提及最多的主题。

○ 关键点

斜视可能是一些严重的疾病先兆，并且永远不会随年龄的增长而自行痊愈。

家长普遍的主诉是孩子的眼睛"不直视"。图 8-27 给出了这种情况的诊断方法。表 8-6 列出了医生在遇到患有斜视的孩子时要考虑的几个方面以及要问的问题。立即确定角膜对光反射是否正常。如果第一眼位（直视前方）的角膜对光反射正常，就需要检查其他眼位是否正常。非共同性斜视可能仅在某些眼位显示不正常，而在第一眼位可能不显示，必须尽快对其进行确定。斜视的原因可能是麻痹性、限制性、肌性或机械性的。

如果角膜对光反射在第一眼位不正常，评估斜视的共同性并确定偏离的变化。孩子在注视目标时会交替使用双眼吗？如果孩子出现交替斜视，两只眼睛视力有可能相同。对斜视的评估可能让医生怀疑孩子视力不佳。该发现具有重要的临床意义，并可能对病因诊断有帮助。例如，斜视的眼睛如果没有正常的红光反射，可能是视网膜母细胞瘤或白内障的迹象。

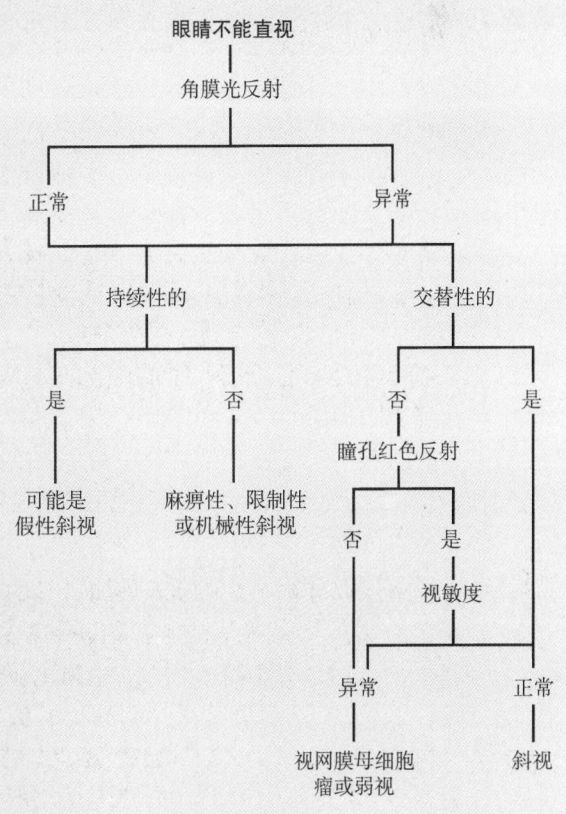

图 8-27 儿童眼睛不直视的诊断方法

表 8-6 斜视

要考虑的方面	要问家长的问题
间歇性内斜视	近距离看的时候斜视更严重？
间歇性外斜视	向外看的时候斜视更严重？
严重的外隐斜或内隐斜视	疲劳的时候斜视更严重？
偏头痛	眼肌麻痹（第Ⅲ或第Ⅳ对脑神经麻痹）严重头痛后会发作？
特发性第Ⅵ对脑神经麻痹	感冒后会发病？
罕见的先天性第Ⅵ对脑神经麻痹	出生时就发病？
"先天性内斜视"（早发性婴儿）	约3个月时发病？
调节性内斜视	约3岁时发病？
第Ⅵ和第Ⅳ对脑神经有颅内突起	伴有慢性头痛或在发病之前有慢性头痛？
斜视的发病情况（父母的说法）	让孩子告诉您他或她看到的东西（复视说明有神经系统的原因） 观察家庭相册，看角膜对光反射和异常头位

病例 5：白瞳症

斜视是一种常见疾病，可能会造成重大的系统性影响，并对视功能有明显的直接影响。白瞳症是一种罕见的眼疾，但它是极不好的征兆。最常见的主诉为一只或两只眼睛或瞳孔看起来不好，图8-28给出了诊断方法。

○ **关键点**

如果孩子的瞳孔呈现白色，立即确定瞳孔对光反射的情况，看看是否两只眼睛都存在这种情况，如果两只眼睛都是这样，看看是不是对称的。

没有瞳孔对光反射要引起注意，有可能是由角膜或脉络膜病变引起的。瞳孔的反射光为白色或灰白色，称为白瞳症，是由于病变密集，而且非常靠近晶状体，所以反射了大部分穿透的光线。白内障和视网膜母细胞瘤是两个典型的例子。表8-7列出了医生在遇到患有白瞳症的孩子时要考虑的几个方面以及要问的问题。

反射光呈现不对称的灰色（暗）也是不好的情况，甚至更糟，因为这意味着两眼都发病。在白人中，正常情况是整个瞳孔中明亮而均匀的对称橙色反射光；在深色皮肤的人中，正常情况是整个瞳孔中明亮而均匀的对称灰色反射光。任何其他情况可能都是异常的。

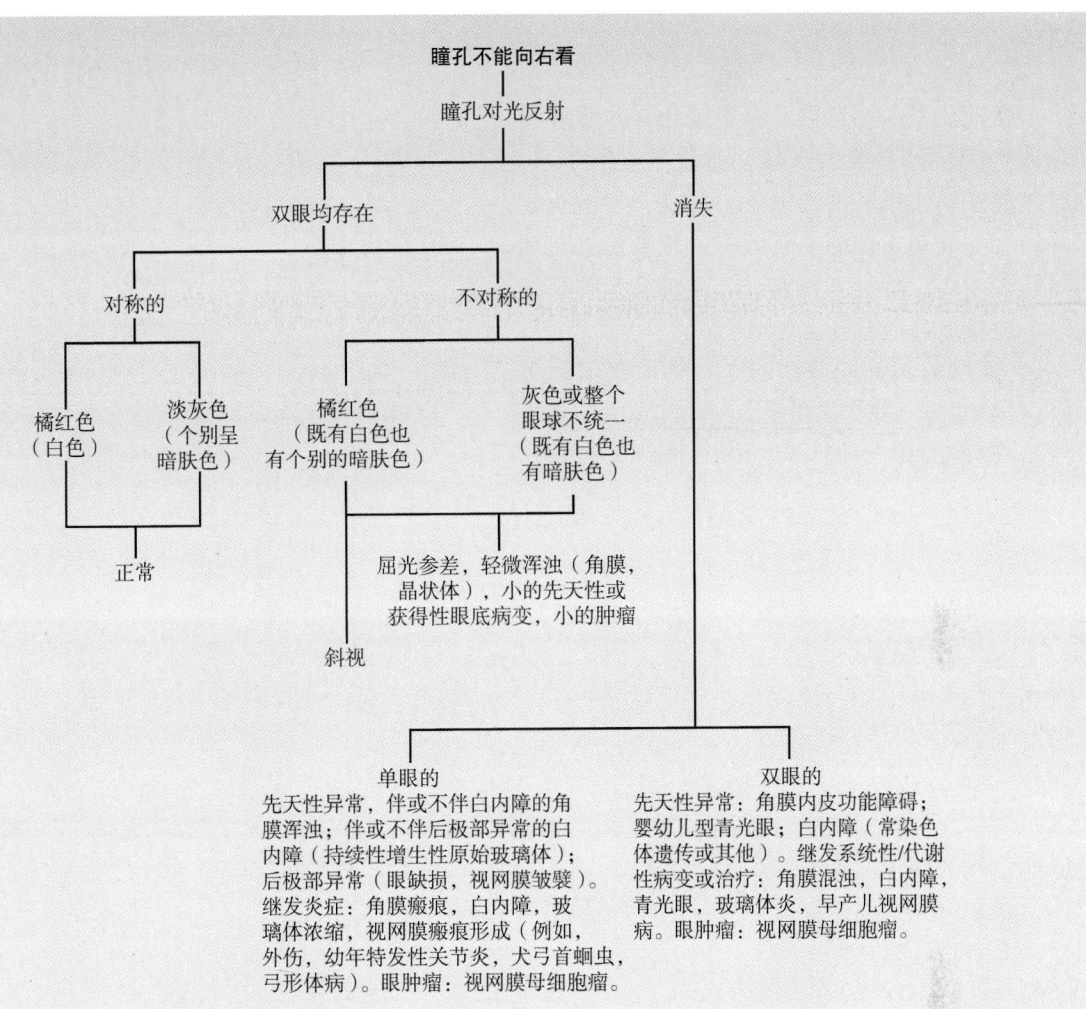

图 8-28　儿童瞳孔不正常的诊断方法

表 8-7　白瞳症

要考虑的方面	要问家长的问题
后极局部发病，视网膜母细胞瘤	只能在一定的角度才能看到？ 发病时间约1岁半？ 家族史？ 红光反射异常的孩子的照片？
犬弓首蛔虫（内脏幼虫移行症），视网膜弓形体病	家庭宠物（小狗或小猫）？ 儿童可能把脏物塞进嘴里（2～4岁）？
大视网膜或神经盘缺损	在出生时发病还是出生后不久发病？
结节病或念珠菌玻璃体炎	病儿？
葡萄膜炎白内障和青光眼	关节炎？
白内障和（或）视网膜脱落	最近有发生眼外伤吗？
只有白内障	红光反射异常的孩子的照片？ 孕妇得过风疹？ 儿童服用类固醇？ 创伤？ 糖尿病？ 贮积病？ 染色体异常？ 家族史？
早产儿视网膜病变	低出生体重早产儿和用氧？

总结

本章阐述了一些评估儿童眼睛和一些重要视觉功能的简单而必要的步骤。通过本章的学习，你应该能在基本设备的协助下用标准儿科检查技术并用一些简单、快捷、有效的手段来检查儿童的眼睛和视力。但是，不能过分强调简单的观察结果，还要了解以下重要原则：

1. 持续的斜视或持续的眼睛抖动在任何年龄都是一种异常情况。
2. 在得到相反的证实之前，我们认为瞳孔反射异常有视网膜母细胞瘤的征兆。
3. 畏光始终是一个严重的眼部疾病的征兆。

（张　楠 译　张雪峰 校）

推荐阅读

Canadian Paediatric Society Community Paediatrics Committee: Vision screening in infants, children and youth, Paediatr Child Health 14(4):246–248, 2009.

Taylor D, Hoyt C: Practical paediatric ophthalmology, Oxford, Blackwell Science, 1997.

Von Noorden GK, Maumenee AE: Atlas of strabismus, 4th ed, St Louis, Mosby, 1983.

第 9 章 呼吸系统评估

Daniel M. Hughes

我们总担心孩子明天会怎样，却忘记了他的今天。

——Stacia Tauscher

通过询问病史和体格检查可以对大多数儿童的呼吸系统疾病作出诊断。即使确切的诊断还不明确，也可以通过病史和体格检查中存在的足够线索缩小疑似诊断范围。呼吸系统生理的变化很容易通过症状和体征表现出来。

了解异常呼吸音的发生机制在病因尚未明确时可帮助定位气道阻塞的局部位置。对于小儿来说，进一步的检查包括：胸部 X 线检查、肺功能测试、血气分析、汗液氯化物测定及培养等可帮助明确疾病诊断。免疫学研究、支气管镜检查和组织活检及更多的成像研究较少应用。

病史采集过程除了可以了解患儿主诉的重要的信息，还可以帮助你和这个家庭建立融洽的友好关系。当你在治疗患有如哮喘或肺囊性纤维化（CF）的反复或慢性呼吸道疾病的患儿时，这种和谐的关系对于患儿后续成功的治疗是非常重要的。

通过询问相关病史获得的一些有用的详细资料常常可以使诊断清晰明确，并且可以发现哮喘患儿的一些其他疾病如过敏性鼻炎或遗传性湿疹。体格检查通常是进一步证实由大量病史所引出的疑似诊断的正确，然而体检也可能未发现异常，于是患儿的治疗很大程度上就要依靠病史。

○ 关 键 点

呼吸系统疾病的诊断不仅要进行胸部体检。往往在远离胸部的体检会发现疾病诊断的重要线索（如杵状指可能与慢性肺疾病有关）。

不要受听诊器的误导。听诊仅是呼吸系统疾病检查的一小部分。除非受检查患儿不合作，否则听诊应该放在最后进行。一些其他方面的身体检查通常会使听诊所发现的体征更容易解释，例如，听诊发现左侧胸部呼吸音减弱，视气管是居中位置的、移向左侧的还是推向右侧的不同情况，可以有不同的意义。

病史采集

对年幼儿童来说，从父母那获取一些呼吸疾病病史的方法是可取的；而对于年长儿童来说，应该尽可能地通过与其本人交谈来获取病史信息，因为年龄较大的儿童能够提供有关他们疾病症状的有价值的信息。例如，患有哮喘病的儿童通常会承认在学校里进行一些体育活动后会出现咳嗽、气短的症状，而这些症状往往不会引起家长们的足够重视。

当向家长询问孩子的主要疾病时，他们提供的可能是疾病的确切诊断，或者疾病的症状如咳嗽、喘鸣、气短、呼吸噪声或者反复的呼吸道感染等。他们叙述的诊断可能是正确的，但必须结合详细的病史和全面的体格检查来进一步确定诊断。如异物吸入或未经确诊的肺囊性纤维化等诊断的遗漏对于一个呼吸系统疾病患儿来说有着重要的意义。

家长一定要理解医生的医学术语，而医生也要理解家长所叙述的内容。有时家长所描述的哮鸣症状事实上就是喘鸣，而医生所说的哮喘可能意味着使家长担忧之外的更多的东西。不要主观臆断家长能够理解例如"哮鸣"这样的医学术语所包含的意义。询问病史时，你要作好准备去模仿哮鸣、喘鸣及哮咳等声音，或者让家长模仿孩子疾病发作时的声音。

○ 关键点

> 对医生来说，辨别孩子吸气时或呼气时发出的声音是很容易的，而对于家长来说这是很难的。

一些家长很难记清楚孩子患病的详细过程或者引起和加重呼吸系统疾病的诱发因素。这种情况在哮喘患儿会经常发生。掌握一些常见的哮喘发作的诱发因素有利于控制疾病发作（图9-1）。

疾病的每一个症状都应该深入探究，直到关于疾病的发病时间、使疾病加重和减轻的因素以及相关的特征等全部特征完全清楚。明确疾病是急性的（疾病持续少于3周），还是慢性的（疾病持续超过3个月），或者是周期性发作（疾病发作间期至少2周无症状）。

当你面对一个喘鸣或哮鸣的患儿时，这些病史询问结果能够缩小疑似诊断范围。为了进一步缩小疾病疑似诊断范围，我们设法使各种各样的症状彼此关联起来：如咳嗽和喘鸣；咳嗽和哮鸣；咳嗽、哮鸣、咳痰和体重不增。

最后，还要询问家长和孩子他们所担心的重要的问题是什么。有些家长偶然会提及一些先前未涉及的重要的事。当然，同样不要臆想他们所担心的就是你需要解决的问题，往往医生和家长所担心的问题完全不一致。

主诉

尽管年幼儿的家长可能会描述他们的孩子呼吸噪声，但咳嗽、哮鸣、反复呼吸道感染总归是呼吸道疾病的最常见的症状。为了确定主要的疾病，你必须要考虑到孩子的年龄、症状持续时间、发作时间、疾病加重和减轻的因素以及先前药物治疗的效果等。

对于一个年幼儿，病史询问应该包括其母亲孕期及该患儿出生的一些详细资料。如母亲孕

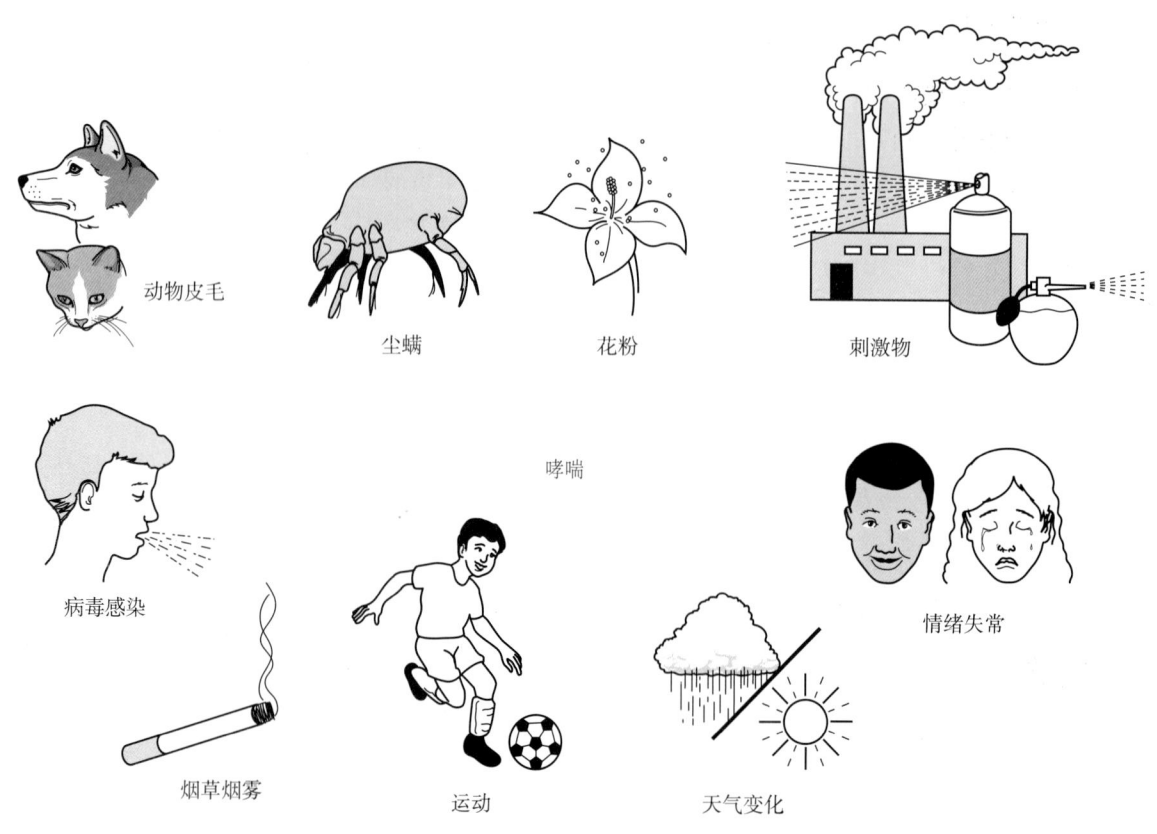

图9-1 哮喘的常见诱发因素

期的感染史、药物应用史、吸烟史及分娩过程中的任何问题。应该明确婴儿的出生孕周、出生体重、阿氏评分，是否有窒息复苏史、吸氧史或者机械通气史。新生儿期出现的喂养困难、呼吸暂停或任何原因的呼吸窘迫都有可能造成婴儿期的呼吸道疾病的发生。追溯疾病症状开始的年龄对疾病诊断是有帮助的；疾病症状开始出现的时间离出生时间越近，疾病发生的原因越可能是先天性因素。如果患儿在出生后早期是健康的，那就要询问他疾病症状开始时的年龄有多大。

下面的内容描述的是一些常见的呼吸系疾病和询问病史时需要注意的几个重要问题。

咳嗽

明确咳嗽是疾病的主要症状还是次要症状，并且尽量获取尽可能多的信息。例如，是干咳还是有痰的咳嗽？咳嗽发生在白天或是夜晚的什么时间？何种因素诱发疾病发作？使其恶化和缓解的因素是什么？

咳嗽与呼吸道大量痰液的产生有关，对于儿童来说这是个严重的问题。不论是年长的还是年幼的儿童，他们通常是宁可将痰液咽下去，也不能或者不愿将痰液吐出来。尽量明确痰液的颜色、量、气味、痰液的黏稠性及是否含有血液。对于婴儿来说，明确咳嗽是否与喂养有关，是否与窒息和食物反流的刺激有关是很重要的。在婴儿期，胃食管反流、气管食管瘘或者咽下综合征的患儿都可以发生咳嗽。小儿只在觉醒状态下出现阵发性干咳或大声咳嗽发出刺耳的声音，这令家长很担忧，但却没有迹象表明存在潜在的呼吸系统疾病，提示可能是一种习惯性或精神性因素所致咳嗽。这种咳嗽可能持续几个星期甚至几个月难以治愈。

虽然普遍认为鼻后滴流综合征能引起"清喉"样咳嗽，尤其是在夜里，但令人疑惑和烦恼的是这种疾病导致儿童在白天出现习惯性咳嗽。这种现象与哮喘、过敏性鼻炎、鼻窦炎疾病时导致的患儿鼻子、鼻窦和支气管发生的病理变化过程相似。

呼吸噪声

非特异性的"异常呼吸"经过筛检归纳分为五种特异性症状如打鼾、喘鸣、哮鸣、痰鸣或喉鸣（体格检查的相关知识见本章后面内容）。许多家长和医生会错误地认为呼吸噪声就意味着胸部疾病（支气管肺炎），然而，很多婴幼儿呼吸发出的异常声音起源于鼻腔、鼻咽部或上呼吸道。

反复呼吸道感染

典型的呼吸道感染的描述包括接触传染源，有发热、流涕、耳痛、咽痛、面痛或者有淋巴结炎症状。若出现哮鸣、胸痛或气短伴随咳嗽就意味着感染可能累及下呼吸道。你要询问先前的治疗及效果。这里你要注意相当多的家长都会认为抗生素治疗对病毒性呼吸道感染是有效的。

你要知道家长们对他们的孩子的反复呼吸道感染具有相当大的忍耐力。家长们没有认识到幼儿园的小朋友平均每年要发生呼吸道感染 6～8 次。通常是一次感染紧接着下一次的感染。反复的呼吸道感染绝大多数发生在冬季。孩子们在进入托儿所或幼儿园之前很少有机会感染呼吸道疾病。他们进入托儿所或幼儿园的第一年发生呼吸道感染的次数要高于平均呼吸道感染的次数。

○ **关键点**

> 在评估反复呼吸道疾病发作患儿时，要评价患儿疾病的暴露时间（如接触该病的次数），包括在家中和类似托儿所这样的集体环境中。

最后还要注意，家长们所描述的"感冒"并不代表是或不是病毒性呼吸道感染。哮鸣通常是发生在鼻塞、咳嗽症状出现的 24～48 小时之前。尽管这些症状可能是由于呼吸道病毒感染一两天后发生的，这种病毒感染也引发了哮鸣，但这些症状也可能意味着吸入过敏原后的一种过敏反应。

胸痛

胸痛在儿童并不少见，尤其是在青少年。当胸痛症状单独出现时，通常是良性的。当胸痛伴随着其他的症状和体征时，如患有哮喘病的患儿发生咳嗽并胸痛时，他（她）的诊断是显而易见的。当胸痛症状的病因诊断不清时，你要清楚能够引起器质性胸痛的一些组织和器官（如胸壁、心肌、心包膜、食管或胸膜）。查出引起胸痛的组织或器官，对疾病诊断大有益处。

在青少年，常见的是瞬间的胸壁轻微疼痛，这种胸痛不会影响患儿的全身健康。有时轻微胸痛可能是胸部受压所致。许多胸痛的青少年会主诉反复发生持续数秒钟或者数分钟的突发胸痛。通常是做深呼吸的时候，就会出现这种胸痛。我们中许多人都有这种疼痛经历。这种胸痛是由于肋间肌的瞬间痉挛，类似夜间腿部肌肉抽筋（生长痛），或者类似于许多成年人经历的突发脚踝抽筋，尤其是在夜里。患有肋软骨炎的患者，其健康状况相对良好，局限性的病灶可能在肋软骨连接处。

○ 关键点

实验室检查、心电图和影像学检查对于儿童胸痛诊断没有帮助，除非他们具有可靠的病史或身体状况反常的迹象。

青少年胸痛通常是一种受精神心理因素影响很大的疾病，一些重要的家庭事件如亲属突发心肌梗死或恶性疾病，会使青少年产生焦虑和担忧的情绪而导致胸痛。你要问他们是否担心这种疾病可能会很严重。例如，你可能问："一些患有胸痛的患者会担心这是很严重的疾病，你怎么看？"你要询问这些患者的家庭和朋友中是否患有严重的疾病。

○ 关键点

青少年胸痛很少因严重的疾病引起。简单地说：瞬间胸痛可能由于肋间肌肉痉挛，即所谓的肋间肌肉痉挛性痛。

呼吸困难

呼吸困难症状很少单独存在，往往伴随着肺炎、胸膜炎或支气管炎等感染征象。呼吸困难伴有胸痛可能意味着发生气胸、外伤后肋骨骨折或胸膜炎等疾病。

过度换气

过度换气在青少年中是很常见的症状，尤其多见于女孩。她们常会诉说："我不能控制呼吸"，"我不能呼吸到足够的空气"，"我有呼吸困难"，甚至会说："我有气喘。"你可以通过对那些显示出一些焦虑症状的年轻人进行询问从而发现过度换气的症状。

当你怀疑青少年患者可能存在过度换气时，你可以询问他/她是否总是会有吞咽困难的问题。有时这些年轻人会告诉你他们通常会感觉喉部有异物感并且有吞咽困难（即所谓的癔球症）。与心理疾病有关的另外一些临床特点还有瞳孔扩大或无法解释的心不在焉或严重的呕吐反射，以至于你可以在未引起呕吐的情况下能够用舌压板几乎会碰到会厌软骨。

询问一些可以导致过度换气的事件，并且意识到有气喘病的青少年在过度训练或参加体育运动时有可能诱发急性呼吸困难发作，这是导致他们焦虑不安及随后发生过度换气的原因。

体外因素所致窒息

在接触类似花生米类或一些小物件期间，询问孩子是否有异物误入鼻腔里，有透不过气或是咳嗽的情况发生。

以前的住院治疗

记录下孩子以前的住院治疗的日期和经过，从而设法确定收入院治疗是否是由于缺乏家庭的医学处理经验。家长们是否具有足够的医学知识和一些必需的器械进行一些家庭医学处理而减少未来入院治疗发生的频率。

药物治疗

给孩子们开具出合适的药方不是一件简单的事情。按剂量和按时给药是非常重要的。一定要分清医嘱要求的剂量和孩子实际摄取的药量。你要知道能够按医嘱规律用药的儿童是很少的。针对这种情况你要问："很多孩子自己记得吃药很难，你也会有这种情况吧？"如果孩子的回答是肯定的，你还要问："一星期你记得吃过几次药？"

对于那些应用家用喷雾剂的患者来说，一定要记录清楚药物混合及给药方法等细节。要清楚喷送药物的是特殊气雾装置还是分离器装置，清楚其使用方法（如当使用气雾剂时张开嘴和闭上嘴的方法）。要询问是否有不良反应。有些儿童在使用支气管扩张剂正常治疗剂量时也会发生副作用。

> ○ 关键点
> 判断孩子能否正确应用这种特殊的喷雾器是不容易的。重要的是观察孩子的应用手法是否正确。

免疫接种

你要询问孩子除了规律免疫接种外，是否患有流感或肺炎球菌感染。

吸烟

要问清楚孩子所生活的环境中吸烟的人有多少和吸烟的程度。暴露在吸烟的环境中不仅是指在家中和自家车中有人吸烟，也包括亲戚和朋友来家中做客或去探访亲戚和朋友时孩子处于吸烟的环境中。暴露于吸烟的环境中会使小儿的呼吸道症状更严重吗？可以询问孩子处于吸烟环境中的感受。吸烟的家长经常会说他们的孩子在吸烟的环境中没有呼吸道症状，但孩子们说的和家长们所说的大不一样。事实上10岁的孩子就可能会吸烟；一定要询问他们的孩子是否吸烟。

环境因素

你要询问一些暴露于特殊的家庭环境和吸入物的影响，例如，发霉的地下室、满是灰尘的环境、充满雾状物或特殊香气的环境，以及充满着家长工作环境中使用的某种物质——这些因素都可能会激发孩子发生呼吸疾病。还要询问发病的孩子是否暴露于①草坪、树木和花粉；②灰尘和学校的粉笔灰；③自家的或朋友家的宠物等环境中。在特定的季节规律出现的症状提示可能是过敏症，例如，孩子出现症状可能与春天的树木、夏天的草坪、秋天的豚草有关。在学校里发生症状很难分类，这也困扰着许多家长。

家族史

家庭成员同样疾病的病史可帮助如哮喘或肺囊性纤维化的诊断，也可提供家族成员对这些疾病的了解程度。你会发现当一个家庭中有一位叔叔死于哮喘发作后，这个家庭中的成员会过度地担忧孩子的哮喘病。你还要询问孩子的父母是否与该病有关。

宠物

要列举出孩子在家庭内外所接触的所有宠物。询问当孩子暴露于宠物的环境中时，是否有任何呼吸系统异常症状发生，如出现眼睛或鼻子发痒。孩子暴露在邻居或亲戚的宠物而非自家的宠物环境发生呼吸系统异常症状的并不少见。

> ○ 关键点
> 家长有时会忽视提醒孩子宠物不可以进入房间，如流浪猫或狗，或者家长忽视了孩子们暴露于邻居或亲戚家中或学校里的宠物环境（如在托儿所里的宠物兔或天竺鼠）。

体育运动相关的症状

增加体育运动和呼吸系统疾病之间的关系很重要。哮喘病婴儿通常在兴奋或大笑时出现咳嗽。询问与正常活动如跑步、骑自行车、课间休息等有关的呼吸系统异常症状；或在参加体育运动时，尤其是在秋、冬季的寒冷天气时的呼吸系统异常症状。与其询问家长他们的孩子在学校体育课上是否发生呼吸困难，不如问孩子们自己，他们在学校体育课跑步时发生了什么。有时，未确诊为哮喘病的患儿回答说："我咳嗽。"对于年长儿来说，诱发呼吸困难症状发作的运动类型是重要的。类似越野跑、足球、篮球比赛、曲棍球、滑冰这些运动没有休息间歇，通常会使哮喘加重，尤其在干冷空气环境中。询问已诊断为哮喘的孩子在运动前、运动期间或在运动后是否服用药物，如果服用是否有预防或减少症状发作的作用。

缺课

家长可能会低估或高估孩子因为呼吸系统疾病致缺课的总体时间。一些短时间的缺课情况往往被忽略了。要想获得孩子因为呼吸系统疾病原因而缺课的准确信息可以检查学校的考勤记录。

你可以通过询问家长而获得相关信息，或者在家长允许的情况下和学校联系而获得相关信息。

过敏反应

当提及过敏反应家族史时，要区分清楚特定的过敏原的临床反应和过敏原的皮肤测试结果。当家长自动提供孩子过敏的一些物质时，他们往往是根据既往的皮肤过敏原检测的结果而定的，而这个结果并不一定能反映临床上的超敏反应。询问家长他们是否每当孩子暴露于一个他（她）过敏原检测阳性物质的环境中就出现异常呼吸道症状，如咳嗽、气喘、过敏性鼻炎或结膜炎、喉头水肿以及荨麻疹等症状。对于一些严重的过敏反应，要问清楚是否已经应用肾上腺素。

过敏性鼻炎

因为许多家长不熟悉过敏性鼻炎和花粉症，所以你要问他们：孩子是否有鼻子痒、流鼻涕或其他过敏性疾病的表现（如经常反复地用手揉鼻子）（图9-2），或者爱打喷嚏的症状。确定这些症状是有季节性的还是全年都有发作。询问这些过敏症状的特定诱发因素及以前所接受的治疗。

耳朵、鼻子和喉咙

对于过敏症儿童及患有呼吸道纤毛功能障碍或免疫球蛋白缺乏的儿童来说，复发性中耳炎、慢性中耳炎积液及鼻窦炎经常会表现出呼吸系统症状。你要询问孩子是否有打鼾及张口呼吸的症状。说来也怪，成年人自己或他们的配偶打鼾可能不在意，但他们不能容忍他们的孩子打鼾。

湿疹

在有遗传性过敏症的孩子，家长们通常会注意到一些明显的湿疹，但他们往往忘记那些皮肤干燥或者小块的湿疹，尤其是耳后的干燥皮肤。列出既往的治疗方法。

喉炎

喉炎是一种喉、气管及支气管的病毒性感

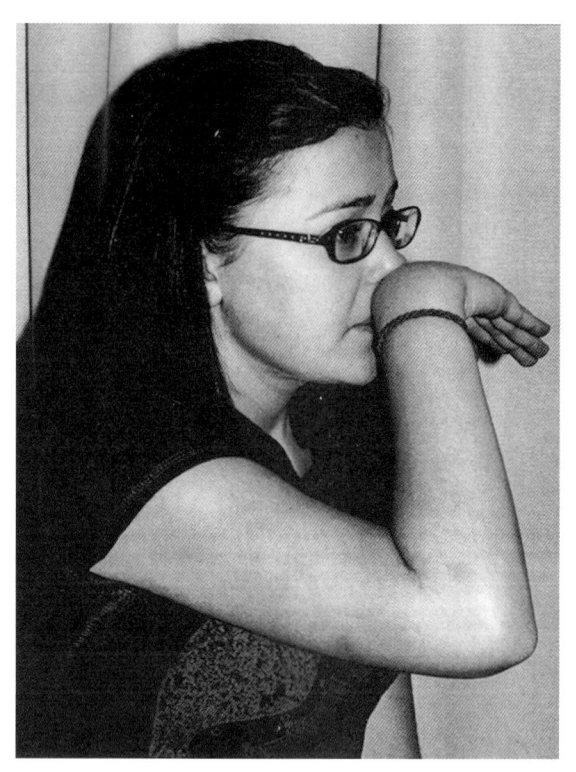

图 9-2　过敏性鼻炎习惯性动作。小儿经常用手心或手背揉发痒的鼻尖

染。如果家长们不熟悉喉炎，他们通常认识一些在上呼吸道感染之前一两天出现的典型症状，如刺耳的犬吠样咳嗽及夜间声音嘶哑。即使没有任何明显的呼吸道感染症状，也可发生突发的或反复发作的喉炎。常常是先前很健康的孩子在夜里突然醒来并出现刺耳的犬吠样咳嗽、声音嘶哑及吸气性喉鸣。这种症状通常在凉快的微潮湿的环境中会有所改善，但也有可能在接下来的几个夜里再次发生。一些孩子在幼儿早期连续多次发作喉炎，而后来发展为哮喘。

胃肠道症状

询问孩子是否食欲差，或者是饥饿状态。孩子的体重是增长还是减少了。询问孩子先前的生长测量方式。询问是否有进食时出现窒息样的吞咽困难及胃食管反流的症状，以及直肠脱垂（囊性纤维化的重要诊断线索）、腹痛、大便频繁及粪便的性状及气味等。患有囊性纤维化的患儿尽管食欲很好，饮食喜好油腻食物，其粪便呈现恶臭味，但体重增加不满意。

- **关键点**

  当家长叙述他们亲吻孩子时感觉是咸的，那就必须检查这个孩子是否患有囊性纤维化。

不常见的感染

人们总是关注不常见的或持续存在的感染，例如，痰培养假单胞菌阳性提示囊性纤维化的诊断。这里要注意：耳、鼻、喉、皮肤或呼吸道的反复感染及脓肿的生成可能暗示着免疫功能的缺陷。询问既往的免疫功能及任何异常的免疫反应。如果近期怀疑有某种特殊的感染，你要询问孩子的近期经历。

家庭状况

对呼吸系统疾病病史的概括应该包括有关家庭信仰的一些细节及有关孩子疾病的诊断方法方面的相关知识。设法确定这个家庭的优点、缺点、竞争力和父母的教育及询问家庭的经济状况和父母的工作情况。当问及这些敏感问题时要委婉些，尤其是首次接触一个新的家庭时。你未来治疗这个孩子的疾病的成与败可能就依靠你所显示出的敏感性及在评估期间所建立的融洽关系。

体格检查

获取病史后就开始认真地进行体格检查，在正式体检前要警惕过敏性鼻炎，注意听呼吸的声音及患儿咳嗽的特点。

更好地完成对一个婴幼儿的完整的呼吸系统的体检的体位是婴幼儿坐在父母的膝盖上（图9-3）。而年长儿及青少年坐在检查椅上是最好的体位。虽然检查的顺序并不重要，但应该完整。忘记检查孩子的杵状指或者忘记听孩子的咳嗽是体检的重大遗漏。婴幼儿体格检查时应该使用小儿听诊器，因为成人用听诊器的听诊头对于婴幼儿来说太大了。

儿童呼吸系统检查的许多方面类似于成人，除了以下几个重要的不同的方面：

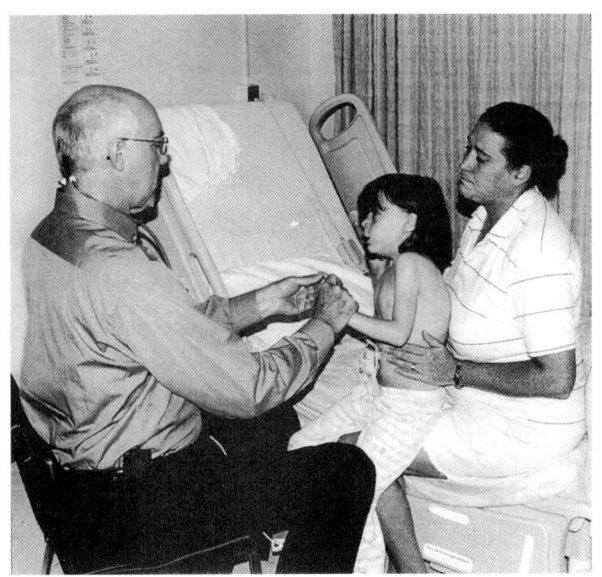

图9-3 大多数年幼儿童体检时坐在父母膝盖上更容易配合检查

1. 正常婴幼儿及儿童的呼吸频率要比成人快（表9-1）。
2. 幼儿的胸壁顺应性很大，喉炎和支气管炎时胸壁内陷的症状更明显。
3. 呼吸的声音很容易透过幼儿的胸部；事实上，充满着空气的胸腔就起到呼吸声音放大器的作用。

发绀

检查手足皮肤、舌头和发绀的黏膜，辨别周围性发绀与中心性发绀。中心性发绀提示可能有心肺疾病。因为中心性发绀的发生是根据血红素存在的总数而变化的动脉血氧饱和度表现出不同的水平，它不是血氧不足的可靠的早期征象。

鼻翼扇动

如果不仔细观察，很容易忽视鼻翼扇动的症

表9-1 觉醒状态下儿童的正常呼吸频率

年龄（岁）	呼吸频率（呼吸次数/分）
0～1	25～40
1～5	20～30
5～10	15～25
10～16	15～20

状。鼻翼扇动不是特殊的体征，但它是呼吸窘迫的重要表现，可能反映出呼吸功的增加及呼吸困难的加重。

耳朵、鼻子和喉咙

详细的体检可能会发现浆液性中耳炎、光过敏、过敏症患儿的鼻黏膜发炎，以及少见的囊性纤维化患儿的鼻息肉。耳朵长期流液，尤其是在鼓膜置管术后可能提示纤毛活动异常。

辅助呼吸肌的应用

当气道受阻或存在肺部炎症时，患儿可以通过利用辅助呼吸肌，尤其是胸锁乳突肌、斜方肌及腹部肌肉来帮助呼吸。

凹陷

当儿童呼吸困难时，软组织也会出现凹陷（胸骨上窝、锁骨上窝或肋间隙），但在年幼儿和婴儿由于其胸壁顺应性强也可见到胸骨内陷。这种反应源于气道阻塞或肺部疾病时胸腔内和大气压力的不同。无论肋间隙凹陷慢性还是急性发作，往往与气道梗阻致空气潴留和肺气肿导致的膈肌平坦有关。反过来，低平的膈肌用力拉胸壁向内而形成一深凹。

胸壁形状及畸形

要观察患儿的胸廓是否异常（图9-4至图9-6）；婴幼儿的胸廓要比年长儿的胸廓圆，因为婴幼儿的肋骨呈水平位。慢性、弥散性的小气道梗阻伴随空气潴留会导致胸廓的前、后径增大形成异常圆形或桶状胸（图9-4）。这与肋间肌收缩有关。要注意胸骨的畸形，如胸骨凹陷（漏斗胸）（图9-5）或鸡胸（图9-6）。作为单独的检查结果，漏斗胸很少和任何呼吸系统疾病相关联。在一些情况下，鸡胸可能是个单独的体征，而另一些情况下，它可能是某种心肺疾病的表现。有时也会发现一些其他的胸壁畸形，这些畸形既可能是先天性的也可能是外科手术后形成的。

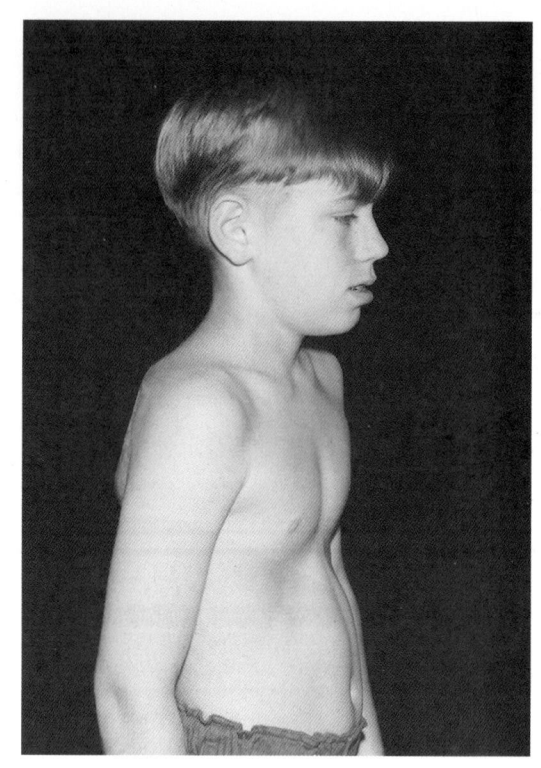

图 9-4　患有哮喘的儿童胸廓前后径增大（桶状胸）和肋间隙收缩

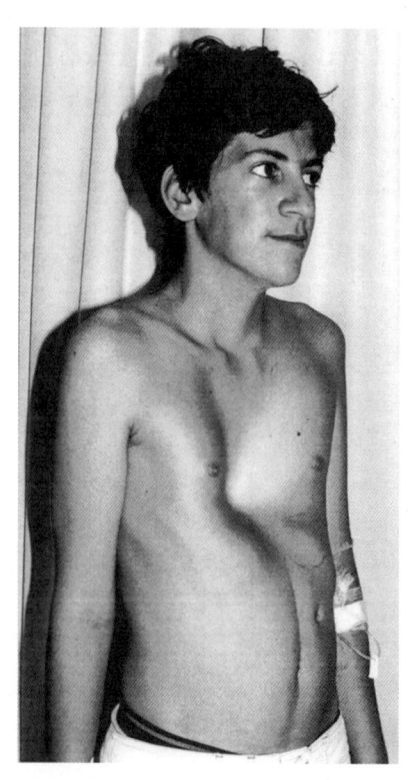

图 9-5　漏斗胸：对于大多数儿童来说，是外表的疾病

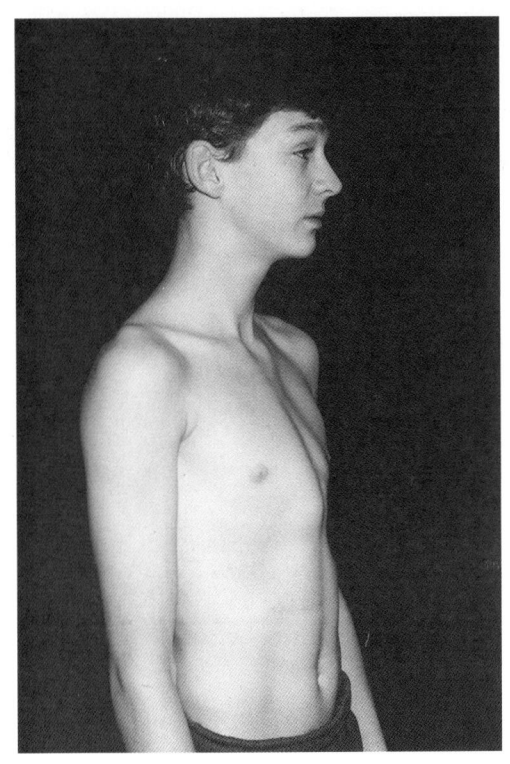

图 9-6　鸡胸通常与心肺疾病无关

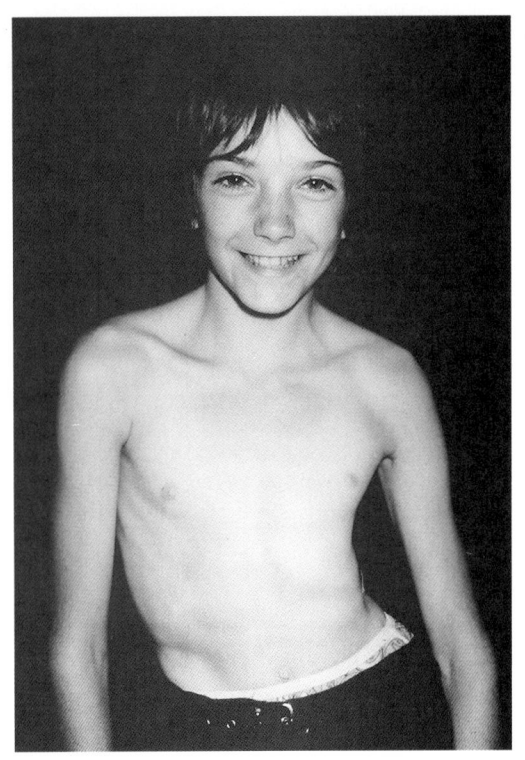

图 9-7　由于脊柱侧凸引起的胸廓变形

胸腹运动

从小儿身体一侧仔细观察你会发现正常小儿的两侧胸部运动是相同的。通过观察年幼儿站立和仰卧位时的呼吸，你会发现在呼吸运动中胸部及腹部的运动。小儿相比较成人而言腹式呼吸更多些。

在睡眠时，呼吸肌运动发生更多变化。在快速动眼睡眠周期中，肋间肌运动减少，胸腹部偶尔可出现矛盾运动，阻塞性睡眠呼吸暂停患儿这种变化尤其明显。

脊柱弯曲

接下来要检查一下脊柱的外形。显著的脊柱侧凸会影响胸腔的形状并且会妨碍肺的功能（图9-7）。

呼吸频率

呼吸频率的异常增快或减慢可以反映出呼吸系统或心血管系统功能障碍或是中枢神经系统功能紊乱。通过计数一定时间内的呼吸次数来记录呼吸频率（表9-1）。

呼吸深度

明显的呼吸过度和呼吸浅慢很容易引起重视，但如果症状轻微时很容易被忽视。

舒适呼吸

评价呼吸是否正常可以通过观察小儿看上去是否有气促（呼吸困难），是否有仰卧位时呼吸困难（端坐呼吸），是否有三凹征、鼻翼扇动或辅助呼吸肌运动增强。呼吸用力通常反映出气道受阻所致呼吸肌运动增加。

呼吸节律

尽管有些呼吸节律异常可以反映中枢神经系统紊乱，但还是要尤其注意睡眠呼吸暂停的发生，并且要分清是中枢性呼吸暂停还是气道梗阻性呼吸暂停（这需要在小儿睡眠时进行观察来辨别）。中心性呼吸暂停发生时无气流或无呼吸运动。气道梗阻性呼吸暂停是气流完全或部分减少致用力呼吸并可出现胸腹矛盾运动。

呼吸暂停持续时间随年龄变化而变化。早产儿呼吸暂停时间不超过 20s 是正常的，而在年长儿出现较短的周期性呼吸可能有着重要意义。在小儿，阻塞性睡眠呼吸暂停综合征的诊断应该考虑到睡眠时部分或全部气道梗阻，该病表现为打鼾或睡眠障碍，这与低氧血症和高碳酸血症有关，而因此导致生长发育差、肺病或神经行为异常。婴儿的周期性呼吸，尤其是在早产儿，是由两个 3s 间期或更多的间期但不超过 20s 的呼吸暂停周期组成。

杵状指

检查手指侧面的形状和手背指骨末端皮肤与指甲连接处形成的角度。杵状指是源于甲床组织的增殖。严重的杵状指是显而易见的，但是轻微程度的变化很容易被忽视（图 9-8）。囊性纤维化的患儿可以见到杵状指，但患其他呼吸系统疾病、心脏病及胃肠功能紊乱的患儿也可发生杵状指。

○ **关键点**

对杵状指的患儿要仔细地进行一些重要疾病的调查。

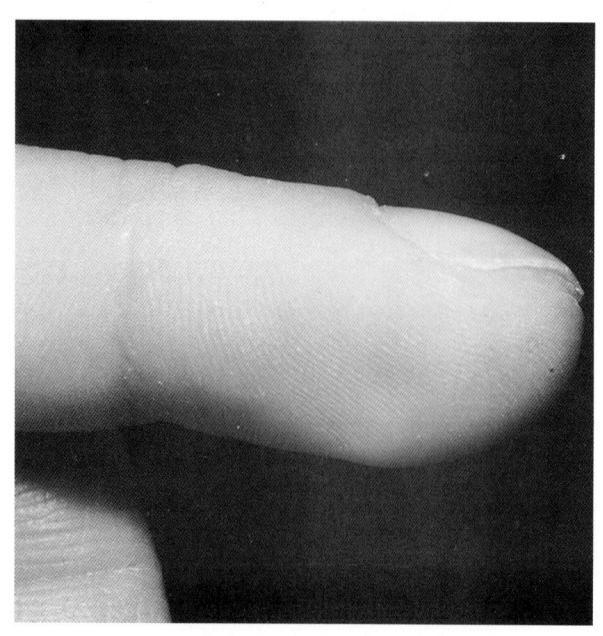

图 9-8 杵状指的程度。手指的侧面必须检查

咳嗽

你要熟悉不同类型咳嗽的特征并且能够描述出咳嗽的特征。体格检查往往忽视了患儿咳嗽声音的特征。如果在检查期间小儿没有出现咳嗽，你要让他（她）咳嗽。有时在年幼儿轻压胸骨可以引发咳嗽。

表 9-2 列举了常见的和一些不常见的呼吸系统疾病及其咳嗽的类型。

呼吸噪声

在小儿呼吸时要特别注意他（她）发出的声音。表 9-3 列举了对这些声音的描述。

触诊

气管的位置

你可以通过在年长儿用两个手指而年幼儿用一个手指在胸骨上准确地估计出气管的位置（图 9-9）。气管移位说明纵隔移位，也就意味着一侧胸腔容积或压力的变化。纵隔是偏向还是背离这一侧取决于胸部疾病的位置和性质。一些其他方面的体格检查通常可以提示一些潜在的问题，因此当你发现气管移位时，不要忙于完成胸片的检查。

胸廓扩张

在儿童不必要通过触诊来评估胸廓扩张，因为触诊与视诊的结果相近似。

语音震颤

成人的胸壁比儿童的胸壁坚固些，因此成人触觉语颤的触诊会更容易些。但在年长儿可以进行触觉语颤的触诊。

奇脉

奇脉描述了正常呼吸时所发生的全身的动脉血压的波动。吸气时动脉血压下降，呼气时动脉血压升高，这是因为右心室前负荷和左心室维持动脉血压（左心室后负荷）所必需的巨大力量产生的效果。用血压计和听诊器记录下心脏收缩时和舒张时的血压差异。

把心脏跳动的声音与呼吸时相联系起来通

表 9-2 呼吸系统疾病及相关的咳嗽

疾病	咳嗽	评论
支气管炎	起初是干咳,几天之后可以转变成有痰的咳嗽	少量的痰液被咽下去。有时,痰液色黄黏稠,但不意味着重复感染。
哮喘	典型的咳嗽呈干咳,呼吸急促或伴有喘鸣	一些哮喘患儿咳嗽时痰多可产生大量分泌物。咳嗽可以是痉咳,主要是夜里发作,可伴有呕吐。家长通常认为"清喉"就是一种习惯性动作,而事实上这可能是哮喘早期的一种表现;有痰的哮喘咳嗽与肺囊性纤维化的咳嗽很相似。
喉炎	咳嗽声听起来像犬吠样声	突然发作;往往患儿在睡觉前无异常或仅有轻微感冒,发作时经常伴随吸气性喘鸣及声嘶。
百日咳	阵发性痉挛性咳嗽	发作时频频短促咳嗽呈呼气状态,由于剧咳可致流泪、大量痰液及面红耳赤。痉挛性咳嗽终止时伴有鸡鸣样吸气吼声或呕吐为特征。
肺吸入	咳嗽可为干咳或有痰的咳嗽;通常伴有下气道阻塞	在儿童通常可出现吞咽不协调或发育迟缓,咳嗽症状与哮喘、支气管炎及细支气管炎咳嗽很类似。
衣原体肺炎	典型症状是干咳、频咳,不同于百日咳的是百日咳多发于婴幼儿	多发于儿童。
气管软化	呼吸时呈声音响亮刺耳或者振动的声音,反映了其来源在气管	当吸气声粗糙,呼气时喘鸣或吸气时喘鸣且呼气时哮鸣时咳嗽事实上提示了该病的诊断。
精神心理疾病	不常见,但不少;咳嗽;声音听起来像响亮的汽车喇叭声	很显然,这种咳嗽不会在睡眠时发生。

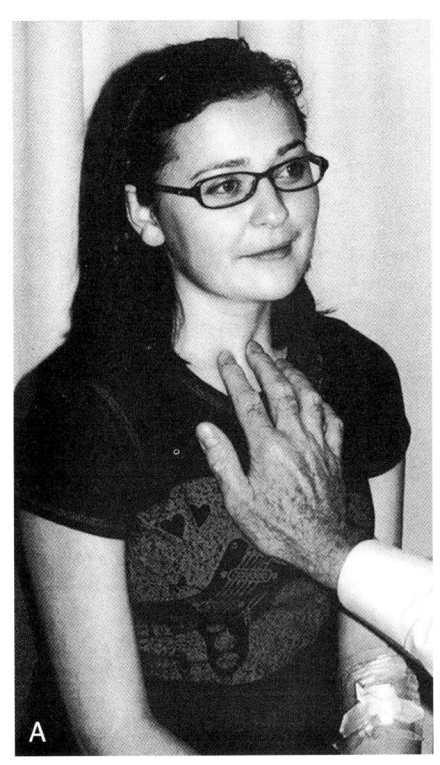
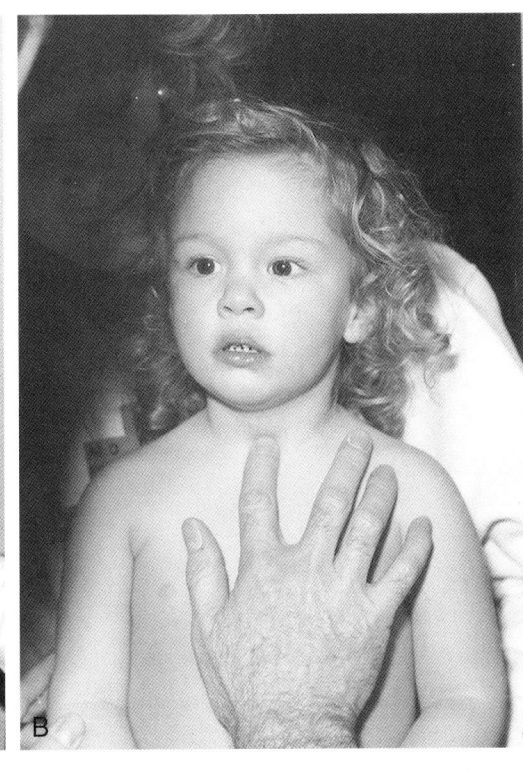

图 9-9 气管触诊位置。年长儿用 2 个手指(**A**),年幼儿用一个手指(**B**)

表 9-3 呼吸噪声

声音	特征	评论
打鼾	不规律的吸气时的响声	由于上呼吸道部分阻塞，通常在鼻咽部。
喘鸣	连续的刺耳的呼吸声	由于胸腔外的气道阻塞导致；如阻塞在声门下或气管位置可能在呼气时听到这种喘鸣音。
喘息	持续时间较长带乐性的呼吸附加音；呼气时明显	提示胸腔内的气道阻塞；周围或中心主要气道压力的不断变化产生了喘息声。
呼噜声	短时的呼气声	由于呼气时声门的不完全关闭所致。
呼噜声	在吸气时发出的响亮粗糙的无节律的声音；把手放在胸部可以感觉到这种呼噜声	提示气管主支气管有分泌物存在。

常是很难的也是不必要的，尤其在呼吸急促的患儿。在大多数儿童，奇脉低于 5mmHg。严重的气道阻塞、心包积液或狭窄可引起超过 20mmHg 的奇脉。当气道阻塞严重时可见到明显的呼吸肌凹陷和用力呼吸，也有记录显示有 1/3 的严重梗阻的患者未检查到有奇脉。

皮下气肿

胸壁或上至颈部可出现皮下气肿，触诊时可感觉到皮下握雪感，提示存在气漏并且往往与纵隔积气有关。这可以通过胸部放射检查确诊。因为气胸具有潜在的严重危害，所以无论它是否可能出现都要进行检查。

叩诊

小儿和成人一样，你可以通过胸部叩诊检查浊音、实音或过清音区来定位肝的位置和尺寸。肺实变区叩诊呈浊音；胸膜积液叩诊呈实音；膨胀过渡区叩诊呈过清音。胸部叩诊正常的一侧可与异常的一侧形成鲜明对比，因此双侧胸廓叩诊不对称是显而易见的。随着时间和经验的积累，你会越来越熟悉小儿正常的胸部叩诊并很容易发现一些轻微的变化。在婴幼儿及儿童的令人满意的叩诊技巧中可以更轻松地应用于年长儿或成年人。在年幼儿叩诊时从感觉中获取的信息要多于从所听到的声音中获取的信息。

胸部 X 线检查取代了用叩诊来定位心脏的位置和大小，但在检查肝上界和肝下界来确定患儿是否存在肝大或是否存在肺实变后肝下移时，叩诊是很有用的方法。

听诊

大多数情况下，完成肺每一个部分的听诊是不切实际的也是不必要的。你必须知道肺叶的解剖学体表位置，然后去完成胸部听诊（图 9-10）。

> ○ 关键点
>
> 一般来说，听诊通过听诊器完成，呼吸的声音听起来比心脏跳动的声音音调高。

听诊时总是要比较胸部两侧呼吸音的特征，然后听诊呼吸音以外的附加音。确定呼吸音强度是正常、增强或减弱，描绘出呼吸音的特点。记录下双侧呼吸音不对称的差异。听诊器离大的气道越近，声音就听得越清楚；这些差异在呼气时最容易听清楚。尽量避免隔着衣服听诊。在肺实变的部位和肺不张的部位听到的支气管呼吸音说明实变部位或含气量少的组织的声音传送增强了呼吸音（表9-4）。用表9-5 的描述方法记录任何一个附加音。

> ○ 关键点
>
> 患儿的肺实变或肺不张可以通过听诊器听到呼吸音的变化。

区分胸腔内及胸腔外的气道阻塞

儿童呼吸道梗阻的定位是个困难的事（图 9-11）。尽管气道从鼻贯通到细支气管，但可以用下面几种简单的临床方法确定梗阻的解剖学位置：

1. 胸腔外气道梗阻与吸气性喘鸣有关，胸腔内气道梗阻与呼气性喘鸣有关。
2. 喘鸣音主要是吸气时的声音，而哮鸣是

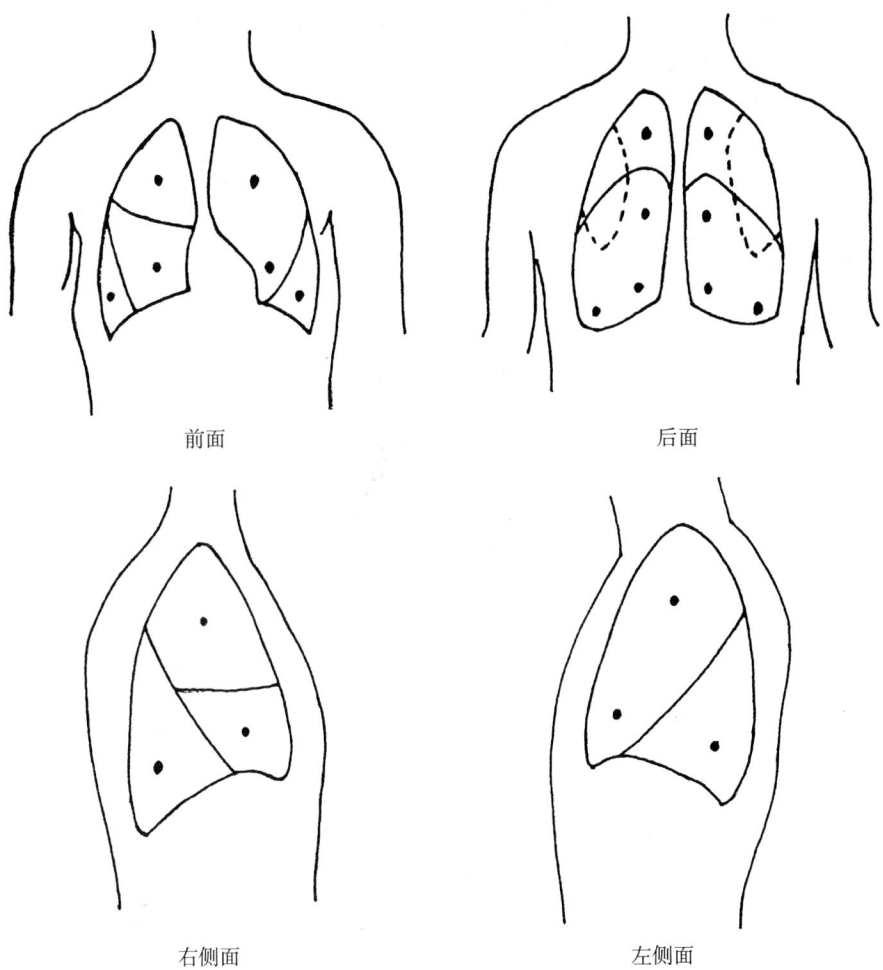

前面　　　　　　　　　后面

右侧面　　　　　　　　左侧面

图 9-10 肺叶的表面解剖及听诊的部位（用黑点表示）

呼气时的声音。用听诊器的钟型端在儿童距离口唇 2.5cm 处听诊可帮助区分这两种声音（图 9-12）。
3. 胸骨上窝和肋间隙显著的凹陷通常提示胸腔外的气道梗阻。
4. 喘鸣和声嘶提示喉部的梗阻；当出现咳嗽时，提示气管也受累了。
5. 喘鸣加重超过数周或数月提示气道梗阻加重。
6. 肋间隙凹陷及胸腔的前、后径增大可能为空气潴留和小气道梗阻引起的横膈低平。
7. 一侧大部分胸部闻及高音调的哮鸣声通常提示单一大气道梗阻。
8. 认识急性或慢性症状以便缩小疑似诊断范围。夜间突然发作的急性犬吠样喘鸣和声嘶很可能是喉炎，而婴儿早期即出现慢性喘息症状而无其他异常症状的小儿通常提示喉软骨软化及一些少见的先天性声带狭窄或者其他的喉部及气管上部的畸形。

表 9-4　呼吸音

呼吸音	特征	评论
气管音	高调的	吸气和呼气均可听到
支气管音	支气管音强度和音调不如气管呼吸音明显	吸气和呼气均可听到
支气管肺泡呼吸音	吸气时音调高于肺泡呼吸音	呼气时音调稍低于支气管呼吸音
肺泡呼吸音	柔和，低调	在腋下和双侧肺底部可闻及，吸气时明显，呼气时不易闻及

表 9-5 呼吸附加音

声音	描述	评论
啰音	断续而短暂的呼吸音以外的附加音，在吸气或呼气时可听到的异常附加音	由于肺泡或支气管疾病引起周围气道分泌物黏着而陷闭和呼吸道内分泌物增多形成水泡，小支气管吸气时张开产生的爆裂音及吸气时气体通过水泡破裂所产生的声音；在患儿听诊时可听到呼吸音以外的附加音
喘鸣音	喘鸣是连续的带音乐性的呼吸附加音，通常在呼气时空气通过阻塞部位或狭窄气道时可闻及	喘鸣音有高音调和低音调两种。因为音调高低仅反映空气流动速度的不同，所以不必区分喘鸣音的音调高低。喘鸣音是由于空气通过支气管部分阻塞的气道时速度太慢而产生的音乐性的呼吸附加音
摩擦音	呼吸时发出的摩擦音提示在胸膜脏层和壁层之间在呼吸运动时产生摩擦	与心包摩擦音易于鉴别

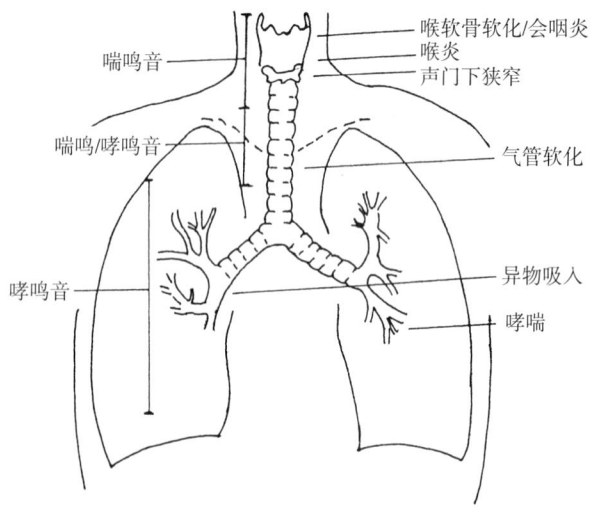

图 9-11　上呼吸道阻塞和下呼吸道阻塞的常见位置和疾病

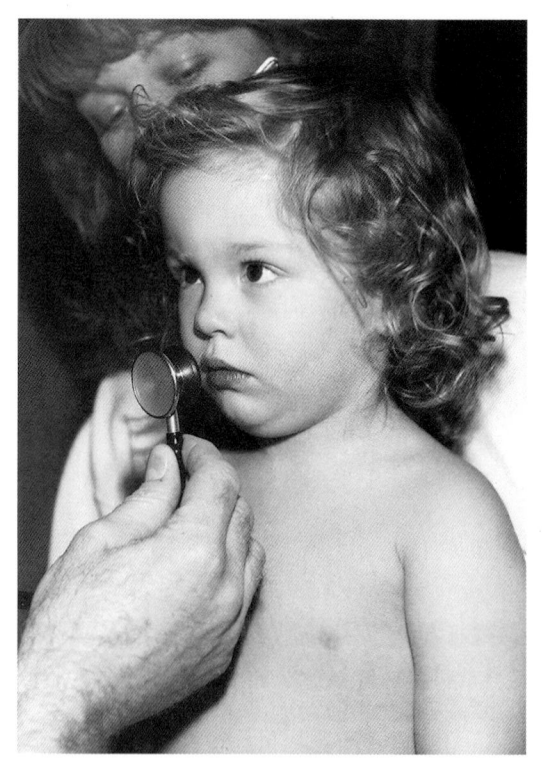

图 9-12　在患儿口唇附近听诊气管呼吸音从而区别胸腔外的气道阻塞和胸腔内的气道阻塞是个好方法。要在胸部听诊前进行，因为它可以帮助我们区分支气管肺的异常呼吸音与放大的上呼吸道呼吸音

气管软化和喉软骨软化病

气管软化是指气管的一部分比正常的要软（图9-13）。气管软化通常发生在患有食管闭锁和食管气管瘘的小儿，它也会由于血管压迫尤其是一些不规则的动脉的压迫而产生。气管软化在没有任何相关畸形存在时也可发生。气管软化的部位易于塌陷而引起相当粗的吸气性喘鸣。患者经常可以听到振动性的呼气性喘鸣，间或有喘息声。患儿咳嗽时，气管软化的部位更容易塌陷而产生高调、单音性喘鸣。家长们往往在当他们的孩子在超市里大声刺耳的咳嗽而引起其他顾客的注意时才开始关注孩子的疾病。包括荧光透视法和支气管镜检查法在内的完整的评价可以确定气管软化的准确的本质特性并且可指导治疗。在一些年长儿可听到没有喘鸣的、响亮的振动性咳嗽是没有临床意义的。

气管软化与喉软骨软化有时容易混淆，但临床上很容易分清楚。喉软骨软化（也称作先天性喉喘鸣）是常见的婴儿早期长期患有喘鸣的原因。其原因是由于声带上的软组织松弛致声门的气道梗阻，吸气时倒向内部，部分阻塞了气道。喉喘鸣在出生后很快出现，一岁到一岁半喉喘鸣消失，这种喉喘鸣典型的特征是可变的犬吠样音

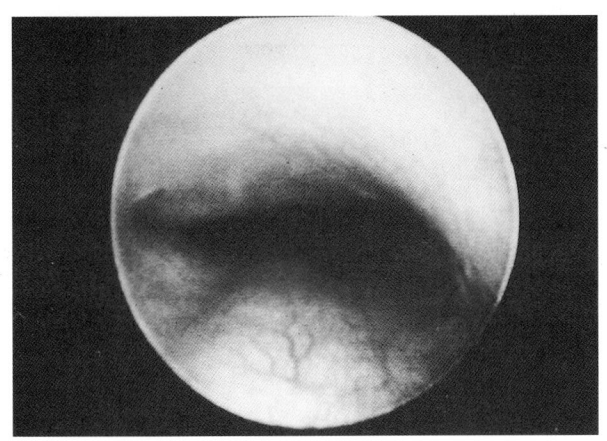

图 9-13 气管软化患儿的支气管镜所见

调。在一开始令家长很担忧。通常喉喘鸣响度的变化随着婴儿体位的变化而变化：当婴儿仰卧位时及患有上呼吸道感染时喉喘鸣加重，而俯卧位时会有所改善。

仅在无典型特征时需要直接检查喉部（图9-14）。在大多数情况下，喉软骨软化最好的治疗方法就是在健康状况改善方面给予家长们安慰，该病是自限性疾病。家长们应该知晓当患儿患有呼吸道感染时喉喘鸣会加重。喉软骨软化和气管软化无论在病因起源和临床表现上都有着很大的区别，"喉气管软化"一词的应用并不恰当。

○ 关键点

胸腔内的梗阻很难分类，因为他们都表现为喘鸣、气喘的症状。

病例

获取完整详细的病史及进行体格检查在大多数的疾病诊断中是可取的方法。然而，有些时候你也会为了避免伤害到患儿的身心，而通过简短的病史询问及体格检查所作出的评估而得出诊断。

病例 1

Bobby 的父母发现他有鼻塞和呼吸困难症状近 1 年了。应用了减轻鼻充血的药物和几个疗程的抗生素都无济于事。Bobby 没有流鼻涕及过敏症病史。

他的父母相信如果他会擤鼻涕，鼻塞就会缓解。体格检查时发现 Bobby 是个肥胖儿（他的父母也是肥胖人群），并且他的鼻腔内有个大的鼻息肉。接下来的系列检查，包括汗液测试，明确诊断是囊性纤维化。囊性纤维化基因检测显示 Bobby 具有少量的囊性纤维化基因突变，这个突变与胰腺癌有关，这可以说明 Bobby 没有典型的囊性纤维化表现的原因。

○ 关键点

因为 1500 多种基因突变可导致囊性纤维化，因此临床表现是多种多样的。但我们必须要警惕，患有鼻息肉的患儿应该要除外囊性纤维化。

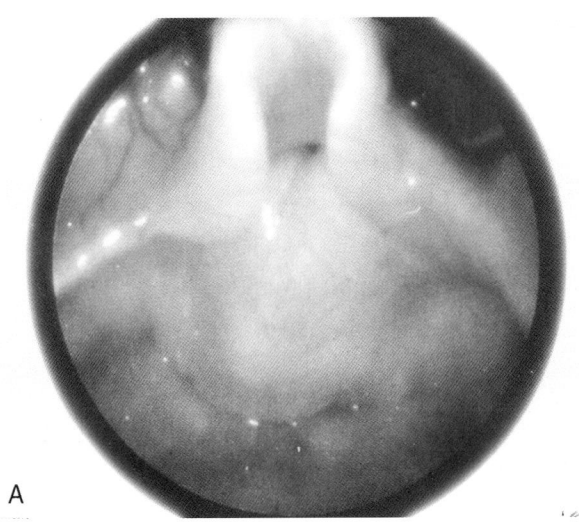
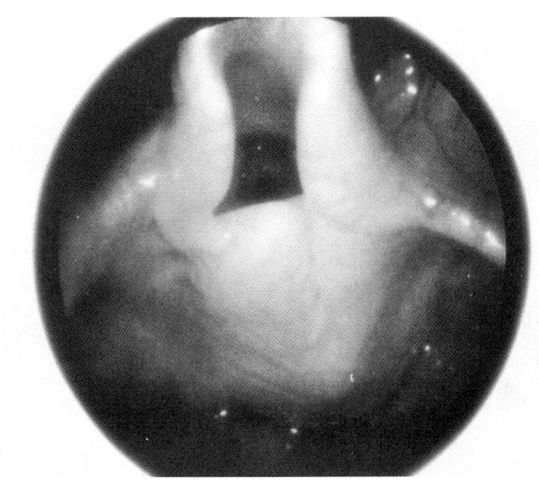

图 9-14 喉软骨软化患儿内窥镜下吸气时（A）和呼气时（B）喉开放状态。部分气道阻塞时，吸气时软化部分向内塌陷

病例 2

有时，父母对孩子身体异常迹象的观察对疾病诊断是非常重要的，尤其是在小儿睡眠中发生的一些呼吸系统疾病时更为重要。

年仅 4 岁的 Jennifer 睡觉打鼾，她的父母很担忧。过去的一年中，Jennifer 夜里打鼾，她的父母注意到她的鼾声有时会突然停止，他们说这是呼吸停止的现象。当他们叫醒她时，她看起来一切正常。在白天，她除了用嘴呼吸之外没有其他的呼吸系统疾病症状。在过去的 6 个月中，Jennifer 和他的父母睡在一起，她的父母担心她独自睡觉时会突然呼吸停止，而他们来不及叫醒她。Jennifer 的身体检查除发现她有轻度肿大的扁桃体及用口呼吸外，其他完全正常。

正确诊断的关键是要么在 Jennifer 睡觉时进行观察，要么是告诉她的父母亲所要观察的内容让她的父母去观察（在卧室开灯时）。当考虑阻塞性睡眠呼吸暂停诊断时，正式的睡眠检查（多种睡眠波动描记法）是必需的。

○ 关键点

当孩子看起来似乎是停止呼吸时，观察他（她）的胸部或腹部是否运动可以提供很重要的信息。

家长们通常会把"没有呼吸"和"没有听到呼吸的声音"等同看待。患有阻塞性睡眠呼吸暂停的患儿在气道受阻时可以出现少或不发出呼吸的声音，但可以看到她用力吸气以通过短暂的气道阻塞部位而表现出的胸腹部的运动。这些气道阻塞的短暂发作往往循环发生，每一次呼吸暂停直到打鼾或变换体位引起觉醒才停止。相比之下，中枢性呼吸暂停（多见于小婴儿）时是呼吸运动停止。可以理解气道阻塞呼吸暂停可引起家长的担忧。一旦出现该症状就进行适当的讨论与解释可以很大程度地减少他们的担忧。在父母和孩子的卧室里安装通话装置可以说是家长们担忧的一种体现。在一些病例中，可能需要摘除扁桃体来减轻这个问题的困扰。

病例 3

9 岁大的 William 患哮喘病 7 年了，他一直用一种药物控制哮喘病。然而，今年秋天，尽管他应用了几个疗程的口服激素及额外的支气管扩张剂，他的咳嗽仍难以控制，他连续咳嗽和呕吐，尤其是在夜里。进一步的询问发现 William 咳嗽的性质是痉挛性发作，伴随着面部充血和痛苦。当询问其咳嗽症状时，William 形容那是一种"新的"咳嗽，除了哮喘之外还患有哮咳。就 William 的病例而言，更深地探寻呼吸病史对他后续疾病的治疗及向其父母解释病情都有着重大意义。你要注意一名患儿可能会有两种呼吸系统疾病的诊断，可能会混淆在一起。

总结

获得一个小儿的呼吸系统相关的病史并进行体格检查是有价值的诊断练习。给予足够的时间以获得病史不仅可以使你的诊断思路越来越明确，也可以使你更好地了解患儿、他（她）的家庭及他们所担忧的问题。这个过程揭示了家庭成员对疾病的了解程度并且会影响未来的治疗。

体格检查不应该局限于呼吸系统或胸部，否则一些重要的线索如杵状指、湿疹、鼻息肉或体重不增等证据可能被忽视。同样，胸部查体不应仅局限于听诊。了解喘鸣和喘息及起因可以帮助评价年幼儿的异常呼吸。随之为什么小儿哮喘不出现喘鸣、喉软骨软化的婴儿不出现喘息的原因就显而易见了。当进行胸部听诊时，除了记录附加音，你应该描述出呼吸的声音、特点及是否不均匀的。对一个具有咳嗽症状的患儿进行查体时，除非你已听到患儿咳嗽并且明确了咳嗽的特征，否则你的体检就没有完成。还要注意一些呼吸系统疾病儿童体检可能揭示出并非异常，此时详细的病史是非常关键的。

如果你确定需要进一步的检查，进行系统的和完整的临床评估会让你在化验的选择上具有高度的选择性。

（王欣煜 译　张雪峰 校）

推荐阅读

Forgacs P: Lung sounds, London, Bailliere Tindall, 1978.
Phelan PD, Olinsky A, Robertson CF: Respiratory illness in children, 4th ed. Oxford, Blackwell Scientific Publications, 1994.
Taussig LM, Landau LI: Pediatric respiratory medicine, 2nd ed. Philadelphia, Mosby, 2008.

第10章 心血管系统评估

Andrew E. Warren · Douglas L. Roy

无论你做什么事,都要有计划,都要充分彻底地了解事物的本质,而不要浅尝辄止。在我看来,做事任何半途而废和对事物的一知半解,常常会引起对事物的误判,还不如什么也不知道或者什么也不去做。

——Lord Chesterfield

从某种程度上讲,心血管病学与其他分支学科不太一样,很大程度上依赖于专科医师的临床技能来识别疾病。即使在今天这个应用技术发展迅猛的时代,这种对临床技能的依赖仍然没有改变。由于儿童在清醒时可能还没有准备好,常常对医生的检查不配合,因此对儿童心血管状况的评估需要耐心、全面和灵活性;此外,家长想到孩子的心脏可能有问题,会非常焦虑,医生们还需要有很强的同情心。

在本章,我们将回顾和探讨获得不同年龄儿童的病史和体格检查的方法。由于在儿童发育的不同时期心血管系统会随着年龄的增长而有所变化,同时疾病在儿童发育的不同时期也会表现为不同的状态,因此临床症状的描述和体格检查的方法可以按照患儿的年龄分为4个独立的组别:婴幼儿组、3～5岁儿童组、学龄儿童组、青少年组。完善的病史询问和详细的体检有助于您提高技能、增强自信,并且在不依靠过度的影像学和其他检查的情况下对多数儿童的疾病作出正确的诊断。

儿童心脏病的分类

当患儿所患疾病可能由于潜在的心脏及其相关原因导致的时候,请记住,儿童心脏病有好几类,可以分为以下几种类型:

- 先天性心脏病:还可以再分为:①出生时即有心脏结构改变(如室间隔缺损、二叶式主动脉瓣等);②导致出生后明显的改变或症状的遗传性疾病(如心肌病或者遗传性心律失常,如长QT间期综合征)。
- 获得性心脏病:获得性心脏病不在出生时表现出来而在出生后的某个时间获得。最常见的获得性心脏病是川崎病和风湿热。尽管获得性心脏病可以由遗传和环境因素的共同参与引起,但是这些疾病并非儿童出生时就有或者不可避免。几乎所有成人患的疾病都可以在儿童身上发生。但是,就儿童来说,获得性心脏病没有先天性心脏病那么普遍。

因此,要进行儿童心血管检查,不但要知道各种正常的变异,而且要知道可能发生的各类疾病的疾病谱。

病例

> Peter,3个月,因其母亲发现喂养困难抱来就诊,近2周来,患儿摄入显著减少,经常长时间地烦躁、易激惹并持续湿冷、多汗,其母亲认为他的呼吸比其他婴儿要快;其母亲从未注意到患儿看起来"发紫",但是她的朋友们议论说孩子看起来"很苍白",她的丈夫在一个海上的油井工作,认为孩子是"腹痛",并说她反应过激。
>
> 一个有经验的临床医生会认识到,这些症状要高度怀疑充血性心力衰竭并且将会非常麻烦,进一步询问患儿发病的症状、伴

随症状和细节，以及围产史和家族史，有助于缩小病因的范围。详细彻底的体检将有助于证实你的怀疑，并进行适当的检查、指导和及时的治疗。

在本病例中，发病时间比通常见到的诸如室间隔缺损、房室共同通道的发病要略晚，而室间隔缺损和房室共同通道是引起婴幼儿心力衰竭最常见的原因。由于出生后肺血管阻力的下降，左向右的分流逐渐增加，通常在4～6周时出现症状，最终引起充血性心力衰竭。后来患儿出现易激惹症状，还要考虑到另一不常见的损害——左冠状动脉到肺动脉异常通路。这种损害从患儿的左冠状动脉"盗"走血液，最终引起患儿发生心脏扩大和心绞痛；该病可手术及时纠正，且比纠正左室水平的分流更迫切。

本章介绍婴儿和儿童出现心脏病症状的评估方法，也提供方法来鉴别"功能性"或良性症状以及较重病例的体检所见。

婴幼儿现病史和心功能的问诊

每1000个活产婴儿中，大约13个婴儿出生时患有先天性心血管畸形。因此，要评估新生儿和婴幼儿是否有潜在的心脏问题，首先应鉴别是否存在先天性心脏病。其他不太常见的情况还有：持续性肺动脉高压、窒息、有症状的心律失常。

先天性心脏病变可以分为3类：
- 阻塞性病变导致压力负荷过大（如主动脉瓣狭窄、主动脉缩窄、肺动脉瓣狭窄）；
- 左向右分流导致容量负荷过大（如室间隔缺损、动脉导管未闭）；
- 发绀型病变产生中心性发绀（如法洛四联症、大动脉转位、三尖瓣闭锁）。

在新生儿或婴儿，三种最常见的心脏疾病的临床表现是：①杂音；②发绀；③呼吸困难。

为了有助于揭示临床所见的病理机制，正如讨论如下临床表现时所描述的那样，我们常用血流动力学紊乱来解释。

呼吸窘迫

当新生儿或月龄较小的婴儿出现呼吸窘迫，不要假定根本原因原发于呼吸道。一个原发性心脏问题的患儿可出现肺部症状，或继发诸如肺部感染等并发症。

呼吸窘迫可定义为两种类型：①呼吸急促或呼吸异常加快；②呼吸困难或呼吸费力。

发绀型心脏病以及低心输出量所引起的病变可能导致一种代偿呼吸频率增快，特别是在劳累时，因为末梢循环的氧合减少。发绀患儿常表现为呼吸功不增加的呼吸急促（也是呼吸困难）。

任何原因引起的左心室衰竭可以归因于左室舒张末期左室内压力升高以及肺静脉压力升高。这反过来又导致肺血管压力升高，引起肺泡间隙液体漏出，肺顺应性下降。患儿呼吸功增加出现呼吸困难，为了提高呼吸功，辅助呼吸肌开始工作，肋间隙出现凹陷，呼吸变快，患儿淤血的、僵硬的肺很容易继发感染。这也许就是医生们刚开始给患者看病时寻求的原因。

疲劳，多汗，体重增加缓慢

在年幼的婴儿，通常在喂养时代谢需求最大（等同于年长儿的体育锻炼）。由于心输出量低易于劳累，结果使患儿在喂养时外周循环缺氧；由于疲劳，婴儿无法喂饱；此外，快速的呼吸还减少了可用于吞咽的时间；这些综合因素导致体重未增加。存在大量左向右分流时，如室间隔缺损，分流使心肌过度劳累，使得热量需要大大增加。而交感神经活性增加导致过度出汗，往往又是一个有价值的诊断特征。

询问哺乳的时间和量也很重要，哺乳通常在20分钟内完成，喂完后母亲感到乳房吸空了或者瓶里的奶吃完了。在人工喂养的婴儿，了解患儿每天哺乳的次数以及每次摄入的配方奶量这些重要细节，可以帮助您了解孩子的困难，并可以在将来用于指导治疗。

○ 关键点

当患儿在喂养时很快出现劳累、出汗，肋间隙出现凹陷，应考虑充血性心力衰竭的可能。

蹲踞

在确定有发绀型心脏病的年长患儿，特别是患儿有法洛四联症的时候，他们的父母常观察到他/她呈现蹲踞体位。蹲踞有助于通过减少左向右分流的数量增加组织的氧合。近年来在发达国家，蹲踞这种症状/体征已经很少见到，主要是因为这些需要蹲踞来"帮助"的孩子，大部分在他们会走路之前，已经完全有条件得到治疗。

发绀

患儿的父母会说孩子经常发紫。进一步询问得知，这种现象只是发生在手、足或嘴唇。如果嘴唇仍然保持红润，表示有周围性发绀或者手足发绀。在某些疾病状态下，有这类问题的患儿其他方面一般也存在问题，而手足发绀还意味着存在心室功能低下，导致末梢循环降低。进一步讲，手足发绀表示自主神经系统不成熟，结果引起外周血管收缩，末梢循环血流缓慢。总之，儿童发生周围性发绀一般应该考虑是良性病变。

相比之下，当血液中氧离血红蛋白超过 5g/dl 时，患儿将发生中心性发绀。这种情况最常表现为嘴唇和舌质发紫、极度发红或者紫红。出现中心性发绀是异常的，可以由心脏、呼吸、神经性（低通气）或血液等多种原因造成。

○ **关键点**

不是所有类型的中心性发绀都是由于心脏原因引起，也可以见于出生时血红蛋白异常或任何年龄发生急性高铁血红蛋白血症情况下某些类型的肺疾病。

严重发绀发作

在某些类型的先天性心脏病，发绀的程度可以周期性地恶化，严重时可致意识丧失，称为"严重发绀发作"，并发生在先天性发绀型心脏病，如动脉圆锥狭窄（肺下流出道）、室间隔缺损、典型的法洛四联症。这种临床现象由以下两者之一引起：①肺阻力增加（肺下漏斗肌肉痉挛或者外周肺血管阻力增加）；②体循环阻力下降。

两种机制导致右室流出道血流阻力相对增加，以及随之右向左分流穿过室间隔缺损的血流增加。

患儿严重发绀发作常在啼哭时突然发生，发作稳定后，医生们在这类住院或急诊的病例出院前需要与小儿心脏病专家讨论病情。

○ **关键点**

严重发绀发作是个医学急症，并经常影响治疗方案，医生们在这类住院或急诊的病例出院前需要与心脏病专家讨论病情。

心绞痛

心绞痛在婴儿和儿童罕见，但并非不存在；在严重主动脉瓣狭窄或肺动脉瓣狭窄的患者，可以因为心肌缺血发生心绞痛。心绞痛还可以在一些类型的涉及冠状动脉手术的先天性心脏病患者修补术后。心绞痛还可以在川崎病患儿冠状动脉发生狭窄或者血栓形成时出现。现已确认，左冠状动脉畸形的婴儿在伴发非常快速的阵发性心动过速时可发生心绞痛。罕见的是，具有家族性高胆固醇血症纯合子的儿童还可以因为冠状动脉粥样硬化狭窄而发生心绞痛。在这些罕见患者，必须高度关注胸痛症状。

年幼儿童心绞痛的表现是多样的，包括典型的胸痛或伴随出汗或苍白的周期易激怒。儿童活动时总是胸痛，应考虑心绞痛可能。

外周性水肿

婴儿和幼儿存在充血性心力衰竭时，外周性水肿的进展与成人截然不同。充血性循环衰竭患儿发生胫骨前和骶骨水肿会很晚。有人认为这一现象是由于组织充盈度的差异所致。当婴儿心力衰竭引起周围水肿并进展时，它首现出现在眼眶周围，并出现在诸如呼吸急促、心动过速、呼吸困难和肝肿大等其他表现之前。

端坐呼吸

与成人不同的是，即使心力衰竭的婴儿已经出现呼吸急促、呼吸困难、肝肿大以及肺水肿的影像学结果，端坐呼吸也不明显。成人端坐呼吸是一种症状，而婴儿是一个体征。

发病年龄

充血性心力衰竭的发病年龄的临床意义

充血性心力衰竭的发病年龄的临床意义如下：

1. 如果一个先天性心脏病的儿童出现症状，95%的症状可能会发生在3月龄之前，通常在2月龄之前。
2. 心力衰竭很少出生时就有。因为胎儿循环是并行的，而且两边可以交流，因此一边受到阻碍时，血液很容易流到另一边。因为胎儿的肺是萎陷的，阻力很高，所以在宫内不会发生肺血流量增多。
3. 当出生时心力衰竭出现在右心时，应该首先考虑心肌功能障碍（源于心肌病或宫内严重缺氧）或者严重房室瓣反流。大的体循环动静脉瘘也会引起非常早期的心力衰竭。
4. 心力衰竭在出生后第一周出现，特别是在前3天，通常由于梗阻性病变所致，常见于左心发育不全综合征，或者由于持续性肺动脉高压。
5. 出生后4～6周发生的心力衰竭，几乎都由于在三尖瓣远端存在左向右分流的缺损（即超过心房水平）。这些病变引起左心室容量负荷超载。出生时肺阻力较高并且体肺循环可能存在血液分流，会发生小的左向右分流。患儿4～6周大时，肺阻力通常达到最低点，使左向右分流达到最大值。虽然房间隔缺损也会引起左向右分流，导致右室容量负荷超载，但不会导致心力衰竭，除非存在其他左室流入道梗阻。
6. 如果心力衰竭在出生后3个月后发生，还要寻找分流以外的原因，如心肌炎、从肺动脉开始的异常冠状动脉、心肌病和阵发性心动过速。

○ 关键点

当一个出生6周大的婴儿出现呼吸窘迫症状时，可能不是肺炎引起。

发绀发病年龄的临床意义

先天性心脏病引起的中心性发绀可以在出生时或在动脉导管关闭时第一次出现，通常在出生后5天出现。在法洛四联症患儿，症状可能出现在漏斗部狭窄加重、左向右分流的量增加之后。由于肺动脉漏斗部狭窄与小的室间隔缺损的杂音非常相似，因此表现为室间隔缺损症状的新生儿，可能就是患有法洛四联症的患儿。

家族史

越来越多的人认为遗传因素在先天性心脏病的发病因素发挥着重要作用。有报道显示同一父母家庭中最多有3个患有室间隔缺损、动脉导管未闭和主动脉瓣狭窄的患儿。然而，也有例外，因为父母双方有一个人罹患先天性心脏病时，儿童患先天性心脏病的倾向仅轻度增加（大多数病例为2%～4%，与大约1%的普通人群相比）。尤其是左侧病变如二叶主动脉瓣时，同样存在先天性心脏病的遗传倾向。具有心脏并发症的某些综合征或遗传性疾病，遗传起更重要的作用。例如，马方综合征作为一种常染色体显性遗传病，再发率为50%。22q.11缺失综合征也是常染色体显性遗传病，和锥体部心脏缺损高度相关。血缘是先天性心脏病的一个重要的致病因素，但发病倾向在家族和心脏病变类型之间变异很大。

总之，调查家族中先天性心脏病的证据非常重要。然而，当父母双方之一或早出生的小孩有先天性心脏病病史，应该向遗传学家咨询再患病的风险。

产前史

因为先天性心脏病的病因是多因素的，产前史中应努力寻找已知的相关因素，包括：

1. 药物接触史（如锂，乙内酰脲和沙利度胺）；
2. 酒精摄入；
3. 怀孕前3个月风疹（检查母亲的风疹免疫状态）；
4. 孕妇糖尿病（其导致先天性心脏畸形风险较高）；
5. 放射接触；

然而，在大多数情况下，没有发现特定的相关因素。

分娩史

一个重要的但很少发生在新生儿的心血管问题是持续性肺动脉高压，可能导致中枢性发绀，心肌功能障碍或两者同时存在。发生这种情况之前常存在分娩困难和胎粪吸入。它不可能发生在没有并发症的分娩后。肺动脉高压与先天性心脏病的临床表现差异很难分辨，常需要超声心动图检查。确定新生儿的胎龄也很重要，因为持续的动脉导管未闭常见于早产儿。

婴儿心血管检查方法

婴儿和幼儿并不总是配合检查，心血管检查需要有计划地进行，保持灵活性。当机会来临时能够做到用系统化的方法首先评估孩子的身体发育和畸形的特点（见第5章）。5%的先天性心脏病的病变与染色体疾病相关，许多非染色体遗传性畸形综合征合并有相关心脏病变。例如一个小孩患有腭裂，那么他患先天性心脏病病变的可能性为20%。检查时婴幼儿躺在父母的大腿上最合适。在开始对幼儿检查时，花费一分钟玩游戏如躲躲猫，要赢得孩子的信任常需要很长的路要走，在检查过程中对患儿的合作应该给予鼓励。

初步评估

开始体检时，不要立刻给婴儿脱衣服。从相对没有威胁性的部位开始，如手。婴儿常让你检查手掌皱褶、甲床和肌肉松紧度而没有反抗。然后触摸肱动脉，检查脉率、节律和脉冲，脉冲最重要。触诊脉搏你可以分辨出正常和异常的肱动脉脉冲的差异。异常的"全"脉冲提示动脉导管未闭或主动脉瓣关闭不全。早产儿可触及掌脉冲（从掌弓）表明患同样的疾病。浅而缓慢上升的肱动脉脉冲表明左室流出道梗阻。不要触摸股动脉。

寻找中心性发绀

充血性心力衰竭和发绀是最急迫的临床问题，尽早决定检查是否存在中心性发绀。作出这个决定并不总是那么容易。你可以发现一个有经验护士的意见很有价值。作为一过性高浓度血红蛋白血症的后果，很多正常新生儿出现多血症的表现，特别是分娩时延迟钳夹脐带。多血症在黏膜不明显，所以要仔细检查婴儿的口腔。深压皮肤有助于诊断，中心性发绀的婴儿变白区域不像正常婴儿的皮肤变为粉红色那样迅速，尤其是在洗澡后很多正常婴儿表现为广泛色斑（图4-2）；这种情况称为表皮紫斑（字面上看，就是大理石皮肤），这种情况不是病理性的，可见于唐氏综合征的患儿。观察婴幼儿哭闹时的表现，心脏病引起的中心性发绀在哭闹时总是加重，在你听诊心脏前不要总让孩子哭。确认发绀的存在很重要，这决定是否需要进一步检查。当你在医院里检查一个孩子时，测定血氧饱和度有很大帮助，这可以观察孩子吸100%纯氧时的作用。最后，请记住发绀可以仅仅出现在身体的一部分，例如，身体的下半部分出现发绀而上半部分呈粉红色。主动脉缩窄或持续性肺动脉高压时可出现这种情况，心脏存在通过未闭的动脉导管右向左的一个分流。

心衰的临床表现

当低心排出量和高肺静脉压引起血流动力学紊乱，产生临床症状时，总存在心脏扩大的情况。血流紊乱主要涉及左心室或右心室，主要累及胸前方左侧（图10-1）。尽管这种优势在生命中的第一个月没有证据，但在第三个月时存在足够的证据。心力衰竭引起的呼吸窘迫发生2个月或更长时间时，呼吸过程中膈肌收缩幅度增大，在胸部下面形成一个沟，伴有肋骨下缘外扩。因此在临床体检中应该关注是否存在这个沟，以及左侧胸部隆起、异常胸部或腹部运动、呼吸频率增加、肋下凹陷等体征。

第 10 章 心血管系统评估 155

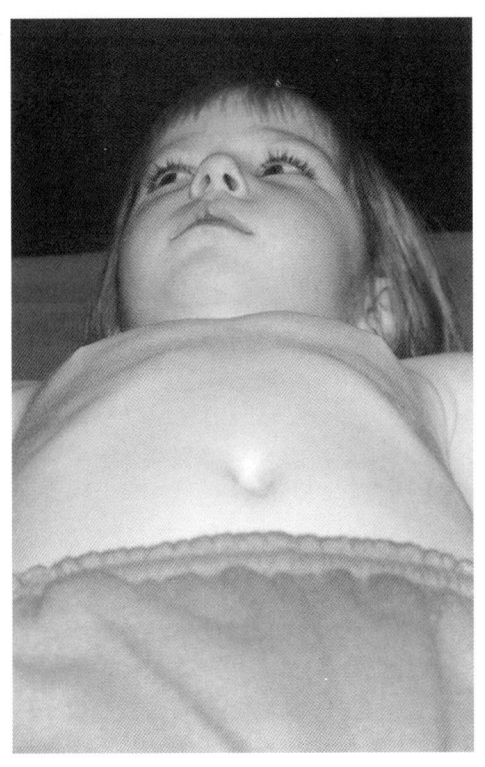

图 10-1 3 岁患儿，室间隔缺损，中等量的左向右分流引起左心室和右心室扩大，左胸隆起

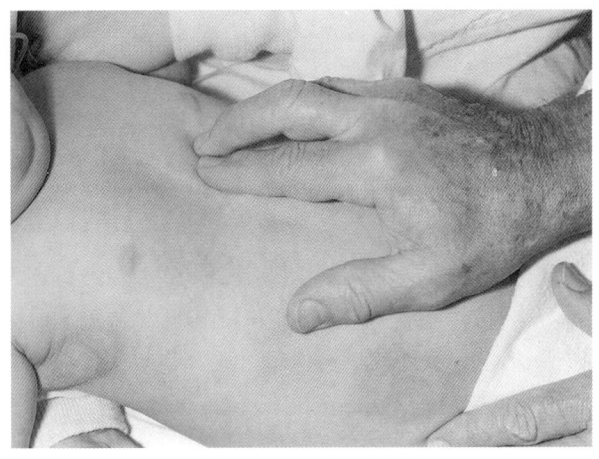

图 10-2 用右手按压心前区和剑突左边 1～2 秒，检查右心室是否扩大

○ **关键点**

请记住，婴幼儿正常是腹式呼吸，你必须确信你不是简单观察正常的胸腹部运动。同样，必须确信吸入并不限制在中线，如漏斗胸的患者。肋下吸入是异常的，常提示由于心脏或肺原因引起的肺顺应性差。与成人相比，检查婴幼儿颈静脉搏动来作为容量负荷过多是无用的。

○ **关键点**

在极少情况下婴儿患有扩张性心脏病，如果呼吸窘迫是由于心力衰竭引起，有力证据是心前区搏动明显。

现在用手在心尖区压低胸部，若发现心尖搏动显著，对年龄较大的儿童较婴儿在诊断上更有帮助，除非在极少数情况下，如右心室发育不良的三尖瓣闭锁。然后，在胸骨左缘第二肋间触诊，可以触摸到明显的肺动脉搏动。最后，仔细放置一个示指在胸骨上切迹（图 10-3），首先寻找异常搏动，然后寻找震颤，接着在反方向触诊，寻找和可触及震颤时，应该对儿童的心脏动力学作合理评估。

触诊

现在把你预热的手轻轻放在婴儿的胸部，记住，心脏可能不在其正常位置。随着你的右手手指的第一指和第二指的指尖，压在胸部剑突偏左的位置。现在你的指尖位于右心室。指尖感到微弱的冲动是正常的，但如果心脏扩大，会出现明确有力的运动。当您反复在正常婴儿心脏部位触诊，你很快就能分清正常和异常的差异。这种区别可帮助你快速作出判断，6 周大的婴儿呼吸窘迫是由心脏问题或呼吸问题引起的。

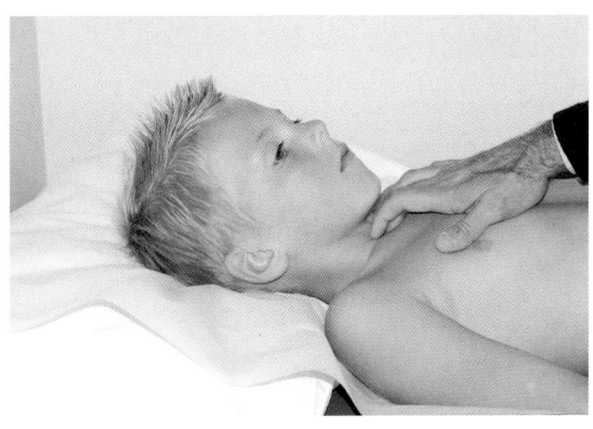

图 10-3 将右手示指放在胸骨上切迹，寻到脉搏然后寻找震颤

肝的大小和位置

无论你是用右手或左手,站或坐在宝宝的右侧触诊肝。用你的右手拇指尖,从右下腹开始触诊,触诊方向为向内和向上(图10-4)。如果宝宝刚喂过食,不要按压腹部很深。如果肝的边缘是软的,其边缘不容易触摸到,但是,如果肝扩大,当你的拇指尖向上移动时有明显阻力感。如果肝边缘不易触及,可以使用轻叩诊,用你的右手示指叩击左手示指,从右下腹开始,并把你的左手示指与肝边缘平行放置(图10-5)。在叩诊过程中你应该能够感受到提示肝边缘的声音改变。除了在肺高度膨胀时,肝下缘一般不超过肋下 1~2cm。

○ **关键点**

当出现心力衰竭时,肝将会增大。因此,如果发现心脏活动增强,触诊发现肝增大,此时甚至不用听诊器,就可以肯定患儿出现了严重的心脏问题。

最后,注意异位肝的可能(如在体腔左侧或上移到胸腔)。

听诊

所有声音均会影响心脏听诊,所以在听诊时请关掉收音机和电视,关上门,保证周围环境尽可能地安静。即便对最合作的年长患儿,心脏听诊都并非易事,何况在嘈杂的婴儿室应付一个心

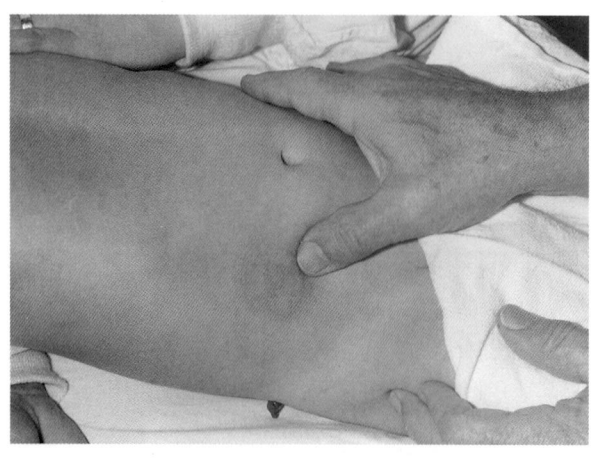

图10-4 通过用拇指指尖向内和向上移动来触诊肝,从右下腹开始

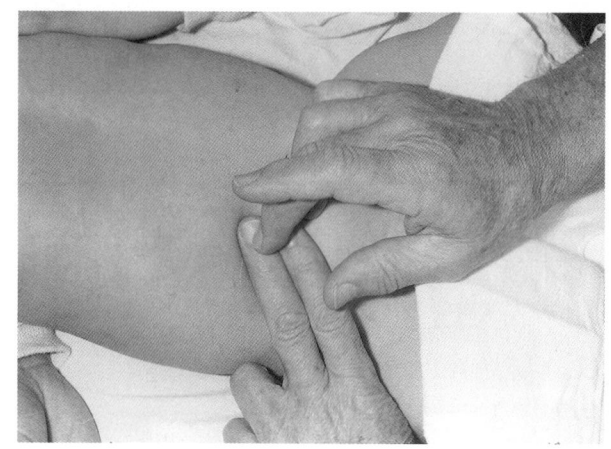

图10-5 扣诊肝的边缘,把你左手示指平行于肝的边缘放置,并用右手示指轻轻地扣击左手示指

率和呼吸频率都够快的好动婴儿。给孩子吃点东西或给他(她)一个安慰奶嘴也许会有所帮助。医院的听诊器时常会出点纰漏,注意找一个好用的来听诊。

优秀的听诊取决于两个因素,即合适的听筒和老练的头脑(至少是教育)。

当心率较快时分辨正常的第二心音分裂常常是不可能的。但是,可以评价第二心音的强度或响度。当肺动脉高压或大动脉前置,即大动脉转位时,第二心音亢进。偶尔可以听到一个不正常喷射性杂音。如颅内动静脉畸形的杂音可以在颅骨两侧传导,并可以在背部闻及收缩期杂音。

○ **关键点**

呼吸音经常干扰心音的听诊,但是,当出其不意地向患儿面部喷气或轻捏患儿鼻子时,大多数婴儿会屏气数秒。

心脏听诊以及杂音类型的具体描述将在本章的随后几节讲到。下面归纳了几条关于小婴儿听诊的实用攻略:

1. 在新生儿期无害的杂音并不多见,所以如果听到杂音,要认真对待,尤其当它并非乐音性质时。
2. 如果在出生后的前3天听到一个响亮的、粗糙的收缩期杂音,患儿可能存在某种类型的血管阻塞。
3. 室间隔缺损的杂音通常不会在出生的头几周出现。
4. 动脉导管未闭的杂音在出生后的第一周

通常并不连续出现，杂音可能在胸骨左缘第3、4肋间最响，而在患儿以后的生命中，这个听诊部位并非杂音最强的位置。

5. 偶尔会遇到较长的、高调的、吹风样、机器样的收缩期杂音，在腋下最响。此杂音在早产儿多见，亦可在足月儿心搏出量增加时出现。它起源于周围肺动脉并且通常是非病理性的。通常认为此杂音是由于血液流过肺动脉分支锐利的夹角产生的，此夹角在新生儿期相对于生命的其余时期更锐利。如果这样的杂音出现在6月龄以后的婴儿并且伴随其他异常，请咨询心脏病学专家。

6. 在第5点中描述的杂音如果仅出现在左腋下及背部，那可能是主动脉缩窄的表现。在本症患儿，监测股动脉脉搏及血压很重要，如有疑问，请咨询心脏病学专家。

股动脉搏动触诊

触诊脉搏需要轻柔、坚持以及耐心，所以在开始之前先让自己有一个良好的感觉。首先，除去患儿的尿布，并触诊股动脉搏动。许多患儿不喜欢被人触及腹股沟并可能啼哭，排尿。股动脉搏动的触诊在肥胖的小儿尤其困难；所以，在难以感知股动脉搏动时不能武断地得出主动脉缩窄的结论。如果在一个瘦弱的小儿未能触及其股动脉搏动，那么就需要考虑主动脉缩窄（图4-20）。再触诊双侧肱动脉搏动。如果上肢的脉搏良好，并且能肯定股动脉脉搏的缺失或明显减弱，先做心脏听诊，然后量血压，以免扰动患儿。在左锁骨下、左腋下、背部以及肩胛骨内侧，可以听到高调的吹风样收缩期杂音。

> **关键点**
>
> 注意在心尖部第一心音明显的心音分裂；心音分裂的第二个组成部分提示出现了二叶式主动脉瓣，其中有超过85%的患儿合并主动脉缩窄。

血压

虽然测量血压是个困难的任务，还是需要来完成的。婴儿四肢的正常收缩压为60～80mmHg（表10-1）。测量血压的四个方法是：①听诊；②触诊；③视诊（潮红）；④多普勒。

所有的方法都需要使用充气的袖带。首先要选择袖带的尺寸；袖带的尺寸非常重要，因为测量压力需要阻断动脉脉搏（当测上肢血压时是肱动脉脉搏）。如果袖带太窄，使动脉脉搏消失的压力较大，就会人为地提高血压的测量值。使用几乎可以覆盖上臂宽度的袖带，屈肘。准备好各种型号的袖带，以便随时应用。尽可能地选择右上肢测量。

对所有测量血压的方法来说，首先要让患儿仰卧，掌心朝上，以易于触诊桡动脉。展开袖带，抬高手臂，然后向袖带充气。先抬高手臂（或做松手和握拳的动作）可以防止听诊无音间隙现象的出现（图10-6）。如果没有做此动作，当向袖带充气并听Korotkoff音（即测血压时放松袖带听到的声音）时，当给袖带放气时声音出现，然后消失，当压力进一步降低时此声音再次出现。这就是听诊无音间隙现象，是因为袖带远端的血管抵抗力增加造成的。

常规测量血压是用听诊的方法。将温热的听诊器胸件放在袖带边缘的下方，然后给袖带充气。当袖带压力下降时注意听Korotkoff音，听

表10-1　出生第一年脉率及血压的正常值

年龄组	脉率（次/分）			血压（mmHg）	
	正常低限	平均值	正常高限	收缩压	舒张压
早产儿	80	120	170	60（50～75）	35（30～45）
新生儿	80	120	170	75（60～90）	45（40～60）
1～12月龄	90	120	180	90（75～100）	60（50～70）

(From Moller JH, Neal WA: Heart disease in infancy, New York, 1981, Appleton-Century-Crofts.)

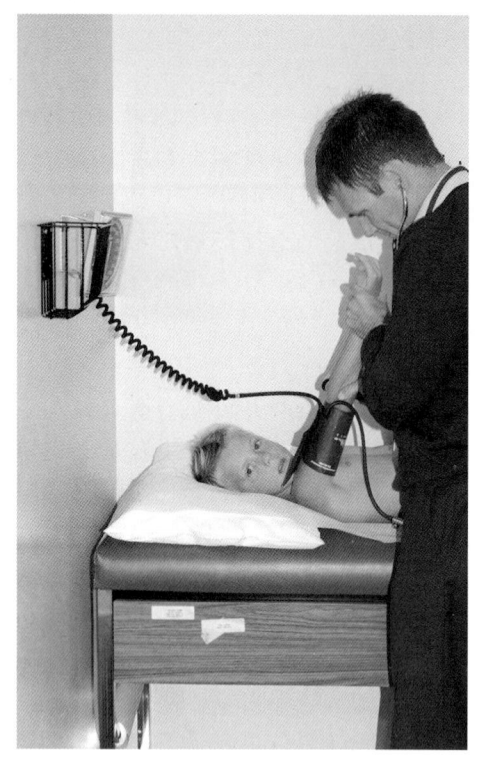

图 10-6 让患儿掌心向上，抬高上肢然后绑上血压计袖带。这个动作可以将桡动脉置于正确位置，并可以避免听诊无音间隙

诊同时注意看血压计的读数。听到的第一个声音所示的值即收缩压。当袖带压力继续下降，可能听到声音强度的突然减弱，如果听到这个声音的转变，它所示的值表明舒张压水平。继续降低袖带压力，记录 Korotkoff 音的消失，如果没有听到上述声音的转变，Korotkoff 音消失所示的值代表舒张压水平。一般需要测 2 ~ 3 次，注意每次测血压之前需要抬高手臂。

有时用听诊的方法测血压未必成功，尤其当患儿不配合时。此时，可以尝试用触诊来测血压。在测血压之前也不必抬高手臂。触诊桡动脉的搏动，给袖带充气直到动脉搏动消失。然后降低袖带压力，当动脉搏动再次出现时，此值即为收缩压。用触诊的方法只能测得收缩压。变通的方法是可以用一个人工控制的多普勒探头来感知患儿的桡动脉或肱动脉脉搏的出现。这种方法对不能合作的婴儿更常用。

潮红法也只能测得收缩压，但这种方法需要两个人。双手放到患儿举起的手臂上，将手臂的大部分血液挤出。这个动作可以通过在手臂上自手指到袖带卷紧一个弹力绷带来完成。第二个人向袖带充气并打开绷带。此时患儿的手臂看起来相对苍白。一个人观察手臂，另一个人观察血压计。当袖带压力下降时，观察手臂的人在潮红发生时给予口头指示，第二个人记下当时的压力计计数。

用自动多普勒设备测量血压比其他方法都容易，因为不需要听诊。但该设备也并不总是奏效，有时测得的血压值不准确，并且可供选择的袖带也有限。

不论用哪种方法，必须获得可靠的血压值。如果怀疑主动脉缩窄（如上臂血压高、股动脉搏动消失以及杂音），重测股动脉血压，选用适合的大号血压计袖带。重申一次，我们推荐的测量血压的方法是用人工控制的多普勒探头来探知胫后和腘窝的动脉搏动。年长儿的收缩压和舒张压的正常值见表 10-2 所示。

依据我们的经验，所谓的桡 – 股动脉脉搏延迟在心率较快的婴儿是没有意义的。可以说往往是预先知道主动脉缩窄的诊断，然后发现此延迟。最好是依靠脉量的对比以及血压测量来得出结论。

附加动作

在听诊完患儿背部及完成一般检查后，你可能需要让患儿哭泣，所以要向患儿父母告知你的意图。轻弹足底通常可以奏效，但有时需要偷偷地捏一下患儿或他的两个大脚趾（皮肤推挤实验）。当患儿哭泣时，观察是否出现中心性发绀。记住中心性发绀可以发生在任何屏气时间延长的患儿。如果患儿大哭时口腔黏膜发绀，此患儿可能存在严重问题。口腔黏膜发绀可能是大动脉转位的症状之一，甚至是唯一的临床表现，如果没有早期诊断，有可能出现致死性的严重后果。如果怀疑本诊断，请立即咨询心脏病学专家。

表 10-2 婴儿和儿童可接受的心率

年龄	静息状态下的脉率（次/分）		
	清醒	睡眠	活动（随时）
新生儿	100 ~ 180	80 ~ 160	< 220
1 周 ~ 3 个月	100 ~ 220	80 ~ 200	< 220
3 个月 ~ 2 岁	80 ~ 150	70 ~ 120	< 200
2 ~ 10 岁	70 ~ 110	60 ~ 90	< 200
> 10 岁	55 ~ 90	50 ~ 90	< 200

对年长儿心血管功能的评价

病史采集

虽然婴儿及年长儿的许多临床症状是相似的，但是年长儿的心血管疾病病史有时会与婴儿不同，这是因为疾病的表现不同，并且年长儿的活动增加了。因此心功能会出现变化以适应患儿活动量的增加。例如，呼吸道症状在以前可能是由于喂养问题引起，现在可能由于活动或玩耍而引起。这些变化我们将在以下几章讨论。

呼吸道症状及活动不耐受

发生于年长儿的呼吸困难与婴儿不同，婴儿通常由于进食引起，而年长儿多由于活动引起。呼吸道症状与活动不耐受密切相关，活动不耐受是呼吸道症候群中最主要的表现。能够引出确切的呼吸道症状是非常重要的。例如，运动性喉喘鸣与运动性呼吸困难在鉴别诊断上是不同的。在前者，尤其当患儿伴发吞咽困难时，血管环是需要排除的一个重要鉴别诊断。劳累性呼吸急促是患心脏疾病的年长儿普遍出现的症状，但它并非如人们之前所描述的那样。孩子们可能抱怨他们在体育课上不能跟上其他同龄的小朋友。当做剧烈运动，如骑自行车或跑步时，在别的小朋友在玩的时候，他们却早早停下了。你可以通过提一些细节问题，如问孩子们常玩的游戏，比如捉人游戏，来了解这些现象。例如，你可以问孩子们在玩捉人游戏的时候，他们是否总是"被捉住"，或者他们是否在赛跑的时候常常是最后一个。尝试通过询问患者可以登上几级楼梯而不感到疲惫，或在完成登楼梯之前是否需要中间休息来定量运动耐量。问问孩子们谁不能爬楼梯，他们在平地上能走多远。还有一些孩子（通常是年长儿）在不运动的时候也常会有疲乏感觉。

○ **关 键 点**

当运动耐量下降时，询问这种情况发生的时间过程是很重要的。心肌疾病及心肌炎经常表现为新发生的运动耐量下降，而先天性疾病可能导致机体功能的下降。

体重不增

就像有心脏疾病的小婴儿一样，患严重心脏疾病的年长儿也常常出现生长发育不良。这种情况在患有先天性心脏病的小儿大多比较显著，是因为心力衰竭造成的机体能量需求增加所致。这些增加的代谢需求消耗掉了原本可以用来生长发育的能量。使情况更加复杂的是，这类患儿通常摄食较少，这不仅由于他们很容易在进食时疲劳，而且因为心力衰竭造成的肠道水肿还使他们不能耐受食物。从前有一位老师常常喜欢在查房时提问学生和他的同事："如果你被困在一个荒岛上，只能带一样器械来照看心脏病患儿，你会带什么？"几乎一成不变的回答是"听诊器"。但是，他希望的回答是"一张量表"，因为患严重心脏病的患儿是不会正常生长的。

发绀

发绀通常不会成为患心脏病的年长儿出现的首发症状，因为在患儿5岁之前，大多数可造成发绀的异常缺陷已被修补或发绀已经得到缓解。虽然如此，但还值得问问，因为偶尔有肺动脉高压或未能诊断的发绀性疾病发生，此时发绀的出现可以为诊断提供线索。

心悸

心悸不常见，但也可以发生在婴幼儿身上。有关心悸的细节讨论在青少年一节。对年幼儿，心悸可能被描述为"胸痛"或只是喉部的一种不适感，后者在室上性心动过速（SVT）中尤其常见。

晕厥

虽然心源性晕厥在婴幼儿不常见，但屏气发作并不少见。就像本章后半部描述年长患儿时，病史是诊断的关键。典型的屏气发生于6个月到6岁的小儿，很少在8岁以后发生。屏气发作可能伴随发绀或苍白。与大部分心源性晕厥病例（通常会发生发绀）相反的是，屏气发作几乎总是由于伤心或愤怒的情绪所诱发，虽然这些诱因可能是微不足道的。对年长儿来说，询问家族史是非常重要的（见青少年一节），在考虑其他的鉴别诊断时，注意猝死或不明原因死亡的家族史。当描述的过程提示心源性晕厥时，患者需要儿科心脏病专家来指导。对晕厥更详细的描述请参考青少年一节。

不同年龄的心脏功能问诊关键点见表10-3。

既往史和药物治疗

既往史对年长儿也很重要，因为某些症候群的出现，可能在小婴儿时期未能诊断，也许会成为怀疑一种心脏异常情况的线索。例如，一个有气管-食管瘘修补术病史的患儿可能患有VACTERL综合征（脊椎、肛门、气管-食管瘘、肾和桡骨肢体异常的英文字头），通常合并有先天性心脏病如室间隔缺损等。与之相似的是，一个主诉身材矮小的女孩，最终诊断可能是Turner综合征。有些患儿，例如最近移民或刚刚自其他城市搬过来，可能从前有未知的心脏异常状况或曾接受过心脏外科手术。发掘这些信息是重要的，因为它们显然会影响你对其他症状的判断。

药物治疗，包括剂量、频次、疗程，必须仔细询问。尤其注意OTC药物及草药，因为他们经常被忽略，但是可能会对心脏有影响。药物治疗可能单独或大量应用于某些症状，特别是心悸。在其他案例，一种药物可能禁忌应用于一种特定的心脏疾病，如红霉素与长QT间期综合征。其他方面的病史对小婴儿及年长儿是相似的。

表10-3 不同年龄心脏功能问诊的关键点

新生儿，小婴儿	年长儿，青少年
呼吸道症状—	呼吸道症状—
进食或活动后气促（1岁左右的小婴儿）	劳累性气促（玩耍，体育活动，工作时）
发绀—中心型或周围型	活动不耐受—不能跟上小朋友和同伴
进食时出汗	活动时大量出汗
进食时间延长并且易疲劳	生长受限
生长受限	外周性水肿（眼眶周围最常见）
外周性水肿	心悸
反复发作的肺炎	晕厥和非旋转性眩晕 发绀和蹲踞 胸痛

对3~5岁的小儿心血管方面的检查

一般检查，视诊，触诊

对3~5岁小儿的一般检查、视诊及触诊与1岁到1岁以下的婴儿是相似的。决定患儿躺在检查床上还是坐在父母膝盖上接受查体必须视情况而定；让患儿坐在父母膝盖上常常是不错的选择。坐在孩子对面，让父母和孩子都朝向你。对小婴儿，医生需要先从检查手和脉搏开始。当患儿面对你时改变成仰卧位是很容易的——只要抬腿稍稍前倾就可以了。这个体位使患儿的大半个身体还是在父母的膝上，孩子会感觉舒适，此时可以很容易地触诊和听诊心前区，检查股动脉搏动。为防止孩子踢人，你必须注意控制患儿的大腿，让它们靠近你的一侧（图10-7）。

当孩子长到3~5岁时，导致发绀或充血性心力衰竭的损害将被发现。1岁到1岁以下的小婴儿的疾病谱包括先天性心脏病很可能被忽视或很少出现症状，如房间隔缺损，小的室间隔缺损，二叶式主动脉瓣，以及继发性心脏疾患，如心包炎、心肌炎、遗传性心肌疾病和神经肌肉疾病、心律失常，以及其他少见疾病。通常，对这个年龄组，临床医生面临的最常见的问题是如何判断心音和心脏杂音，尤其是收缩期杂音。最终，我们将集中讨论这个问题。

心音和心脏杂音

心音

为方便起见，将心音命名为自S_1至S_4心音。S_1和S_2是瓣膜关闭的声音，S_1是二尖瓣和三尖瓣关闭产生的，S_2是主动脉瓣和肺动脉瓣关闭产生的。每个心脏瓣膜，当它关闭或开放时都会发出声音。在健康人，瓣膜开放的声音是听不到的。因此有四个瓣膜伴随着收缩期和舒张期的存在，容易概念混淆。在健康人，当血压升高或降低时，血液是不会流动的；此时正当等容收缩和舒张期。在左心室收缩期，当左心室压力超过左心房压力，二尖瓣关闭时会立即发生二尖瓣反流（如果存在）。反流开始（与S_1一起），以及收缩早期的反流性杂音就能听到了。同时，当左心室血压增加，主动脉瓣打开并喷射血液。在主动脉瓣发生病理变化时，可以听到一个喷射音，开始

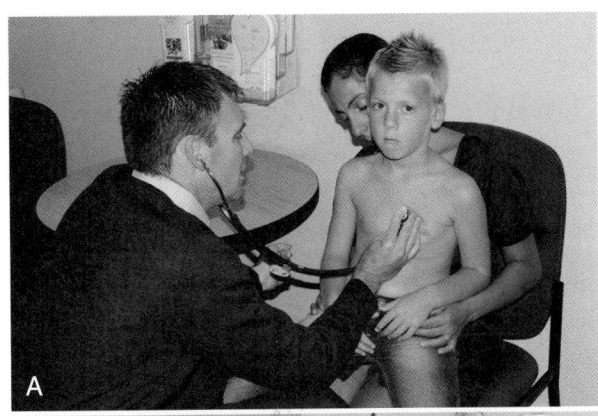
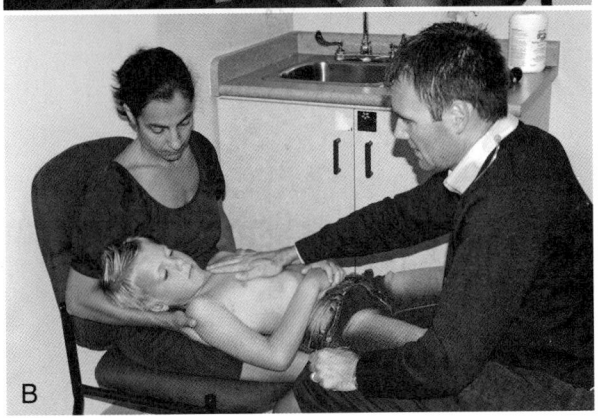

图 10-7 不愿躺在检查床上的小儿可以在父母膝盖上就诊，这里展示了两种体位：坐位和卧位。在卧位时检查者在面对患儿的方向握住住患儿的大腿以支撑患儿，同时避免小儿出其不意的踢腿反抗

于 S_1 之后的短时间内，并可听到收缩中期喷射性杂音。因此，反流性杂音与上述心音一起出现，而阻塞或湍流造成的杂音在上述心音之后出现。如果能领会这个过程，掌握心脏听诊会很容易。

记住下述两点：

1. 左侧瓣膜在右侧瓣膜之前关闭。
2. 左侧瓣膜的关闭音更响。右侧瓣膜的关闭音仅当听诊器放在胸前合适位置的时候才能听到。

产生 S_3 和 S_4 心音的机制仍在探讨中。它们可能是心室早期（S_3）充血时相和晚期（S_4）充血时相血流减速的结果。虽然造成第三、四心音的确切机制尚不明确，通常认为 S_3 与高流量相关而 S_4 是心室顺应性降低的反映。在儿童查体中听到 S_3 是正常的，因为儿童具有高动力循环，并且胸壁较薄；但在 30 岁以上的成年人听到 S_3 就不正常了，这个年龄段心搏出量相对较低并且体块较大。可闻及的 S_4 通常是不正常的。S_3 和 S_4 发生于心室并且音量较低，因而在产生它们的心室听诊区听诊更响，用钟形体件的听诊器时更容易听到。

用喀喇音或开瓣音这样的字眼常常会造成混淆。瓣膜开放音在正常人是听不到的，它们是心脏等容收缩期或舒张期结束后的信号。

○ 关键点

在任何心脏瓣膜开放时听到声音都意味着有异常情况存在。

肺动脉瓣和主动脉瓣的开放音称为喷射性喀喇音，当听到二尖瓣或三尖瓣的开放音时，称之为开瓣音。喀喇音表示血液开始喷射进入扩张的血管；开瓣音表示心室开始舒张，血液流入心室。这二者都是高调音，在相应瓣膜的听诊区更响，主动脉瓣的喀喇音是个例外，它在心尖部最响。肺动脉瓣喷射性喀喇音比较特殊，它在呼气相最响，有时仅能在呼气相听到。能分辨这些杂音的唯一希望是全面学习什么是正常的心音，以及当听诊器放在正常孩子胸前的某一区域时你期望听到什么。每个听诊区的正常和异常心音见图 10-8。

○ 关键点

对儿童心音和心脏杂音的听诊学习需要一个持之以恒的，系统的过程。不要隔着衣服听诊，因为没有这样的干扰听诊已经很难了。

首先，专门听各个心音（事先知道什么是正常的），然后同样系统地去听杂音。听心脏的时候，从心尖开始，然后胸骨左缘方向移动，一直到心底位置。先用听诊器隔膜片沿着听诊路线移动听诊，然后换钟形体件，最后回到原处。

以下是仰卧位小孩正常心音的基本特点，如果听到的不是这样的心音，那么很可能有心脏病。

- 在心尖部，能听到第一心音和第二心音，有的时候也可能听到第三心音。第一心音和第二心音是高调音，通常第一心音更响一些，第三心音最好是用听诊器的钟状体来听。
- 在三尖瓣听诊区，第一心音可能有轻微分

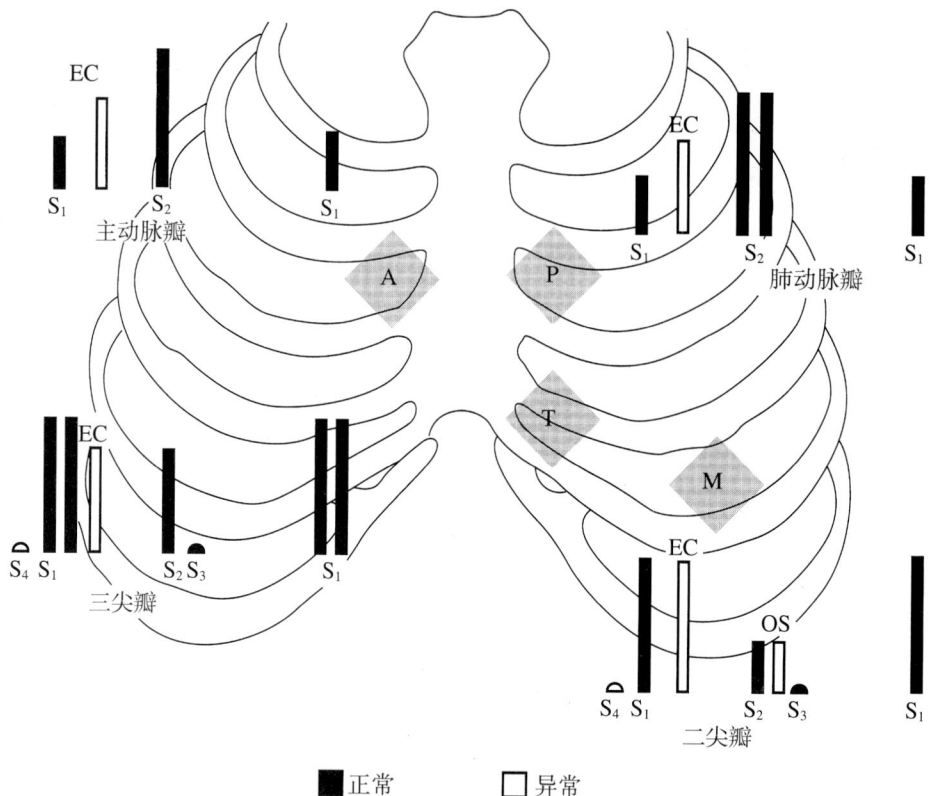

图10-8 四个常用的听诊区正常和异常的声音。A，主动脉听诊音；P，肺动脉听诊音；T，三尖瓣听诊音；M，二尖瓣；EC，喷射性卡塔音；OS，开瓣音

裂，第二心音时单一的，你可能能听到第三心音。

- 在肺动脉瓣听诊区，第一心音通常是单一的，第二心音在吸气时有分裂，在呼气时有轻微的分裂，也可能是单一的。
- 在主动脉听诊区，第一心音和第二心音通常都是单一的，在主动脉瓣闭合时声音会更大一些。

记住这些正常仰卧位小孩正常心音的基本特点。第一心音的强度随着房室传导时间（从P波开始到R波开始的间隔，即PR间期）而变化。当PR间期延长，心室收缩时瓣膜可能基本上是关闭的。因此第一心音是减弱或消失的，这种模式常发生在有较长PR间期的正常人。通常来讲，患者站立时，PR间期会较短，第一心音的正常强度会相应增加，这种时期存在于第一心音强度变化的拍击声中。这种变化发生在房室传导分离中，像完全性房室传导阻滞过程中，这种PR间期心音的变化是区分窦性心动过缓和完全性房室传导阻滞的一个有用体征。

奔马律

奔马律是一个容易误解的名词，因为奔马律被认为意味着有问题，其实并不完全是。奔马律更好的是被认为是一种三联律，存在着几种类型的三联律，其中只有一小部分预示着有问题。如果三联律是急速的，是像奔马的节律，这种仍然被认为是三联律。三联律由第一心音、第二心音和凸显出来的第三心音组成，或者由第四心音、第一心音和第二心音组成，也可由第一心音、喷射性的卡塔音和第二心音组成。在心动过速时第三心音和第四心音一起出现，这样的三联律通常叫做奔马律，这种奔马律可能是病态的也可能不是病态的。有生理性PR间期延长和生理性心动过速的婴儿，三联律一般是正常的，但是，如果出现病理性的第三心音或第四心音和病理性心动过速时，应该是异常的。所以奔马律有正常的，也有异常的，必须试着去辨认出现三联律的声音来源。

收缩中期卡塔音

收缩中期卡塔音不同于之前所有的心音，通常在心脏中部的位置听到，这种声音代表着二尖瓣脱垂。常在收缩中期听到，可以是单一的卡塔声，也可以是一连串的卡塔声。收缩中期卡塔音由二尖瓣脱垂或部分二尖瓣脱入左心房引起。它通常和结缔组织中一种少见的声调有关系，这些收缩中期卡塔音常在个高的、虚弱的人中听到，女性个体更常听到，最好在站立、身体向前倾斜的时候听。收缩中期卡塔音也能引起奔马律，这样常常弄混淆，需要两次或三次都能听到才能确定。强度的不停变化也是收缩中期卡塔音的一个特点。

杂音

杂音既可由血流的湍流引起，也可由组织的震动引起，按照惯例，杂音由发生的时期来分类：

- 收缩期杂音（出现在第一心音和第二心音之间）；
- 舒张期杂音（出现在第二心音与下一个第一心音之间）；
- 连续性杂音（连续出现于整个心动周期）。

最后一种类型的杂音，开始于心脏收缩期，贯通第二心音，结束于心脏舒张期。

收缩期杂音

收缩期杂音是通过动力学的机制来分类的，包括以下4种类型：

1. 反流（血液逆向流动）。
2. 血流梗阻。
3. 组织振动：正常的心脏是由强烈的收缩引起组织的振动，不正常的心脏是因为出现钙类物质沉积于心脏，甚至是由正常的血流引起的振动。
4. 血流过度：血流过大但血管腔过小引起。

无论什么时候，在听收缩期杂音时，你应该清楚它的机制是什么。

反流的杂音

通常情况，常把反流和关闭不全当同义词看待，但关闭不全是不太准确的一个术语，比如，当瓣膜适当开放时可以有关闭不全，当瓣膜狭窄时也可以分类为关闭不全。

反流是血液通过瓣膜逆向流动，血液反流不需要等待主动脉瓣或肺动脉瓣的开放，因此，湍流可能开始于同容量血管的收缩过程当中，随着第一心音开始，继续贯穿心脏的收缩期，还包括第二心音。这些心脏杂音通常为全收缩期杂音。杂音的音调可以呈比例的直接确定梯度，这个梯度是指杂音开始的血流处与结束的血流处之间的梯度。收缩期反流和三个条件相关，两个心室之间的压力很高，高的压力梯度和高速的喷射有关，这种高速的喷射能引起小涡流的泄出。虽然这种杂音通常被描述为高调音，但实际上它是中间的音调，在我们听力范围的中间范围（400～500Hz），只是对于大多数杂音来说它是高调音，它听起来像呼吸的声音，也可能像吹风样的或是粗糙的，像气管里面的呼吸声，听诊器柔软的质量容易把呼吸音听成低调音，但其实它们并不是低调音。

○ **关键点**

当杂音听起来像呼吸音时，这种杂音并不是没有问题的杂音。

与收缩期杂音有关的三个血流动力学紊乱是：①室间隔缺损；②二尖瓣反流；③三尖瓣反流。

这些异常情况有着共同的血流动力学特点：它们都有很高的收缩期压力差，比如：二尖瓣反流时，左心室的压力为100mmHg，左心房的压力只有5mmHg。小的室间隔缺损，在收缩后期间隔收缩时，反流杂音可能会裂开，所以杂音开始于第一心音，但是在第二心音前结束，因此它出现在收缩早期及中期。

通常来讲，反流杂音在它产生的心室之上听声音最大，因此二尖瓣反流的杂音在心尖位置最响，并且向腋窝部发射。室间隔缺损最好的听诊位置是胸骨左缘，右心室之上。三尖瓣反流的杂音是唯一的，在吸气时更加强烈，因为在这个时候右心室在不断地充盈，在胸骨右缘的位置听最响。反流杂音并不是没有问题的，如果它听起来像呼吸音，粗糙的或吹风样的，不管什么等级的强度，它都是器质性的，并标志着血液的反流。

梗阻杂音

所有梗阻杂音都是器质性的。血流梗阻引起的湍流产生很大而且是多种多样的涡流，涡流脱落引起大量能量的损耗。所以，梗阻杂音声音很大而且粗糙，因为湍流在顺流中产生，它必须等主动脉瓣和肺动脉瓣开放的时候出现，并且心音在第一心音和杂音开始的中间有一个暂停，通过瓣膜流向心脏收缩中央位置的血流速度和容积是最大的，所以在这个时候杂音最响，呈现出渐渐增大又渐渐减弱的波形，如钻石或者风筝的形态。

在主动脉瓣或肺动脉瓣处可听到粗糙的、响亮的杂音。不幸的，这是偶然的异常，主动脉瓣狭窄的杂音在音调上更高，但在心前区、左侧腋窝及背部左侧听到的音调最高，偶尔梗阻发生在心室中部，这里的杂音音调更高，但也很难与反流杂音相区别。一般来讲，梗阻杂音作为器质性病变从它的强度和粗糙性中很容易辨别出来，它一般向着血流的方向传导，在这个地方有涡流脱落。因此主动脉瓣狭窄的杂音在颈动脉部位听得最清楚，肺动脉瓣狭窄的杂音更多地向背后传导。

振动杂音

振动杂音是有音律的杂音，是和谐的或是有节律性的声音，这种有基本的节律声音是完整复杂的。Still 把这种杂音比喻成一连串的鼻音，他在 1909 年首次提出这种振动杂音在儿童中听到是正常的。振动杂音从组织中来，因为组织振动是悦耳的，和其他杂音都不同，然后这种音律对一些检查者来说难于鉴别。中间音调的和谐的杂音听起来像嗡嗡声，然而和高音调成分在一起，听起来像海鸥的哭声。因为振动发生在组织中，经常在相同的组织平面传送。振动杂音在左心室流出道出现，通过左心室组织传导至心尖，或通过主动脉传导到主动脉瓣听诊区。

因强有力喷出的很高的心搏出量，引起左心室振动出现的振动杂音，在儿童中听到通常是正常的，杂音在呼气的时候最响，最好在胸骨左缘与心尖之间的中央位置听，在儿童心脏中听到喷射出的有音律的杂音，几率是很高的，并且这种杂音并不预示着有问题（图 10-9）。当钙在心脏瓣膜中沉积时，这时的杂音不仅仅有音律性，还包含有高音调。偶尔，有膜周部室间隔缺损的儿童，听到的杂音类似于有高音调成分，这可能是由隔膜的一部分膜发生振动引起。

○ **关键点**

儿童有音律性的杂音都是没有什么问题的。如果有嗡嗡声，也不是器质性的。

血流杂音

血流杂音由涡流引起，这种涡流与不断增加的心搏出量有关。左、右心室的流出道产生收缩期血流杂音，因此在第二肋间的胸骨左、右缘听诊声音最大。胸骨左缘的血流杂音可能是肺动脉产生的，与震颤有关的杂音一般不会很大声。胸骨右缘的血流杂音与颈动脉上短的、粗糙的、低音调的杂音有关。高搏出量也通常和血流杂音有关。当患者站立时，收缩期血流杂音在强度上大大减弱或完全消失，因为站立时心搏出量会减少。

类型	周期	机制	标志
		逆向流动	
反流	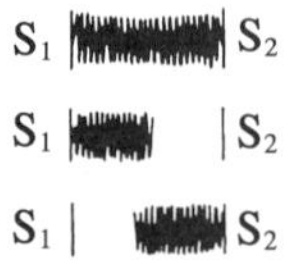 S_1 ▬▬▬ S_2	室间隔缺损，二尖瓣反流，三尖瓣反流	高音调；听起来像呼吸音；说明有问题；请教心脏病学专家。
	S_1 ▬▬ | S_2	小的室间隔	
	S_1 | ▬▬ S_2	二尖瓣脱垂	
喷射		顺向流动	
	S_1 ◆ | S_2	1. 梗阻，主动脉瓣和肺动脉瓣狭窄	大声，粗糙，> 3/6 级，震颤，清楚的声音
		2. 血流，高搏出量，良性的或房间缺损	中音调，< 3/6 级，非音律性，房间隔缺损到第二心音分裂，患者站立
		3. 振动，音律，儿童中良性杂音	中音调，听起来像一串鼻音，如果是嗡嗡声，并不表示有问题

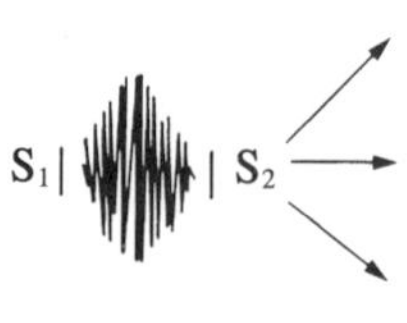

图 10-9 收缩期杂音

血流杂音和第二心音

代表重要意义的血流杂音中第二心音的特征变得非常重要。实际由右心室流出道产生的室间隔缺损杂音的机制，与没有什么危害的基本血流杂音有关，这些血流杂音在正常个体中能听到。两种杂音单纯依靠听诊可能难以区别。在大多数室间隔缺损中听到的固定的第二心音分裂的声音特征是区别杂音的关键点。当听第二心音时，把听诊器隔膜放在胸骨左缘第二肋间听（患者站立状态）。正常吸气时第二心音的扩大导致右心室搏出量的增加和更长的心室收缩。吸气时分裂减小，但不是完全没有。在常见的室间隔缺损类型中，不管是吸气还是呼气，从右心室喷射出的血液在容积上都是不变的。因此第二心音的分裂是固定的，意味着它在呼吸期没有变化，如果你听第二心音的分裂有困难，那么让儿童站起来，仰卧位的心音分裂移动是迟钝的。其他的特征，如简单的可触及的右心室搏动和舒张中期杂音，都有可能帮助诊断室间隔缺损。

○ 关键点

在肺动脉瓣听诊区，没有音律性喷射性收缩期杂音和固定的第二心音分裂都标志着室间隔缺损，当你确定第二心音的正常移动时，才能确认收缩期杂音。

良性的杂音是常见的，有40%的3～4岁的儿童仔细听诊时能听到，估计至少有60%的儿童在他们的整个生命过程中能听到。良性杂音包括振动杂音、有第二心音的血流杂音、颈动脉血管杂音及静脉哼鸣（在以后的章节中讲到），很好地掌握这些杂音很重要，因为任何卫生保健系统都能接受仅有良性杂音的心脏疾病的转诊工作。

舒张期杂音

舒张期杂音是器质性的，只有很少一部分除外，比如舒张中期杂音，可能和窦性心动过缓一起出现。舒张期血流速度和收缩期的不同，早期在舒张期房室瓣开放时听到，后期在心房收缩时听到，血流速度影响舒张期杂音的周期，但是一般来说，舒张期杂音分类是通过周期来分的，与收缩期杂音的分类非常相似。可能出现在第二心音的早期、中期或中后期。然后当杂音出现在舒张期后期时，我们界定它出现在收缩早期。舒张后期这个概念是不使用的。产生的机制和收缩期杂音相同，包括反流、梗阻、血流或是振动。

舒张期反流杂音包括主动脉瓣和肺动脉瓣的反流。和收缩期反流杂音一样，舒张期反流杂音开始于第二心音的一部分，由主动脉瓣和肺动脉瓣的关闭引起。主动脉反流杂音是高音调的，因为在舒张期时，主动脉和左心室之间的压力差很大，在反流发生的胸骨左缘处听诊最响亮，肺动脉压力正常的肺动脉反流杂音是低音调的，因为压力差低。和主动脉反流杂音的听诊位置一样。当儿童有肺动脉高压时，如我们知道Graham-Steell杂音是高音调的，因为在舒张期肺动脉和右心室之间存在高的压力差。

梗阻杂音由二尖瓣或三尖瓣狭窄引起，这是先天性的不常见的心脏病变。在风湿热流行的地区，慢性风湿性心肌炎二尖瓣狭窄的患儿能听到这种杂音。减弱-渐强的杂音和血流速度有关，杂音是低音调的，只有在二尖瓣开放的时候才开始出现，因此在第二心音和梗阻杂音之间有一个暂停。

当二尖瓣狭窄时，杂音发生于左心室，在心尖部听诊最响。一部分杂音多数在舒张后期收缩前期出现，学生通常不能区分。收缩期杂音在心尖部不能听到，是低音调和隆隆样的。

舒张期血流杂音发生在如室间隔缺损、房间隔缺损、二尖瓣或三尖瓣反流的病变中。杂音说明通过房室瓣的血流容量是正常的2倍，舒张中期杂音是持久的、低音调的，这种血流杂音在心尖或三尖瓣听诊区都可以最响，取决于哪一个瓣膜产生了湍动，像以前提到的一样，相同的杂音存在于心动过缓中，在完全性房室传导阻滞中是不变的，除非植入了心脏起搏器。

偶尔能听到舒张期振动杂音或音律杂音，比如喔啊声，当反流喷射引起细菌性心内膜炎主动脉瓣上的赘生物振动时，能听到主动脉瓣反流的早期舒张期杂音。

许多非心脏病学专家在区分舒张期杂音上有困难，因为没有经验，而且舒张期杂音相对少见。

连续性杂音

连续性杂音的原因很多，但只有两个是最重要的。大多数常见的连续性杂音是大家都知道的常见的静脉哼鸣声，运动过度的儿童，连续性湍流在颈静脉上可听到,右侧锁骨上窝听诊最响。杂音通常在坐位或站立位听到,儿童头部的运动可引起强度的不同变化,任意颈静脉上的轻微压力可能影响它的强度(图 10-10)。颈静脉上的轻微压力,也可能触及湍流(图 10-11)。用轻微的手指压力可触到一个轻微的震颤。偶尔,静脉哼鸣声在儿童仰卧位的时候可以听到,需要儿童将头轻轻地抬起。常见的杂音常常使检查者混淆,这些检查者常常忘记刚开始听诊的原则,让患者保持仰卧位。

另一个重要的连续性杂音是动脉导管未闭,在胸部左边最响,通常仅仅在锁骨之下,或者胸骨左缘与第二肋间锁骨中线的区域。大于一个月的婴儿中,肺动脉的压力不高,动脉导管未闭的杂音和静脉哼鸣声有一样的连续性周期,但是动脉导管未闭杂音强度的高峰更早。出现在第二心音时间,这时肺动脉和主动脉之间的压力差最大。与静脉哼鸣声相比,动脉导管未闭杂音在仰卧位最清楚。血流通过平均大小的未闭动脉导管,增加主动脉径流和左心室泵出量。因此,脉冲是联合的,左心室的动度(只有左侧)是可以

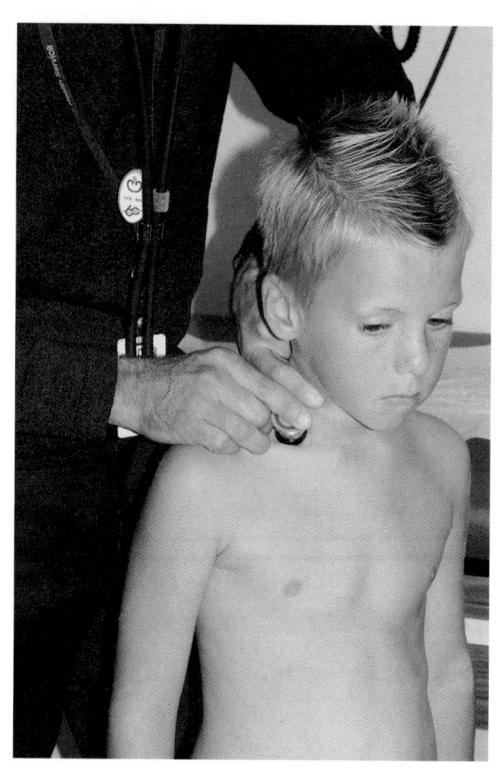

图 10-11 颈静脉的压力影响静脉哼鸣的强度,轻微的压力就可能触及湍流

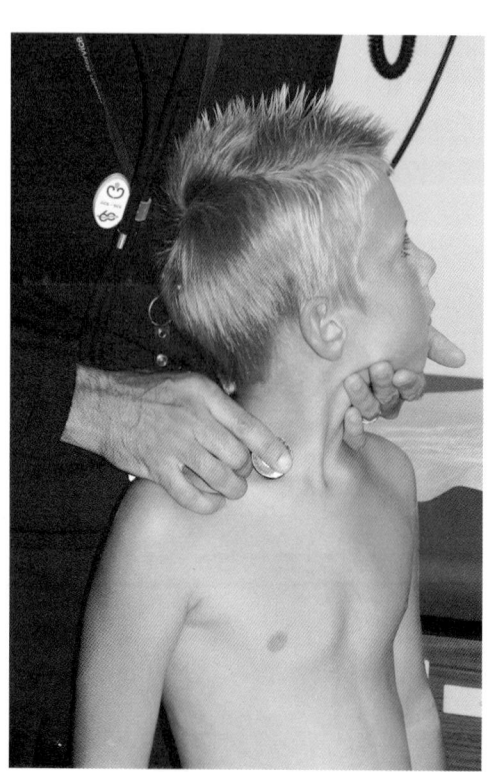

图 10-10 通过向一侧旋转头部使颈部轻微伸直,可能会加强静脉哼鸣的强度

触及的。如果这些关键点都能出现,独特的动脉导管杂音就可以确定了。这种杂音多被描述为有机械装置或隧道里的火车的特质。没有经验的检查者只能听到最响的部分,但不能听到渐渐减弱的舒张期组成部分。

具有连续性杂音特性的动脉导管未闭杂音并不多见,能在心前区的其他位置听到(如冠状动脉瘘的患者,最好沿着胸骨左缘下侧听),除了静脉哼鸣,连续性杂音都是病理性的,患者应该请教专科医生。

其他收缩期杂音

有两种值得分别注意的杂音:心脏呼吸杂音和二尖瓣脱垂杂音。心脏呼吸杂音容易漏诊,因为它不是出现在常规的听诊区,在胸部两侧第三肋间的锁骨中线处听诊最响亮,而且右边更明显。偶尔也能在后背听到。具有特征性的是,三种连续收缩期吹风样杂音发生在吸气的中后期。在吸气早期及呼气期完全不出现。当心脏呼吸杂音在心尖部听到最响时,容易和二尖瓣反流相混淆。心脏呼吸杂音没有固定的标志,认为它由肺

的一部分产生,在吸气的时候会有中断和压缩。如果患者配合,并且屏住呼吸,杂音当然也就消失了。

有时二尖瓣脱垂能听到喘息声,最好让患者站立着听,它占据着收缩期的中后期,而且可能会非常响亮,有时不用听诊器也能听到,喘息声是容易消失的,有时听很大声,有时听就消失了。当一个同事在听诊时,兴奋地说"你刚刚应该过来,并且听一下这个杂音",它经常变成这样的喘息声,这样患者通常比较高,身体较虚弱,并且常有胸骨的不正常,如漏斗胸。其他的杂音都不像这样。

你可能能发现这样有趣的临床小报道:二尖瓣脱垂可能是家族性的,以及有先天性的组织缺失。有一个病例:有两姐妹都有二尖瓣脱垂,有时任何一个有足够大声的喘息声时,另一房间的姐妹都能听到,当一个有这种声音时,另一个就会说,你正在喘息。

二尖瓣反流可能和二尖瓣脱垂一起出现,可能不会有喘息声,相反,只有因任何原因引起的二尖瓣反流的吹风样杂音。无论如何,在它自己温和的形式中,可能出现在收缩中到后期。

心包炎和纵隔气肿

两种有意义的听诊发现是心包炎的心包摩擦音和纵隔气肿的纵隔摩擦音。心包摩擦音常发现在正在经历心脏外科手术的患者身上,当发现没有进行心脏手术时听到这种杂音,那就和多种原因的心包炎有关,并且通常与病毒感染有关。大多数临床医师能很容易区分摩擦音,因为它有刺耳的特征性。心包摩擦音能在胸部左侧任何地方听到,而且沿着胸骨边缘听诊最明显。与早期的医学教育不同,心包摩擦音与心包中大量的渗出很少有关或者是无关。心包摩擦音通常与心房充盈、心室射血及心室快速充盈三个阶段有关,造成了它们嚓-嚓-嚓节律的特征性声音。

纵隔摩擦音一旦听到也是有特征性的。它说明在心包区域内有空气存在,和心包摩擦音有很多相同的特质,尽管有向前向后的节律,但没有三个阶段的步骤,纵隔摩擦音的节律是混乱的,有的时候出现在收缩期,有时出现在呼吸的某个阶段,它可能是自然地产生,或是胸腔损伤后,包括来自于机械通气中医源性的肺部损伤。

杂音的听诊技巧

当听各个心音时,要确保你完全懂得各个特殊的心音,在听诊中系统分类是非常重要的。患者取仰卧位,从心尖开始听诊,用听诊器的膜片听,因为大多数有问题的心音都在中高音调范围内。收缩期听诊,在心尖部听收缩期杂音,不会是最响的,所以用听诊器追踪到最大杂音强度的高峰点。当听诊时试着回答以下的问题:

1. 听诊器放在哪个心腔或血管上?
2. 杂音是否和第一心音有关?特别注意听音质和音调。
3. 杂音的强度是什么?(1~6级)

○ **关键点**

> 1级杂音是你能想象的最微弱的杂音,4级杂音能感觉到震颤,6级杂音不用听诊器就能听到。

让我们假设描述杂音为,收缩前期(反流),强度3/6级,粗糙的吹风样高调音,腋前线第五肋间隙最响。这是二尖瓣反流的描述。记住任何收缩初期的杂音都被认为是器质性的。可能在心尖部听舒张期杂音,特别仔细听可能也听不见——这个区域被认为是完全没有声音的。

然后移动听诊器到三尖瓣听诊区,先听到收缩期后听舒张期,假设你在收缩期听到杂音,当你找到杂音强度最大的地方,发现是在胸骨左缘第二肋间最响亮,那是反流还是喷射呢?如果不是反流并且听起来不像呼吸的声音,很可能是喷射。由梗阻、血流还是振动引起呢?如果不是低音调且粗糙的,那就不是由梗阻引起;听音律的组成,如果没有,那不是由振动引起的;因此,通过排除,确定杂音是良性的还是房间隔缺损引起的。

这时应该再听一下第二心音,如果分裂是固定的,患者可能有室间隔缺损,然而不要满足于这个结论,应该也听舒张期。如果儿童有房间隔缺损,舒张中期的血流杂音应该出现在胸骨左缘第四肋间,如果第二心音分裂正常移动,那房间隔缺损就不存在,让儿童站立,如果杂音消失,你能得出杂音是良性的结论。在这种情形中,可能存在高心输出量的其他情况。用这样的方式,在每个听诊区进行听诊时,收缩期和舒张期都应该听诊。

心脏听诊是不容易掌握的技巧，在听诊前需要很多小时的练习才能熟练，吸取每次听诊机会的优点，尽管有最好的意愿，但大多数学生都没有足够的听诊机会，从而获得高水平的听诊技巧。尽管你被鼓励用各种不同的方法提高你的技巧，比如大容量的 CD、DVD、基于网络的工具、辅助网站，心脏听诊的实践研究证明反复练习是在这个领域取得成功的关键。

学龄儿童的心血管检查

学龄儿童的检查顺序和婴幼儿及 3~5 岁儿童的检查顺序没有什么不同的，除非在某些方面有不同的重点。第一个挑战就是说服你的患者合作，如果合作是在怀疑当中，让儿童坐在家长的大腿上重新开始。对大一点的儿童，遮盖很重要，甚至小一点的孩子在陌生人面前脱了衣服躺下也会害羞。暴露胸部是检查的重要部分，但当检查时，用床单或长大衣很好盖住患儿，将会获得有用的帮助，同时可以让儿童放松。

○ 关键点

记住在检查中适当遮盖，以保护患儿的羞怯心。

○ 关键点

如果你的小患者喜欢哭，首先听诊，尽管这不是心血管检查的理想方法。

如果患儿愿意躺在检查台上，那么站在患儿的右侧，观察他或她的体型，观察异形的特征，是否有马方综合征？是否有漏斗胸？嗓音是否嘶哑（小孩是否是主动脉瓣狭窄症候群？）？简单看，他或她是否是正常的，像一个正常健康的 8 岁儿童？

视诊

观察孩子的胸部。是否左侧胸部异常隆起？是否有异常搏动？你是否看到瘢痕（记住检查前胸和后背！）？通过温柔地抬起孩子的手开始动手检查是一个安全的方式。掌摺是否正常？是否有杵状变？

观察一侧指尖（图 10-12 和图 10-13）。杵状指偶尔可以是正常的，可以见于没有没有心血管疾病的人。手指数目及长度是否正常？是否有弯曲变形？放松手指和腕部，是否声音正常？

○ 关键点

胸骨正中切开术或者胸廓侧面切开术的瘢痕是一个很明显的线索，提示现在有（至少是曾经有）心脏问题。

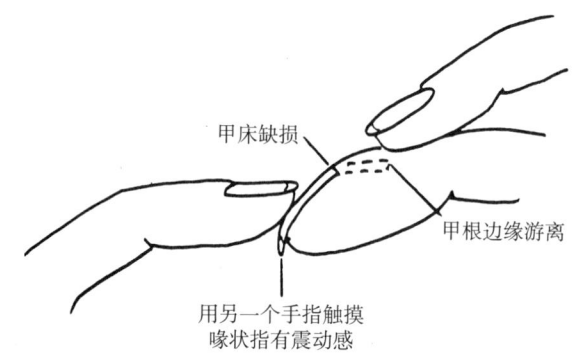

图 10-12 如果你从侧面看手指，很容易发现杵状指。早期的征象是指甲根部和皮肤之间的角度减小（From Constant J: Bedside cardiology, 5th ed. Hagerstown, MD, Lippincott Williams & Wilkins, 1999.）

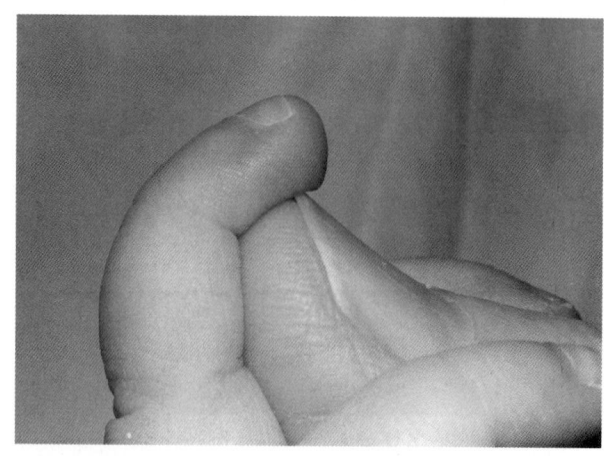

图 10-13 早期的杵状指见于 7 个月大患有伴发绀淤血型心脏病的婴儿。指甲根部和皮肤的角度已经变平，指尖有光泽

触摸脉搏

从肱动脉开始，而不是桡动脉。触摸的脉搏离心脏越近，它的特性越真实。用你右手的示指和中指，轻轻放在肘前窝上，触摸肱动脉（图10-14）。对于大一点的孩子来说，用你的左手托住孩子的右臂，用你的右手拇指触摸脉搏会更好一些。下面这些问题很重要：

1. 什么是搏出量（脉搏压）？
2. 增加是否正常？（快、慢、流畅）
3. 脱落是否正常？
4. 什么是血压？

如果搏出量似乎增加了，通过用一只手抬高孩子的手臂和环绕前臂检查水冲脉（图10-15）。正常每搏搏出量通常用这种动作不能感觉到。现在通过分析脉搏的上升支和降支来剖析它。

如果搏出量增加了，患儿就会有循环系统功能亢进，主动脉瓣关闭不全或者动脉导管未闭。对这样一个患儿测血压时，脉搏压就会升高，触诊胸部，心脏搏动会增加。脉搏的特性能反应血液离心和在外周遇到阻力的方式。触摸股动脉，如果压力正常，就不存在主动脉狭窄。如果触摸不到或者压力明显小于肱动脉，一定要仔细测上肢和下肢的血压。就像以前提到的桡-股脉搏延迟不易引出（图10-16），并且如果主动脉瓣反流伴随主动脉瓣狭窄，这个延迟就不会出现。在接下来临床情况部分的描述中可以体会到搏出量的改变。

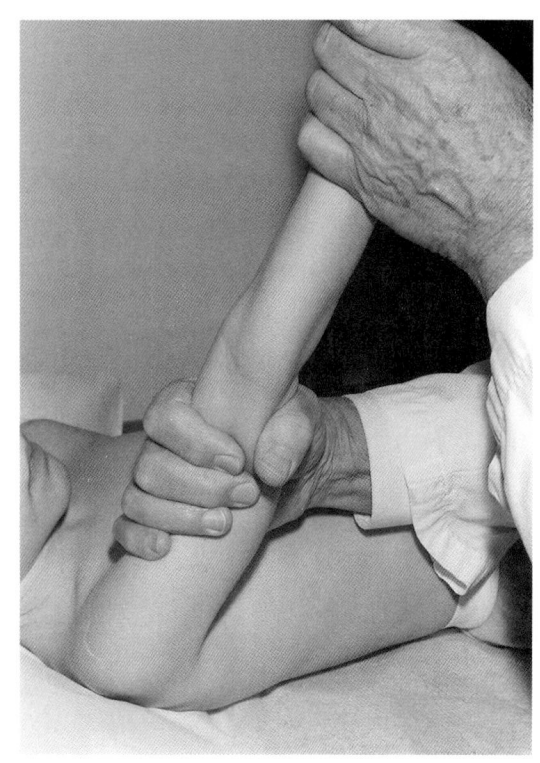

图 10-15 为了检查陷落脉，抬起患者上肢并用你的检查手环绕前臂。这个征象可出现于动脉导管未闭、主动脉瓣反流或者循环功能亢进的患者

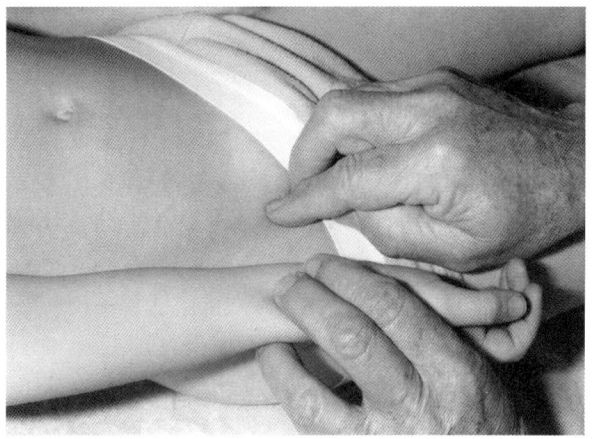

图 10-16 在大动脉缩窄的患者，股动脉的初始部分（拍击波）可能会缺如，导致所谓的股动脉脉搏延迟。在桡动脉和股动脉并列出现时寻找这个征象

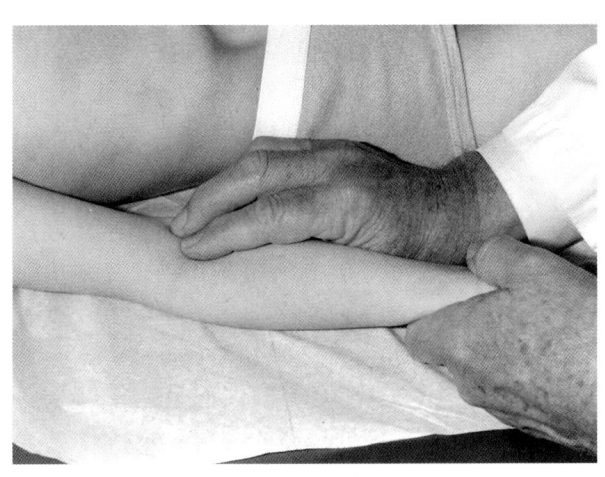

图 10-14 常常被作为判断脉搏质量的肱动脉，需用右手拇指和示指触摸

○ 关键点

在患有高血压和股动脉脉搏减弱的患者中，你必须排除主动脉狭窄。其他高血压的病因通常不是心脏原因所致。

奇脉

当平静吸气时,一般收缩压可以下降 8mmHg,深吸气时可以下降更多。当平静呼吸时血压值下降超过 8mmHg,这种情况叫做奇脉。它是一种对正常和不正常现象的夸大描述,就像名字暗示的,是一种似是而非的说法。它的存在预示着心包填塞。

检查奇脉的方法如下:

1. 让仰卧位的孩子正常呼吸。
2. 抬起上肢(避免听诊无音间隙),给袖带打气。
3. 观察呼吸,逐渐降低袖带压,标记完全闻及 Korotkoff 音(A 点)的水平。
4. 逐渐增加袖带压直至听不到 Korotkoff 音(B 点)。
5. A 点和 B 点之间的差别代表吸气和呼气时收缩压的差别。超过 8mmHg 预示着异常的水平。

哮喘患者中,吸气和呼气之间收缩压的差距是增加的。你必须仔细解释类似患者出现的这种结果。

交替脉

交替脉很少见于儿童,当它出现时常常与心力衰竭相联系。当常规交替脉有感觉到的容量的差别时,心力衰竭就存在了。触诊手指不能觉察小于 20mmHg 收缩压的差别。当你记录有交替脉患者的血压时,一定要仔细观察。当袖带压降低时,收缩压首先遇到的只是交替的 Korotkoff 音。例如,如果每分钟 50 次固定速率的心率,血压是 120mmHg,当袖带压更低的时候会碰到每分钟 100 次的固定速率的心率,那时血压是 95mmHg 或者更低。左心室高血压的存在(如主动脉瓣狭窄和系统性高血压)增加了引出这种体征的可能性。

重脉

重脉是最早描述脉搏波有感觉到的切迹的术语,这种患儿有明显的主动脉瓣闭塞或反流。

窦性心律不齐

正常脉搏速率随着呼吸变化,吸气时稍快,呼气时稍慢。这种正常现象称为窦性心律不齐。大于 2 岁孩子的正常安静脉搏速率范围见表 10-2。

> **关键点**
> 窦性心律不齐是正常的生理现象。

有时候,窦性心律不齐可以区分很难区别的期前收缩和房颤,需要做心电图加以区分。

心动过缓

如果一个儿童的脉率不足每分钟 60 次,可能存在完全性房室传导阻滞。这种情况有别于窦性心动过缓的是它常常可能出现在病床旁。通常在这个年龄段检查颈静脉搏动几乎没意义。然而,患有心动过缓和可能房室传导阻滞,寻找大炮音可能有意义。这个步骤需要孩子取坐位或半卧位,头向一侧倾斜来完成。听诊时检查第一心音的变化强度,它是由心室收缩之初由房室瓣位置改变引起的。也要观察运动对孩子脉率的影响。在完全性房室传导阻滞,运动仅引起脉率小幅增加。功能性杂音常见于由搏出量增加导致的心动过缓。

胸腹部触诊

一个 7 岁孩子一般不太可能有心力衰竭。尽管如此,还是要试图辨明肝的边缘。如果肝的下缘在肋缘下 2cm 或更低,要寻找肺积气的临床证据(可以推动膈肌,使肝下移),并且叩诊肝上界。

将温暖的手轻柔地放在心尖区,触诊心尖搏动。它快速而且弥散,超过胸骨左缘第四、五肋间的范围。当它喷射出更多血量的时候,这时候你触诊左右心室。如果儿童相当活泼好动,脉量是增加的,结果正常。如果你触到一个唯一在胸部顶端的心尖搏动,而且有力和持久,就可能有问题了。触诊胸骨左缘第三、四肋间范围,寻找右心室搏动。例如,快速弥散的搏动可见于房间隔缺损的患者。

当为了了解心室动力学触诊胸部时,记住下列事实:

1. 容量超负荷的心室容易触及,脉搏是弥散而突发的。
2. 承受压力负荷的心肌只有当超负荷很严

重（而且常常是慢性的）才能触及到，脉搏是有力和持久的。

现在用你的示指和中指触诊胸骨左缘第二肋间，如果搏动存在，就可能存在器质性损害，是由于流量和压力的增加导致的肺动脉病理性扩张所致。尽可能深地插入你的示指触摸胸骨上切迹。如果以前的结果显示循环系统功能亢进，搏动一般在这儿能触摸到。胸骨上切迹显而易见的搏动预示着主动脉弓流量增加，可能存在器质性疾病。听诊时你应该特别寻找动脉导管未闭或者主动脉瓣关闭不全的证据。

现在反方向触诊，寻找震颤。从胸骨上切迹开始，震颤可存在于甚至左室流出道轻度梗阻的患者。然后在常规区域触诊震颤。你能感觉到，也能听到，然而，震颤的识别有助于区分杂音，如果你触到震颤，一定存在病变的器官，你将能听到4～6级响亮的杂音。

听诊

触诊完胸腹部，开始听诊。就像在3～5岁孩子查体部分详细讨论的一样，运用你的方法。对于医师来说，功能性杂音是个主要的难题，部分是因为杂音常常被认为是孤立的。

一个循环系统功能亢进的人表现出的运动功能亢进不只局限于心血管系统，儿童常常是非常好动的。不幸的是，功能性杂音和器质性杂音能共存，甚至在循环系统功能亢进的儿童，如果杂音听起来像呼吸音，那也是异常的。在某些背景下喷射性喀啦音是器质性疾病的表现。

青少年心脏评估

起源于器质性心血管系统疾病的症状对先前无心脏病的青少年来说是罕见的。然而，青少年经历一些症状的次数会增加，需要特别关注。这些症状会在下面部分中讨论。

心悸

心悸代表着一个人的心脏以不寻常或不正常方式跳动的主观感觉。尽管询问方式必须适应儿童的年龄和发育程度，但是对所有足以理解这种症状的年龄较大儿童都应该询问。因为许多成年人，更不用说是儿童，并不理解什么是心悸，以一种容易理解的方式询问他们是非常重要的。你可以问儿童是否他们的心脏以好玩的方式在胸部跳动，例如，是否蹦跳一下或者好像劈啪劈啪或是翻跟斗一样。年龄较大儿童可以问是否已经注意到他们的心脏有时突然开始赛跑。当这些情况存在了，应该查明心悸开始和消失的方式。

心律不齐引起的心悸常突然发生并突然中止，尽管这种现象不是绝对的。与晕厥或头晕发作有关的心悸是有意义的，同样由于受到惊吓或运动引起的心悸也是有意义的，应该更全面地检查了解。有时，心悸可由室性心律不齐引起，也可导致猝死。患有室上性心动过速的儿童可以主诉咽喉部有不寻常的感觉，而非心悸的感觉。有心悸的年轻人也应该询问有关药物和毒品的使用情况，包括能量饮料和含咖啡因的其他产品的消费。

晕厥

当周围血管扩张、心动过缓或者心律失常所致的心搏量减少时可引起脑灌注不足从而出现晕厥或假死。一些梗阻的左室流出道损伤的患儿也能导致晕厥。引起儿童晕厥最常见的原因是神经源性晕厥，也叫做血管迷走神经性晕厥。当大脑"受骗于"心率和（或）血压不适当的减少时，这种类型的晕厥发作就会出现。尽管可能很可怕，但这种晕厥大多是良性的。晕厥有时和癫痫发作混淆了，一些经历过神经源性晕厥的儿童在大脑相对缺氧期能体验到短暂的癫痫发作。

确定晕厥原因的关键是病史。一定要询问有关事件的背景，包括准确细节，如患儿当时在干什么和他或她在晕厥发生以前、发生时及过后看起来是怎样的。神经源性晕厥常先于虚弱、多汗和恶心症状出现，这些症状能持续几秒钟或1~2分钟。相反的，心源性晕厥常毫无征兆或突然发生。神经血管性晕厥随后的意识不清时间通常持续不超过二三分钟。恢复意识的过程中，儿童常马上就能认清楚他或她所处的环境。神经源性晕厥患儿常在发作后看起来苍白而虚弱，但是不同于他们发作前已有的苍白虚弱。对比之下，癫痫发作的患儿在意识丧失后可以保持发作后状态一段时期。神经心源性晕厥女孩更为常见，父母之一有晕厥倾向的病史。发作中的大小便失禁在原发性癫痫比晕厥更常见。发作频率也是有意义的，复发性晕厥总应该查明原因。知道晕厥是否随位置改变或长时间站立（都是神经源性晕厥常见的诱因），或者仰卧位（一个令人烦恼的体位）而发生很重要。应该探求晕厥的诱发因素，如受惊吓或运动，这些都是不祥病症和心律失常的强烈预兆。晕厥有时伴随呼吸症状。当这些症状突然发作时，应该被认为与心律失常有联系，至少是潜在性的，应该全面检查。非旋转性头晕可以起源于心脏原因，应该以与主诉为晕厥一样给予甄别。

○ **关键点**

没有预兆的晕厥发作几乎总是心脏起源的，但是心脏源性的晕厥也可以是逐渐发作的。

评估晕厥和心悸时家族史是关键的。在不超过35岁相对年轻的且有晕厥或心悸发作的人群中有猝死或意外死亡家族史的应该高度警惕。这方面可以通过询问猝死和不能解释的溺水和车祸死亡加以明确。已知家族性的心律失常综合征，如长QT间期综合征，致心律失常性的右心室心肌病或者儿茶酚胺性的多形性室性心动过速都是令人担心的，如果它们发生在亲近的家族成员中就应该引起重视。（甚至你不能说出这些综合征的名称，而大多数家族成员知道它们，如果你问就能告诉你。）同样地，询问家族中有自动植入式心脏除颤器的年轻人（年龄不超过35岁），了解他们为何安装，将有助于判断儿童患家族性心律失常的风险。

○ **关键点**

在相对年轻不超过35岁的晕厥患者中，有猝死或不能解释的死亡的家族史的，可能有家族性的心律失常综合征的可能，需要由儿科心脏病专家评估。

○ **关键点**

受惊吓或运动后发生的心悸或眩晕症状需要注意，可能产生致命性的室性心律失常。有这些症状的患儿应请儿科心脏专家进行评估。

胸痛

相对于婴幼儿，胸痛更常倾向发生于年龄大点的儿童，尽管一些婴幼儿也可以报告患有胸痛。儿童发生的绝大多数的胸痛发作是功能性的和良性的。心脏性的胸痛一般并不常见。探讨个体患者的疼痛病史，你可以用CLORIDE助记符（表10-4），或用你自己的助记符进行。CLORIDE助记符描述如下：

- **特点**：功能性胸痛倾向于刺痛而且尖锐，反之心脏性的胸痛被描述为沉重，有压力的痛感，这种感觉的产生是因为心脏是由不能产生尖锐疼痛的内脏神经支配的。同理，尖锐和刺痛或射击痛，一般不会由心脏疾病引起，尽管它们也可来自于心包或胸膜病变。医生要经常向患儿提供这个信息。
- **部位**：患儿常把不同部位的疼痛主诉为胸痛，如上腹部甚至侧腹部的疼痛。这些部位疼痛的鉴别诊断明显有别于真正的胸痛，因此搞明白非常重要。右侧胸痛本质上很少是由心脏原因所致。
- **发病**：突发的胸痛可来源于心律失常。就像以前讨论过的，儿童有时把心悸描述成疼痛。尽管它可以突然发生，但是心脏性的胸痛常表现为是相对逐渐发病和消退的过程。
- **放射性**：典型的心脏痛放射到颈部或向下到上肢。然而，被患者描述为尖锐的向下放射到下肢的放射痛常证明本质上不是心脏性的。另一方面，放射到颈部的严重的胸痛，特别是对于青少年和大点的儿童，作为潜在的病因，应迅速考虑到主动脉壁

表10-4　COLRIDE 助记符

C	特点
L	部位
O	发病
R	放射性
I	强度
D	持续时间
E	加重或减轻的因素

夹层形成，特别是具有马方综合征体型的患者。
- **强度**：让孩子用0~10表示他们的疼痛级别，0级一点不痛，10级是他们经历过的最严重的疼痛。这个测验有助于理解他们的感受，这种感受对以后病因的讨论有帮助。
- **持续时间**：疼痛持续时间可能是判断病因的最有帮助的特点之一。持续仅几秒钟甚至1~2分钟的严重的疼痛，常来自于胸壁。持续时间长的胸痛本质上更可能是器质性的。功能性的胸痛持续时间很少超过5分钟。真正的心脏性胸痛持续时间会长一些。
- **加重或减轻的因素**：阐明使疼痛加重或减轻的因素可能是非常有用的。伴随心包炎或胸膜炎的胸痛常在坐位时减轻，平躺时加重。由冠状动脉功能不全和其他原因引起的，常仅在运动时发生，休息时减轻。胃食管反流引起的胸痛常在进食香辣食物时加重。询问患者是否已经注意到使疼痛加重或减轻的特殊因素可能是诊断的关键。

胸痛常常与心悸和气促等症状有联系。具有这些特点之一，特别是如果胸痛是钝痛或者闷痛，应该迅速判断有可能是心脏原因所致。这种情形同样适用于与晕厥有关的胸痛或者有发生器质性胸痛的原因，如马方综合征或纯合性家族性高胆固醇血症患者。

社会史对于胸痛的评估也很重要。家族中有死于心脏病的儿童和青少年会较早出现胸痛，这不是罕见的。有记录的疼痛经常反射性地增加儿童和家庭的焦虑。儿童的祖父或姑姑或其他人有心脏病的时候，为了排除心脏病，仔细获得和分析查体的证据，确定儿童不会得心脏病，常常是非常有帮助的（图10-17）。

○ 关键点

具有马方综合征体型，或者是确诊马方综合征和胸痛的患者，需要密切注意，因为这样的个体，正面临着升主动脉的扩张和夹层动脉瘤的风险。

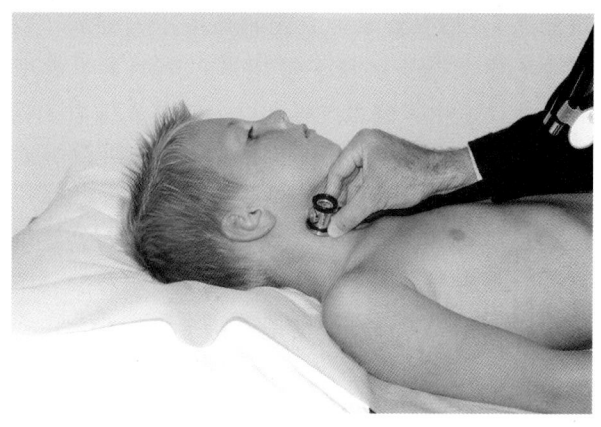

图10-17 引出颈动脉血管杂音。有这种良性杂音的患儿，在颈静脉切迹处没有震颤。在右侧颈动脉很清楚地闻及主动脉瓣狭窄的杂音，在颈静脉切迹处常常有震颤

总结

好的临床评估能使许多有心血管疾病主诉的儿童从不必要或不恰当的检查过程中解脱出来。就潜在血流动力学和电活动紊乱而言，用系统的方法解释每一个症状和体征是关键。对婴儿早期特殊的充血性心力衰竭的特征性表现的识别是首要的。其次，临床首要问题是确定临床发现是正常或异常，在血流动力学上或者在其他方面是否有意义。确定中心性发绀的存在和缺失特别重要。根据其他类型的儿科查体评估，敏锐的观测者能从不用手的检查中获得很多信息。本章已复习了几个专业技巧，可帮助医生能进行成功的心血管评估，不会遭到儿童的抵触。一些人可能认为，通过读书，学习更多的有关心脏听诊的知识是不可能完成的诊疗工作的，但事实不是这样。在把听诊器放在患儿心前区之前，医生必须有很清晰的概念，听什么和每个声音意味着什么，检查时不管是仰卧位还是坐位，重要的是不要让儿童过度紧张。

如前所述，心脏听诊是难以掌握的技术，只有少数医学毕业生有区分正常和异常心音的能力。

因此，受现阶段家庭医生做的例行体检中的条件所限，对发现的儿童收缩期杂音的进一步处理提出了一个挑战，尽管收缩期杂音的临床特征（如它的震动性和音乐性的特点，S2的正常移动性开裂，心肌收缩过度情况下的特点）可能很明显，听到这种杂音也很常见（50%正常的儿童中

可闻及），但是医生还是很难作出正确判断。给每个心脏有杂音的孩子做超声心动图是不必要的，会让卫生保健系统感到巨大的财政压力。强烈地鼓励初级保健医师加强他们心脏听诊方面的技能，特别是心音录音的应用。不考虑体检者的自信水平，当家长需要进一步确诊时，建议请教心脏病专家而不是让儿童直接做超声心动图检查。

（王天成等 译　郭　果　张雪峰 校）

推荐阅读

Constant J: Bedside cardiology, 4th ed. Boston, Little, Brown, 1993.

Engle WD: Blood pressure in the very low birth weight neonate. Early Hum Dev 62:97–130, 2001.

Keith J, Rowe RD, Vlad P: Heart disease in infancy and childhood, 2nd ed. New York, Macmillan, 1967.

Moller JH, Neal WA: Heart disease in infancy. New York, Appleton-Century-Crofts, 1981.

Park MK: Pediatric cardiology for practitioners, 4th ed. St Louis, Mosby, 2002.

Roy DL, McIntyre L, Human DG, et al: Trends in the prevalence of congenital heart disease: comprehensive observations over a 24-year period in a defined region of Canada. Can J Cardiol 10:821–826, 1994.

The National High Blood Pressure Education Program Working Group on High Blood Pressure in Children and Adolescents: The fourth report on the diagnosis, evaluation, and treatment of high blood pressure in children and adolescents. Pediatrics 114:555–576, 2004.

第 11 章 消化系统评估

Mohsin. Rashid

研究认识疾病如果没有参照医书无异于航行在未知的海域，照本宣科而不接触患者连水手都算不上。

——William Osler 爵士

消化系统症状在儿童中很常见，然而医生对于患儿主诉的评估却相当具有挑战性。这主要是因为儿童对自身症状描述不清并且往往很难准确定位病灶。"实践出真知"，书本上的知识往往比不上临床上的实践。Paracelsus 曾经说过："医学的艺术不能被继承，也不能从书本中复制。"本章将讲述如何评估婴幼儿和儿童的消化系统症状，以及如何进行完善的临床检查和临床诊断。重点放在评估临床症状和体征上。探讨儿童主诉中经常出现的 7 大症状并分析导致这些症状的疾病，我们只讲述多发病和常见病。

消化系统体格检查

消化系统的体格检查应该是完整的儿童全身检查的一部分。病史（取自患儿或家长）应该把重点放在引导疾病诊断以及与疾病最相关的部分。即使是最有经验的临床医师，彻底的体格检查也是很有必要的。请记住，孩子不是成人的缩影。因此，不要用成年人的检查结果推断儿童的患病情况。与儿童患者交谈的经验是很宝贵的。

一般情况

首先评估儿童的生长状况，即体重、身高/长、体重指数、头围（婴幼儿）检查，并将检查结果描记在生长曲线图上加以比对。目测大体情况。有时需要更详尽的人体测量数值，包括前臂周长和皮肤皱褶厚度。较大的儿童和青少年应作性成熟状况的评估。近期脂肪组织大量丢失可能导致皮肤松弛，皮肤皱褶增多，在腹股沟和臀部尤为明显。外周性水肿可能由于肠胃疾病引起的蛋白丢失或者营养摄入不足引起的低蛋白血症所致。

生长状况不良是许多器质性胃肠疾病的重要临床特征，往往可以排除功能性障碍。生长障碍可能是由于营养摄入不足（如克罗恩病）或吸收不良引起（如囊性纤维化和腹腔疾病）。良好的生长状况令人欣慰，但也不能排除器质性病变。

对于寻找病因和判断疾病的严重程度，儿童的一般状况和行为习惯可以提供重要的线索。厌食、腹部疼痛或烦躁是常见的急慢性胃肠道疾病的症状。突发的、强烈的婴儿哭闹，特别是间歇性的，应考虑肠套叠。患儿往往孤僻，易怒，眼神游离，对周围的事物没有兴趣。特别是由于婴幼儿的语言交流能力有限，这些现象表现得尤为明显。有发热和呕吐现象的儿童带着果汁饮料跑到急诊寻求诊治一般不可能是急腹症。

眼睛

眼睛的检查应关注是否存在苍白、发红及黄染。巩膜黄染是早期黄疸的重要体征。一旦血清总胆红素超过 34μmol/L（2mg/L），临床上可见明显的黄染。要在自然光下仔细观察，随着胆红素水平升高，黄染变得更加明显。有时该症状与胡萝卜素血症很相像，皮肤也会表现为橙黄色，但黄染不累及巩膜。胡萝卜素血症常在手掌上也有表现。

各种眼部病变，特别是表层巩膜炎及葡萄膜炎，可能与炎症性肠病有关。

苍白

睑结膜苍白是苍白的早期表现。显著的苍白在皮肤、黏膜、指甲床上也可出现。不应该仅靠有苍白这个现象就诊断贫血，有些儿童会表现为常年皮肤颜色浅，这通常是家族遗传现象。医生需要实验室检查测定血红蛋白来诊断贫血。一些消化道疾病会引起铁吸收障碍和铁的过度流失而导致贫血。这些腹腔疾病包括肠炎、反流性食管炎和消化性溃疡。

杵状指

杵状指是指（趾）骨末端背侧组织增生，使甲床抬高所致。较严重的情况是整个远端指节增厚（鼓槌状外观）。杵状指往往是对称的，但可以单侧或仅累及一个手指。杵状指到后期很明显，但早期难以诊断。Schamroth 试验可以帮助诊断：将双手手指远端指骨并列放置，在两甲床之间往往存在小菱形的"窗口"，如果该窗口消失，提示有杵状指的存在。

杵状指常见于发绀型心脏病或慢性肺部疾病，但有时在吸收不良（如囊性纤维化和乳糜泻）、肝硬化和肠炎的患者中也可以看到。有时也可出现在病因不明的特发性疾病或孟德尔显性遗传病中。

口腔

腹部疾病的患儿需要进行口腔检查。急性扁桃体炎的患儿可出现发烧和腹痛的症状。扁桃体肿大、脾大可以诊断传染性单核细胞增多症。

评估龋齿和牙龈疾病。牙釉质缺损有时可以作为腹腔疾病唯一的临床表现。

儿童经常出现口腔溃疡，往往是特发性的。急性溃疡可能由病毒感染引起。复发性口腔溃疡应警惕克罗恩病或其他腹腔疾病。

口腔检查很不舒服，所以我们往往将口腔检查作为体格检查的最后一部分。

病例

> **病例 1**
>
> 10 岁的 David 因数月口腔溃疡导致的进食和饮水困难就诊。患者未出现其他部位不适，生长状况良好。最终牙科医生对溃疡组织进行了活检，提示慢性炎症和非干酪样肉芽肿。进一步的检查证实为克罗恩病，经过完善的治疗口腔溃疡愈合。

皮肤

许多消化道疾病的儿童会有皮肤病损。臀部和腿部的紫癜应考虑过敏性紫癜。肠炎的患者可发生坏疽性脓皮病和结节性红斑。结节性红斑为蓝色、柔软、大小不定、边界不清的结节，通常仅限于下肢的伸侧。病损很像淤伤。坏疽性脓皮病的典型特点为深在的、紫色边界的溃疡。病变最常发生在脚踝附近，但可能会出现在身体任何部位。

肝掌可发生在慢性肝功能不全的患者中，即使是婴儿也可能存在。蜘蛛痣可发生在较大的慢性肝病患儿中，可以是不明显的，往往仅局限于身体的某些特定部位。

腹部检查

医生应进行全面系统的腹部检查。孩子平躺、仰卧位，手臂放在躯体两侧，双脚并拢，腹部肌肉放松。膝盖可弯曲，这样会使患者感到更加舒适。头下可垫枕头。不配合平卧检查的孩子可以坐在家长的腿上。对于哭闹的患儿进行腹部触诊是徒劳无果的。医生要努力获得孩子的配合。否则，要考虑进行其他检查或等孩子安静了或睡着的时候再进行检查。对于婴儿的检查最好在喂奶之后。

检查时腹部应充分暴露。用衣服盖在孩子身上以保暖。无法定位病灶时，应检查婴儿的腹股沟区、外生殖器及肛周。婴幼儿如发生突发性烦躁、拒食、呕吐可能提示绞扭性腹股沟疝。男性患儿对于外生殖器的检查尤为重要，因为可能发生与睾丸和阴茎有关的各种病变。睾丸扭转的患儿往往会出现剧烈腹痛，且疼痛不能定位。如果患儿主诉没有累及该区域，医生往往犹豫不决是否对儿童外生殖器进行检查，然而，遗漏了这项检查很可能造成漏诊。

病例 2

14岁的Lucas因界限不清、非持续性的前额区肿胀就诊。患者没有其他不适。疑诊为"蜂窝织炎"，两种抗生素治疗症状并未缓解。一位经验丰富的儿科医生对患儿进行了系统的体格检查，发现一巨型睾丸肿瘤（精原细胞瘤）。额头上的肿胀是睾丸肿瘤的转移。这个男孩承认他曾诊断过精原细胞瘤，但由于羞愧不好意思告诉任何人。

儿童急腹症往往需要判定患儿是否需要手术治疗。手术治疗的疾病往往有短期的病史，最常见的原因是急性阑尾炎。有关急腹症的临床表现将在第12章详细讨论。

腹部检查应遵循一定顺序，即视诊、触诊、叩诊和听诊。基本规则是"先看看，后摸摸"。消化科医师建议听诊在触诊和叩诊之前进行，因为由触诊和叩诊引发的肠鸣音可能掩盖血管杂音。然而，对于一些较小的孩子来说，如果一开始就使用听诊器进行腹部检查会吓到孩子。

为了描述病变的位置，我们将腹部划分为四个象限，即通过脐的水平线和剑突、脐到耻骨联合的垂直线。对于婴儿和较小的孩子，四个象限就足够了。然而对于年龄较大的儿童和青少年，腹部可分为九个区域，即由两侧肋弓下缘的连线和两侧髂前上棘连线为水平线，左右髂前上棘至腹中线的中点连线为垂直线，四线相交将腹部划分为九个区域（图11-1）。

视诊

腹部视诊可以为临床诊断提供重要的线索。腹部是平坦的？膨隆的？还是舟状腹？腹部膨隆可由肠道积气、腹腔积液（腹水）或实质性脏器肿大造成。健康的幼儿往往由于腰椎前凸造成腹部正常的生理性凸起。不要误诊为病理性腹部膨隆。腹部膨隆是肠梗阻的重要标志。梗阻部位越低，腹部膨隆越明显。此外，也会出现呕吐、腹痛和肠激惹等症状。透过肠梗阻患者的腹壁可见蠕动波。这种蠕动常见于肥厚性幽门狭窄患儿的上腹部。新生儿腹部扁平呈舟状提示膈疝。

脐疝在婴儿中常见。在特定的种族，这几乎是普遍现象。脐疝在婴儿出生的前几年虽未经治疗，有时体积很大但仍可以还纳。轻微的腹直肌分离在儿童中是正常现象，特别是早产儿。

腹壁瘢痕是腹部手术治疗后的标志。相关手术史会在病历中有记录，但时隔太久的手术可能被遗忘。现今，随着腹腔镜的使用，腹部瘢痕可能微乎其微，难以看到。

腹壁运动通常与呼吸动作相伴，尤其是婴幼儿。腹壁运动的消失是继发腹腔炎症的一个重要指标，如腹膜炎。

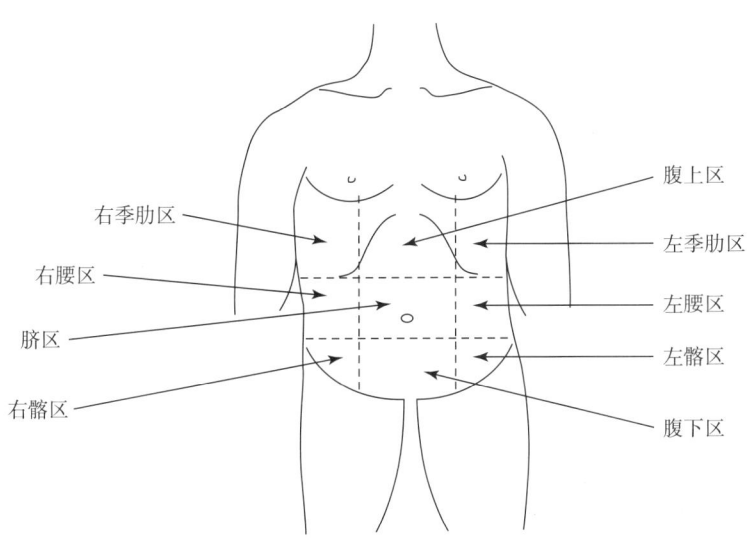

图 11-1 腹部分成九个区域

腹部对称性的评估最好从足部观察。不对称可能是由于腹部肿块造成的。膨出的肋骨可发生在腹水的患儿。

检查肿胀的腹股沟区。儿童常出现腹股沟疝，并需要手术治疗。可复性疝在仰卧位不明显。年龄较大的儿童应站立检查。咳嗽会增加腹内压，使肿胀更加明显。体积小、无痛、质软、可移动的腹股沟淋巴结在儿童中常见。可以是双侧的，常常是良性的。检查其他部位是否存在淋巴结异常（如腋下）。

检查脊柱疾病，因为这也许和腹部疾病有关。一绺出现在背部中线的毛发，可能提示潜在的先天性脊柱畸形（如脊髓纵裂），这与儿童便秘有关。

触诊

腹部处于放松状态对触诊至关重要。用温暖的手接触患儿腹部并用柔和的力量触诊。检查期间孩子不应该笑。要转移孩子的注意力，如谈话或让孩子看看天花板。

使用轻柔的力量检查触痛。观察孩子是否有任何不适的表情。如果孩子在某一特定区域内疼痛明显，就从远离疼痛处开始，逐步向疼痛部位触诊。检查是否存在反跳痛。深触诊后，迅速释放压力。如果手松开的瞬间患儿感觉腹部疼痛骤然加重，证明反跳痛存在。反跳痛是腹膜刺激的重要标志，但可能很难在年幼的儿童中引出。

腹部的深部触诊用于检查肿物或脏器肿大。到目前为止，儿童最常见的腹部包块是大便团块。新生儿中，包块通常是肾源性的。在下腹部及左下象限可触及包块。巨大的包块需要警惕一些疾病。包块往往是无痛的。健康的女孩一般不能触到卵巢。处在青春期的女孩，腹部不适时应考虑妊娠的可能性。可以将手放到卵巢或子宫的部位以确定包块是否来源于盆腔。

要逐一触诊肝、脾、肾。

肝

首先在右髂窝触诊增大肝的边缘。触诊时手应与肋骨垂直。用指尖轻柔地、间歇性触诊腹部，不要戳或用力过猛（图11-2）。随着孩子的呼吸可以触及到向下运动的肝（你不感觉它，它感觉你）。单手或双手触诊（一个在另一个上方）均可。手指逐步向上一级肋移动，每触一次上移1～2cm。

如果能触诊到肝的边缘，通过叩诊确定肝的边界。记录其距肋下的距离。肝左叶（肿瘤或囊肿等）可能存在孤立的肿大，要触诊上腹部。

肝肿大可能由于肝本身的病变引起，也可能由于胸腔疾病导致肝被推挤下垂，如右侧胸膜渗出导致的胸腔积液（如支气管炎）。肝的大小可用于鉴别肝扩大和肝异位疾病。叩诊时应标明肝下缘。从第3肋间上缘开始叩，手指应在肋间平行于肋骨移动。测量上下界距锁骨中线的距离。如果不能界定孩子的肝下缘，"划痕试验"对于肝大小的判断没有效果。

正常婴幼儿肝在肋下缘1～2cm。边缘通常不固定并可随呼吸运动变化。健康儿童和青少年的肝下缘可触及。如果不能触及肝，也不能排除肝肿大的可能性。

肝的大小在不同的年龄、体重的儿童有所差异。大体上说，6～12岁儿童的肝为6～12cm，随着年龄增大，肝每年增大6～10cm。判断肝的大小对于肝肿大的诊断很重要。对于青年女性，乳房组织可能妨碍肝的叩诊。超声检查对于肝大小的判断很有效。

肝的质地对于肝大的诊断也很重要。质地较软、肿大的肝可能由于炎症或充血造成。肝为实性提示肝纤维化、代谢性疾病、原发或继发恶性肿瘤。

肝大可能的病因：
- 急性感染（如甲型肝炎、单核细胞增多）；
- 慢性感染（如乙型和丙型肝炎）；
- 炎症（如自身免疫性肝炎）；

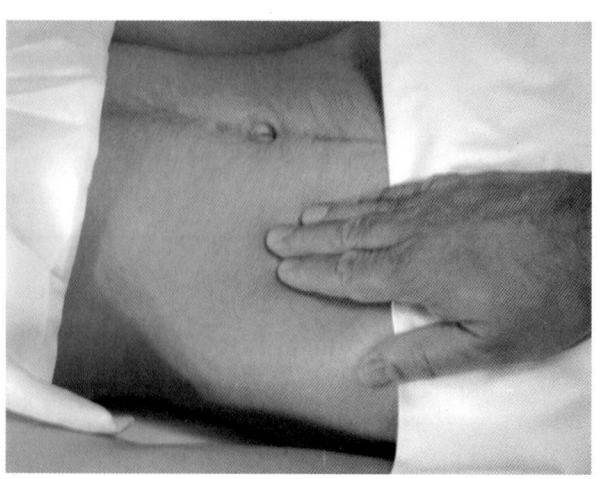

图11-2 肝的触诊

- 代谢性疾病（如 Wilson 病，α_1 抗胰蛋白酶缺乏症）；
- 血管充血（如充血性心力衰竭、肝静脉阻塞）；
- 纤维化（如先天性肝纤维化）；
- 浸润性疾病（白血病、神经母细胞瘤）；
- 潴留性疾病。

脾

健康儿童中 10% 可以触到脾尖，新生儿更易触及。正常婴儿的脾向左下象限扩大，而稍大一点的儿童向右下象限扩大。触诊应从右髂部开始，以免造成巨脾的漏诊（图 11-3）。触诊应轻柔，因为用力过猛可能造成肿大脾的破裂。应记录脾距左锁骨下缘的距离。

如果儿童仰卧位时触不到脾，改用右侧卧位。左手在左侧肋骨最低点将脾由后向前托起，同时右手在吸气时感觉脾尖的位置。对于无症状的脾大，可以尝试其他激发性手法。在左侧腋前线的最下面叩击肋骨。正常情况下，此区域叩诊应为清音，并且在吸气相持续一段时间。年龄稍大的儿童可以嘱其在触诊过程中深吸气。叩诊由清音变为浊音可以提示有脾大。

有时很难诊断是脾大还是肾肿大。脾大时，触诊过程中可能会在中线处触到切迹，叩诊为浊音。

儿童可以触到脾是异常情况吗？这取决于临床表现。目前多数慢性溶血性疾病患者伴有脾大。镰刀细胞型贫血是例外，随着病情的进展，脾萎缩，最终导致脾梗死。脾大是引起门静脉高压的重要原因。如果脾大伴有肝大，须考虑感染、肝滤过功能或贮存障碍等情况。

肾

健康儿童中很少能触及肾。肾可因为梗阻（肾积水导致）、感染、囊肿或肿瘤而导致肿大。双侧肾肿大提示多囊肾或因后尿道瓣膜疾病所致双侧梗阻性尿路病。

肾属于腹膜后脏器，位置深在，最好触诊双侧。孩子仰卧位时，一只手放在第 12 肋骨下缘，竖脊肌外侧（图 11-4）。另一只手放在腹部前方，腹直肌外侧，使之与后方的手处于同一水平。嘱孩子深吸气，吸气末时进行按压。除非肿大的肾很好触及，其他时候肾的触诊都需要相当多的临床经验。叩诊时，因肾下方的肠道存在，常常表现为清音，这一点有助于与脾和肝鉴别。

肾区叩痛往往与肾病有关。用拳头轻叩肾检查叩痛。

直肠检查

儿童很少做直肠检查。因为儿童便秘往往可以依照病史和腹部触诊作出诊断。肛周视诊可以检查出直肠出血和克罗恩病。儿童一般不得痔疮。

如果必须进行直肠检查，应当系统地进行。父母和孩子的同意是至关重要的。有些机构可能需要签署直肠检查的知情同意书，并且医生需要详细说明检查程序。如果孩子拒绝，就不能做这项检查。因为试图给一个不合作的、哭闹挣扎着的孩子做检查，不仅孩子是痛苦的，也不可能

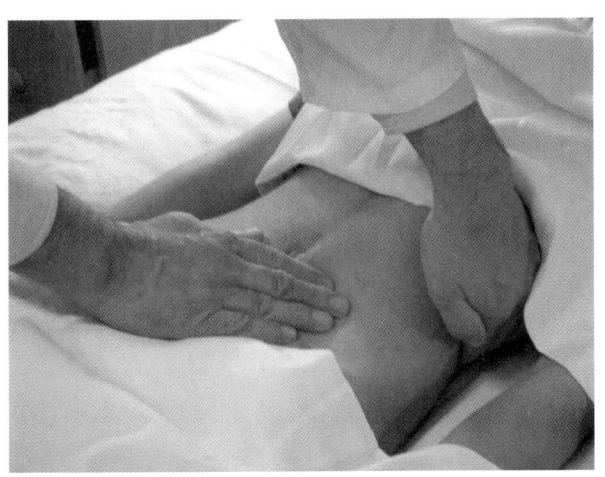

图 11-3 脾的触诊

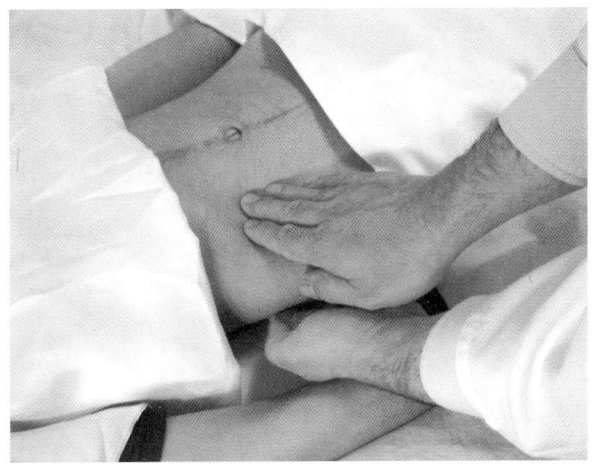

图 11-4 右肾的触诊

得到准确的检查结果。即使是儿童隐私也应当得到充分的尊重。检查过程中，护士应在场协助患儿保持适当的悬垂体位，家长站在一旁给孩子安慰。

年龄较大的儿童，直肠检查最好用左侧斜位使孩子的脊柱和膝盖都能弯曲。婴儿和年纪小一些的孩子检查时可以采取膝胸卧位，应进行全面系统的检查。如果发现内裤残留粪便，意味着大便失禁。肛周的检查可以看到皮赘或肛瘘。前哨痔覆在年龄较大儿童的肛裂上，这是克罗恩病特异性的表现（图11-5）。医生需要用轻柔的力量展开孩子的臀部以寻找肛裂。急性肛裂常常由于大块的坚硬粪便通过所致。这种情况下肛门指诊是痛苦的而且是不必要的。由于肛门括约肌痉挛，急性的肛门裂口往往难以看到，孩子往往不能放松，因此疾病的诊断最好参照病史。

接下来检查肛门反射。在接近肛门边缘部位轻击肛周皮肤使肛门括约肌收缩，此反射过程类似提睾反射。反射未引出时需要考虑神经发育不全，之后需要做直肠指诊。对于婴儿的检查，小手指就足够了，医生会感到肛门紧缩感。肛门扩大被认为是存在大便失禁或神经系统疾病。此时我们需要考虑：直肠腔是空虚的还是被粪便填满的？排便费力吗？是大块状的还是稀薄的？正常的直肠应该是空的，内壁是光滑的。功能性粪便滞留时，直肠内含有粪结，但直肠往往可以收缩。若近期没有排便或存在慢性便秘的情况，应提高警惕先天性巨结肠。最后撤出手指，看看是否存在血液。

病例3
15岁的Emily被她的家庭医生和儿科医生诊断为饮食失调。近期出现体重下降严重，食欲减退，否认腹痛、呕吐或腹泻。患儿明显消瘦，身高和体重只相当于同龄孩子的25%，被收入当地三级保健医院精神科病房做进一步的检查。转诊消化科，体格检查发现一个大的肛周皮赘和其下方的肛裂。当时未做肛周检查，几个月后诊断为克罗恩病。

叩诊

腹部叩诊用以检查游离液体，从而判断是否存在腹胀。如果存在，进一步分析腹胀的原因，可能是由于气体、实质的肿瘤或腹水而造成。如果气体存在可叩出清音。肝脾肿大的程度依照叩诊脏器的下缘判断，要测量和记录锁骨中线距肋缘的厘米数。

叩诊肿大的脏器时，被叩的手指应该与脏器的边缘平行，手指与皮肤轻轻接触。叩诊应轻柔，用腕部而不是肘部的力量。如叩出浊音则提示存在实性肿物或液体。

移动性浊音和液波震颤提示腹水。游离液体流入腹腔两侧，而腹腔中的空气浮在中间。检查时患者平卧，医生以一只手掌面贴于患者一侧腹壁，另一只手四指并拢屈曲，用指端叩击对侧腹壁，如果大量液体存在，波浪的冲击感可以被手感觉到。两侧腹壁用同样的手法检查。对于肥胖的患儿，需要助手辅助。

移动性浊音的检查对于腹部少量液体非常有效。随着腹水增多，移动性浊音未必明显，因为腹部可供液体移动的空间变小。对于婴儿和儿童，少量腹水难以被查出，腹部超声检查很有必要。

腹水最常见于肝硬化患者，但也可见于右心衰竭、低蛋白血症、淋巴阻塞、腹部恶性肿瘤的患者。

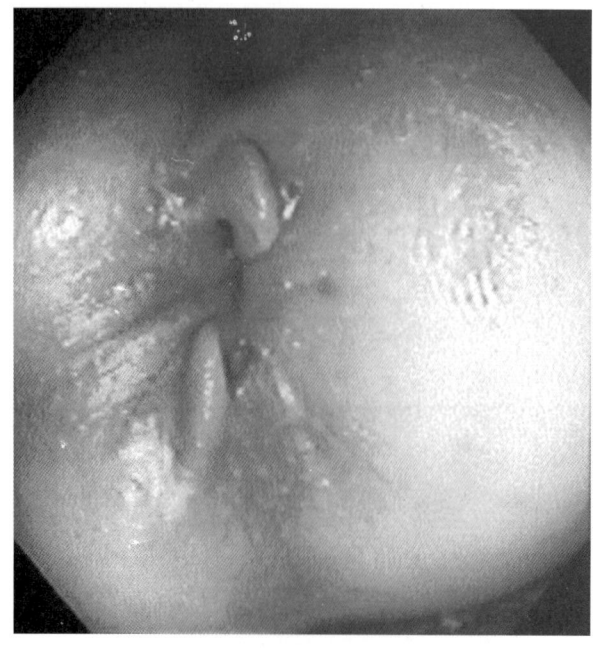

图11-5　肛周前哨痔和肛裂可以诊断克罗恩病

听诊

腹部听诊用以检查肠鸣音和血管杂音。肠道蠕动产生肠鸣音。由于小肠位于腹部中心，所以这是相当好的听诊位置。对于没有不适的患者，用手温一下听诊器的听头再放到患者的腹部。如果在一个地方听到肠鸣音，也没有必要换其他地方听。如果没有听到肠鸣音，就要换到其他地方，因为并不是所有地方都能听到肠鸣音。需要在不同的部位听几分钟才能得出肠鸣音消失的结论。肠鸣音消失意味着麻痹性肠梗阻，这是一个严重的疾病。肠鸣音亢进时肠道也许正常或可能存在胃肠炎或上消化道出血。当机械性肠梗阻时，可以出现高调的、频繁的肠鸣音。偶有的情况，肠鸣音可从远距离发出。持续性梗阻肠鸣音消失。

肠鸣音对于腹部外伤、腹膜炎以及开腹探查术后的患者尤为重要，但对于慢性腹痛症状的患者意义不大。

血管杂音是血液在血管中流动产生湍流时形成的声音。动脉血管杂音可在收缩期闻及，呈高调，最好使用膜型听诊器听诊。静脉杂音是"嗡嗡的"、连续的。如果孩子血压高，应对肾动脉进行听诊。肾动脉听诊位于剑突和脐之间，距腹部中线2cm处。有时由于肝血管瘤的存在也会出现血管杂音。听诊时需要医生的耐心和专业知识，听诊时应处在安静的环境中。

肺部听诊也不可遗漏。有时候，儿童下叶肺炎时也可出现发热、腹痛、呕吐却没有任何呼吸道症状。

病例 4

3岁的Rebecca因高热和右侧腹痛被送往医院急诊。患者食欲减退，呕吐一次，否认咳嗽和呼吸短促。临床诊断为急性阑尾炎。术前评估时，一位精明的麻醉医师发现微弱的右肺支气管呼吸音。胸部X线发现小面积斑片影，证实为右基底大叶肺炎，因而患者避免了不必要的阑尾手术。

常见的胃肠道症状

腹痛

急慢性腹痛在儿童中很常见。腹痛可能来源于肠道或其他腹部和胸部的器官。腹痛往往是由于炎症或腹胀。急性腹痛的儿童通常会考虑急腹症。

婴幼儿

哭泣往往是婴幼儿腹痛的主要表现。然而有些婴幼儿哭泣是正常的，并不一定意味着痛苦或疾病。新生儿平均每天哭1～3小时。0～4个月的孩子若出现烦躁性或不明原因的哭泣，"突发突止"可能提示存在腹部绞痛。目前没有证据证明所谓的"绞痛"因为腹部或其他部位病变而引起的哭泣。然而，家长通常认为过度哭闹是由胃肠道来源引起的。熟悉所谓"绞痛"有助于避免不必要的诊断和治疗程序。哭泣在婴儿6周时达到高峰并在12周时自然减退。哭泣可由于胃酸反流或乳糖不耐受等肠道炎症引起，其他原因也可引起腹痛。

其他原因造成的婴儿腹痛往往会导致喂养困难、呕吐或哭泣。婴幼儿患急腹症的可能性很高，并且往往缺乏局部临床症状。败血症和脑膜炎等全身性疾病也需要考虑在内。尿路感染是一种常见的病因，可表现为尿频或排尿困难。肠套叠为婴儿中晚期常发生的重要疾病。通常表现为一个以前状况良好的婴儿突然尖叫，双腿蜷缩，悲痛欲绝。此行为之后可能是一段相对平静的时期，之后再次反复发作。婴儿排出淡红色粪便。肠套叠最常见于回肠和结肠。查体时，可发现右下腹空虚和右上腹可触及腊肠样物。婴儿哭闹时不可能做腹部检查，而必须等到发作的间歇期。未能触诊到腊肠样物也不能排除肠套叠。要结合病史，婴幼儿出现突发的、剧烈的疼痛，并结合影像学检查证实。

儿童和青少年

儿童急性腹痛有很多原因，例如：
- 胃肠道（如肠炎、阑尾炎、肠梗阻）；
- 胆道系统（胆结石）；
- 胰腺（急性胰腺炎）；
- 泌尿道（如感染、肾结石）；

- 生殖器官（如盆腔炎、异位妊娠）；
- 肌肉骨骼结构异常。

医生应考虑：发病情况（渐进性的还是突然发作），其性质（持续性的还是突发性的绞痛），以及发病部位和进展程度（恶化还是改善）。内脏疼痛往往很难定位，而躯体疼痛一般定位较为准确。患者急腹痛史中还会出现其他重要症状和病史包括发热、呕吐、腹泻、便秘、厌食、咳嗽、排尿困难、皮疹、月经、创伤、传染病接触等。食欲减退是小儿腹部急性炎性疾病的重要指标。

急性阑尾炎是急腹症手术最常见的原因。阑尾炎可与其他疾病相混淆，因而即使是最有经验的临床医生也可能漏诊。急性阑尾炎的临床特点将在第 12 章介绍。

年轻的女孩出现急腹症还需要考虑异位妊娠。询问性行为对于诊断有积极意义，但医生往往不能从患者口中得到如实的回答。性传播感染、卵巢扭转和排卵期疼痛也应该作为鉴别诊断。

胃肠炎在急腹症非手术治疗中最为常见。呕吐和腹泻往往发生在腹痛之前或之后，此过程中患者可能会发热。

急腹痛患者的体格检查应侧重于是否有脱水、中毒、腹胀、压痛、肿物、脏器肥大、肠鸣音和肺部听诊异常。臀部和腿部出现的非苍白性皮疹提示过敏性紫癜，伴有节段性小肠受累，可造成严重的腹部绞痛。

慢性腹痛占儿科门诊量的 2%～4%。以往所说的"复发性腹痛"现被"慢性腹痛"所替代（罗马Ⅲ分类，2006 年）。慢性腹痛是指任意时刻发生的疼痛，每周至少一次持续 2 个月。10%～20% 的儿童会出现慢性腹痛，特别是 4～14 岁的儿童。其中，90%～95% 的患者为功能性腹痛（非器质性）。所谓"功能性"是指未找到代谢、感染、炎症或肿瘤等病因来解释患者出现的症状。这种疼痛可以表现为不同频率、持续时间和严重程度。疼痛通常出现在脐周或下腹部，无放射性，夜间罕见，影响儿童日常活动和学习生活，并可能致残。最重要的是，孩子在发作间期完全正常，以至于体检结果通常也是正常的。

器质性病变导致的慢性腹痛在儿童中不常见。其中包括胃肠、肝胆、胰腺及泌尿系统疾病（如感染和阻塞）。胃肠道病变包括食管炎、消化性溃疡、腹腔疾病、克罗恩病、乳糖不耐症、便秘、间歇性肠梗阻（如旋转不良）。上腹痛及胸口不适提示可能存在胃食管反流疾病。夜间痛伴呕吐提示消化性溃疡。消化性溃疡最常见的病因是幽门螺杆菌感染，因此可能存在阳性的家族史。腹部胀气伴腹痛提示乳糖不耐症，有种族遗传背景的人往往有很高的风险。胆道疼痛通常出现在右侧，绞痛多见，并出现呕吐及黄疸。胆结石在儿童中少见。胰腺疾病通常是急性的而非慢性的。克罗恩病和腹腔疾病的患儿往往仅出现腹痛而没有其他症状。

◯ 关键点

儿童出现频繁的、严重的腹痛并不意味着存在器质性病变。

详尽的病史询问和体格检查通常有助于排除器质性病变。医生应仔细询问父母对于孩子腹痛的忧虑，这可能是由于孩子的祖父母死于与腹痛相关的疾病如结肠癌，他们担心自己的孩子可能患有同样的疾病因而产生恐惧心理。令人担忧的儿童慢性腹痛临床特征在框 11-1 中列出，医生应积极找出出现这些器质性病变的原因。

根据罗马Ⅲ分类，功能性慢性腹痛的儿童往往会有如下的临床表现：

- 功能性消化不良；
- 肠易激综合征；
- 腹源性偏头痛；
- 功能性腹痛；
- 功能性腹痛综合征。

框 11-1　需要警示的慢性腹痛
病史
● 远离脐部、定位准确的疼痛
● 夜间痛
● 变异性腹痛（腹泻、大小便失禁、便秘）
● 直肠出血
● 吞咽困难
● 复发性口腔溃疡
● 体重减轻
● 青春期延迟
● 肠外症状（发热、皮疹、关节痛）
● 阳性家族史（如腹腔疾病、消化性溃疡、炎性肠病）

这一新的分类基于专家达成的共识，将患者分层以利于研究各层次儿童的临床特征、预后以及诊疗干预措施。但是这种分类有其局限性，例如，一些儿童的症状可能出现重叠或表现为随时间变化的临床特征。

功能性消化不良的症状主要集中在上腹部（脐以上），并且与粪便的形式或频率无关，患者可有恶心和早饱感。肠易激综合征患者会出现粪便形式和排便频率的改变，并且疼痛在排便时加重。腹源性偏头痛的儿童常常有剧烈的、阵发性脐周疼痛持续1小时以上，并伴有厌食、恶心、呕吐、头痛、畏光或苍白等症状。他们往往有偏头痛家族史。最重要的是，孩子在发作间期完全正常。功能性腹痛患者有阵发性或持续疼痛症状尚不能构成诊断其他功能性胃肠疾病的标准。当出现日常行为功能的丧失并伴有躯体症状如头痛、四肢酸痛或睡眠困难时，则被诊断为功能性腹痛综合征。

便秘

便秘是指延迟排便或排便困难，这在儿童中很常见。健康的婴儿和儿童排便频率差异很大并随着年龄而变化。众所周知，健康母乳喂养的婴儿排便频率很难预测，有时候可能一周都未排便。然而，年龄稍大些的健康儿童每周至少有3次排便。排便时的症状（如排便困难、大便干结）而非排便频率的改变应该定义便秘，并需要治疗。

儿童功能性便秘较为多见。这可能与强制如厕训练、厕所恐惧症、拒绝使用学校公共浴室、压力事件、并发疾病、日常饮食结构改变、儿童肛门括约肌过紧造成延迟排便或结肠排空不完全有关。(时间紧 = 括约肌紧！）。

器质性病变导致的便秘在儿童中是罕见的，通常有明显的临床表现。其原因包括：
- 神经管与原肠功能障碍（如先天性巨结肠症、脊髓异常）;
- 解剖结构问题（如肛门狭窄）;
- 内分泌因素（如甲状腺功能减退、糖尿病）;
- 代谢问题（如高钙血症）;
- 全身性疾病（如内分泌紊乱、腹腔疾病、囊性纤维化）;
- 药物（如阿片类药物，抗胆碱药物）。

与孩子慢性便秘症状相关的问题在框11-2列出。便秘出现越早就意味着更有可能为器质性病变。例如，出生后48小时尚无胎粪的婴儿考虑先天性巨结肠症。大约90%的足月婴儿出生后24小时内排出胎粪，99%在48小时内排出胎粪。因此，绝大多数情况下该病的诊断在新生儿期作出。因为新生儿期的排便情况应特别关注。先天性巨结肠症的儿童可出现反复呕吐、腹胀和生长状况异常。大便往往呈稀薄带状。与之相反，功能性粪便潴留的患者排出直径较粗的粪便。泌尿系症状可能由于结肠扩张造成对膀胱的直接压力。与此同时，尿道症状或步态不稳也应该警惕脊髓疾病。询问详细的饮食情况，特别是牛奶的摄入情况。大量饮用全脂牛奶的儿童便秘较常见。任何抑制平滑肌运动的药物也可引起便秘。

便秘儿童的身体检查应包括生长情况的评估。应检查甲状腺，以排除甲状腺肿大。脊柱和下肢的检查帮助排除脊髓病变。对便秘的患者进行腹部触诊往往可以触及到腹部粪食包块。诊断为功能性便秘的患者，绝大多数情况下不需要做直肠检查。

如果经过了完善的治疗，便秘的症状依旧顽固可能提示腹腔疾病、甲状腺功能低下、高钙血症等情况。通常，其他临床特征也可能提示这些疾病（图11-6）。

婴幼儿

大多数婴幼儿便秘都属于功能性便秘。婴儿排便困难（排便疼痛）是6个月以下婴儿常见的一种功能性疾病。其临床表现为一种特殊方式的啼哭、面颊变红、排便量可在某一阶段达到高潮。这种不适是由于便秘造成的。问诊的关键在

框11-2　儿童便秘病史

- 症状开始和持续时间
- 延迟胎粪
- 大便性状（频率，一致性，是否混有血液）
- 粪便污染
- 相关症状（体重下降，呕吐，腹痛，泌尿问题）
- 饮食习惯
- 用药史
- 家族史（如先天性巨结肠症，囊性纤维化，乳糜泻）

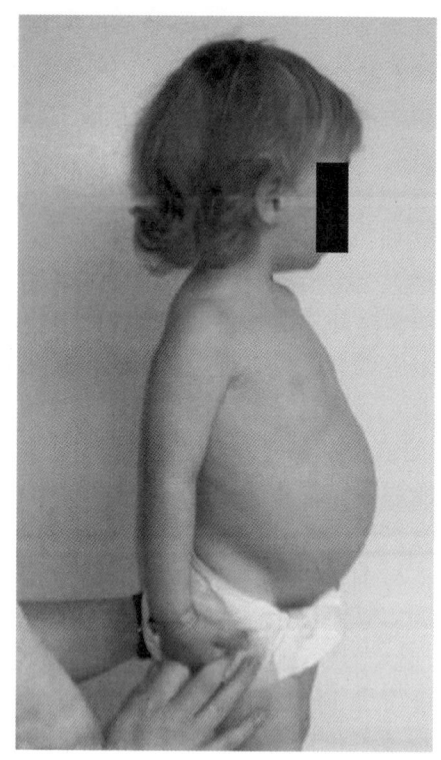

图 11-6 该幼儿有慢性便秘和腹胀症状,并经过先天性巨结肠症的筛查。她发育正常,后来被诊断为乳糜泻

于询问粪便的形状是硬便还是软便。这些婴儿应接受便秘的治疗。

○ 关键点

婴儿胎便延迟应考虑先天性巨结肠症。

便秘最常见于幼儿。他们往往有创伤性排便的经历,如排便干结、疼痛、有时伴有肛裂。这段不愉快的经历导致日后粪便潴留、排便困难的恶性循环。典型排便困难的儿童可表现为一个孩子紧张得躲到无人的拐角处,双腿交叉,费力地排便。随之出现肛门直肠肿胀、腹痛、食欲不振、粪便污秽状和行为异常等问题。体格检查时可发现较多潴留的粪便。

儿童和青少年

慢性便秘可影响所有年龄的儿童。这可能是幼儿时期遗留的问题。粪便潴留的儿童排出直径较大的粪便可阻塞马桶。非潴留性大便失禁的孩子可在不适宜的时间和地点排泄粪便。病史和体格检查的重点与其他年龄组的儿童相似。青少年便秘、腹部不适可能与易激综合征有关。

大便失禁指4岁以内的儿童重复出现不自主排便的过程。典型的大便失禁是慢性便秘继发排便失禁的结果。直肠扩张和肛门括约肌的松弛导致肌肉收缩力减弱进而出现排便失禁。块状粪便(粪瘤)周围往往有液体状粪便,造成患儿内裤中肮脏不堪。超过90%的儿童有便秘和排便疼痛的病史(非潴留性排便失禁)。即使在非潴留性排便失禁的孩子中,很多也会有便秘的病史。

病例 5

14岁的Emma以非出血性腹泻就诊,既往体健。每日排4~5次液体样便,并出现了大便失禁。否认便秘。转诊消化内科暂时诊断为结肠炎。体格检查发现结肠处大块粪便。被诊断为大便失禁伴溢出性腹泻。对症处理,症状迅速缓解。

青少年因为害羞或不好意思不愿意向医生诉说肠道症状。如果出现溢出性、不能控制的大便应考虑大便失禁的存在。临床检查帮助医生明确诊断。

呕吐和反流

呕吐是机体一种复杂的反射活动,是指胃肠道内容物的反流。胃食管反流在儿童消化系统疾病中很常见。超过半数的所有健康的婴儿都会出现呕吐。这些婴儿大部分都没有干呕、呕血、呼吸异常、生长迟缓或吞咽困难等症状。2~4个月症状达高峰,6个月时可缓解。其他症状出现,如生长迟缓、厌食和疼痛等症状提示胃食管反流病。

婴儿反流综合征是一种功能紊乱性疾病,发生于3~8个月的婴儿。由于腹肌、膈肌的反复收缩导致胃内容物反流进嘴里,这种反流物可以被呕出、再次咀嚼或被吞咽。儿童不会表现出恶心或痛苦的迹象,而且这种症状不会发生在睡眠期间或处于活动状态的婴儿。常规胃食管反流病治疗对其没有作用,饮食调节或灌胃治疗往往也无效。

新生儿呕吐往往是肠梗阻的重要标志。幽门以下的梗阻往往呕出物为胆汁,呕吐时常伴有腹胀，这与梗阻位置有关。常见的原因包括肠道闭锁、旋转不良和先天性巨结肠症。婴幼儿呕吐的其他原因包括胃肠道感染（如尿路感染、肺炎、中耳炎和脑膜炎）、牛奶蛋白敏感、幽门狭窄、肠套叠、颅内压增高以及先天性代谢异常。

幽门狭窄常出现进行性的、非胆汁性呕吐，常发生于4～6周的婴儿。婴儿常常感到饥饿，不能减少食物。体重减轻和脱水是常见现象。腹部触诊可触及幽门部位肿块，这项检查需要耐心，定位病灶需要相当多的临床经验，可有影像学分析作出进一步诊断。手术导致的婴儿呕吐将在第12章详细讨论。

○ 关键点

新生儿出现胆源性呕吐常常提示肠梗阻。

儿童和青少年

消化道疾病和肠外感染都可引起儿童和青少年呕吐。肠外感染患者往往出现排尿困难、咳嗽或头痛等局部症状。炎症性病变引起的呕吐包括食管炎（反流性、嗜酸性）、消化性溃疡、腹腔疾病、胆绞痛、胰腺炎、阑尾炎等。肠梗阻出现的呕吐一般伴随腹痛。反复呕吐的患者，无其他伴发症状需考虑肠道旋转不良。

功能性障碍造成的儿童和青少年反流和呕吐性疾病包括：周期性呕吐和反流。周期性呕吐的儿童常常出现强烈的恶心、干呕等症状，可持续数小时至数天。身体在症状的间歇期可处于较为正常的状态。青少年反流是一种罕见的疾病，表现为多次无痛食物反流和咀嚼已吞下的食物，症状在进餐不久后发生。不伴有干呕，睡眠期间不发生。没有炎症、解剖、代谢或肿瘤的临床表征可以解释这种症状。常规的胃食管反流治疗无效。

○ 关键点

呕吐的儿童始终需要考虑非胃肠道疾病。

颅内高压是慢性呕吐的重要原因。这种压力往往由于占位性病变如肿瘤造成。呕吐通常发生在清晨，因为清晨脑脊液压力是最高的。头痛和视觉障碍也可能出现。对于慢性呕吐的孩子，需要仔细、彻底进行眼底检查和神经学检查。

病例 6

既往体健的3岁的Timothy因慢性呕吐多次被送往急诊。呕吐于几周前开始，通常发生在早晨起床后。患者出现躁动但没有发烧、头痛、视觉症状、腹痛、腹泻或体重下降。体格检查和血液学检查尚无异常。患儿被暂时性诊断为胃酸反流，并转诊消化科。患儿2周后没有来复诊，医生与其家人取得联系。据了解，孩子进行了脑干肿瘤的切除，正在重症监护病房恢复中。

腹泻

急性腹泻通常由于肠道感染引起，其中大多数是病毒感染。病毒、细菌和寄生虫均可引起腹泻。一般来说，病毒感染小肠，而细菌感染小肠或者大肠。寄生虫也可以感染小肠（肠梨形虫）或大肠（阿米巴原虫）。免疫功能低下患者，巨细胞病毒可引起肠炎。

任何腹泻如果持续2周以上称慢性腹泻。造成慢性腹泻的常见疾病见框11-3。

有腹泻病史的孩子，问诊时应涵盖框11-4列出的问题。

粪便大体外观可以提供与腹泻病因相关的有价值的信息。渗透性腹泻的患者粪便量大且伴有恶臭。分泌性腹泻患者的粪便往往是高容量和

框11-3 儿童慢性腹泻的常见病因

- 功能性腹泻（幼儿腹泻，肠易激综合征）
- 胃肠道感染/寄生虫感染疾病
- 肠炎
- 腹腔囊性纤维化
- 双糖酶缺乏症（如乳糖不耐症）
- 过敏性胃肠道疾病
- 药物副作用
- 甲状腺功能亢进
- 泻药滥用

> **框 11-4　慢性腹泻儿童的病史**
> - 发病情况和持续症状
> - 大便模式（频率，一致性，是否存在血液）
> - 相关症状（体重下降，发热，呕吐，腹痛）
> - 饮食习惯
> - 用药史，包括抗生素的使用情况
> - 旅行史
> - 传染病接触史
> - 家族史（炎性肠病，腹腔疾病）

水样的。禁食会使高渗透压腹泻缓解，而分泌性腹泻仍将持续，直到刺激因素被去除（通常是毒素）。炎性腹泻的患者，粪便量少而且包含黏液和血液。肛周灼烧痛和皮疹提示由于碳水化合物吸收不良引起的酸性粪便。存在新鲜血液的粪便意味着结肠炎或传染性肠炎。主要的原则参见框11-3。

急性腹泻患者应侧重检查是否存在脱水。慢性腹泻患者存在消化不良应评估生长状况和微营养素摄入状况。

婴幼儿

腹泻在婴幼儿中常见。出生后立即出现的腹泻往往令人担忧，这与微绒毛包涵体感染和先天性氯缺乏等罕见疾病有关。一般婴儿病情严重，会出现脱水和严重的营养不良。产妇羊水过多提示与这些先天性腹泻有关。

虽然感染性腹泻可发生在出生后任何年龄，肠道感染是较为少见的，因为婴儿在最初几个月体内有来自胎盘的免疫物质。腹泻通常是过敏性肠胃不适导致的。其他症状包括烦躁、呕吐以及生长状况不良。

儿童粪便中出现新鲜血液，可能诊断为过敏性结肠炎。牛奶蛋白是最常见的过敏原，大豆蛋白也有可能。过敏性结肠炎偶见于母乳到牛奶过渡过程中的婴儿。过敏性结肠炎也可发生在婴儿早期。

小肠上部被原生动物肠梨形虫感染可导致慢性腹泻。严重的患者可出现呕吐、腹痛和体重减轻。这种症状1~2年可缓解。感染可由于水污染引起，因此日后应加以关注。

绝大多数细菌引起的急性腹泻具有自限性。有时，如耶尔森菌感染引起的肠炎可以持续数周。难辨梭菌可引起较大婴幼儿的慢性腹泻。这种感染的危险因素包括使用抗生素、医院感染、炎性肠病、免疫缺陷等。抗生素引起的腹泻最常见。对于儿童呼吸系统和耳部感染，频繁使用抗生素会导致问题的出现。难辨梭菌感染的可能会发生在抗生素使用几周后。仔细询问用药史可提供诊断线索。有些抗生素相关性腹泻是由于非感染性因素，包括菌群失调引起的碳水化合物代谢吸收障碍、肠道黏膜抗生素过敏或毒性反应，以及肠道蠕动药物代谢作用（如用红霉素）。

谷氨酸引入婴儿食物后，腹腔疾病可在任何时间发生。婴儿在5~6个月开始食用固体食物。经典腹腔疾病可表现为腹泻、腹胀以及生长状况不佳。然而有时这些症状表现得不明显。腹腔疾病始终需要考虑自身免疫性疾病和家族遗传性疾病。

克罗恩病在婴幼儿中非常罕见。溃疡性结肠炎可发生于幼儿，但并不常见。

腹泻（脂肪泻）可发生于囊性纤维化、胰腺功能不全的患者中。单纯描述大便成脂肪状是不可靠的。医生必须检查出肠道对脂肪吸收不良。患者脂肪吸收障碍会导致体重迅速下降。患这种病症的患者往往脂溶性维生素缺乏。

原发性乳糖不耐症在婴儿期罕见。继发性或短暂的乳糖不耐症更常见，这些疾病往往与小肠黏膜上皮细胞绒毛缘肠黏膜消失有关。原发性或永久乳糖不耐症通常发生在幼儿期或之后的几年中。

婴幼儿腹泻可以是功能性的。这种腹泻也被称为幼儿良性腹泻或儿童非特异性腹泻。慢性腹泻在这一年龄组常见，往往与感染有关。过量摄入果汁和其他含糖饮料往往是一个促进因素，因为其中的高果糖或山梨醇会造成腹泻。除了腹泻，儿童在其他方面完全正常。

喂食过量是幼儿腹泻常常被忽视的原因。过度喂养的儿童往往超重但通常没有其他症状。

儿童和青少年

除了先天性腹泻和过敏性肠病外，我们将讨论造成儿童腹泻的更多疾病。

这个年龄阶段的儿童最容易得肠炎，夜间的肠运动、里急后重、尿急和大便失禁应该高度怀疑结肠炎。大便有血或无血。常见有腹部疼痛。克罗恩病患者体重减轻较快，同时也可见于溃疡性结肠炎的患者。伴有肛周疾病和复发性阿弗他溃疡应考虑克罗恩病。有家族史的患者发展为炎性肠病和乳糜泻的危险性更大。

○ 关键点

> 发生于夜间的腹泻应高度怀疑炎性肠病，如克罗恩病、溃疡性结肠炎。

消化道出血

消化道出血是一个令患者和家长都感到恐惧的症状。严重的出血，虽然仅见于少数儿童，但是应该快速采取措施恢复血容量并停止进一步出血。最紧要的问题是评估失血量和确定出血部位。

下消化道出血可表现为鲜红色的血便，上消化道出血可表现为呕血或黑便。如果出血来自于上消化道，患者也可能出现鲜红色的血便。另一个判断是否有消化道出血的方法是观察患者是否有疼痛。除了个别情况外，大多数出血时伴发疼痛是由炎症感染引起的。消化道出血可以是隐性的。缺铁性贫血和疲劳等因素会导致大便潜血阳性。本章重点讨论明显的出血症状。

首先确定排出物是否为血液。有时药物和食品着色剂也可导致排出的粪便看似为血便。如果怀疑血便，应行血液检查。同样，咯血是导致血便的肠外因素之一，如上呼吸道出血时吞咽的血液，又如扁桃体切除和增殖腺切除术后引起的出血和鼻出血。

虽然其他身体机能紊乱引起的消化道出血常发生在特定的年龄，但大多数可发生在任何年龄。这些疾病包括消化道疾病、食管贲门黏膜撕裂综合征、凝血障碍和血管畸形。食管贲门黏膜撕裂综合征发生于食管下端或胃部，多是由于干呕或呕吐造成的。要询问既往史、出血史、外伤史以及相关症状，包括干呕、腹部疼痛、呕吐、腹泻、用药史（特别是非甾体抗炎药）、家族性血液疾病或消化性溃疡史。病情严重患者的出血可由应激性溃疡引起。胃癌和结肠癌在儿童中非常罕见。

儿童应做完整的体格检查，重点应放在血液状态的评估上。脾大的出现可以明确诊断门脉性高压引起的静脉曲张性出血。淤伤可提示凝血障碍。淤血可见于血小板减少性紫癜。肠鸣音提示出血点可能位于上消化道。血液可以作为导泻剂，刺激肠蠕动增加。应进行肛周视诊。肛周皮肤的小息肉是克罗恩病的特征性表现，但也与肛外痔相混淆。儿童不发生痔疮。青少年息肉通常发生于局部直肠和乙状结肠，但很难在儿童直肠检查中触及。

> **病例 7**
>
> 13 岁的 Brent 因两天少量鲜红色血便就诊。患者没有出现发热、腹泻、便秘或腹痛的症状。生长状况正常。诊断为痔疮，以局部抗炎乳膏治疗。不幸的是（或是幸运的）患者对药物产生明显瘙痒和烧灼感。当患者来到医院急诊我们发现"痔疮"的诊断事实上是肛周皮肤两个大的赘生物。经进一步检查证实为克罗恩病。

新生儿和婴幼儿

在这段时期呕血较常见是由于从破裂的乳头中摄取乳汁。凝血功能障碍也是其中的一个原因。其他原因出血较为罕见。新生儿晚期和婴幼儿期，消化性溃疡病可引起呕血。

新生儿头几个月出现的直肠出血常常是由于肛裂引起的。如有排便困难、排便疼痛的病史，诊断为肛裂的可能性更大。粪便的表面可见鲜红的血液条纹。急性肛裂由于肛门肌肉痉挛视诊很难见到。排出少量鲜红血便常见于过敏性结肠炎（对于牛奶和蛋白敏感）。其他临床特点如疼痛、腹泻可能不存在。其他导致婴幼儿直肠出血可能是由于感染性结肠炎、坏死性小肠结肠炎、肠套叠和 Meckel 憩室。由于手术造成的出血我们将在第 12 章中讨论。

儿童和青少年

消化性溃疡病是引起儿童呕血最常见的原因之一。反流性食管炎常常伴有反胃、呕吐等其他症状。消化性溃疡引起的出血可能量大但无痛。检查时会出现上腹部压痛。食管静脉曲张破裂引起的出血量大、无痛但通常会有呕血和黑便。这些患者可能有已知的慢性肝病，也有些患者由于肝硬化门静脉血栓形成或先天性肝纤维化门脉高压症导致的急性症状第一次发作。患者通常伴有脾大。反胃和呕吐继而出现呕血提示 Mallory-Weiss 撕裂征。出血量不定。

肛裂直肠出血可发生于任何年龄。患儿出现少量便血而无便秘史常见于少年息肉。这些良性病变可在结肠镜检查时切除并逐渐好转。直肠出血伴腹泻、腹痛可与传染性肠炎或肠道炎症疾病有关（如直肠炎）。直肠出血可在其他全身性疾病中出现，如过敏性紫癜及血管炎。

吞咽困难

吞咽困难是指正常吞咽时出现不适的主观感受。即患者自述吞咽费力，食物通过口、咽或食管时有梗阻感觉，可有吞咽疼痛。吞咽困难可由多种原因引起，包括先天性、感染、炎症、全身系统疾病、外伤以及肿瘤。儿童不常见。吞咽困难可源于咽部或食管。由咽部引起的吞咽困难主要由神经肌肉引起，可引起吞咽液体和固体困难，但液体的吞咽困难更加严重，可能会引起鼻咽部食物反流。食管源性的吞咽困难可由以下方面引起：食管管腔（如狭窄、网状、环状或异物）、食管壁（如食管炎、结缔组织疾病或贲门失弛缓症）、食管外（如纵隔占位病变）。吞咽固体困难是上述吞咽困难的典型表现。食管癌一般不发生在儿童。有时吞咽困难无器质性病变，称为精神性吞咽困难。有些精神性吞咽困难的患者可能有窒息史，随后害怕吞咽而引起吞咽困难。反流性食管炎是吞咽困难的常见原因，可能由食管炎或消化器官的狭窄引起。嗜酸性食管炎是一种新发现的疾病，可发生于任何年龄的儿童。这种疾病可以看到食管内孤立的嗜酸性炎症引起的许多症状，包括吞咽困难、食物嵌塞、食不耐受、腹痛、体重减轻、恶心、呕吐。临床表现类似于反流性食管炎。

大多数吞咽困难的原因可在病史和体格检查中找到。喉部应检查扁桃体大小和腭部运动。需进行彻底的神经系统检查，尤其是脑神经。排除解剖因素引起的吞咽困难可选择钡餐造影。

婴幼儿

正常的新生儿无吞咽功能提示可能有食管闭锁。若伴气管瘘则有呼吸症状。这些患儿的母亲往往羊水过多。婴儿吞咽困难主要表现为厌食或拒食。幼儿可能会拒绝成形的、块状的、难以咽下的食物。引起这个年龄组患儿吞咽困难的原因包括反流性食管炎和嗜酸性食管炎。吞咽困难可能是神经肌肉障碍（包括脑瘫）的表现。

儿童和青少年

对于儿童和青少年，医生需要获得更确切的吞咽困难的病史。儿童通常在进食或饮水时出现反流或呕吐，儿童拒绝吃成形、块状的食物。患儿可能会发生食物嵌塞，需尽快急救。除非有系统性疾病或确诊为其他疾病，一般认为吞咽困难由解剖因素引起。对于儿童和青少年，如果没有反流性食管炎、胸痛和其他症状的病史而仅有吞咽困难往往提示嗜酸性食管炎。吞咽痛一般由咽部感染或炎症引起。

> **病例 8**
>
> 15 岁的 Dorothy 有数年的吞咽困难病史。尤其是在进食肉食的时候常常出现此症状。在极少数情况下，患者呕出整块未消化的食物，吞咽液体没有困难。也没有任何食物阻塞、吞咽疼痛、反胃、烧心、腹痛、慢性咳嗽或体重减轻的病史。患者积极参加体育锻炼，在学校表现也不错。质子泵抑制剂治疗并没有帮助。她的体格检查和钡餐试验未见明显异常。她被怀疑是心理性因素引起的吞咽困难，并转诊到消化科。上消化道内视镜检查：食管未见异常。活检提示嗜酸性粒细胞性食管炎。

肿物是造成吞咽困难的一个因素，常没有器质性病变。症状可能持续存在，也可能在特定情况下发生。通常不伴有疼痛或肿物恶化。然而症状在进食或饮水时经常出现，不会造成体重下降。

○ 关键点

癔病或心理性吞咽困难应在内镜和组织学炎症性病变检查的基础上作出诊断。

黄疸

黄疸是高胆红素血症的临床表现，即血中胆红素浓度升高使巩膜、黏膜以及皮肤和其他组织发生黄染的现象。血清胆红素水平增加可能由于：

- 产生胆红素增多，如溶血性疾病；
- 肝结合反应能力下降；
- 胆红素从肝排泄到肠道的功能受损。

黄疸可以是急性肝功能不全或慢性终末期肝病功能障碍的表现。评估黄疸患者最重要的是要确定是未结合胆红素（间接反应）还是结合胆红素（直接反应）。临床上大致划分为肝前性、肝性和肝后性黄疸。虽然结合胆红素引起的高胆红素血症的患者往往黄染程度更深一些，但临床上不能仅依靠颜色来确定黄疸的类型。另外，临床上检查黄染的程度与高胆红素血症的严重程度往往没有必然联系。未结合胆红素血症可由肝前性因素造成，而结合高胆红素血症是肝功能不全或肝内外胆管梗阻的结果。阻塞性黄疸最终会导致肝细胞损伤。

黄疸往往是其他人首先发现而不是患者本人发现。黄疸患儿的病史应包括其持续时间以及相关的症状包括发烧、腹痛、乏力、尿色深、粪便颜色浅、药物或其他有毒物质的摄入、感染性接触史、血液制品的使用、家族史肝病史或溶血性疾病的病史等。胆汁淤积的患者，尿液可出现暗黄色（胆红素），大便呈现"白陶土色"外观。

体格检查应着重于肝功能障碍的临床症状。皮肤淤伤是一个不祥的征兆，表明存在凝血功能障碍。肝的大小和质地应该加以评估。脾大、腹水意味着门静脉高压。慢性肝病患者的症状包括肝掌、蜘蛛痣和杵状指。Kayser-Fleischer 环是由于铜异常沉积在肝豆状核变性患者的角膜处。这种现象很容易在疾病进展期的患者身上看到，这项检查需要使用裂隙灯。

婴幼儿

黄疸经常出现在健康的新生儿出生的第二或第三天，这种情况称为生理性黄疸。生理性黄疸是红细胞大量破坏和肝细胞功能尚未成熟所致。这种情况，婴儿不会出现深色尿或白陶土样便。生理性黄疸往往是未结合胆红素引起的高胆红素血症，并在几天之内消退。这个问题在早产儿中更严重，黄疸可以持续数周，母乳喂养性黄疸是一种病因不明的黄疸，一段时间后症状会消失，高胆红素血症只有非结合型。

出生第一天出现的黄疸往往是异常情况，最常见的原因是溶血病。包括血型不相容（ABO 血型、RH 血型）和先天性溶血性疾病，如遗传性球形红细胞增多症。未结合型高胆红素血症标志着红血细胞进行破坏。其他一些情况引起的未结合型胆红素血症包括甲状腺功能低下和败血症。

○ **关键点**

新生儿高胆红素血症（结合性）应首先排除肝外胆道闭锁的可能性。

结合性高胆红素血症是婴儿中严重的疾病，需要密切关注。阻塞性病变（如肝外胆道闭锁、胆总管囊肿）需要手术治疗。婴儿胆汁淤积的原因很多，在此我们只讲述最常见的病因，包括先天性感染（如 α_1 抗胰蛋白酶缺乏症、酪氨酸血症和半乳糖血症）、胆汁缺乏（综合征如 Alagille 综合征或非综合征）、新生儿肝炎、囊性纤维化等。尿路感染导致的婴儿胆汁淤积常常被忽视。仅依靠病史和体格检查往往是不够的，要得出胆汁淤积的诊断，还需要进一步的临床检查。

病例 9

几天前，3周大的 Nicholas 出现黄疸的症状。患儿由一个健康的母亲分娩并完全母乳喂养。既往体健，精神生理状态良好，没有其他不适。生长状况良好，体格检查也未见异常。全血细胞数检查：总胆红素 83μmol/L（正常 < 17μmol/L）。未进行直接胆红素和间接胆红素的检查。乳汁分析未见异常。黄疸持续存在，但是婴儿身体状况良好。大约 1 个月后，临床状况没有变化。医生告知家属，孩子得的是"母乳性黄疸"。这是一种良性自限性疾病，随着时间的推移可以好转。

孩子 5 个月时，由于突发的腹胀、肠道激惹及腹部膨隆症状被送往急诊。临床评估显示，胆汁淤积和凝血功能障碍导致暴发性肝衰竭，被诊断为肝外胆道闭锁。先前未进行直接和间接胆红素的检查导致了漏诊。患儿需要进行肝移植，然而这种手术致死率相当高，手术风险很大。

儿童和青少年

儿童和青少年非结合胆红素血症最常见的原因是 Gilbert 综合征，一种由肝葡萄糖醛酸转移酶相对不足造成的良性疾病。黄疸在应激状态时发生，应激包括脱水等急性病变。有时发现血常规检查异常。体格检查除黄疸外，无肝功能异常或肝大。其他慢性溶血性疾病，如遗传性球形红细胞增多症和葡萄糖-6-磷酸脱氢酶缺乏症也可引起非结合胆红素血症。这些疾病往往有家族史。脾大在这些疾病中很常见。

急性病毒性肝炎常常引起结合胆红素血症。虽然其他病毒也可引起急性肝炎，但甲型肝炎和传染性单核细胞增多症更为常见。乙型和丙型肝炎常表现为慢性病程。结石造成的胆管阻塞也应进行鉴别诊断。如果有胆管炎存在，患者可能出现发热及右上腹胆绞痛。出现急性或慢性黄疸的孩子都应考虑自身免疫性肝炎和 Wilson 病。这两种疾病很严重，但能有效治疗。中毒性肝炎可由药物引起，特别是对乙酰氨基酚的过量使用。急性黄疸也偶见于白血病引起的肝浸润。

总结

急性和慢性消化道症状在儿童的主诉中很常见。诊断时始终应该考虑肠外疾病。许多疾病在儿童中是特有的，学习这方面的知识可以帮助医生缩小诊断范围。详尽的病史和仔细的体格检查对于疾病的诊断至关重要。

（雷燕喆 译　张雪峰 校）

推荐阅读

Hyman PE, Milla PJ, Benninga MA, et al: Childhood functional GI disorders: neonate/toddler. Gastroenterology 130:1519–1526, 2006.

North American Society for Pediatric Gastroenterology: Hepatology and nutrition: Evaluation and treatment of constipation in infants and children: recommendations of the North American Society for Pediatric Gastroenterology, Hepatology and Nutrition. J Pediatr Gastroenterol Nutr 43:e1–e13, 2006.

Rasquin A, DiLorenzo C, Forbes D, et al: Childhood functional GI disorders: neonate/toddler. Gastroenterology 130:1527–1537, 2006.

第 12 章　腹部外科评估

Michael Giacomantonio

无法确诊时，需再次采集病史。

当检查婴幼儿腹部时，需要清楚地了解腹部及腹腔脏器的解剖结构和生理功能。此外，检查任何年龄儿童的腹部不适都需要特定的临床技能。

腹部症状可以是腹部之外临床问题的表现，包括各种全身的和胸部的疾病（如肺下叶炎症）。运用你的知识有条不紊地评估和处理腹部不适的儿童，大多数情况下都可以作出正确的诊断。

本章重点介绍儿科医生应该熟悉的临床情况，并提供一些实用的建议，帮助儿科医生获得必需的临床技能来评估腹部不适的儿童，还包括腹部及相关解剖区域评估时遇到的特殊问题。

○ **关键点**

病史是疾病病理生理学最根本的表现。

各年龄段婴幼儿出现的典型的腹部疾病

新生儿

大部分新生儿腹部疾病的产生都是为了适应宫外生活而导致的。因此，新生儿期定义为宫外生活的第一个月比纠正胎龄的第一个月更为合适。

坏死性小肠结肠炎

坏死性小肠结肠炎（NEC）是一种潜在的严重疾病，是新生儿一系列致病因素（通常是早产儿）作用于婴儿肠道的结果。在任何形式的应激状态下，血液从次重要器官分流到更重要器官，危及婴儿的胃肠道（GI）（自主应激反应）。胃肠道高反应性的微小血管通过应激反应使血液从婴儿肠道分流走，特别是在回盲部（离中央血管系统最远），造成肠道缺血性损伤的发生。然后，这个过程又将肠壁的深层暴露于肠内容物。缺血性损伤和肠内容污染的结合可导致肠壁感染，逐步出现整个肠壁的损伤，并最终发展为肠管的坏死和穿孔。当喂养婴儿时，增加的对食物的消化代谢作用于已经缺血的肠道，进一步加重了黏膜的损伤并加速了肠壁损伤的串联反应。早产儿特别容易受这一系列事件的影响。

○ **关键点**

喂养一个处于应激状态的早产儿会导致坏死性小肠结肠炎。

了解这三个因素的危险性（即早产、喂养和应激），是努力阻止严重肠道损伤及穿孔进展的根本。最早的临床症状是肠道功能障碍，如突然出现的腹胀、喂养不耐受。腹部平片可能显示肠梗阻早期的证据，这要求医生应该做出积极的努力，让肠道休息以阻止病程进一步发展，即通过停止喂食、开始鼻胃管减压，并使用广谱抗生素。如果肠梗阻微妙的早期迹象未发现，缺血性黏膜损伤导致黏膜脱落、出血，可以见到血便，再进一步进展，就会发生整个肠壁的损伤和穿孔。早期的肠壁损伤可能伴有肠积气（肠壁内的空气），可以在腹部平片看到。多次拍片可以发现疾病进展的迹象。败血症和肠穿孔是手术干预的指征。

婴儿 NEC 的处理涉及新生儿科和儿外科医生，但儿内科医生和家庭医生可能也参与这类婴儿的护理。意识到 NEC 的危险，及时评估和干预可以使结果截然不同。

肠旋转不良

肠旋转不良发生在腹部中肠未能到达它的正确位置时。因此，从十二指肠第四段延伸到回盲部的中肠腹膜后附件的狭窄，导致十二指肠和盲肠非常接近。这种现象使得小肠悬挂在与十二指肠第二段同一水平的韧带上。该韧带包括盲肠、十二指肠和肠系膜血管。肠缺血可危及生命。

在疾病发展初期，围绕十二指肠第二段扭曲的肠扭转，会导致十二指肠和血管的阻塞，先是静脉阻塞然后是动脉阻塞，典型的临床特点是出现胆汁性呕吐。进展性肠扭转首先造成静脉阻塞，然后是动脉阻塞，伴随一系列的临床症状。病初，受影响的婴儿可能除了胆汁性呕吐外无其他不适，但是这个单一的症状需要立即处理。腹部平片早期无异常发现。然而，有经验的儿科放射科医生可能在十二指肠近端识别出肠扭转，通常是螺旋型前进的部分十二指肠梗阻。如果错过这个关键特征，在较远端小肠上对比可能是完全正常，就会导致漏诊。

中肠扭转的肠旋转不良，需要紧急手术干预，以解开肠道和充分分离十二指肠和回盲部，将肠系膜血管水平形成解剖学梗阻的风险降到最低，以避免肠扭转复发。

○ **关键点**

新生儿胆汁性呕吐需要详细的检查。

十二指肠闭锁/狭窄

十二指肠闭锁或狭窄是同一种异常的不同程度。他们通常发生在肝胰管壶腹水平，被认为是十二指肠段即胰腺腹侧原基发育并旋转加入胰腺后段的部位发育不良的结果。因此，它的发生与环状胰腺有关，可导致十二指肠部分或完全梗阻。这种环状胰腺是偶发的，临床表现不显著。

相当一部分受影响的婴儿也有唐氏综合征（21三体综合征）。现在这两种情况可以在产前诊断出来。

出生后，十二指肠狭窄或闭锁导致喂养不耐受和呕吐，呕吐可能是胆汁性或非胆汁性，它取决于梗阻的位置是否和肝胰管壶腹相关。往往可以通过婴儿立位的腹部平片表现为典型的"双泡"征而诊断。双泡征是胃和十二指肠第一段内的两个液平面所形成。需要立即手术矫正。

肠闭锁

肠闭锁被认为是胎儿宫内时血管在十二指肠肠系膜段发育异常，造成肠道部分缺失且剩余肠管两端封闭。在梗阻的肠段和无功能肠段间形成膜状物。严重的情况下，血管异常会导致近端（闭锁）和远端（无功能）肠管间大段的缺失。当这种现象发生在宫内时，持续的胎儿肠道蠕动导致近端梗阻部分球样扩张。婴儿出现腹胀，伴或不伴胆汁性呕吐。腹部 X 线片显示梗阻和近端肠管球样扩张。处理方法是外科手术，吻合近端扩张和远端无功能的肠管，以恢复肠道连续性。手术效果不一，但通常是有利的，预后取决于肠道缺失的多少。

胎粪性肠梗阻

胎粪性肠梗阻是先天性的小肠远端胎粪堵塞引起的。胎粪性肠梗阻的大多数婴儿在随后的检查或新生儿筛查中发现有囊性纤维化。这种婴儿有远端肠梗阻的表现，如腹胀和可能有胆汁性呕吐。腹部 X 线片可显示梗阻。如果可以促进（对比灌肠）胎粪润湿和松动使其自行排出，可以不用手术处理。如果不可能自行排出，必须手术干预。

先天性巨结肠

先天性巨结肠是由于远端的大肠肠道神经系统发育不完善导致的。其结果是受累的肠道蠕动消失及排便反射缺失，导致部分大肠功能性阻塞。通常包括直肠，还可延伸至乙状结肠或近端结肠。严重情况下，它可以涉及大部分结肠。在组织学上，受影响肠道的神经节细胞缺失，因此，这种疾病也被称为神经节细胞缺失症。通常的临床表现包括正常足月婴儿出生后前 2 天胎粪不能自行排出，伴远端肠部分或完全肠梗阻。

> **关键点**
> 胎便出生后数天未能自行排出，应提高对神经节细胞缺失症的关注。

当怀疑先天性巨结肠时，应进行对比灌肠，查看直肠直径与乙状结肠直径的比例。通常情况下，直肠直径大于近端乙状结肠直径，也就是说，正常的直肠乙状结肠比大于1。（请注意，必须用等渗液而不用高渗液做对比灌肠，因为高渗物质不会自行排出，而可能导致结肠液体丢失，引起严重低血容量。）

远端直肠组织活检证明神经节细胞缺如可以确诊。远端肠道需要减压处理，远端肠管无神经节细胞部分切除，并与近端吻合（通常分支神经）到肠道上方的肛门区域。

肛门闭锁

肛门闭锁是一种部分肛门发育不良。轻度时，可能会发生肛门狭窄。最严重时，肛门缺如。在胚胎发育中，胃肠道最远端（内胚层）部分与复杂的肛周肌肉（一外胚层的产物）准确的融合。如果消化道与肛周肌肉的融合没有很好地完成，它通常在与肛门正常解剖关系的前面形成一瘘道。瘘道越早，发育不良越严重。在男婴，这样的瘘道可发生在肛门前隐窝，向前沿着会阴或内部，沿着泌尿系统结构上行，如后尿道甚至更高。在女婴，可能会出现瘘管开放，像男婴一样或沿着阴道后部。女婴最常见的瘘是在阴道阴唇系带的后面，就在处女膜环的远端。

如同任何胚胎事件的正常发展，可能有多个系统参与。因此，肛门闭锁可能发生其他系统异常，如 VACTERL 综合征，包括脊椎、肛门、气管、食管、肾和肢体异常。因此，任何肛门闭锁的婴儿，必须仔细评估相关的异常。

虽然肛门重建可能影响肛门直肠功能，但这类婴儿的预后通常是好的。大部分进行肠道手术矫正的儿童，术后需要协助排便和排便节制。积极肠道管理可以帮助减少大便失禁带来的社会负担。

> **关键点**
> 仔细检查新生儿的肛门和会阴部是新生儿初步检查的重要组成部分。

脐膨出

脐结构周围的腹壁完全封闭失败导致脐膨出。小的脐膨出代表腹壁不完全封闭，这样羊膜仍然在脐血管延长的脐带里。手术修补很容易做到。

大的（巨大的）脐膨出也代表腹壁的不完全关闭，羊膜覆盖了腹腔的中央部分，脐血管从中间发出。巨大脐膨出，羊膜覆盖了中央腹腔的重要部分。巨大脐膨出的婴儿，虽然腹壁看似充分发育，但是不足以容纳其他正常腹腔内脏器。经常需要阶段性修复。

在这里，检查是否存在相关的先天性畸形很重要，特别是心血管系统。

预后取决于脐膨出的大小和（或）相关畸形。巨大脐膨出的婴儿可能需要多种干预措施，预后较差。

腹裂

腹裂代表宫内发育缺陷，是中肠的大部分缺陷，包括小肠和结肠近端，通过腹壁的脐带挤出。

腹裂婴儿，肠道有来自暴露于羊水和肠管在肠系膜处扭转的风险。幸运的是，血管扭曲是罕见的；然而，羊水暴露引起的肠道炎症很常见。

临床首要任务是用浸泡过盐水的纱布保护肠管，用塑料薄膜覆盖，尽量减少热量和水分蒸发损失。婴儿通常右侧卧位，因为缺陷通常在脐带的右侧，支撑肠道，以避免牵拉到肠系膜。婴儿需要转移到合适的设备上进行评估和手术干预。这种情况现在可以产前诊断，将准妈妈转运至可为婴儿进行相应治疗的单位进行分娩。

如果肠道没有明显损害，预后通常良好。大部分受影响的婴儿由于肠道暴露在羊水中引起炎症，肠道有部分水肿。水肿和炎症通常在缺陷修复后几天恢复正常。但少数的婴儿肠道炎症损伤严重，成为肠道功能损失的一个重大威胁。在这个年龄阶段，相关性的肠道异常一般不常见。

腹股沟疝

腹股沟疝在新生儿中并不罕见，特别是在男性早产儿中。疝是由于持续性的鞘膜通畅导致的，常常是无症状的。腹股沟疝而无症状的早产儿可以等到他们较大时做疝气修补术，因为这时麻醉风险相对较小。麻醉后呼吸暂停的危险在新生婴儿，尤其是早产儿中应得到密切的关注，而这种风险大约持续到纠正胎龄3个月后。

关键点

新生儿无症状疝应至纠正胎龄3个月后做选择性修复。

症状性疝可致易激惹，发作性嵌顿，需要更多的急症处理。

在早产儿，可能难以确定是否是疝引起的不适，但当腹股沟疝存在时，应当怀疑婴儿不适可能是由腹股沟疝引起的。虽然婴儿看似有一巨大的疝，但无任何不适，最好是等到最佳时间修复（即纠正胎龄3个月后）。人为的疝复位不能减少无症状的阴囊和腹股沟区反复扩张，反而会引起婴儿不必要的不适感，疝气常会很快复发。

另一方面，如果宝宝有症状，如不明原因的易激惹，需要适当的复位。当发生嵌顿时，需要紧急外科手术进行仔细复位。

幽门狭窄

幽门狭窄是由于幽门肌肉肥厚，导致胃出口部分阻塞。具有家族性发病趋势。大部分受影响的婴幼儿出生后第三周和第五周出现"反流"的临床表现，进展为非胆汁性物质喷射性呕吐，而无其他临床症状。

呕吐含氯丰富的胃内容物，无法补充足量的液体，可导致脱水和低氯性代谢性碱中毒。因此，低氯性代谢性碱中毒伴低血钾和反常性酸性尿是该病典型的临床表现。

从婴儿左腹开始触诊，在右上腹触及像橄榄一样增厚的肌肉，就可以明确诊断。没有经验的临床医师很难触及"橄榄"样肌肉增厚，因为现代腹部超声技术相当准确，考虑幽门狭窄时，它经常被用来确认诊断。

采用幽门环肌切开术治疗，纠正液体和电解质紊乱。沿其长轴将加厚的肌肉分离，以减轻管腔阻塞。这样可以使幽门放松，完全愈合时，肌肉及胃功能恢复正常状态。

脐疝

脐疝在完全正常的婴儿中很常见。即便是大疝气，在出生后的前几年也通常可自然愈合。因此，外科手术应延迟到至少2~3岁。如果有证据显示有自然愈合的可能，应该延长观察期。这种方法是安全的，因为脐疝嵌顿是极为罕见的。在少见的情况下，需要手术修复，通常在学龄前进行。

关键点

脐疝是无症状的，脐疝嵌顿极为罕见。

脐肉芽肿

脐肉芽肿在新生儿很常见，通常自发愈合。如果脐肉芽肿持续存在，局部应用硝酸银化学烧灼和干燥。该肉芽肿是脐带结扎后残留的脐带组织持续存在导致的。可能会产生化脓性炎症。有时，这种肉芽肿增加超过通常直径的2mm，到1cm多。虽然局部反复使用硝酸银通常可以使其消失，但较大的肉芽肿可能需要切除。

持续存在的肉芽肿，最终有上皮形成，在脐基底部有微小的脐结节。这些结节很少扩大，并可能导致脐表皮样囊肿，需要手术切除。脐基底部微小持续的上皮结节应单独留下。

有时，脐肉芽肿将抵制硝酸银烧灼作用。这种肉芽肿应仔细评估，因为它可能代表持续异位的（通常是肠）黏膜，而不是肉芽肿，它与卵黄管不完全消失有关。这种持续存在的黏膜要求仔细评估，以评价是否有更深相关的连接存在，如（不常见）脐肠系膜管。持久性的黏膜最终需要切除；否则，它会继续产生浆液性或黏液性液体。

肛周脓肿

出生后最初几个月的新生儿，肛周脓肿很常见，且无任何病理性改变。被认为是肛周腺感染发生的。

临床过程是可变的，表现为肛周暂时性无症状的肿块，或发展为脓疱，然后形成向内或向外的瘘道。

如果脓肿发生，通常需要采取温和的挤压。如果确认有蜂窝织炎蔓延，需用广谱抗生素。在极少数情况下，可能需要切开引流。

如果肛周脓肿外部瘘道形成，有可能发展为肛门瘘。如果发生这种情况，通常需保守治疗。愈合可能慢得长达几个月，但是通常无需瘘管切开。

关键点

肛周脓肿和肛门瘘，通常最好采取非手术治疗。

婴儿（0～3岁）

肠套叠

肠套叠的发生是肠近端伸缩蠕动进入远端，导致部分肠梗阻。肠套叠可发生于任何年龄，但大多数病例发生在3个月至3岁。最常见的部位是回盲部，其末端回肠淋巴组织变得肿胀，造成被覆黏膜向管腔突出。这个部位成为回结肠或回肠 - 回结肠套叠的基点。该套叠的肠管充血，因为部分静脉阻塞，随后可能会发生黏膜脱落。通常情况下，由于套叠肠的牵引和部分梗阻，患儿出现腹部严重的绞痛。随后，在直肠指检时可以发现黏膜和血的混合物。

早期肠套叠，临床检查可能是正常的，但最终可在右上腹触及腊肠状团块。触不到团块时，看直肠指检是否有血液存在。这种黏液被形容为"果酱样"大便。

关键点

婴儿很少使用直肠检查。然而，怀疑肠套叠时，仔细直肠指诊可能检出血性黏液。

腹部平片可以发现肠套叠的可能，表现为右下腹气体缺乏。然而，更精确的诊断工具是腹部超声检查。如果超声检查结果不确定和怀疑诊断时，对比灌肠可用于确定诊断。如果孩子没有腹膜炎的证据，对比灌肠需严格控制中心静脉压，因为灌肠治疗会导致中心静脉压降低。这种操作应该由经验丰富的医生进行，努力减少可能的结肠穿孔。大部分的肠套叠，如果早期诊断，可以减少对比灌肠。如果没有中心静脉压降低，必须手术复位。

不恰当的延误诊断可能导致肠坏死，在这种情况下手术复位是不可能的，需要切除梗死段。

通过任何方法成功复位的肠套叠，通常在复位后不久有复发的风险。因此需要复位后进一步观察。复位成功后，症状迅速消失。

大部分肠套叠自发性发生，没有明确的诱因。肠套叠的第二个最常见原因是倒转的Meckel憩室，可以作为肠套叠引导点使远端小肠（回肠 - 回肠肠套叠）造成部分或完全肠梗阻。虽然超声检查可以明确诊断，但对比灌肠显示正常结肠。在这种情况下，需要手术复位。

Meckel憩室代表了脐肠系膜管持久残余。它发生在大约1%的个体，通常无症状。小部分的Meckel憩室包含异位的胃黏膜，这可能会产生酸和胃蛋白酶，并导致邻近正常的回肠黏膜或憩室黏膜溃疡形成。任何溃疡都可能导致失血。典型的表现是，一个孩子没有腹部症状，却由于低血红蛋白水平和直肠排出葡萄酒或褐红色的血液而面色苍白。这通常诊断为Meckel憩室。锝扫描可明确诊断，因为锝可由胃黏膜吸收。除了证明胃活动区域外，腹部其他地方出现斑片状活动的区域均被认为是阳性的。Meckel憩室需要手术切除，但是锝扫描阴性不排除手术干预的需要。

Meckel憩室也可表现为肠套叠引起的肠梗阻；相反，持续存在的附着于憩室的（肠系膜残端）带状物可充当肠扭转的支点，或者在这个带下肠管被阻断。如同任何不明原因的肠梗阻，手术治疗是必需的。

最后，Meckel憩室在临床上还可以表现为阑尾炎发作，这种情况也需要手术切除。

直肠脱垂

儿童直肠脱垂并不罕见，一般发生在直肠的耻骨直肠肌水平。由此产生的结果是在婴儿排便时，肛门和乙状结肠上方之间发生直肠和乙状结肠肠组织的套叠。排泄相对较少就可发生直肠脱垂。（健康小孩第一次发生直肠脱垂对于父母来说是一件相当恐怖的事情。）

当婴儿出现直肠脱垂时，应仔细询问病史并进行临床检查，以排除任何相关的病理因素，特别是与直肠脱垂的发病率增加有关的囊性纤维化。医生都应该认真询问获得病史以寻求可能的体征和症状。

仔细的直肠指诊是必要的，以除外与直肠或盆腔病变相关的其他疾病，如盆腔包块。

如果脱垂与其他病变无关联，它通常是自限性的。应采取措施，以尽量减少肠蠕动，虽然可能需要几个月时间，但耐心地安慰患儿将让大多数直肠脱垂自发愈合。排便过度紧张的儿童应治疗便秘。最重要的干预是需要家长的强烈安慰。

大多数脱垂将自发减少，但它们可以反复，引起家长不安。有时，虽然不会自发减少，但家长必须用手来复位脱垂的直肠。

当直肠脱垂与神经损伤或其他情况相关时，如自闭症，目前，手术可能是比保守治疗更合适的选择。

关键点
直肠脱垂在正常健康儿童很罕见，发生时则为外科问题。

结肠假性梗阻（伴胃肠炎）

病毒性疾病期间发生结肠假性梗阻值得引起注意，但不常见。结肠假性梗阻有许多潜在的原因，包括神经系统疾病和抑制蠕动药物的摄入，但大多数病例发生在其他正常的患病毒性疾病的儿童。如果你已确定没有加重因素，如药物，除了一般护理外，还需要时间和耐心。

真正的结肠梗阻在肛肠发育正常和先前结肠功能正常的婴儿和儿童中罕见。对比灌肠可导致不适，不必要进行。即使结肠扩张看起来明显，虽然鼻胃管放置利于尽量减少进一步吞咽空气的后果，但直肠置管无任何好处。时间、观察和心理安慰通常是必需的。

腹壁疝

腹壁疝是沿脐和剑突线白线之间的一种先天性缺陷，通常在腹白线下1/3（脐以上）。这些疝气典型的表现为反复发作的可触及腹壁微小缺陷的肿块，或表现为腹壁前脂肪突入中线小缺损形成的小肿块。肿块大小随时间变化不大，很少伴有其他症状。

这些缺陷不会自发消失。虽然随着时间进展，可能会导致微小缺陷内越来越多的脂肪堆积，并造成明显的皮下肿块，但一般无需紧急手术处理。为减少影响美观的病变可以考虑进行手术治疗。

腹直肌分离

腹直肌分离不是一种病理现象。婴幼儿的肋缘下大范围即婴幼儿上腹部的腹直肌广泛分离，形成了较长的一条相对较薄的白线，在脐和剑状软骨之间形成一个卵形隆起。这种隆起没有任何临床意义，随着时间推移，腹直肌逐渐发育完善，隆起将消失。

异物吞入

当婴儿和儿童吞入异物，可能会卡在食管，需要立即清除。临床上大部分的情况是儿童误吞入小异物（通常是硬币），会卡在食管上段，不能被位于主动脉弓旁的食管通过食管蠕动以"挤奶"方式将其挤出。在这种情况下，选用食管镜取出异物的方法通常是适当的。

如果摄入的小异物进入到远端食管，并无症状，可以适时的短期观察，因为异物在这个位置，通常可以进入到胃，并最终通过胃肠道排出。对于大多数这样的异物，并不需要继续观察。例外的是手表电池，它可以被腐蚀而引起有害物质在胃内释放出来。如果手表电池在短期内（1~2天）没有通过胃，应考虑内镜去除。

通常通过X线摄像评价是否有小异物摄入。常拍食管正位片（PA）、侧位片和食管外小异物的正位片（PA）和腹部立位片。如果异物不透X线，例如，异物是塑料，孩子的症状是异物卡在食管，食管镜用于寻找异物。如果年长儿完全无症状且在X线片上没有看到异物，仅需观察，不需其他的处理。但如果手表电池吞入胃中，在未来1~2天需重复做腹部平片以确保它已经通过了胃。其他大部分小异物会无任何症状自发地通过胃，因此也没有连续拍片的需要。

对于长的异物和锋利的针头，需要正式的随访和（或）尽可能去除。

关键点
吞入的硬币可能在安全通过胃肠道前会在胃内停留几周。

学龄儿童

阑尾炎

阑尾炎可以发生在任何年龄，但常在儿童后期和青少年早期发生。阑尾炎的病理生理是阑尾阻塞或部分阻塞，造成远端阑尾管腔淤血和感染，从而由腔内向腔外渗透。梗阻原因可能是粪石，但常常推测黏膜或黏膜下层肿胀是不明原因的。如果不治疗，阑尾感染和炎症可导致阑尾管腔内压力增加。阑尾内压力可产生阑尾透壁液，即渗出液。最终，随着压力增加，阑尾壁张力增加，可能发生壁坏死和穿孔，感染的阑尾内容物可以释放到腹腔。

这一系列事件在任何阶段都有临床相关性。将临床观察的结果按正确时间顺序排列，往往可以得出正确的诊断。临床上，阑尾炎按以下顺序发生：

1. 非特异性胃肠道紊乱与阑尾管腔阻塞的早期阶段有关。
2. 透壁炎症导致非特异性腹部紊乱发展为腹痛。
3. 管腔内压力持续性增加和肠壁紧张导致胃肠道进一步紊乱，引起恶心和呕吐。
4. 炎症进一步发展使分泌物渗出到阑尾周围组织，导致腹部不适逐步局限在右下腹（阑尾的位置）。由于壁层腹膜炎症，腹部触诊时出现无意识的保护性动作。疼痛出现后对白细胞进行计数，可以说明白细胞动员，也就是说，白细胞总数和（或）带状核细胞计数增加。如果炎症已经控制，就不可能出现白细胞计数和带状核计数的增加。

上述任何症状的缺乏（如腹痛、恶心、呕吐、右下腹无意识的保护动作、异常白细胞计数）和与预期时间序列症状的任何偏差都应注意，最终都说明可能有阑尾炎。

○ **关 键 点**

临床事件发生的时间顺序对阑尾炎诊断很重要。

阑尾炎通常是儿童或青少年腹痛的鉴别诊断。完整的病史和体格检查应确定腹痛是否与阑尾炎或其他诊断有关。如果病史、体格检查以及白细胞计数支持阑尾炎的诊断，影像检查包括腹部平片和（或）腹部超声，可以帮助鉴别阑尾炎的可能性。在发病早期，如果诊断仍然没有定论，一段时间的观察往往对确认或排除诊断很有用。阑尾炎的特点表明，如果没有有效的治疗，阑尾炎的病理生理会继续发展。相反，短暂的胃肠道紊乱，如病毒感染，无需治疗，可自然痊愈。从阑尾炎早期到穿孔有一段时间，如果在这段时间内仔细观察和反复检查可增加阑尾炎临床

疑似诊断，并安排相应治疗。

疑似阑尾炎的孩子使用这种方法很少不能解决问题。CT可能会有所帮助，但由于以下几种情况的存在，这个决定可能不好下，因为做CT会将孩子暴露在辐射中，这会增加未来恶性肿瘤的危险。事实上，充足的证据表明，仔细反复临床评估对诊断的准确性优于影像学检查。因此，如果及时、耐心、反复进行临床评估可以减少不必要的辐射暴露，临床的诊断方法是一种更高的实践标准。

经间痛（排卵期疼痛）

典型的经间痛或（月经）排卵期疼痛表示年轻女性青春期开始排卵，她上次月经2周后可能有与不同程度胃肠道不适有关的急性下腹痛。疼痛是典型的急性发作。全血细胞计数可能会显示白细胞计数轻度升高。如果从患者那里获得的病史不充分，很容易误诊为阑尾炎。

月经中期含有卵子的卵泡破裂可能伴有卵巢内或来自卵巢的出血。外伤性破裂的合并症，随后会出现卵泡内容物和血性物质，引起腹痛急性发作和可能的腹膜炎体征。

○ **关 键 点**

青少年女性排卵期疼痛普遍存在。

了解病理生理和发病时间，不伴其他疾病显著的临床特征，可以得出腹部疼痛原因的正确结论。下一个步骤就是合理安慰和观察。超声检查寻找盆腔积液，证明没有其他严重的卵巢病变如卵巢扭转，是有诊断价值的。相关的疼痛可能很明显，所以可能需要在医院里卧床观察一段时间，禁食，用温和的止痛药和静脉输液。反复进行临床评估，观察有无预期发展的症状和体征。通常的临床过程是在未来的1~2天稳定或者消除疼痛，没有全身性症状和体征的进展，但可能导致阑尾炎的漏诊。如果临床评估与疾病发展过程不一致时，应重新考虑其他诊断。

卵巢扭转

所有女性青少年，特别是年轻女孩，都有发生卵巢扭转的风险。通常病因不明确，但有些原因与卵巢巨大囊肿的发展有关，它可以发展成一个带有狭窄蒂的巨大的机械性扭转囊肿。扭转可

发生在经前的女孩。没有这种意识的粗心医生可能会忽视这种疾病的可能性。

○ **关键点**
> 卵巢扭转很容易漏诊，当腹部疼痛在卵巢位置时应考虑鉴别诊断。

卵巢扭转通常表现为原因不明的、相对急性发病的持续下腹部疼痛。与月经周期无关。疼痛的严重程度变化不一。这种不适常常与其他特异性的临床症状不相关，很容易被忽视。

年轻的女性表现为无法解释的下腹部疼痛，卵巢癌的病理应作为鉴别诊断，盆腔超声检查对一侧卵巢肿胀及其可能表现出的血液流动是非常有用的。在缺乏超声设备的情况下，仔细直肠指检可发现盆腔肿块。对年轻的处女进行没有任何不适的双合诊很困难，得到的信息也有限。

卵巢扭转需要外科急症处理。

胆道疾病

与成年人一样，儿童和青少年胆道疾病通常与胆结石有关。而胆结石很少发生，大多数情况下与导致胆红素结石的溶血有关，现今大多数胆结石以胆固醇为基础。如同成年人，腹腔镜胆囊切除术也应用于儿童和青少年胆结石患者。

儿童出现反复上腹部或右上腹部疼痛，应谨慎考虑胆道运动障碍。如果仔细评估后没有其他重要的病理学证据提供保障，仅为了得到诊断或进行干预往往造成更大的伤害。即使胆道运动障碍诊断漏诊，它很可能是自限性的，无后遗症。

胰腺炎

儿童胰腺炎并不常见，因此当小孩腹痛时并不常规考虑。必须与以胆结石为基础的胰腺炎和先天性（通常代谢）原因引起的胰腺炎进行鉴别。

可利用一系列血清学检查（淀粉酶和脂肪酶）来诊断胰腺炎。腹部超声可帮助评估和诊断胰腺肿胀和假性胰腺肿胀。

胰腺炎往往是自限性疾病，肠道禁食可以缓解。假性囊肿罕见，但大多数病例具有自限性。

肾和泌尿系问题

肾盂肾炎、泌尿系统结构异常如输尿管交界处梗阻和肾结石绞痛是儿童腹痛的罕见原因。当儿童单侧绞痛，尤其是伴腰痛和尿检异常时应考虑这些可能。

儿童急性腹痛及轻度撞击伤后腰部疼痛，如轻度摔伤；这种疼痛可能是先前未被确诊的先天肾梗阻先兆。儿童肾积水加上轻微外伤，可以损害张力增高的肾小囊，导致明显的疼痛和血尿。

尿液分析和腹部超声检查可以查找腹痛的泌尿系原因。

○ **关键点**
> 先前未知的肾异常可能在轻微外伤后出现严重血尿。

临床特征

腹外原因的腹痛

腹痛可以是起源于腹部外各种情况的临床特点。

肺炎，尤其是下叶性肺炎，可出现腹痛，常在右下腹。相关的临床特征可能包括近期咳嗽或感冒，呼吸急促，鼻翼扇动，胸部检查时听诊异常，以及腹部检查时没有无意识的保护动作。胸部X线片可以解释肺炎性腹部不适。

婴儿咕噜样呼吸值得注意，这是很容易解释呼吸道疾病的证据，也是显著腹部不适的典型表现，包括腹膜炎以及由于严重的腹痛婴儿吸气时呻吟。在这种情况下，呼吸系统的表现来源于腹部不适。

全身性病毒感染常出现腹痛，这类患者可能有肠系膜或腹膜后淋巴结肿大（超声可以看到）。广义的病毒疾病可能伴右下腹不适。如同肺炎，无意识保护动作很少见于全身病毒性疾病。

另两种情况可能表现为腹痛：嵌顿疝及男性患者的急性睾丸病变。腹股沟区的检查应该是腹部检查的一部分。嵌顿疝，尤其是年幼的儿童，可以腹部不适为主要特征，即无特异的腹股沟区不适。腹部疼痛伴或不伴呕吐及嵌顿疝要求疝修补手术和减少嵌顿疝。

没有腹股沟区检查的男性患者腹部检查是不完整的，腹部检查必须包括阴囊检查。急性睾丸病变，如男性青少年睾丸扭转，可表现为腹部疼痛。仔细检查阴囊对腹部不适的男性患者至关重要。

胆汁性呕吐

当患者有呕吐的病史，先问是否有胆汁或非胆汁性颜色。如果是胆汁的颜色，接下来的问题是，"胆汁颜色是什么"？黄色呕吐物可能不是一个重大的问题，而绿色呕吐物是令人担忧的。

胆汁通过胆道由十二指肠壶腹部进入十二指肠是绿色的。当呕吐与胃肠道阻塞（机械或麻痹）相关，但不排除少部分的十二指肠内容回流入胃。少部分的胆汁回流，与胃内容物混合，可以变成黄色，如果呕吐发生时将变成黄色。当十二指肠内容物大量反流入胃，呕吐物仍然是绿色，这意味着正常的胃肠道蠕动障碍。这种阻塞可能是旋转不良或麻痹性机械性梗阻，见于儿童阑尾炎穿孔导致的腹腔败血症。其他症状和体征可能暗示了绿色胆汁呕吐的原因；但是，这种呕吐可能是疾病的临床特点。即使最初没有其他体征或症状存在，出现绿色的胆汁性呕吐的儿童在谨慎的重新评估后可以发现其重要原因，如肠旋转不良。

急性腹痛

儿童腹痛需要观察和反复临床评估，来发现腹痛原因，并利用影像学检查获得的结果来帮助明确诊断。

利用成像技术来取代临床观察只是因为它是许多医院诊断的一个常规，但具有一定风险。最突出的例子是使用CT扫描诊断儿童腹痛准确性非常高。如前所述，CT扫描让儿童暴露在大量辐射中，可能在未来几年有恶性后果的重大风险。对于大多数小儿临床急腹症，深思熟虑的临床病史和仔细的体格检查，腹部平片和腹部超声可以显示腹部情况，它们的准确率与CT扫描一样。

○ 关键点

如果良好临床观察的结果，与那些侵袭性或有危险性检查的结果一致，揭示出临床实践是明确诊断的一种更高标准。

慢性腹痛

慢性腹痛，年长儿和青少年较年幼儿多见，可能是一个有挑战性的评估。许多严重的疾病可以出现慢性腹痛，包括炎性肠病和某些肿瘤。但是当有严重疾病的时候，慢性腹痛往往不是主要症状，也很少是独有症状。当生长期儿童或青少年出现慢性、中心性腹痛，而没有相关的临床症状、体征，不影响体力或运动，没有体重丢失或生长异常，就不太可能与严重的潜在疾病有关。

当详细的病史和体格检查不提示一个令人担忧的状况时，你将面临两种选择：要么让受累的孩子进行一系列基础检查（这几乎不能提供诊断信息！），要么对孩子进行重新评估。通常情况下，你愿意重新评估孩子经常是必要的，这是解决问题最好的方法。"功能性腹痛"这个名词没有实际意义，应该被废除。

○ 关键点

慢性腹痛需要一个熟虑的、彻底的病史和体格检查来排除器质性病变的可能。

反复临床评估有两个目的：它可以让你确认你的初步临床印象，并给需要行器质性检查的孩子和家长提供额外的保障。询问家长和（或）孩子他们最担心什么情况，这是很有用的，因为这种情况下孩子可能会出现腹痛。可能有些家庭成员患过炎性肠病、癌症或其他严重疾病（甚至危及生命）以及患病时无法描述的恐惧，这些可能会加剧孩子的症状和家长的担心。

腹部包块

当在一个有严重便秘病史孩子的左下腹触及可移动的包块时，这通常代表乙状结肠充满粪便。初学走路的孩子右上腹触及腊肠状包块，并伴有严重的阵发性绞痛和"果酱样"大便，这均支持肠套叠的诊断。

发现一个意外的腹部包块是另一回事。这些包块可能是囊性或实性的，可能代表良性先天性异常或实性肿瘤，但这些不在本章讨论范围。

儿童腹部外伤的临床评估

1. 胃扩张。胃扩张常见于创伤儿童，很可能是由于吞咽空气，哭闹会加剧。这种胃扩张足以混淆腹部检查，并且很容易被误解为严重潜在疾病的线索。评估外伤伴腹部肿胀或触痛的儿童，在进行影像学检查前应尽早放置鼻胃管。

2. 实质性内脏损伤。大部分的实质性内脏损伤（如脾、肝、肾）可以非手术治疗。血流动力学不稳定是手术干预的主要标准。血流动力学稳定，定义为具有稳定性，且能在12小时内输血达一半血容量（40ml/kg的全血）以维持稳定性。如果输血要求超出一半血容量或患者持续有不稳定的生命体征超过12小时，则有必要手术治疗。如果生命体征一直稳定，大部分腹腔损伤会自发地愈合，并无后遗症。这种"保守"的治疗是有益的，但需要仔细、深入的观察和监测患者，因为遗漏那些任何需要适当干预的恶性疾病，都可致死。实质性内脏损伤患者损伤后锻炼时间根据病情来确定。疼痛需要合理的指导。当自发性疼痛治愈时，日常的离床活动可能是安全的。大约6周可以参加非接触的运动，受伤后3个月可以参加接触性运动。

3. Chance骨折（屈曲牵张性骨折）。安全带的使用在机动车交通事故中产生了显著的积极影响，特别是对于头部受伤。安全带技术在不断发展，但简单的使用安全带仍十分普遍。虽然膝部安全带在应急情况下能挽救生命，但它的使用也存在一定的问题；在降低头部损伤风险的同时，当膝部安全带使用时，快速减速事件可能导致严重损伤的三联征：
   - 脊柱在安全带水平过度屈曲，造成后路棘突不同程度的破坏，从轻微的软组织分裂到骨组织的骨折和移位，威胁脊髓的完整性。安全带损伤发生时，必须适当地应用成像技术观察有无上述骨折。
   - 创伤在安全带部位伤及腹壁，可导致从青紫到腹壁组织撕裂不同程度的损伤，出现立即或延迟腹部内脏疝。
   - 创伤致肠持久性损伤，无论是安全带减速中的直接受压还是肠道打结或沿肠系膜附件形成肠襻，导致受阻肠血流中断。后者受伤可能需要数天才能完全显现，但直到（缺血性）坏死已经建立，才会有不完整的肠穿孔可能。因此，当怀疑存在肠道损伤，而无明显证据时，有必要进行一系列评估和重复腹部平片。

产前诊断

产前超声的常规使用，给胎儿腹部疾病产前诊断开辟了新时代。这些问题的鉴定一直没有对大多数畸形结果产生重大影响，但它可能允许孕妇和医护人员为产后管理作好准备。如脐膨出、腹裂、肠闭锁等问题很少影响到分娩方式或其他产科问题。因此，这种异常的识别对怀孕或分娩几乎没有立竿见影的效果。往往存在考虑提前分娩或剖宫产取代阴道分娩，因为推测，这些措施将为婴幼儿提供改善性保护。但是，迄今为止的经验表明，没有干预措施可衡量利弊，如果对婴儿或母亲没有任何利益，干扰正常的怀孕或分娩过程会给孕产妇带来风险和难以接受的担忧。

虽然产前超声筛查给改善围生期管理开创了一个新的时代，但是腹部异常产前诊断也带来了很多的问题，因为它往往给结果有异常的父母带来更多的担忧，即使期望的结果是好的。

总结

儿科腹部外科的评估，如果要达到患者诊疗的最高水平，特别是要求从业者表现出良好的临床敏锐力。但这个诊疗过程涉及的知识面复杂多变，有些疾病的患者往往无法表述。在良好的病史和体格检查中，扎实的基础知识和运用能力，是临床敏锐力的主要组成部分，这样不仅提高了给特定患者作出正确的临床思维的可能，而且也减少不必要的、有时甚至有害的检查和干预的机会。未来患者将受益于那些懂得需要学习解决本章所列问题方法的临床敏锐力的学生，而不是那些简单地看标题信息而纯粹记忆的学生；那些已认识到发展良好临床敏锐力重要性的学生将会因高水平的业绩，让患者满意，并获得奖励。

（肖玲玲 译　张雪峰 校）

第13章　神经系统检查

Joseph M. Dooley

如果我们的大脑结构像宇宙一样深不可测,那大脑结构中的反射将更是一个谜。

——Santiago Ramón Y Cajal

当我们评估儿童的神经系统状态时,许多内科医生都觉得不安。他们也许害怕孩子不配合,或者不确定一个正常孩子应该会做什么。然而一份出色的临床评估,可以避免不必要的检查,为患者及社会减少不必要的心理和经济负担。

本章着重强调让大多数孩子配合的方法,以便确定检查所见是否有意义。神经系统是合理评估临床表现的一个极好模型。神经生理学和神经解剖学的知识能够让我们对神经系统的病变进行定位,或者能够让我们判定病变是由一个弥散性的过程引起,而不能局限于单一的病变。

对医生和患者来说神经系统评估应该是令人兴奋和愉快的。在相关的情况下,对各部分检查的描述是根据年龄范围:学龄儿童、学龄前儿童以及婴幼儿来划分的。在本章的最后,我们提供了病例来示范这个评估怎样被应用到不同年龄的孩子身上,并且重点讲述儿科神经系统的一些常见病。

为了避免忽视重要的发现,在神经系统检查的每个阶段都应该牢记以下几点:

1. 高级皮层功能或发育;
2. 脑神经;
3. 躯干和四肢:肌力、肌张力、共济运动、反射和感觉。

方法的逻辑性

在评估的每一个阶段,试着去确定病变的部位。这样可以很容易地列出鉴别诊断或假设诊断的清单。最初的方法将神经系统病变划分为上运动神经元病变(UMNLs)和下运动神经元病变(LMNLs)。这两者主要的特点在表13-1中列出。请记住,一些孩子如脑白质营养不良的患儿,可能既有上运动神经元病变又有下运动神经元病变的体征,将这种患儿的问题定位在单一的局灶病变是不可能的。另外,小脑和基底节病变的孩子不会有上运动神经元病变的体征。

病史的采集

通过观察患者与病史相结合往往能提供诊断线索(见第1章)。体格检查很少能揭示以前未预料到的发现。

○ **关键点**

病史往往提供诊断线索。

学龄儿童

向孩子的家人作完自我介绍后,我通过问他们为什么来看病以及他们觉得哪里不舒服来试着与孩子建立起一种和谐的关系。问孩子的名字以及他们喜欢被怎么称呼。有些孩子喜欢被叫绰号。

○ **关键点**

永远不要恐吓孩子。

表 13-1　上、下运动神经元病变的体征

参数	上运动神经元病变：中枢神经系统功能障碍*	下运动神经元病变：周围神经系统功能障碍**
智力	皮层异常时可能会损伤	正常
脑神经	异常往往反映脑干受累，但是也可能是神经病变	可能受累
肌力	轻微减弱，尽管因为肌张力的改变运动功能严重受损	明显减弱；神经肌肉接头病变与疲劳有关
肌张力	增高（痉挛）伴随锥体束病变；强直见于椎体外系病变	减低（松软或肌张力低下）
共济运动	当小脑或它的关联系统受累时有损伤	或许因为肌无力引起
反射	锥体束功能障碍时亢进；足底刺激引起足大趾的伸肌反应（Babinski 征）	很难引出
感觉	常不受累，但是脊髓的感觉平面呈皮节区分布	影响到神经束的损伤会引起病变
肌束震颤		与前角细胞病变一起出现，但是神经病变偶尔也能发现

* 包括颅内容物、脑干或脊髓神经
** 包括颅内前角细胞、神经、神经肌肉连接点或肌肉

通过直接与孩子交流来开始采集病史，这将有助于让孩子更多地参与这个过程。通过谈论一些没有威胁性的话题来开始，如家庭成员、学校或者老师、电视节目、音乐或者运动。用一些开放式的提问来避免回答"是"或"不是"。所有的学龄儿童都应该有单独与内科医生交谈的机会，在病史采集的这一部分他们有时会暴露一些在其他方面隐瞒的信息，在这一环节中父母一定要离开诊室。一个孩子不能提供病史，其本身就是一项很重要的发现。得到了孩子的接纳，医生就可以提问关于疾病的问题。

○ **关键点**

每一个学龄儿童都应该有单独与内科医生交谈的机会，这是一个暴露他们在其他方面隐瞒信息的时机。一个孩子不能提供病史本身就是一项很重要的发现。

让患儿尽可能地提供出他自己所能或愿意提供的病史后，再让他们的父母告诉你他们最关心的问题是什么。首先，确定问题是静止的还是发展的，这两者之间的差别会影响我们的鉴别诊断以及随后的问诊。例如，一个学习困难越来越严重的孩子比一个学习困难没有进展的孩子患神经变性疾病或者代谢紊乱性疾病的可能性更大。与此类似，越来越严重的头痛比几个月来没有变化的头痛更可能是颅内病变，如肿瘤。要经常问孩子在学校表现的细节，因为学习成绩的下降可能提示神经系统疾病的进展。

简明而详细的妊娠期病史是必不可少的。大多数母亲都记得妊娠期及分娩时的细节，当提到这些时她们往往会有毫无理由的恐惧（见第 1 章）。安慰一个母亲说她在妊娠晚期服用的镇咳药不是引起婴儿脑脊髓膜膨出的原因，这样可能会减轻她的焦虑。类似地，如果一个孩子和他/她的母亲同时出新生儿病房，严重的围生期问题几乎是不可能发生的。

○ **关键点**

如果一个孩子在正常的时间内离开婴儿室，严重的围生期问题几乎是不可能发生的。

学龄前儿童

一个 3 岁的孩子，甚至是 2 岁的孩子，也许比他/她心烦意乱的父母能够提供更准确的病史。通过与父母的交流来开始采集病史，因为很多孩子很容易厌烦、分心。如果把提问设计成游戏的样式，小孩子可能会更配合。学龄前儿童经常会很乐意向一个对他/她持怀疑态度的内科医生展示他/她会数数以及分辨颜色的能力。给孩子机会去证明你是错的，如果你说米老鼠是粉色的，即便是再闷闷不乐的孩子也会纠正你的错误。孩子的成功和你对他/她表现的满意，有助于提高孩子在陌生环境中的信心。

要想在随后与父母的交谈中不被打扰，有必要给孩子一个与其年龄相符的玩具。这个玩耍时间也是观察孩子的一个极好的机会。极少情况下，可能需要让孩子到另外一个房间里去玩。

观察

学龄儿童

病史采集提供了一个悄悄观察儿童的好机会。一个偏瘫孩子的步态在他/她从候诊区走向诊室的时候就可能很明显。典型的姿势是，手臂保持屈曲、内收至胸壁、下肢伸直、外旋。孩子的外貌是非常重要的，注意头颅的形态和大小（如小头畸形或者脑积水），眼睛和耳朵的形状和位置（如唐氏综合征），以及任何的皮损（如Sturge-Weber综合征的面部血管瘤）。让父母带一些家庭成员的照片有时也是有帮助的。这样你可以将孩子的外貌与他亲戚的相比较。

○ **关键点**
第一次看到孩子时，观察他/她的步态、面部表情、言语以及任何异常。

正式的神经系统查体在观察的过程中开始。斜视或眼肌麻痹可能很明显。孩子与父母交往中的用语比与医生交往中的用语更自然，更能提供信息。言语障碍往往表明优势大脑半球的功能障碍。构音障碍可能代表口腔的问题，如腭裂，或者与第Ⅶ、Ⅷ、Ⅸ、Ⅹ或Ⅻ对脑神经的损伤有关。面部不对称（如贝尔面瘫）可能提示第Ⅶ对脑神经（下运动神经元病变）或大脑皮层的损伤（上运动神经元病变）。

肌力

下肢近端无力，在肌营养不良等肌肉病变中能见到，在蹒跚步态的孩子中也能见到。Trendelenburg征（单足独站试验）说明髋部外展肌力的减弱也就是反映近端肢体无力。一般情况下，当一个孩子用单腿站立时，臀部肌肉收缩，而骨盆的另外一侧轻微地向上倾斜。当孩子有近端肢体无力时，臀部肌肉力量不足，另外一侧臀部将向下倾斜。为了获得平衡，躯干会向病变侧下弯，称为Trendelenburg征（图13-1）。手部肌

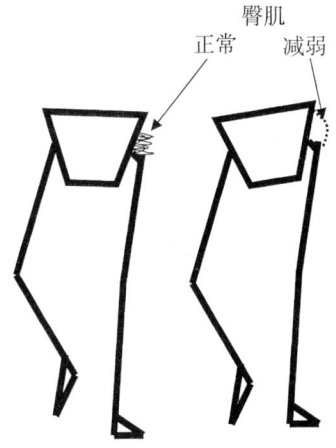

图 13-1 Trendelenburg 试验。正常臀肌收缩导致骨盆轻微上斜（左侧）。近端肌无力导致骨盆向下倾斜（右侧）

力的减弱或消失更可能表明神经病变。注意近端肌力的减弱表明肌肉病变，远端肌力的减弱表明神经病变。强直性肌营养不良是一种遗传因素占主要原因的肌病，它的特点是远端肌力的减弱以及肌肉不能放松，这基本上是儿童时期这个规则的唯一例外。在观察的过程中，寻找不对称的肢体运动。

○ **关键点**
近端肌力的减弱表明肌肉病变，远端肌力的减弱表明神经病变。

○ **关键点**
不能从地面上抬起表明下肢近端肌力的减弱。

肌张力

一个肌张力增强的肢体（痉挛状态，上运动神经元病变）可能会保持不正常的姿势。因此，一个手臂痉挛的孩子会用"好的"手来书写，那个痉挛的手臂会保持着内收至胸壁、肘部屈曲。当孩子跑或者走的时候痉挛的下肢在髋的部位内旋。经常检查孩子鞋底磨损的情况，可以发现关于孩子步态的重要信息。与孩子或者父母握手的时候，观察肌强直，这在肌肉放松的时候是很难发现的。肌强直最常见的原因是强直性肌营养不良。

关键点

孩子鞋底磨损的情况也许能为开始出现的步态异常提供极好的线索。

协调性

对于年长的孩子，用具有挑战性的迷宫拼图，这是一个很好的检查共济运动的测试（图13-2）。小脑病变会影响同侧的肢体。

反射和感觉

反射和感觉的检查在体格检查中进行，随后将描述。

异常运动

比较常见的异常运动描述如下：

- 舞蹈症，或者舞蹈样动作，为各个肢体不同的迅速、短暂、无规则的运动，往往波及躯干。手足徐动症的孩子有典型的扭曲样动作。舞蹈症和手足徐动症最常见于脑性瘫痪的孩子。
- 肌阵挛为单个肌肉或肌群迅速、无节律的收缩。
- 震颤是有规则的，在书写等活动过程中出现的，可能代表良性原发性震颤或家族性震颤。意向性震颤说明小脑病变，在指鼻试验中可以见到（随后描述）。
- 肌张力障碍的姿势，肢体不自主地保持在一个不正常的位置，见于基底节病变。
- 抽动是反复的、无目的的刻板样动作，往往提示暂时性抽动或抽动症的诊断。遇到否认自己有抽动症的父母是常见的，但是他们在交谈的过程中会不停地抽动。在与一个可能是抽动症孩子的交谈中这个观察显然是很重要的。

关键点

观察孩子和父母的异常运动如抽动、震颤、失张力发作、手足徐动、肌阵挛以及舞蹈样动作。

学龄前儿童

在年龄较小的孩子中，观察往往应该是体格检查的第一步。给小孩子拼图、铅笔和纸，给孩子玩具，这样可以观察孩子手的灵巧度、协调能力、发育情况以及用右手或左手的习惯（图13-3）。密切地观察父母与孩子之间的互动。在这一阶段我们可能会发现教养问题。画图也能够显示视觉空间能力、精细运动技能以及孩子的注意力水平。当医生采集病史的时候，让孩子玩也能为医生和孩子父母提供大量不被打扰的时间。

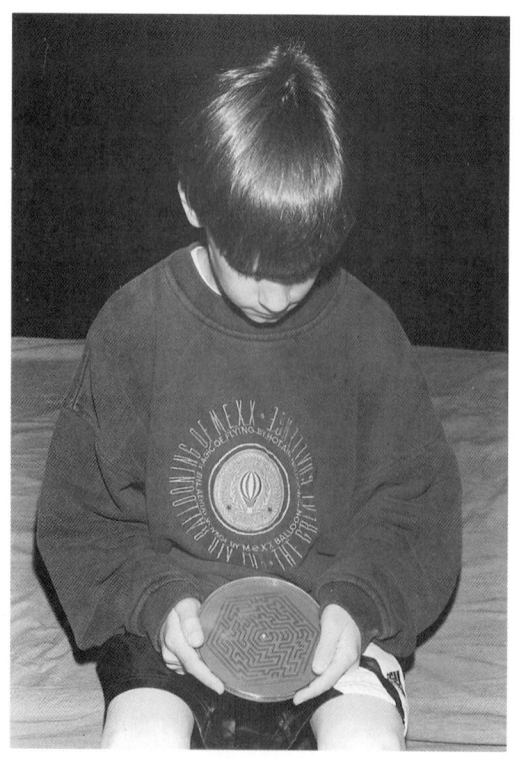

图 13-2 迷宫试验

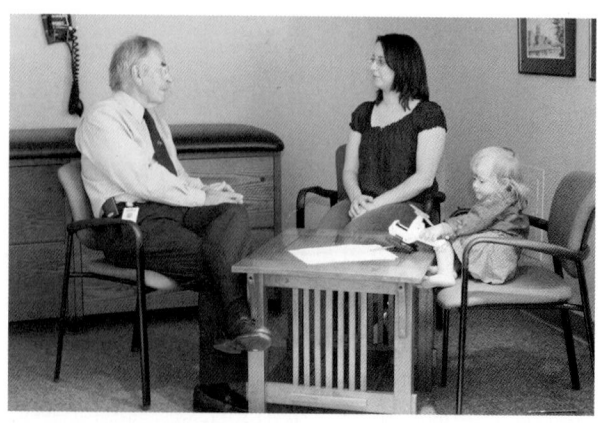

图 13-3 为孩子提供玩具使孩子允许你观察他不容易看到的手眼协调能力，而且当你向父母询问病史的时候使孩子放松

婴幼儿

观察一个婴幼儿经常是整个体格检查过程中最能揭示问题的阶段。异形特征可能暗示一种特殊的综合征。当婴幼儿躺在他/她父母的怀抱里时，观察眼睛的运动、面部的运动以及对称性。孩子的运动可能会减弱，就像在前角细胞病变中见到的那样（脊髓性肌萎缩症）。如果肌张力减低，婴幼儿躺下的时候臀部及上肢是外展的（蛙腿姿势）。婴幼儿可能表现为肌张力减退（松软的）而不是肌无力（下运动神经元损伤）或中枢性病变（上运动神经元损伤）。由于下运动神经元损伤引起的松软，婴幼儿会有明显的肌张力低下以及运动减少。由于上运动神经元损伤引起松软的婴幼儿肢体是能够运动的，而且肌张力不低。

○ 关 键 点

肌张力低下而肢体运动正常的婴幼儿最可能是中枢性肌张力减退（上运动神经元损伤）。肢体运动减少的肌张力减低最可能是下运动神经元损伤，如肌病或前角细胞病变。

体格检查

在体格检查的过程中，孩子的配合很必要而且是很容易得到的。如果一个孩子有拒绝配合的行为，让父母离开诊室，但这种情况很少发生。

学龄儿童

通过与孩子玩球开始学龄期儿童的体格检查，这是观察阶段的延伸，当孩子抓、抛以及踢球的时候可以进一步评估他的步态、肌力和协调能力。

为了检查近端肌力，可以让孩子单脚上跳。也可以通过以下方法来测试骨盆带肌的肌力：

1. 不用手臂的帮助从仰卧位坐起；
2. 做深度屈膝运动；
3. 鸭步式行走（臀部和膝部弯曲）。

轻微痉挛状态的孩子因为他们肌张力的增强，做这些动作的时候会有困难。

○ 关 键 点

通过让孩子不用手臂从仰卧位坐起、做深度屈膝运动、表演鸭步来检查近端肌力。

其次，让孩子分别用脚跟和脚趾行走。如果你同时用脚跟和脚趾行走来做演示，这个要求会更容易成功。用脚跟行走是一个很好的检查，因为胫骨前肌（足背屈肌）肌力的减弱是周围神经损伤中远端肌无力最早的体征。典型的肌无力患者会有足下垂，这个可以通过患儿第一次走进办公室时足下发出的拍击声来诊断。一般情况下，足跟先着地，然后是足趾。

○ 关 键 点

不能用足跟行走说明神经病变引起的远端肌无力。

轻度肌无力可能需要更进一步的检查。为了证明轻度的近端肌无力或肌强直，不得不让孩子上下楼梯。然而可以通过让孩子反复地单脚迅速点地来容易地证实远端肌无力。

其次，可以通过让孩子足跟对足趾地（跟趾步态）走直线来检查小脑功能。其他检查小脑功能有用的试验有脚尖旋转试验，在这个试验中我们希望孩子在行走的过程中完成三个脚尖旋转（360°旋转）。这个试验的一个转换试验是让孩子围着一个物体（如椅子）走几遍。在这两种情况下，小脑病变的孩子将会向小脑病变侧绊倒。基底增宽的醉酒步态表明小脑病变。前面描述的一个检查远端肌力的试验，反复地单脚点地，也是检查共济运动很好的一个方法。

○ 关 键 点

小脑半球的病变引起向病变同侧的跌倒。

在闭目难立试验中，让孩子保持双脚并立或一前一后的姿势，一只脚在另一只的正前方。然后让孩子向前伸直双臂、闭上眼睛。不能保持这个姿势说明有位置觉障碍，称为本体感觉。闭上眼睛，孩子缺乏视觉传入而必须依赖本体感觉来保持站立姿势。小脑病变会引起站立困难，无论眼睛是睁开还是闭上。只有当闭上眼睛时才丧失平衡能力是由周围神经病变或脊髓后索病变引起的。

保持双臂向前平伸、掌心向上也可以检查肌力减弱。轻微肌力减弱的孩子不能保持这个姿势，他们的手臂会缓慢下垂，肘部屈曲，手掌向下转动（图 13-4）。

接下来当孩子触摸他/她的脚趾的时候检查脊柱。查看有无骨性畸形以及中线上有无皮肤缺损，如成簇的毛发或者骶骨部位的凹陷，这些可能暗示潜在的畸形。

注意，迄今为止我们都没有将一只手或者一个陌生的有威胁性的器械放在孩子身上。整个的诊察都是医生不插手的检查。现在是出示我们的叩诊锤和检眼镜的时候了。而现在我们脑海中已经有暂时性的鉴别诊断了，查体仅仅是为了证实或者否定它。

○ 关键点

在病史采集结束的时候，我们应该已经有一个鉴别诊断，查体只是为了证实或者否定它。

如果体格检查揭示了我们未想到的发现，要经常回顾病史和观察结果来确定我们是不是应该考虑不同的诊断。

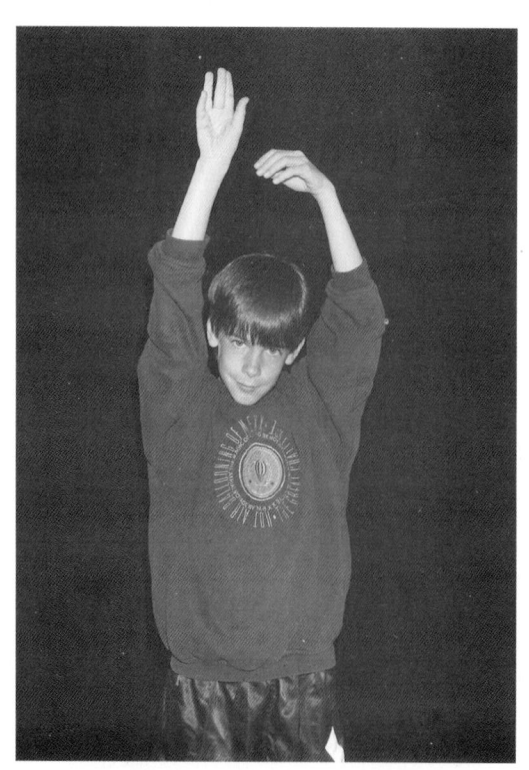

图 13-4　旋前肌征

学龄前儿童

玩球的时候对我们观察学龄前儿童也是有用的，即便是一个不愿意离开他/她父母身边的孩子也通常会玩球。玩球的时候也有助于他/她把医生确立为盟友，然后我们就可以像上文描述的检查学龄期孩子一样继续查体了。但是请记住，一个 4 岁的孩子可能不能完成跟趾步态，7 岁前的孩子没有能力完成单脚跳，也不一定就是异常。

当他们坐在父母膝盖上而不是坐在检查椅上时，我们可以更容易地检查 6 岁以下的孩子。

○ 关键点

给 6 岁以下的儿童查体时，让他们坐在父母膝盖上。

皮质功能

学龄儿童和学龄前儿童

依次评估各个皮层的功能。

额叶

额叶的后部包括大脑皮质运动区，额叶的损伤引起对侧肢体上运动神经元功能障碍。如果 6 岁或 7 岁以上孩子大脑优势半球的运动性语言中枢（Broca 区）损伤会出现运动性失语。大脑额叶也控制对侧的眼球运动，额叶视区的刺激性病变（如抽搐）引起双眼向病灶对侧凝视，不同的是，破坏性病变引起双眼向病灶侧凝视。

额叶病变可能引起人格改变，易激惹，嗜睡，缺乏主动性。出现括约肌失禁，以及原始反射如觅食反射、吮吸反射和握持反射重新出现。但是即便额叶病灶的范围很大，也可能很难发现。

颞叶

颞叶损伤可能会引起与额叶损伤相似的人格改变。颞叶也代表语言中枢，颞上回和颞中回的损伤引起感觉性失语（Wernicke 失语），它的特点是文字的理解能力受损。读、写以及言语理解能力可能改变。如果非优势半球的颞叶受到波及,孩子对空间关系的理解将受到扭曲,对音乐的欣赏能力也将改变。对空间关系改变的测试可以通过让孩子抄写几何图形。与年龄相符的图形在图 13-5 中介绍。双侧海马受到累及会干扰学习能力。颞叶的损伤也可能会导致精神性攻击行为。视觉症状经常表现为同侧上象限盲。

记忆缺失可能会在颞叶功能损伤中见到。我们可以通过背诵数字顺序表,然后在你背完之后让孩子用同样的顺序或者相反的顺序重复来检查一个孩子的近记忆。表 13-2 给出了与年龄相符的用于这个测试的数字顺序表。

○ 关键点

通过问孩子以前老师的名字和几年前家庭旅行的地点来检查远期记忆。检查更多的近记忆可以问他早饭吃的什么或者前一晚上看了什么电视节目。

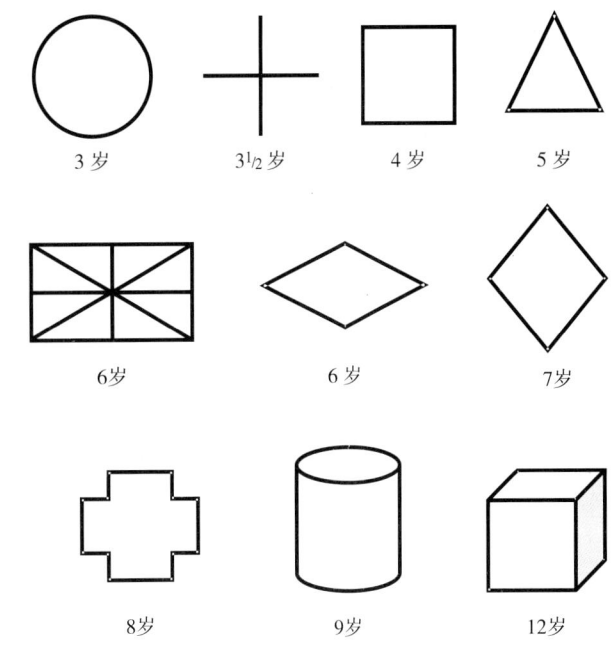

图 13-5　检查立体感的图形

顶叶

顶叶功能障碍引起感知觉异常。两点辨别觉、皮肤书写觉,以及对大小、形状和质地的辨别能力均受到损伤。我们可以简单地检查这些知觉能力,通过让孩子闭目辨认你一个一个放到他们手里的硬币、薄纱、回形针。

顶叶受损的孩子不能辨别两侧身体对称部位同时发生的皮肤刺激。通过让孩子闭着眼睛辨别你碰了他哪个胳膊来检查这一点,正常孩子应该能够辨别两个胳膊的同时碰触。

顶叶损伤会损害对侧的知觉,皮层感觉的改变最好在感觉系统检查中检查。假定医生的神经系统是正常的,用医生的感官知觉作为正常对照。

顶叶皮层损伤可能会引起失用症,不能完成一系列的任务;即使患者可以单独完成一个动作的每个组成部分,失用症也可能存在。在顶叶损伤的年轻人身上,患侧的生长往往受到影响。同样地,偏侧轻瘫患儿的一只手比较小,暗示着顶叶的损伤。这样的孩子,患侧肢体的感觉功能是减退的。因此,他们比单一运动功能障碍的孩子用手行使功能更困难。

表 13-2　对即时回忆的测试 *

年龄(岁)	跟着我念下面的数字			倒着重复下面的数字		
$2^{1}/_{2}$	48	63	52	—	—	—
3	648	752	495	—	—	—
$4^{1}/_{2}$	4729	3852	7261	—	—	—
7	31859	48372	96183	295	816	473
9	—	—	—	8526	4937	3629
10	473859	429746	728349	—	—	—
12	72594836	47153962	41935826	81379	68582	92518
14	471952	583694	752618			

* 在适当的年龄按照数字顺序背诵,让孩子重复或倒着背诵

枕叶

双侧病变引起皮质盲。单侧病变产生同侧视野缺损。

脑神经

当检查脑神经时，从嗅神经开始（第Ⅰ对脑神经），然后依次检查每一对脑神经直到确定第Ⅻ对。

第Ⅰ对脑神经（嗅神经）

学龄儿童

嗅神经掌管嗅觉。如果孩子鼻子通气后他的嗅觉恢复，那我们诊断出嗅觉丧失症的兴奋感也会减退。因为孩子经常会有呼吸道感染，所以首先检查鼻孔。然后，当孩子自愿地闭上双眼或由父母的手把眼睛蒙起来的时候，让孩子识别常见物品的气味，如口香糖、巧克力，这个任务他/她应该能够完成。不要用刺激性的物品，如铵类物质，因为这个检查牵涉到第Ⅴ对脑神经的功能。

学龄前儿童

在学龄前儿童中完成对第Ⅰ对脑神经准确评估的可能性很小。如果这样的评估是临床指征，试着去执行学龄儿童中描述的技巧。

第Ⅱ对脑神经（视神经）

常单独地检查每一只眼睛（见第8章），将检查分为以下四个部分。

视野

学龄儿童

当孩子双眼正视你的时候，让他指向你在四个视野象限中缓慢移动的手指或者说出医生伸出了几根手指。

学龄前儿童

对于年龄小一些的孩子，通过下面的方法来检查视野，当检查者从孩子的后面拿出一个红色的玩具进入他/她的周边视野时，用面前的一个玩具来分散他/她的注意力（图13-6）。视野正常的孩子当玩具到达眼外眦的垂直线上时就应该作出反应。

视力

学龄儿童

视力可以在成年人中检查，尽管一些孩子有学习困难（如阅读障碍），也应该用带有图片而不是用字母的视力表来检查视力（图13-7）。

学龄前儿童

对4岁以上的孩子用与他们年龄相符的视力表。通过提供小的、有趣的物品来检查更小孩子的视力。当我拿出很小的蛋糕装饰时我经常让父母把孩子的一只眼睛遮起来。当孩子意识到它是特殊的糖果时，他/她会很容易地把它捡起来。这也是检查精细运动功能的一个好方法。我鼓励患儿用两只手捡起糖果。

对于不合作的孩子，通过将一块有条纹的布在孩子眼前从一侧拉到另一侧来检查视动性眼球震颤（OKN）。视动性眼球震颤包括在布条移动

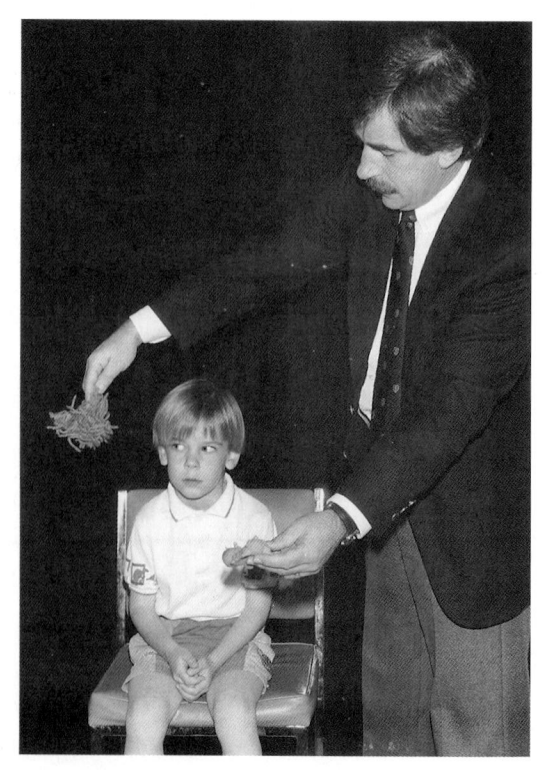

图13-6 视野检查

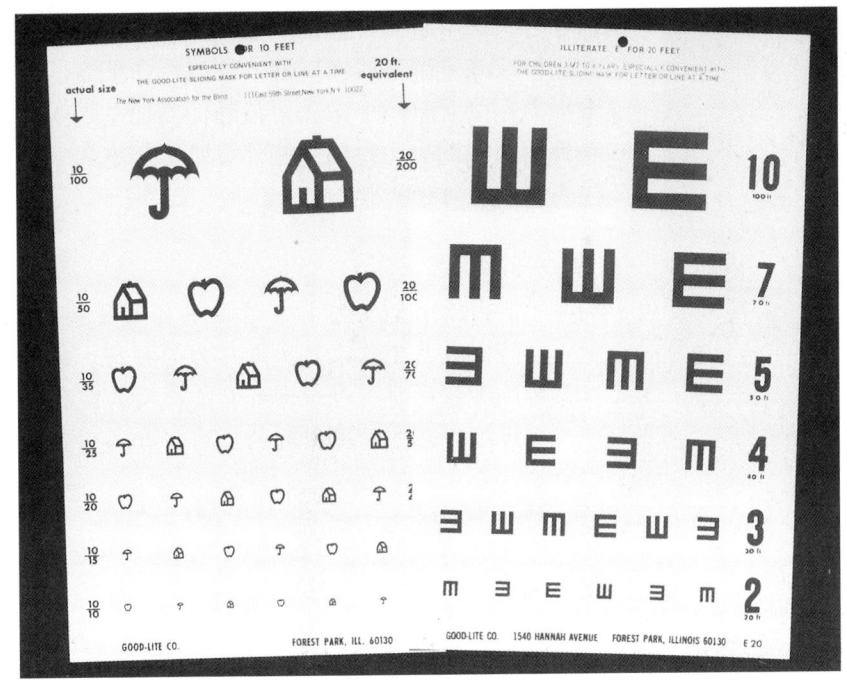

图 13-7　儿童视力表

方向上的一个缓慢的相位偏差，以及随后相反方向上的一个快速返回（痉挛）。视动性眼球震颤表明孩子有皮质视力。这在癔病性失明的孩子中是一个很有用的检查。尽管他们声称看不见，但视动性眼球震颤是存在的。如果一个方向上的运动性眼球震颤消失，应怀疑偏盲。

○ 关键点

> 通过在眼前将一块有条纹的布从一侧拉到另一侧来检查视动性眼球震颤。视动性眼球震颤包括在布条移动方向上的一个缓慢的相位偏差，以及随后相反方向上的一个快速返回（痉挛）。

眼底

学龄儿童

用检眼镜鉴别视盘水肿和视神经炎很困难，但是后者有严重视力减退的特点。在本章的末尾介绍了学习检眼镜一个简单的七步法。

学龄前儿童

在学龄前儿童中，偏离通常的检查顺序把检眼镜放到检查的最后是合理的。下面的技巧常常能成功：

1. 让孩子坐在医生的面前，让孩子父母站在医生的背后；向父母解释操作步骤。减少周围光线让瞳孔散大。
2. 让孩子告诉你是不是要父母把舌头伸出来。
3. 不要惊讶，孩子很难将注意力集中在父母身上，当父母把舌头伸出来时他/她会大叫。你假装生父母的气来让孩子高兴。用这个技巧，孩子往往会保持眼睛不动，允许你来看眼底。如果孩子不能保持固定，就将检眼镜固定，当孩子的眼睛在运动过程中经过你视野时检查每一个眼底。如果你接近水平面 10°~15° 横向中线，会很容易地看到视盘。

婴幼儿

对婴幼儿来说，两个技巧是有价值的。让婴儿吮吸一个东西（甚至是你的手指）常常可以引导他睁眼，这样我们可以没有困难地检查眼底。或者让父母抱着孩子，这样孩子可以从父母的一个肩膀上看过去。当我们看眼底的时候能够温柔并稳固地扶着婴儿的头（图 13-8）。

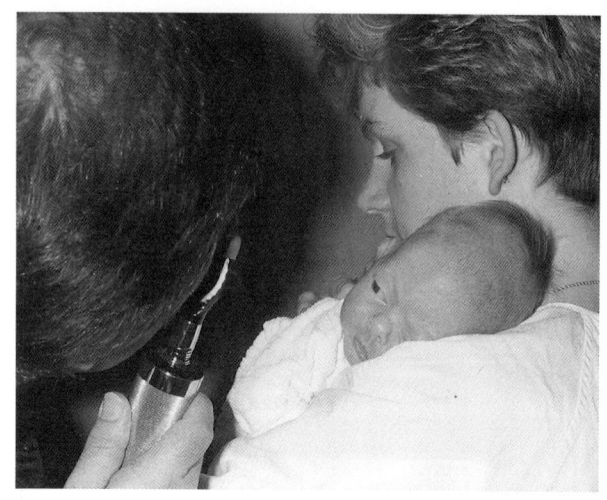

图 13-8　婴幼儿的眼底检查

瞳孔反射

瞳孔的对光反射由两对脑神经支配：第Ⅱ对（传入神经）和第Ⅲ对（传出神经）。通过移动一个聚焦的手电筒让光束从侧面照射在瞳孔上来检查三个年龄段孩子的对光反射；当光线移动到另一个瞳孔上时，观察瞳孔直径的变化。这个摆动手电筒的测试比较了两个视神经的功能。通过功能障碍的第Ⅱ对脑神经的输入信号减少，会导致当光线射进受累的眼睛时两侧瞳孔的收缩均减少（相对传入性瞳孔缺陷或 RAPD）。将光线移动至正常的眼睛上会引起更强的刺激，瞳孔会更进一步的收缩。

第Ⅲ、Ⅳ、Ⅵ对脑神经（动眼神经、滑车神经、展神经）

上斜肌由第Ⅳ对脑神经支配，外直肌由第Ⅵ对脑神经支配，其余的眼肌——内直肌、上直肌、下直肌以及下斜肌——由第Ⅲ对脑神经支配。

学龄儿童

让学龄儿童用眼睛跟随一个手电筒，这样能让你看到应该集中在两个瞳孔上的光反射。如果患者有复视，让孩子说出两个像离得最远的地方在哪里。孩子两手各拿一支笔可以很容易地找出代表他们复视的地方，他们可以用这个来证明两个复像的位置。通过让孩子依次闭上一只眼睛，确定哪只眼睛看到外侧的（假的）像。这个操作方法可以确定哪条肌肉麻痹。例如，如果当孩子水平向左侧看时两个像离得最远，当把左眼闭上时外侧的像消失，说明左侧外直肌责任重大——代表左侧第Ⅵ对脑神经麻痹。

> **关键点**
>
> 由于第Ⅵ对脑神经在脑底的行程较长，它特别容易受到牵拉力或压力的损伤。第Ⅵ对脑神经麻痹不能帮助对功能障碍的部位进行定位；任何原因引起的脑内压升高它都有可能发生。

学龄前儿童

对于 6 岁以下的孩子，我把笔式手电筒放在一个塑料指状木偶里。当我在外侧、内侧、上方、下方视野中移动这个玩具观察眼球运动时，每个孩子都很容易地把注意力集中在它上面。

婴幼儿

当一个物体，特别是人脸，在眼前 18 英寸的距离从一侧移动到另一侧时，婴儿的眼睛可以跟随它。对于新生儿，可以用玩偶眼反射来检查眼球运动，在这个检查中头的运动引起眼球在相反方向上的偏差。在一个昏迷患者身上这种反射仍然存在。

上睑下垂可以反映第Ⅲ对脑神经的损伤，但是在神经肌肉病变如重症肌无力时也可以出现。当上睑下垂是由第Ⅲ对脑神经麻痹引起时，患侧的瞳孔会散大。

> **关键点**
>
> 在复视中，外侧的像往往是假的像，两个像在受累的神经肌肉功能方向上离得最远。

第Ⅴ对脑神经（三叉神经）

三叉神经支配咀嚼肌、司面部的感觉。

学龄儿童

通过让学龄儿童尽可能狠地咬牙来检查咬肌，这些肌肉的力量是给人深刻印象的，这可以通过为什么试着撬开抽搐患者的嘴是愚蠢和危险的能够看出来。感觉可以在其他感觉形态被评估时来检查。检查所有的三个部分：眼支、上颌缘支、下颌支。

通过把拇指放在孩子的下巴上（孩子的嘴会轻微地张开）并轻轻地叩击来检查下颌反射；这个反射涉及咬肌，引起下颌关闭。它的传入和传出通路均经过第V对脑神经。正常情况下，在孩子身上是很难看到下颌关闭的，轻快地合上嘴提示上运动神经元病变。不要常规地引出这个反射；如果用锤子去接触孩子的脸，即便是最信任你的孩子也会怀疑你的动机。

第V对脑神经的周围神经损伤是罕见的。波及中枢的损伤（上运动神经元病变）可能会发生在海绵窦，在这里第Ⅲ、Ⅳ、Ⅵ对脑神经也会一起受累。桥小脑角的肿瘤可能会波及第V、Ⅶ、Ⅷ对脑神经以及小脑流出道。单侧第V对脑神经损伤会引起下颌向麻痹侧偏移。

学龄前儿童

对于较小的孩子，当孩子咀嚼的时候触诊咬肌。

婴幼儿

当婴幼儿吮吸的时候可以触诊他们的咬肌。

第Ⅶ对脑神经（面神经）

学龄儿童和学龄前儿童

面神经支配面部的表情肌。在检查的过程中观察面部表情常常可以获得对该神经很好的评估。让孩子用力闭目、皱额、示齿。面部的不对称和力量减弱在情感相关的动作中是不明显的，如微笑和哭泣。第Ⅶ对脑神经的上运动神经元病变（脑桥水平以上）不累及前额部肌肉。大多数儿童都能被说服去模仿用力闭目以及吹手指或手电筒。面瘫的孩子往往从肌力弱的一侧口角流涎。

所有三个年龄组

角膜反射依赖于第V（传入）和第Ⅶ（传出）对脑神经。通过用一缕从视野之外的侧面扫向眼睛的棉线轻触角膜来检查这个反射。一种替代这种不愉快测试的方法是轻轻地吹一只眼的角膜，同时用手保护另一只眼睛不受刺激（图13-9）。

舌前2/3的味觉（由鼓索神经支配）的检查，不作为儿童神经系统检查的常规部分。

第Ⅷ对脑神经（迷走神经和前庭神经）

学龄儿童

通过观察对纸张窸窣声或者手指摩擦音的反应来检查学龄儿童的听神经。我经常通过在6～8英尺远的距离处轻声数数来检查孩子的听力，同时让孩子自己或者父母一方捂上孩子一只耳朵。

你可以在6岁以上的孩子中进行Rinne试验，通过手持一把音叉（256Hz）抵在乳突上（检查骨导）。当孩子不能再听到声音时，将音叉移近外耳道（检查气导）。正常情况下，空气传导是骨传导的2倍。

Weber侧向试验也可以在更大一点的孩子中做。将震动的音叉置于前额的中线上，问孩子是否听到一个来自头中央或一只耳朵的声音。正常

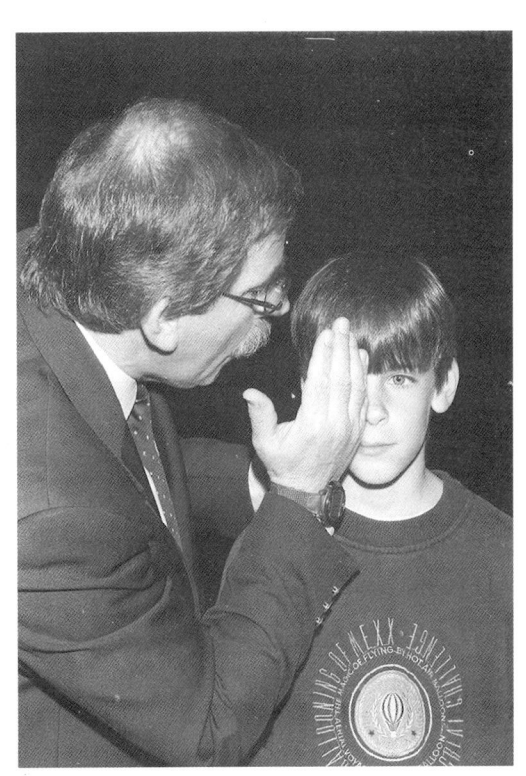

图13-9　当用手保护另一只眼睛的时候轻轻吹角膜

情况下，声音是在中线上。但是在耳部疾病时，声音在受累的一侧似乎大一些，因为正常环境的声音减弱了音叉在正常一侧的表观强度。在神经性耳聋中，声音似乎是来自正常耳。如果病史提示听力受损，要安排正规的听力评估。

学龄前儿童和婴幼儿

如果学龄前儿童或婴幼儿的病史提示听力损伤，要安排听力检查。父母可能会诉说孩子喜欢比别人更大的电视音量，或者当父母突然进入视野时孩子会感到惊讶。你可以通过把孩子抱在怀中既顺时针又逆时针地旋转360°来刺激小孩子的前庭神经。可以经常看到眼睛在旋转方向上的偏差及在相反方向上的震颤。这是一个有价值的试验，因为它评估了脑干连接脑室动眼神经核之间相对较广的范围。

第IX和X对脑神经（舌咽神经和迷走神经）

学龄儿童

检查第IX和X对脑神经通常限于观察上腭的运动。让学龄儿童保持张大嘴巴发"啊"音。如果在病史或查体的其他方面有任何功能障碍的迹象，均应检查咽反射。在工作的前期，检查每一个进行神经系统评估患儿的咽反射，但要记住站在旁边进行检查，因为偶然有咽反射过度的孩子会呕吐。

学龄前儿童和婴幼儿

年龄更小的、不配合的孩子在检查过程中的某个阶段不可避免地会哭泣；要抓住观察上腭的机会。在年龄稍大的孩子，如果病史中或检查的其他方面提示有功能障碍的，要检查咽反射。反复吸入牛奶或食物的孩子可能有反射减退，然而那些脑瘫的孩子可能因为反射过于活跃而容易作呕。这些上腭运动缺陷的孩子发b、d、k音有困难。

第XI对脑神经（副神经）

学龄儿童

通过让学龄儿童用下颌对抗检查者的手来评估支配胸锁乳突肌的副神经。相连的对侧的胸锁乳突肌可以被触诊。孩子们喜欢胜利，因此多给他们一些鼓励。

学龄前儿童和婴幼儿

通过把学龄前儿童或婴幼儿置于仰卧位来检查孩子的第XI对脑神经。当支撑肩膀而不是头时，把头推向一侧。孩子会抵抗这样的运动，而你就可以触诊胸锁乳突肌。

第XII对脑神经（舌下神经）

学龄儿童

通过让孩子模仿你从一侧到另一侧的移动舌头来评价舌头的运动。安静时舌头肌束的震颤提示前角细胞病。

学龄前儿童和婴幼儿

对幼小患儿第XII对脑神经的检查限于对他们张口时的观察。

对躯干和四肢的体格检查

进行体格检查时一定要让孩子脱掉衣服。在不同的时间脱掉身体上半部和下半部的衣服更容易被接受。首先检查暴露的双腿，并且让家属带短裤来咨询。然后让孩子在脱掉手臂和躯干部衣服之前把腿上的衣服穿好。所有的孩子，无论大小，都应该尊重他们的羞怯。

下肢

肌力

如果按照本章给出的检查步骤，在让患者单脚跳、走鸭步以及用足尖和足跟走路的时候就已经检查过下肢的肌力了。

观察肌容积的减少。在神经病变中，肌容积的减少发生在肢体远端并能引起高足弓（图13-10）。如果在脚底压一个硬的物体如书本，而在足弓下面仍能看到光线，就诊断高足弓。腓肠肌肥大连同近端肌无力提示肌营养不良（事实上是因为脂肪浸润造成的肌肉假性肥大）。这些假肥大的肌肉触诊时感觉很坚韧。肌纤维群的自发性收缩引起的肌束震颤主要见于前角细胞病，但偶尔

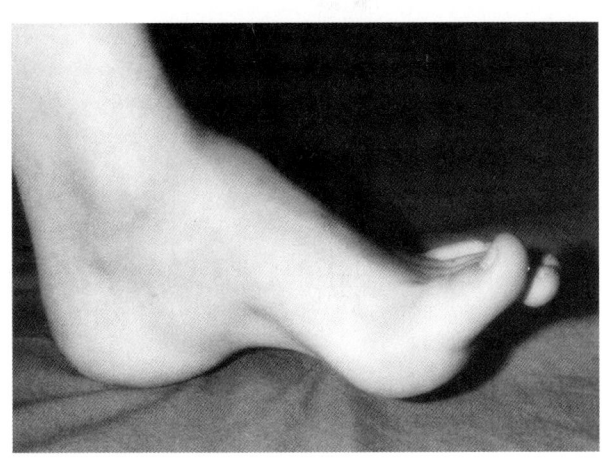

图 13-10 弓形足

也见于神经病变。把听诊器的钟形听头放在肌肉上听诊时可以听到噼啪声。

学龄儿童

当学龄儿童仰卧位躺着时做更多的常规检查。单独检查每一个肌群。用分级量表是有用的，但是记录用过量表的等级是必要的。我经常发现图表中的标注，标明一个患者肱二头肌的肌力是"3/6"。这是什么意思？一个常用的量表在表 13-3 中列出。作为常规检查的一部分，应该测试：

1. 髋关节的屈肌、伸肌、内收肌、外展肌；
2. 膝关节的屈曲（腘肌腱）和伸展（四头肌）；
3. 踝关节的背屈、跖屈、内翻和外翻。

学龄前儿童

把年龄小的或不配合的学龄前儿童放在地上。即便是最不听话的孩子最后也会站起来。当孩子站起来的时候，评估下肢的肌力。近端肌无力的特征是孩子要用手臂帮助腿爬起来（Gower 征）（见第 15 章）。3 岁以上的孩子应该能够短暂地单足站立。如果检查者同时这样做，不愿听话的孩子也会配合的。如果这一招不起作用，要记得每一个孩子都会踮起脚尖去够有趣的玩具。这些策略避免了什么是孩子可接受的力度的难题。所有的孩子都应该能够支撑他们身体的重量。

○ **关键点**

所有的孩子都应该能够支撑他们身体的重量。

表 13-3　肌力分级

0	没有肌肉收缩
1	偶尔肌肉收缩
2	水平运动
3	抗重力运动
4	抗阻力运动
5	正常肌力

肌张力

学龄儿童

如果按照本章给出的检查步骤，在观察患者期间你也已经注意到了肌张力。对学生来说，体会到可接受的肌张力变化是困难的。12 岁以下的正常孩子能够在没有不适的情况下用大脚趾碰到鼻尖。对于痉挛的孩子，这个表演是不可能的，然而松软（肌张力低下）的孩子能够把脚趾放到身体同侧的耳朵后面。正常情况下，踝关节可以背屈 20°，髋关节可以外展 60°或 70°。通过快速将足背屈一次并保持在背屈的位置来检查踝阵挛。只有在踝关节放松的情况下这个检查才可靠。握住脚，同时跟孩子说话，让孩子最终放松下来。超过两个或三个节拍的阵挛通常是异常的。

学龄前儿童和婴幼儿

当小孩子或婴幼儿被举到空中时，剪刀腿（图 13-11）说明髋关节内收肌肌张力增高（痉挛状态，上运动神经元病变）。由于髋部内收肌太紧，肌张力增高的孩子会以趋向"W"的姿势坐在地上，两侧的大腿和膝关节相互接触。

○ **关键点**

剪刀腿是痉挛状态的早期体征。

共济运动

学龄儿童

检查配合的学龄儿童的共济运动，让他用足跟分别沿着另一条腿的胫骨滑下，然后用足跟叩击膝盖 2～3 次。用每只脚在地面上反复敲击，如前面提到的，也是检查下肢共济运动的一个好方法。

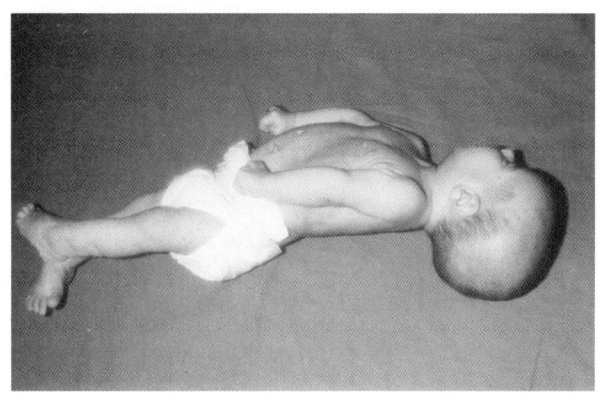

图 13-11　剪刀腿

学龄前儿童

如果练习被设计成游戏的形式，大多数学龄前儿童会围着椅子走，不一定非要跟着孩子父母。

○ **关键点**

小脑半球的病变引起向病灶同侧歪倒。

反射

学龄期及学龄前儿童

当你坐在学龄期或学龄前儿童的对面，将孩子的脚放松地放在你的膝盖上，会很容易地引出膝反射。孩子膝关节的角度应该是对称的，并且接近 120°。让腿处于这个姿势，通过叩击髌骨下沿将很容易地演示这个反射（图 13-12）。我不赞成用釜状反射锤。那种顶端有轮子的用起来最好。

把我们的拇指置于足底，其余四指放在足背，保持脚处于 90°的位置，这样可以容易地引出踝反射。当用叩诊锤叩击我们的足大趾时就可以看到踝反射。如果你发现很难引出踝反射，就让孩子跪在检查台或椅子上，让脚后跟放在检查台或椅子边沿上（图 13-13），然后叩击跟腱。在得出反射消失的结论前，并在你让孩子尽可能使劲地咬紧牙去试着分开孩子相互交锁的手指时再次尝试这个操作。舒张期迟缓的反射（尤其踝反射）见于甲状腺功能减退的孩子。

○ **关键点**

只有在强化法也不能引出反射的时候才称为反射消失。

Babinski 征于 1896 年首次被 Joseph Babinski 描述。做这个检查时，腿应该轻微屈曲并放松。用相对尖锐的物体，从脚后跟到小趾仔细地划脚

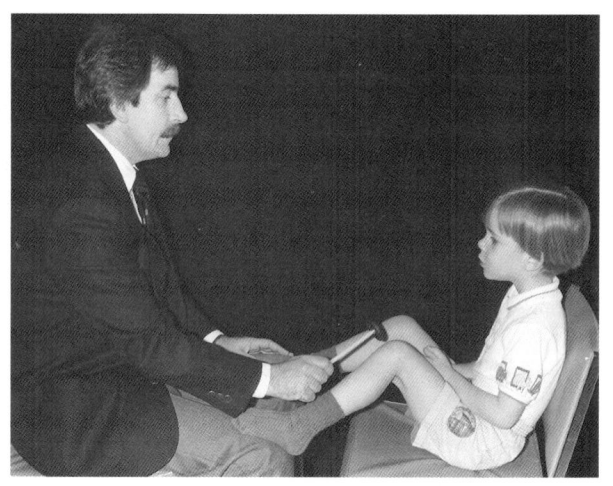

图 13-12　检查膝反射的体位

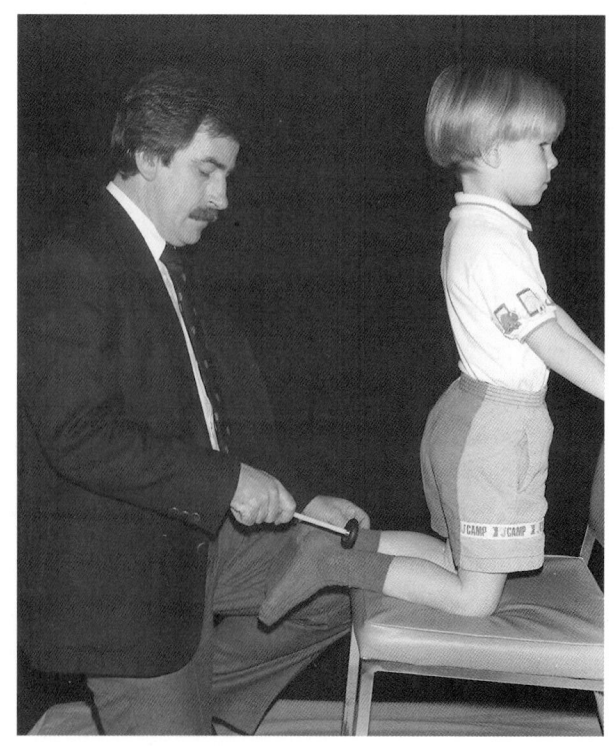

图 13-13　检查踝反射的体位

的外侧缘。阳性反应预示着皮质脊髓的病变（上运动神经元病变），包括足大趾的背屈以及其余四趾的扇形展开。拇指指甲和车钥匙很好用。如果这个反应的判读被屈曲反应或不能忍受这个过程而妨碍，很多其他引出同样反射的方法偶尔会有帮助。用大头针刺激足大趾的背部或牢固地按压胫骨前的区域（Oppenheim反射）是有帮助的。

关于1岁以下孩子Babinski征的意义有很多争论。一般而言，只有伴随有其他上运动神经元病变的证据时才考虑它是有意义的。对于婴幼儿，检查这个反射时：

1. 让孩子仰卧；
2. 头保持在中线上消除不对称强直性颈反射（ATNR）；
3. 膝关节展开；
4. 如果这些准备工作都做好了，脚将保持在90°的角度，和年长儿童一样，大多数婴幼儿的足大趾是跖屈的。

当孩子仰卧在床上或检查台上时，检查腹壁反射对胸8～胸12脊髓节段有帮助。从腹部四分区的外侧朝脐的方向画类似风车车轮的弧线，正常的操作法引起脐向刺激方向的移动。如果有指征，通过用一个尖锐的物体轻擦大腿内侧同时观察同侧睾丸的收缩来检查提睾反射（腰1、腰2）。另外一个有时候会有价值的反射是肛门反射（骶3、骶4、骶5），或者叫肛门收缩，它是通过轻抓肛周皮肤、观察肛环收缩来检查的。上述反射的消失或者不对称说明皮质脊髓束的受累。

婴幼儿

评估所有1岁以下孩子的原始反射是很重要的。尽管这样的反射有很多，但是拥抱反射和不对称性颈强直反射是最有帮助的。

- 拥抱反射首次出现在孕28～32周，在3～5个月时消失。通过将婴儿的头突然落下6～12英寸并用手接住来引出这个反射。手臂外展伴随着手指伸展，接着手臂通过胸前交叉以及髋关节屈曲。这个反射出现在所有出生后几个月的婴儿身上，正常到6个月时消失。肢体间的任何不对称都是不正常的。
- 通过将婴儿的头转向一侧来获得不对称性颈强直反射。婴儿面向一侧的手臂和下肢相对来说更加的伸展。枕侧的肢体是屈曲的，这又称为剑术家姿势（图13-14）。不对称性颈强直反射在出生后的前6个月也可以见到，但是在出生后的第2个月和第3个月最显著，如果这个反射仍然存在，婴儿可能不会坐，超过6个月时仍然存在（当婴儿醒着时）是不正常的。如果孩子在1min之内不能中断这个姿势或者将头转向另一侧时有持续存在的差异也可以认为是异常的不对称性颈强直反射。
- 手掌的握持反射在大约孕28周时出现，在2～3个月时被自主的握持取代。在额叶功能障碍时，这个反射可能再出现。

感觉

学龄儿童

尽管感觉功能检查被认为是神经系统体格检查中最困难的部分，但是一项简单而精确的评估在大多数学龄儿童身上是可能的。用大头针、穿刺针、Wartenberg轮或者断掉的压舌板来检查孩子的痛觉往往引起恐惧，可能过早地结束检查。用一个非威胁性的粉色的描图用的轮子，这是一个用来做针线活的工具。让孩子闭上眼睛，触碰

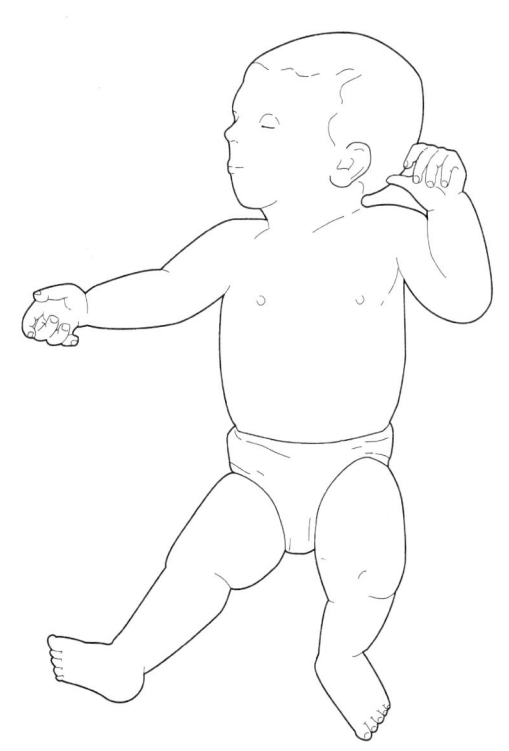

图13-14 不对称性颈强直反射

孩子时让他说"现在"，并在肢体不同部位的感觉有改变时告知。

如果怀疑癔病性的感觉缺失，触碰孩子的时候让孩子说"有"，没有触碰时让孩子说"没有"。这个方法获得成功的频率让人吃惊。在最初几下触碰的时候孩子说"有"，在接下来的几下会回答"没有"，这有助于说服父母更仔细地回忆孩子生活中的压力是正当的。

通过将一个音叉（128Hz）置于远端的远节指骨/趾骨来检查震动觉。当震动停止时让孩子告诉你，将这个回答与你自己能感觉到震动的能力作比较。检查本体感觉，通过握住脚趾或手指的侧面来使其安全，只运动最远的一节指骨/趾骨。10°～20°的微小运动就能被正常地察觉（图13-15）。

闭目难立征试验也评估本体感觉。让孩子双足并拢站立。更有挑战性的不同是，让孩子把一只脚呈直线地放在另一只脚前面，保持脚跟对脚尖的姿势。

学龄前儿童

在采集病史的时候允许孩子玩描图轮，这样在体格检查阶段这个工具就很容易被接受。当把描图轮放在孩子手臂或腿上时我会用一个玩具来分散孩子的注意力。感觉功能正常的孩子会立即

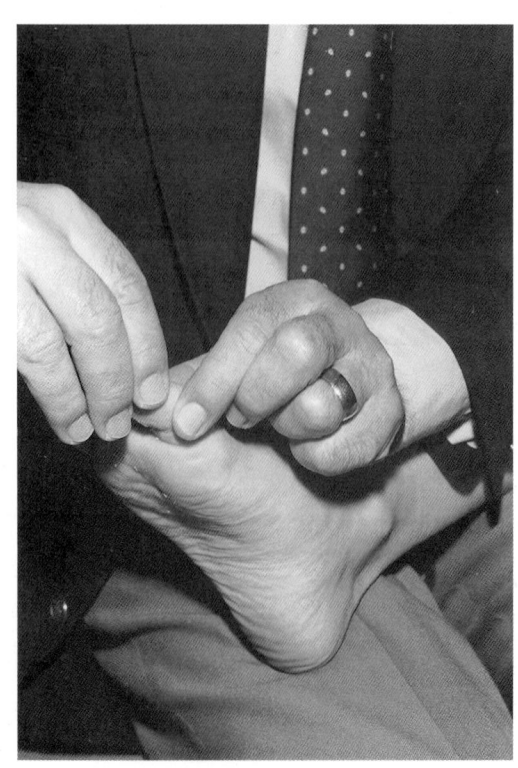

图 13-15　检查本体感觉

看向刺激的部位。如果孩子似乎感觉不到远端的刺激，但是当轮子移向近端时却更加注意，把明显有知觉的点标记出来，并重复这项检查。如果这个发现是可重复的，就需要更进一步的试验来诊断神经病变，如肌电图和神经传导研究是很有价值的。

通过用纸巾触摸来检查触觉，小心不要让纸巾在皮肤上移动因为它会引起瘙痒，这是通过很少的纯感觉通路传导的。年龄较小的孩子只能回答有或者没有感觉，然而较大的孩子能够告诉性质的变化。

检查震动觉，将没有震动的音叉置于足趾或手指骨性的凸起上，重复这个过程直到孩子习惯于这个感觉并且不再对它作出反应。然后将震动的音叉放在同一个位置，如果震动觉是正常的，那么孩子的反应将会改变。

通过让父母把孩子的眼睛遮起来，并让孩子双足并拢站立来检查闭目难立征试验。因为闭目难立征试验已经用到了这方面的评估，因此本体感觉不是这一年龄段孩子的常规检查。

○ 关键点

> 尊重孩子的羞怯，但还是要坚持彻底检查全身皮肤来发现病变。

在允许孩子穿上衣服之前，彻底地检查皮肤来发现与神经皮肤综合征有关的病变。神经纤维瘤病有多发的牛奶咖啡斑。结节性硬化症面部的皮脂腺瘤可能会被误认为是痤疮。这种疾病的患者也有叶形的（灰叶斑）色素脱失斑（图13-16）。Sturge-Weber综合征以面部的血管瘤为特征，波及三叉神经第一支，与同侧大脑皮层潜在的异常有关。患该综合征的孩子经常有癫痫以及智力发育迟缓，同时还有其他的问题。最后，检查脊柱侧弯和脊柱皮损。脊柱上有一簇头发或明显皮毛窦的孩子可能有潜在的脊髓病变。

上肢

肌力

学龄儿童

长期偏瘫的孩子（痉挛状态波及同侧的上肢和下肢）常常会有受累侧的拇指指甲较小。与

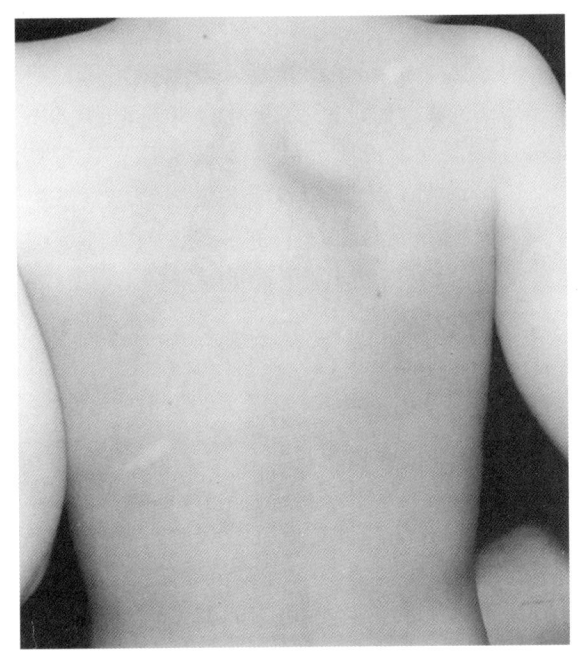

图 13-16　色素缺失

此相似，即便是轻微偏瘫肢体上的大脚趾也比较小。建立起每个关节的最大活动范围，通过推外展的手臂更正式地检查肌力。检查肱二头肌时让孩子的手臂在肘部稍微弯曲同时手保持旋后。紧握孩子的前臂，让孩子在肘部对抗外展。通过对抗外力外展手臂检查肱三头肌。接下来通过分别推倒手掌背侧和掌侧评估手腕的伸展和屈曲。像检查成人一样检查年长儿童的手指肌力。如果你让孩子赢得这些力量比赛中的一部分，就是在鼓励孩子做出更大的努力，这样可以让你更准确地评估肌力。

学龄前儿童和婴幼儿

通过表演独轮手推车比赛检测幼儿上肢的肌力（图 13-17）。在这个表演中，手臂支撑整个身体的重量。

> ○ **关键点**
>
> 患侧大拇指指甲比较小与长期偏瘫有关。

通过把双手放在孩子腋下并将他举起可以容易地检查肩部内收肌群。通过让孩子拉检查者手中的玩具评估远端肌力。对 5 岁以下的孩子，通过在腋下而不是在胸壁支撑孩子来检查手臂的近端肌力。你的手臂担任挂钩的角色，孩子应该能够支撑自己的重量。

肌张力

学龄儿童

通过握住孩子的手交替地向上、向下旋转前臂检查学龄儿童的上肢肌张力。前臂肌张力增高最常见于双手，大拇指压在其余手指下面呈握拳姿势（图 13-18）。区别正常和异常肌张力的信心取决于医生曾经检查过的孩子的数量。抓住每一次评估患者的肌张力的机会，可以很快地掌握儿童正常肌张力的分级。

学龄前儿童

如果学龄前儿童不配合，握住前臂然后摇晃

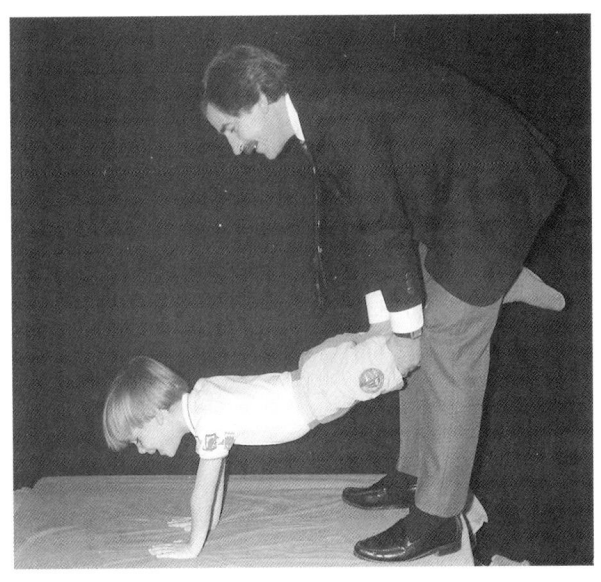

图 13-17　推独轮手推车的姿势

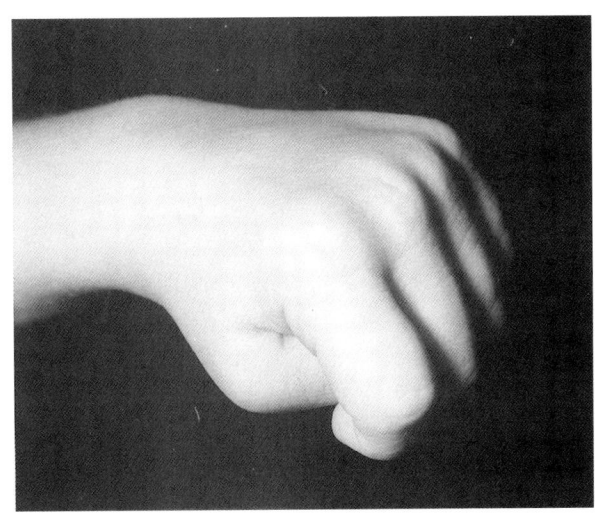

图 13-18　握拳（拳指相交）

来观察腕部的运动，这样或许能让你更容易地评估肌张力。如果完成这些动作时伴有可笑的声音，孩子可能会更加配合。这个检查方法很难抵抗，是评估较小孩子肌张力一个更可靠的方法。

婴幼儿

让婴儿保持在水平悬挂的位置，松软儿像一个倒"U"一样下垂（图13-19），然而痉挛儿童躯干过度伸展。当牵拉着去坐的时候，正常新生儿会表现出颈俯屈的证据。围巾征对检查上肢肌张力是有帮助的；检查的时候，尽量使上臂内收。正常新生儿的肘部能够到达中线，碰到下巴。

共济运动

学龄儿童

让学龄儿童触碰你的指尖，然后再去触碰自己的鼻尖。要确保孩子伸长到你的指尖，因为震颤只在胳膊伸展到最后几厘米的时候才会出现。

学龄前儿童

通过让孩子用示指或足大趾按压小手电筒灯泡的方法，共济运动在18个月或大于18个月的孩子身上可以很容易而精确地被评估。我把这作为"魔力试验"提出来。当孩子碰到灯泡时，关掉电源。小孩子就会相信自己有魔法般地关掉了灯，会很高兴。更大一点的孩子乐于让你知道他们并没有被如此简单的把戏愚弄。这个试验在成年人身上一样准确。

通过让孩子把螺母和螺栓拧在一起、堆积木，对于大一点的孩子，连续地对指，来检查精细运动功能。不能完成快速的重复动作（用手拍腿）以及交替动作（手掌旋前旋后，像拧灯泡一样）可能说明小脑病变或共济失调。共济失调时，尽管能够完成单独的每一段，但不能完成一系列任务，这往往是顶叶病变的结果。

反射

学龄儿童和学龄前儿童

就像检查成人一样检查学龄儿童和学龄前儿童的深肌腱反射。检查肱二头肌腱反射，孩子的手臂应该在肘部部分弯曲并放在腿上休息。将你的手指放在肌腱上，然后敲击自己的手指，这样可以说服孩子我并不想伤害他们，也可以让你在检查反射的过程中感受肌肉运动。可以通过将手臂外展90°，同时让肘部弯曲至90°（垂直地面）来更加容易地检查肱三头肌反射（图13-20）。在这个位置的时候，可以很容易地看到反射，而且孩子也很难反抗。通过握住患者掌心向下的手，并轻弹中指的末端指骨来引出Hoffman反射。对于上运动神经元病变的孩子，拇指屈曲、内收，其余手指也内收。

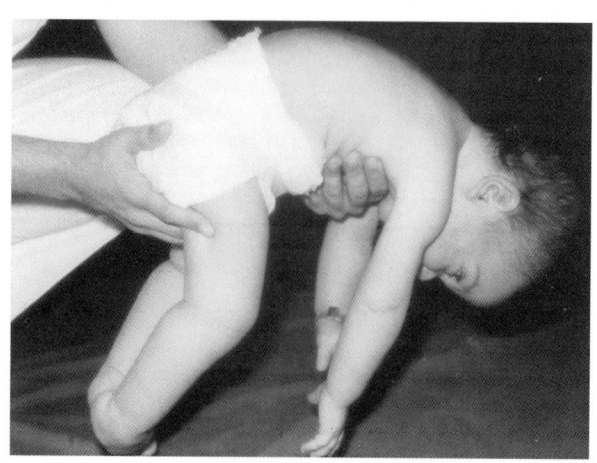

图13-19 俯卧的松软婴儿

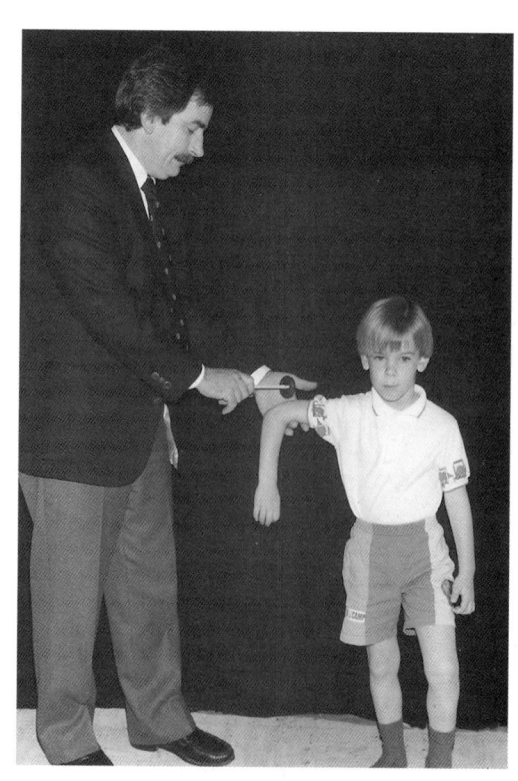

图13-20 检查肱三头肌反射的姿势

感觉

检查上肢的感觉像前面描述的检查下肢的感觉一样。然后，听诊头部的杂音。60%的4～5岁的正常孩子以及10%的10岁的孩子能听得到没有临床意义的颅内杂音。良性杂音更加柔和，没有与血管病变相关的杂音那样粗糙。让你自信地发现这个区别的唯一方法就是听诊每一个你检查的孩子的颅骨。测量头围、触诊前囟和颅缝。

现在你已经学习完了神经系统评估的整个过程，试着将这些方法应用到下面的病例中。

病例

病例1

病史：6岁的Peter因为跑步时频繁的摔倒来看医生。

什么样的问题会帮助你形成一个合理的鉴别诊断呢？ 首先，应该确定Peter的问题是急性的还是慢性的。当父母被问到关于他发育过程的重大事件时，他们说他在22个月大的时候第一次走路，并且总是显得笨手笨脚的。他骑自行车很费劲，而且当他赶不上朋友的时候会变得很沮丧。家人不认为他的问题越来越严重，但是很肯定没有变好。他没有丧失任何技能。

现阶段，你有Peter没有神经变性疾病的证据，但是不知道他的问题是由于上运动神经元病变还是下运动神经元病变。关于他生长发育的更进一步的问题可能会帮助区分他的问题是与减弱（下运动神经元病变）有关还是与中枢性缺失（上运动神经元病变）有关。他父母说他说话没问题，但是他直到11个月时才会爬。他的社交能力一直是正常的。因此，病史说明大脑皮层正常但是不排除皮层局部损伤。

因为肌力的改变能帮助区分中枢性（上运动神经元病变）和外周性（下运动神经元病变）病变，所以你问父母他们是否注意到Peter的两条腿不一样。他们说他们常常觉得他的右腿比左腿僵硬。这说明痉挛——一种上运动神经元病变——尽管语言和社交能力的发展正常。

痉挛存在但却没有变坏，这表明中枢瘫痪的诊断（CP），它定义为发生在儿童早期的一种非进展性运动障碍。

有一些出生时的问题可以作为病因吗？ 尽管围生期的问题偶尔可以引起皮层损伤而且导致中枢性瘫痪，但目前最多有8%～14%的中枢性瘫痪病例是由围生期问题引起。大多数是由于产前问题（出生前）引起。硬皮病是中枢性瘫痪可能的产前先兆，更多见于早产儿。

○ 关键点

中枢性瘫痪很少是由围生期因素引起。

像Peter一样，大多数中枢性瘫痪的孩子都是正常妊娠、正常产程、正常分娩的。Peter的父母汇报他一直都是健康的。他们说他笨拙但不是无力，这是他没有下运动神经元病变更进一步的证据。

你的鉴别诊断是什么？ 虽然动作发展迟缓常由大脑半球发育迟缓引起，但是Peter正常的言语和社交能力排除了这个可能，病史不提示下运动神经元病变是他绊倒的原因，并且父母提供他没有丧失任何技能，因此排除了神经变性疾病。一个仍应该考虑的问题是脑积水，但是鉴别诊断应该集中在可能引起中枢性瘫痪的原因上。这些可以被分为产前、围生期及产后问题。先天畸形或异常的体征可以提示产前问题。波及肢体一侧的中枢性瘫痪（偏瘫）可能是孕期胎儿血管受损（中风）的结果。如果患儿在正常的时间离开新生儿室，往往可以排除围生期因素。在围生期遭受足够导致长期神经功能损伤性创伤的孩子，常常在新生儿期就有神经功能损伤。中枢性瘫痪的产后原因包括外伤和感染，如脑膜炎。这些可以靠完整的病史排除。

你应该观察什么？ 当你观察Peter的时候，注意到在大厅里当他在你前面跑的时候，他的右足向里旋转，而且他的腿从臀部摆动（环形运动）（图13-21）。画画的时候，他用左手拿铅笔，保持右手臂紧紧地屈曲在胸前，这支持你怀疑他有偏瘫。当他从地上起来的时候没有无力的证据。你和他的交流支持他妈妈说他是一个聪明的男孩。

鞋底磨损形态的检查表明右鞋的右足趾有异常的磨损，这是由脚在地面上刮擦引起的。

体格检查的哪些方面应该得到特殊的关注？ 脑神经检查提示右侧同侧偏盲。这是一个重要的发现，因为Peter不能看到他右侧的物体将会影响他的生活，例如在学校里他应该坐在哪里。其余的脑神经是正常的。

Peter的肌力是正常的，但是右上肢和右下肢的肌张力是增高的，而且右侧的反射亢进。他的右足底反应是上行的。右手的感觉减退，右侧拇指和足大趾的甲床比左侧的小。指甲大小的不同表明Peter的问题是慢性的，也与顶叶受累有关。

Peter的共济运动被肌张力的改变阻碍，但是没有提示小脑病变的发现。

你的诊断是什么，你怎么去处理这个患者？ 所有的发现都指向左半球的病变，加上早期发病而没有病情进展的病史，提示可能是中枢性瘫痪。MRI扫描有价值，因为它可以指出Peter中枢性瘫痪的病灶。根据临床发现，预测左侧大脑半球将被发现比右侧小，左侧半球可能有一个穿通性囊肿。后者是破坏大脑半球的产前损伤。MRI证实了临床怀疑，但是不能增加对Peter中枢性瘫痪发病机制的认识。你告知Peter的父母，他的问题不是在出生的时候开始的，父母本身不为他的中枢性瘫痪负责。这是一个在未来你可能不得不再次与他们讨论的话题。

病例2

病史： George是一个最近来你这里的10岁男孩。他的父母关注到他在体育活动上跟不上他的朋友们。

你为George建立鉴别诊断的第一个问题是什么？ 正如病例1，应该首先明确George的情况是进展性的还是静止性的，他有上运动神经元病变还是下运动神经元病变。

家长认为George现在的问题比1年前更严重了，这说明一个进展的过程。他们也认为他比其他孩子弱，表明下运动神经元病变的可能。他们认为George上楼梯的时候最困难。这可能反映出近端肌无力。他拧开瓶子没有问题，暗示正常的远端肌力。要记住神经病变导致远端肌无力。家长不认为George很容易疲劳，尽管他没有像他朋友一样的耐力。因此，他不大可能有重症肌无力，一种以疲劳为特点的神经肌肉接头病变。耐力差是肌无力非特异性的反映。

George其他的病史无特异性，但是他妈妈报告她有一个叔叔坐了多年的轮椅后在18岁的时候死亡了。

关于这个家庭还有什么问题想问？你的鉴别诊断是什么？ 像大多数情况一样，诊断的线索在病史中。George有进展性的肌无力，近端肌肉最明显。这提示一种进展性的疾病或者是儿童交替性偏瘫。他不太可能是神经病变，因为他的远端肌力相对正常，他也不可能是重症肌无力。儿童期的肌肉病变最容易被分为肌营养不良、先天性肌病，以及代谢性和炎症性肌病。

你观察George的时候最想看到什么？ 当你和这一家人一起走向检查室的时候，注意到George的步态不正常。他的臀部好像来回摆动（Trendelenburg步态）。在谈论的过程中，

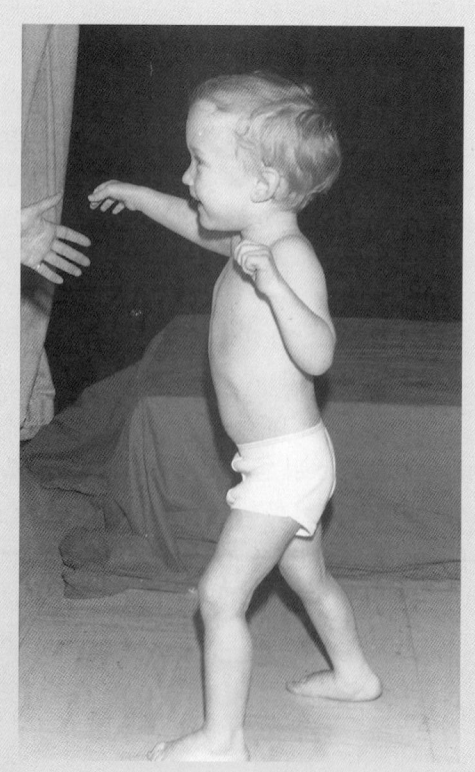

图13-21 偏瘫步态

他坐在地板上玩玩具。当向办公室的另一个区域移动的时候，他抬脚有困难。他把双手放在腿上似乎要把自己撑起来。当然，这提示典型的 Gower 征，在近端肌无力的孩子身上可以看到。

尽管表面上的肌无力，George 看起来肌肉发达，尤其是肥大的腓肠肌。这个观察的意义是什么？

你的体格检查将会发现什么？ George 的脑神经是正常的。尤其没有舌肌震颤的证据。George 没有手臂的帮助不能从地板上站起来，他不能走鸭步或者单脚跳。他倾向于用脚趾走路但是有相当正常的远端肌力。他三角肌和腓肠肌的肌容积增大。四肢肌张力减低，但是他的踝关节仅可以被动背屈 90°。他的反射很难引出，尤其是膝腱反射，但足底反应是下行的。他的共济运动和感觉功能是正常的。肌肉听诊也是正常的。

在这一阶段你的诊断是什么，你将怎样继续进行？ 体格检查确定了你近端肌无力的怀疑。体检前你的鉴别诊断是儿童交替性偏瘫或者肌肉病变。没有舌肌震颤，没有异常的肌肉听诊声音，以及深部腱反射的存在都说明不可能是儿童交替性偏瘫。因此，George 最可能是肌肉病变。有肌肉病变的孩子，踝关节肌张力增高很常见。当肌肉长时间处于收缩状态时，它们最终会变短，导致挛缩。George 的肌肉肥大在进展性肌无力出现之前，以及母亲叔叔严重肌无力的病史都提示杜氏型肌营养不良的诊断。这个诊断必须用基因学研究、肌肉活检或者两者联合来确认。尽管病例 1 和病例 2 代表不能与同龄人保持一致的患者，但是病史和体格检查使中枢性瘫痪（上运动神经元病变）和肌肉病变（下运动神经元病变）的区分很容易。

病例 3

病史： Jason，一个 6 岁的男孩，因为头痛来找你看病。

你可能问他什么问题？ 要记得从 Jason 那里获得的病史可能比他父母提供的更有价值。表 13-4 提供的一些提问指导在这种情况下可能有价值。

Jason 说他的头痛在 2 周前开始，并稳步发展至更严重。在回答问题时，他说疼痛是搏动性的锐痛，他通过用一个手指指向右颞部来定位。当被问到疼痛是否出现在一天中某些特殊的时候，他确定地说头痛在早上 6 点就把他唤醒。

表 13-4 显示的信息应该使它明显，这些结果令人担忧，提示颅内压增高（ICP）。清晨头痛显著反映颅内压轻微增高的加剧常常出现在夜间。

Jason 头痛的时候有呕吐，但是他说他并不感到恶心，也是暗示颅内压增高的证据。典型的儿童偏头痛呕吐有相关的恶心。

头痛与玩耍有关吗？ 不重要的头痛可能会妨碍上学，但是不影响参加体育运动及其他的娱乐活动。了解一个患者学校表现的更多细节是证明认知功能一个简单的方法。Jason 的老师描述 Jason 是一个优秀的学生，他一直在班里名列前茅。在过去的 2 周他很难集中注意力，这可能表明头痛的严重性。在上学方面有困难的孩子可能有其他的问题，如注意缺陷多动障碍或者学习障碍，这需要一个系统的进展性的评估（见第 6 章）。

Jason 告诉你在过去的 2 周他有时候有复视。病史的其余部分没有值得注意的。

你的鉴别诊断是什么？ 病史说明 Jason 几乎肯定地有一些引起颅内压增高的病变。有这些提供的信息，你不能预测病变的位置，但你的鉴别诊断集中在颅内肿瘤或者可能是脑积水。其他占位性病变，如硬膜下出血和脓肿是不可能的，因为这两种情况预计将导致更严重的疾病。

观察期间有什么特别有趣的吗？ 当你看着 Jason 走进你办公室时，他似乎有轻微的跛行，这提示他左腿的无力。家长诉说他的步态最近有改变。他回答问题的能力以及和你的交流说明他的智力正常。相似地，他清晰的言语表明他没有第 Ⅸ、Ⅹ 或第 Ⅻ 对脑神经功能障碍。Jason 闭上一只眼睛，他说因为这只眼睛有重影（复视），间歇性发作，暗示第 Ⅲ、Ⅳ 或第 Ⅴ 对脑神经有问题。他似乎很担忧他的头痛。与此相反，很多压力或紧张性

表 13-4　头痛的特点和可能的含义

问题	答案可能暗示什么
头痛是什么时候开始的？	慢性头痛不太可能由严重疾病引起。
头痛越来越厉害吗？	颅内压增高引起的头痛往往进行性地加重。
头痛定位在哪里？	偏头痛由一侧转变到另一侧。紧张性头痛发作时头周围有束带感。颅内压增高引起的头痛可能往往定位在同一部位。
头痛是什么类型？	偏头痛往往被描述为搏动性的。紧张性头痛是典型的压榨痛，但是肿瘤（增加颅内压）能够产生搏动性、压榨性的锐痛。
头痛什么时候发生？	偏头痛是阵发性的，常常在下午出现但是偶尔会唤醒患者。紧张性头痛可能整天持续，不被睡眠阻断。颅内压增高引起的头痛清晨更严重，可能会唤醒患儿。
头痛能被玩耍中断吗？	偏头痛和颅内压增高引起的头痛会扰乱孩子的活动。紧张性头痛被抱怨但是不会真正影响任何事情；孩子可能会以此为借口拒绝执行不愉快的任务。
有相关的症状吗？	紧张性头痛很少有相关的症状。偏头痛往往伴随厌食、恶心、呕吐、畏光、惧声以及视觉症状，如闪光感。
什么可以减轻头痛？	偏头痛可以被短暂的睡眠减轻。颅内压增高引起的头痛几乎没有任何因素可以缓解。减轻压力有助于紧张性头痛。
有没有头痛的家族史？	偏头痛和紧张性头痛常有家族史。
孩子有性格、能力或想法的改变吗？	这些改变更可能与严重疾病有关。
头痛能被食物、运动或事件触发吗？	偏头痛常常被压力、特殊食物或劳累触发。

头痛的孩子说头痛可怕，但是当他们在你办公室玩耍时，却不关心头痛出现。

观察帮助你对 Jason 的病进行定位了吗？ 近来步态变化的出现，伴随左腿行走困难，暗示右侧半球的病变。复视很可能是对第Ⅵ对脑神经的继发性损害。正如以前描述的，这不是一个有助于定位的体征，因为第Ⅵ对脑神经的行程很长，而且容易受到牵拉或挤压。

你的体格检查怎样帮助你对右侧半球损伤怀疑的确认？ Jason 跑步困难，因为他的左腿往里拐。当他跑的时候，你注意到他的左臂保持内收，比右臂摆动少。他不能用左腿单脚跳，不能用左脚重复轻扣，而且涉及左手的精细动作有困难。他用右手投球更好，尽管他是左利手。这些结果都说明左臂和左腿的痉挛。

脑神经的检查揭示了双侧视盘水肿，这反映增高的颅内压。当 Jason 向左侧看时，他的复视更明显，当他闭上左眼时外侧的像消失，由此说明是左侧的第Ⅵ对脑神经受累。他的肌力可能是正常的，尽管不能确定他的左侧肢体是不是轻微无力。但是他左侧上肢和下肢的肌张力是肯定增高的，而且他的左踝关节阵挛了5下。左侧肢体的反射也比较活跃，跖反射提示足大趾背屈。他左侧的共济运动减弱，但你认为这个发现是由于痉挛状态（肌张力增高）导致而不是小脑病变。他的感觉正常。

现在你的鉴别诊断是什么？ 所有的证据都肯定了你最初的怀疑，都指向某种影响右侧运动皮层的进展性损害。这些结果不特定指向特殊的疾病或病变。

你将怎么处理这个患者？ Jason 需要紧急头颅 CT 或 MRI 扫描。扫描证明右侧额叶后部有一个肿瘤。他被转诊到神经外科会诊并进行了成功的手术。

总结

对儿童的神经系统检查可以进行得很有趣，同时允许对诊断有一个深思熟虑的分析方法。用一些简单的器械和玩具（图 13-22）可以增加孩子对这个经历的乐趣。一旦完成评估，首先假设病变的部位在神经系统，这可能解释这些发现；然后试着决定什么疾病过程可以导致这样的病

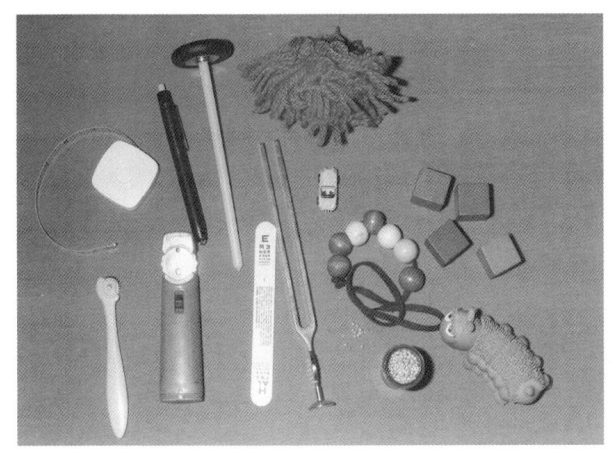

图 13-22 神经系统检查中可以用到的简单器械

变，以进一步调查鉴别诊断的需要为基础，往往可以形成一个应该能够回答每一个调查的特殊问题。体格检查最重要的是观察阶段。

如本章提供的病例中，在体格检查开始前鉴别诊断往往已经形成。尽管如此，你永远不应该省略体格检查。在病例 1 中（Peter），体格检查揭示了视野的缺损，一个将会改变对这个小男孩态度的重要发现，因为他在学校看黑板左侧时将会有困难。考虑到每一个现病史都会影响孩子的生活，尽管当父母确定孩子没有肿瘤后可能不会担心偏头痛，但是孩子可能被他头痛导致的夜不能寐而摧毁。相似地，你和父母可能接受孩子的抽搐几乎已经完全控制，但是孩子可能生活在对教室里或学校餐厅发生抽搐的恐惧中。你必须对你的患者的情感需求保持敏感。

（丁翠萍 译　郭 果　张雪峰 校）

推荐阅读

Dooley J, Gordon K: Ophthalmoscopy: A seven-step program, Can J Neurol Sci 35:237–242, 2008.

Fenichel GM: Clinical pediatric neurology: a signs and symptoms approach, 6th ed. Philadelphia, WB Saunders, 2009.

Tindall B: Aids to the examination of the peripheral nervous system, London, WB Saunders, 2000.

第14章 儿童与青少年的心理评估

Harriet L. Macmillan · Jan Ellen Fleming · Ellen Jamieson

没有心理健康就不叫健康。

——世界卫生组织，2007

社区研究表明，将近1/5的儿童和青少年存在某种类型的心理障碍，至少12%的年轻人患有临床上重要的精神疾患。本章重点阐述用于识别儿童和青少年心理障碍的重要的儿科临床技能。评估儿童和青少年是否存在心理障碍的关键问题是，他们的情感和行为症状在同年龄人群中很常见，而与伤害相关的症状在临床上比较显著时，才会发生心理障碍。例如破坏性行为问题，大多数儿童都有一些反社会的症状，但很少出现与伤害相关的很多症状。本章提出的评估策略将帮助临床医生确定儿童和青少年是否需要进一步的评估和（或）治疗。

我们提供了临床访谈方法和内容的指南，包括：

- 与儿童、成人和父母谈论有关情感和行为问题的具体细节；
- 提取常见心理状态的有关信息：行为问题、物质滥用、饮食障碍、情感障碍、躯体形式障碍；
- 询问是否有儿童虐待；
- 与智力迟钝的父母面谈；
- 文化因素；
- 心理测试的重要性；
- 采用标准测试工具和问卷。

简而言之，在本章中提到的儿童覆盖大部分年龄段，包括年满18岁的部分成人。

临床访谈

与儿童和父母的临床访谈是评价行为和情感障碍的最好办法。尽可能多途径获取情感或行为问题的相关信息，尤其是儿童、父母、老师和保姆。

研究表明，不同途径描述同一儿童达成一致，包括父母儿童的描述一致，才可以作为真实记录。差异性的原因如下：

1. 不同人获取信息的渠道不同。例如，孩子可能不愿意告诉父母自己的焦虑或悲伤。
2. 不同人对待同一行为的看法不同。某些父母非常关注的问题，对于另外一些父母来说并不一定不正常。
3. 心理问题在特定场合尤为重要。例如，孩子可能在学校极度焦虑，在家里轻松自在，反之亦然。

如果孩子生活在再婚家庭，两个家庭的父母都需要进行诊断访谈。如果仅有一方父母参与，那么就需要强调另一方父母参与的重要性。家庭的组织结构和成员是变化的，不能断言孩子仅仅同父母一起生活。

操作流程

孩子和家庭成员对于参与讨论心理问题感到

不舒服、不情愿是正常的。孩子们在访谈中没能获取更多信息，也不能理解此次评价的必要性。此时，建立友好的环境和清楚表述评价的计划（如解释哪些人将依次参与访谈），可以帮助减少焦虑和获取信息。心理医生需要鼓励家庭成员倾诉焦虑，并且坦诚告知参与的必要。形成这样的反应："我的家庭医生告诉我的。"接下来，可以询问家庭成员，他们期待访谈后解决什么问题，这不同于其他人作出的建议。如下要点对计划的访谈很有效：

1. 孩子和家长在第一阶段的某部分需要同时参与。年幼的孩子与家长需要同时参与，在以后的时间可以单独参与。成人访谈可以独自参与会更有好处，父母也可以参与进来。
2. 第一阶段，孩子们需要分开测试。孩子们可能不愿意在父母面前透露某些信息。年幼的孩子在父母面前谈论家里事情时也会极不自然，成年孩子在父母面前谈论性或药品也会很不自然。
3. 学龄儿童，尤其是大于2岁的孩子，也需要单独测试。虽然与年幼孩子保持谈话较为困难，但是在父母不在场的情况下观察他们的表现是非常重要的。孩子们的游戏和发现新事物的能力可以得到客观的评价。尽管孩子不愿意与照顾的人分开，可以考虑在父母的视线内，观察孩子的独立性。
4. 尽管成年孩子可以独自参加访谈，还是有必要与其父母交流，进行全面、综合的评价。这些可以在与他们父母交流前，解释给他们听。
5. 父母也需要在该阶段某时间单独参与访谈。孩子们对在父母面前报告的已发生情况非常敏感。父母和心理医生推论的学龄儿童的问题常常难以琢磨。特别是讨论敏感话题（如焦虑与好朋友分开），确信孩子不在场。心理医生的责任就是保护孩子不受潜在伤害和听到不合适的消息。如果心理医生的办公室在父母不在场的情况下，不能帮助父母监管孩子，可以要求父母单独参与在下次访谈。

关键点

评价孩子心理问题时，有必要单独与孩子谈话。即使年幼的孩子也不愿意在父母面前谈论类似话题。

环境

在第1章中谈论了隐私。访谈中经常强调成人的隐私，但孩子们的隐私经常被忽略。因此，需要保证孩子的访谈不被打断和偷听。

房间里面为孩子们准备两张小椅子和一张桌子，至少布置一个可以让他们活动的地方。这样对与孩子同等交流非常有帮助。该方法也帮助孩子积极参与并让他们没有那么腼腆。

与孩子访谈时，可以提供些玩具和画具。玩具可以让孩子变得容易友好，减少焦虑，也可以用于发现孩子的期望、恐惧、紧张和人际关系。但是过多的玩具和游戏也会转移注意力。有用的玩具包括无毒的玩水玩具、蜡笔、纸张、积木、男女娃娃、带有人物和家具的玩偶之家、玩具电话。餐桌游戏可以帮助孩子与他人交往，但是Morrison和Anders认为这种方法较少提供给临床有用的信息。它们被典型地高度结构化了，提供很少的想象空间。

保密

父母和孩子在参与测试前需要告知有关保密事项。孩子们可以不确保绝对的保密，因为自我伤害或者被虐待可能会升级。如果孩子们认为任何东西都不可以与人分享，那么有关虐待的事情可能就不会暴露，因为他们认为这是一种感情的出卖。这样的话，将对联合治疗造成很大的障碍。告知孩子们相关专业词汇将会有所帮助，除非涉及个人安全问题，所讨论的问题需要是保密的（如自残或被人伤害）。对于年幼的孩子来说，有必要帮助他们了解安全的概念。

如何讨论保密的例子如下："无论你说的是对还是错，我不会告诉任何人我们的谈话内容，除非涉及某些人的安全"。"你知道人身安全的意思吗？"（通常不同年龄的孩子会给出不同解释。他们的解释可以帮助澄清人身安全意味着什么）。

"如果你或其他人知道自虐或被虐待,那么你的人身安全就被威胁了。"

心理医生和孩子同时决定哪类信息可以与父母一起讨论。在孩子许可下,通常重点是主题,而不是具体的细节,可以与父母分享。"我将与你父母会面,但我们可以一起决定与他们谈些什么。"父母有时会反对孩子独自参与访谈。他们担心孩子谈及对他们或家庭状况不利的内容。此时,家长们应该相信这只是评价孩子世界观的一部分内容。

时间

评价行为和情感问题通常要花费比评价心理问题更多的时间。心理医生、孩子和家长三方首先要建立融洽的气氛,消除心里的紧张。一般推荐45分钟到1个小时为评价心理健康问题的一个诊疗时间。观察孩子的年龄,发展阶段和能力直接影响与孩子、家长独处以及同时相处的时间分配。建立患者与家属积极的关系,相对坚持完成按部就班的评价,更为重要。例如,一些孩子只能容忍在很短的时间内独处。心理医生就需要依据实际情况调整诊疗时间。

○ 关键点

第一轮访谈时间设置为45分钟到1小时,内容为情感和行为问题。随后的访谈可设置为相同时间,直至诊疗结束。

获取既往史

下面介绍从父母和孩子那里获取既往史的方法:

1. 鼓励每个人以自己的方式阐述问题。面谈中公开的询问和随后的关注性询问将提供大量的信息。公开直接询问的例子见第1章。时常孩子们会以重复的"不知道"来回答。了解患者是不懂问题还是有意回避问题非常重要。改些问题或提供例子可以改善患者对问题的回答。当患者不回避问题时,就可以直接问问题,但是无论孩子重复说"不知道"意味着他们不理解问题,还是有回答问题的障碍,都必须在没有威胁的情况下进行。这对解释他们的反应让人疑惑很有帮助。另外一种选择可能是"我不知道谈些什么"。

2. 查找描述行为或情感障碍症状的描述;询问某种行为产生的特殊例子。

3. 避免引导性回答问题。例如:"我打赌这使你非常气愤?"更好的方式是,"事情发生了,你是怎么想的?"孩子尤其更为乐意回答心理医生提出的问题。

4. 询问问题对他们产生的影响。该行为对孩子以及家庭产生了怎样的影响。例如,如果是对立行为,发生的频率是多少?家里谁会影响孩子的行为?孩子看起来怎么样?什么时候孩子会有这样的表现?家里其他人怎么看待?

5. 通过一系列的活动和情景,与孩子交流他们的苦闷。例如,孩子是不是仅仅害怕黑夜?

6. 收集病史资料,如直接询问发育规律;开放的方式对缓和关系和情感很奏效。

以下病例主要阐述多方信息在判断情感和行为障碍的症状以及诊断治疗中,尤为重要。

病例1

病史:Emma(7岁),由于老师担心其胆小和缺乏朋友,其家庭医生建议进行心理测试。Emma的父母谈到,Emma在家里仅与她6岁的姐姐玩耍,也经常帮忙做家务事。父母双方都没有关注到Emma的问题。他们认为她仅仅是在学校太害羞,以后会学会交际。Emma的二年级老师很早就告知,Emma不愿意和同班同学交流,更多时间愿意留在教室。Emma可以理解并完成家庭作业。但是,她拒绝在班级中说话并不愿意参加集体活动。她经常在教室后面待着,直到其他人离开教室。当Emma独自面谈时,她拒绝回答任何问题,并且认为父母和姐姐是唯一的朋友,她不需要其他任何朋友。随着诊治的深入,Emma承认很孤独,但太自我而不能和同龄人交流。她坦诚自己因为担心与同学相处而非常讨厌上学。心理医生和Emma同时将这些信息传达给她的父母。起初 Emma 很犹豫，最终还是同意告诉父母她的感受。Emma 的父母很支持她说出她对学校的感受。他们同意会见老师，讨论如何帮助 Emma 消除与同学相处的紧张，并且找儿童心理专家作深入的评估，从而决定 Emma 是否需要更多的针对焦虑症状的治疗。

与父母一起访谈

1. 研究表明，当评价情感或行为问题时，有必要与父母双方访谈（如果可能的话）。父亲或母亲一方看待问题不一定正确。在评价某个孩子时，个人、家庭和社会背景等细节可以从父母那里获取。
2. 问家长们的童年。实用的问题如下：
   - 家里有什么人？
   - 成长中家庭的变化。
   - 儿时最好的回忆。
   - 儿时最坏的回忆（最痛苦的）。
   - 有人遇到麻烦时，家里会发生什么事情？
   - 你会找谁求助？
3. 问父母、祖父母的关系。例如，问父母：
   - 父母过去、现在的关系；
   - 与母亲怎么相处；
   - 与父亲怎么相处。
4. 问父母、亲戚、父子、母子之间的交流，包括原则和主动方：
   - 家里人如何相处？
   - 你和孩子怎么相处（单独问父亲、母亲）？
   - 孩子惹麻烦，会发生什么？
   - 是否很快乐？
   - 家里人一周聚餐几次？
   - 家里经济有问题吗？
   - 谁主要管教孩子（避免重复问父母都管孩子吗？）？
   - 家里谁做主？
   - 家里人怎么分享快乐和忧伤？
   - 搬过几次家？
5. 引用第 1 章提到的增加话题。有关家庭暴力等的事情可以单独与父亲或母亲谈论。与父母面谈过去和家庭史时，有时会了解到对方的信息。

○ 关键点

有必要与父母双方面谈，获取每个人的观点。他们考虑的方面各不相同。

与孩子面谈

1. 保持合理的心理距离，避免冒犯或侵犯。
2. 问孩子喜欢的称呼，向孩子作自我介绍。
3. 清楚解释访谈的目的，简单介绍访谈涉及的内容。
4. 以寒暄的问题开场。让孩子自己描述家庭状况、娱乐活动以及兴趣爱好。例如，可以这样问"告诉我，家里都有谁？"或者"告诉我，放学后喜欢做些什么呀？"
5. 顺着孩子的回答提问题，但不要天马行空。一旦讨论某个话题，尽量保持这个话题，从而获取有用的信息。
6. 尽量避免记录。如果有必要作记录，可以告诉孩子记录的目的。
7. 根据问题的性质和孩子的特点确定诊断时间。如果孩子较为疲劳或惊讶，请立即缩短诊断时间。

与父母和孩子同时面谈

家庭的不和谐是孩子产生心理问题的重要原因。家庭动力学在第 1 章中已经强调。评价孩子与父母一方之间互动、交流家庭矛盾十分重要，尤其是表亲。例如，作恶者是家庭成员或存在潜在暴力行为。对于家庭心理评价的指南如下：

1. 尊重隐私。没有许可的情况，不可以透漏访谈过程中获取的个人信息。
2. 综合获取家庭每个成员提供的信息，不要以某一成员提供的信息为主。
3. 不要仅仅把重点放在问题上。也可以问问家庭同甘共苦的事情。例如，家里人怎么庆祝高兴的事情？
4. 采取中立的立场，时刻准备处理不适当的行为。例如，如果父母呵斥或责骂孩子，说话方式粗鲁。"我知道您很愤怒，但是这样做帮不了孩子。尝试换种方式与孩子谈论相同问题。"
5. 关注非语言信息，通过行为、表达方式来评价家庭的和谐与否。例如，观察孩子在父母说话时眼睛的变化，或者父母生气时眼睛的变化。

来自间接渠道的信息，包括学校和团体活动

老师、孩子照看人、其他社团机构提供的信息可以帮助心理医生正确评价孩子的心理。了解孩子在学校或外界机构的表现，需要与父母、孩子提前签订同意书。老师们可以提供有关孩子学习成绩、与同学关系等重要信息。如果孩子上学存在障碍，这时学校的信息非常重要。与了解孩子的老师联系（电话或面谈）可以帮助获取综合信息。同时也有助于老师对孩子存在障碍问题的理解，以及了解老师看待这个问题的态度。与社工或社区交流，也可以帮助成长中的孩子解决问题。

○ **关键点**

与学校加强交流，了解孩子的学校表现及与同学之间的关系。首先获得父母的同意并告知孩子该计划。

评估症状

年幼孩子和成年孩子的心理障碍可以归类为情感问题和行为问题。以下将介绍评价这两类问题的方法。归类系统，如心理障碍诊断与统计手册Ⅳ（DSM）或世界卫生组织国际疾病分类（ICD），将提供详细诊断标准的规范。DSM 和 ICD 都是诊断儿童心理障碍的系统方法（DSM Ⅴ在2013年完成）。Morrison 和 Anders 对 DSM Ⅳ进行了很好的归纳，以便在儿童患者中可以有效应用，并获取更多的信息。他们认为 DSM Ⅳ非常及时，并且这个标准也是随着儿童心理障碍的临床研究而不断更新的。

获取与行为问题有关的信息

当诊断到某一行为不正常时，心理医生有必要评价不正常行为的频率、持续时间和内容。例如，某些行为，爱发脾气在某一年龄阶段是正常的（18个月到4岁）或发生频率较低。心理医生需要了解行为背景和后果。例如，在反社会行为中，谁是受害者？人们对孩子或陌生人不熟悉吗？

行为障碍问题

行为障碍是引起心理专家专注的重要障碍类问题。当然，一些逆反行为在孩子成长过程中也是存在的。障碍行为与其他心理问题不同的是，这些行为会造成伤害，可能对其他人存在危险。

许多孩子对障碍问题的理解或意识是不准确的。他们可能无意暴露自己的活动或隐瞒一些挑衅性行为。对于孩子、父母和老师对行为问题的报告应引起重视，并与他们取得共识。

评价孩子们行为问题时，以下几方面需要考虑：
- 家庭最近发生过变化吗？
- 最经常采用的惩罚方式？（警告；秋后算账）
- 孩子自己了解该症状吗？

针对障碍行为的一些提问：
- 与老师发生过摩擦吗？
- 一些同龄孩子偷东西，你怎么看待？
- 在学校打过架吗？
- 被学校退过学吗？
- 知道有人携带武器（如刀子或枪）吗？

关于问生气或愤怒的问题：
- 什么事情让你很生气？
- 当你很生气时，会做些什么？
- 是否使用暴力来解决与同龄孩子之间的问题？

药物滥用

一些成年孩子或年幼孩子尝试药品，其中一部分会经常性依赖药品。年轻人吸烟、喝酒的数量远超过其他年龄阶段。他们滥用药品很难区

分，因为偶尔还是经常性差异难以界定。一些滥用药品的孩子有着某些心理问题，如行为障碍、焦虑或表达障碍。在评价滥用药品上，可以询问以下问题：

1. 询问喝酒、吸烟和服用其他药物的次数、时间和最近最常用的物质。例如，"你有喝酒的经历吗？"而不是问"你是否喝过酒？"作为引导性提问，帮助了解孩子学校嗑药和喝酒的信息。例如，"你们学校的孩子常服用大麻吗？"
2. 问他们喜欢的药物或酒的效果（如让他们兴奋、缓解紧张、忘记烦恼）。
3. 问导致他们嗑药或酗酒的原因，如父母过于关注、胆小或正当参与。例如，"有人与你争辩过你应该喝多少酒吗？有人告诉过你存在药物依赖问题吗？宴会后你感觉自己还想再来一杯吗？与警察发生过冲突吗？"
4. 问一些冒险行为，包括使用针管或性行为。
5. 询问服用的药物是处方药物还是非处方药。

○ 关键点

当存在危险行为时，如药物服用，需要直接地、详细地问问题。如"平时能喝多少酒？"

饮食障碍

饮食障碍包括一系列问题，如厌食症和贪食症。厌食症和贪食症难以诊断，尤其在初期阶段。孩子们都可能存在这个阶段，可以询问他们对饮食和体重的态度。孩子们对自己身材（目前和理想的）的描述将提供很多参考。可以让孩子画自画像，或与家庭成员谈话，确定身体障碍，这样可以避免被拒绝或极少叙述这类问题：

问题如下：
- 是否有过体重控制很轻、其他人都说很瘦的经历？
- 不喜欢身体的哪部分？
- 自己觉得过于肥胖吗？
- 是否试过减肥？
- 是否尝试用呕吐的方式减肥？

饮食存在障碍的人通常不愿意透露关于自己的饮食习惯。这时，有必要问一些规则性问题，如何时何地吃饭等。

提取情感障碍的信息

确定目前存在的情感障碍，如压抑、焦虑等，由于这些症状也属于正常症状，所以比较难以界定。比较异常的情感问题如下：

1. 侵犯孩子的生活或造成一定的伤害；
2. 持续的而不是短暂的；
3. 在一些活动中有所表现，孩子担心自己在各方面的表现；
4. 与障碍有关，孩子表现情绪低落，学校评价存在学习问题。

抑郁

5%的青少年承认存在抑郁情绪，女孩比男孩更容易抑郁。严重抑郁在成人中常见，孩子中少见，但孩子也有发生的概率，尤其是父母双方存在抑郁的情况。研究表明，男孩和女孩发生抑郁的可能性相同，男孩有可能比女孩更容易抑郁。评价抑郁的时候，需要考虑：

1. 诊断患者是否有悲伤情绪。表达方式有沮丧的眼神，很安静，讲话缓慢或好动，不敢自发表达。
2. 抑郁的孩子，其愤怒而不是悲伤，是情绪混乱的主要障碍。问孩子是否与家人和朋友相处中变得脾气暴躁。
3. 问孩子感觉不好的时间长短。偶尔的悲伤是正常的。如果是持续的或发生次数较多，可能就是抑郁。年幼的孩子很难界定悲伤情绪存在的时间。将孩子生活中有意义的事情联系起来对他们有帮助（如学期生活的结束）。
4. 倾听孩子的表述，如"空虚"或"无助"。这些语言经常会暗示一种障碍心理的存在。Morrison 和 Anders 建议问孩子的三个愿望。这样可以帮助提取关于无助或希望死去等的信息（参见"自杀的想法和行为"）。
5. 问对朋友、学校和能力水平感兴趣的话题。抑郁的孩子容易对某些活动失去兴趣，但在谈论朋友时兴趣盎然。
6. 问问饮食和睡觉习惯的变化。抑郁的孩子可能在体重和睡眠时间上有增加或减少。
7. 问问对自杀想法和行为的看法（参考"自杀的想法和行为"）。

焦虑

焦虑是常见的行为，8%的孩子和27%的成人都存在此行为。与抑郁一样，焦虑处于从正常到不正常的连续过程中。关于悲伤，重要的问题是悲伤的程度——是否干扰孩子参加成长性活动的能力？

其他的诊断也可以帮助确定病理性焦虑：
1. 儿童或青少年所经历焦虑的等级？
2. 当刺激孩子焦虑的环境改变，孩子焦虑的等级是多少？
3. 孩子的年龄和成长阶段？4岁孩子与父母分开出现的焦虑症状不同于13岁的孩子。

在确定孩子情感症状是否正常的过程中，应该考虑这类问题给孩子造成的影响。例如，这类问题对孩子日常生活造成多大影响？

一旦其他孩子逐渐了解了焦虑的含义，他们可以问更小的孩子害怕或担心的事情。孩子们会通过身体变化表达他们的焦虑不安，头痛和胃痛就很常见。尽管父母都能看到他们身体上的反应，孩子们可能隐藏其他的反应，如出汗、心悸、头晕眼花、呼吸困难、害怕死亡。

一种典型的焦虑反应是强迫症，但在儿童和青少年中不常见。研究表明，强迫症在孩童时期开始，可能会影响1%~2%的成年人。孩子可能会隐藏自己的强迫想法和行为。询问孩子是否有强制反复检查或在完成某项工作中按特殊次序的习惯尤为重要。

病例 2

病史：Robert（13岁）是一位优秀的学生，受到很多同龄人喜欢。8年级时，他的学习成绩开始下降，他的妈妈发现他很疲劳，并且浪费很多时间。她和Robert的父亲2年前离婚，但是孩子经常和父母一起度过，看起来Robert适应了这种状况。但Robert的母亲与老师面谈后，老师告知Robert不愿意做作业。他的妈妈感到奇怪，因为Robert每天都花3小时在房间里写作业。Robert咨询过学校的心理指导员。他袒露他对完成学校作业存在困难。指导员开始以为是日常琐事，但是通过进一步询问，她明白Robert指的是某种习惯。Robert解释自己喜欢在房间数数（如书架的书），以及在开始做作业之前数单词。如果他没数完，他就会很累以致不能完成作业。Robert自己说，他通过这种方式，避免不好的事情发生，如父母生病。Robert承认这种做法很疯狂，但是他控制不住自己。

在这个病例中，在孩童时期，焦虑和抑郁的症状是同时存在的。

自杀的想法和行为

自杀行为在孩童时期很少见。但随着年龄增长，这种情况变得显著。人们通常错误以为孩子没有自杀的想法和尝试自杀的行为。大量研究表明，20%的高中生有过自杀的想法，10%出现过自杀的行为。直接问孩子对自杀的想法。通过在父母不在场时询问。问话方式如"你会不会觉得活着没意思？"，"你是否想过自杀或不想再活下去了吗？"

当孩子存在自杀想法或尝试自杀时，可以问问引起自杀的事或人。孩子们对死亡有不同的理解，取决于年龄和成长阶段。在评价自杀想法和行为时，心理医生需要帮助孩子了解未来发生的事情。询问方法如下：
- 如果你自杀，你觉得接着会发生什么？
- 你认为你会死吗？
- 你对其他人死亡的看法？

对自杀想法和行为的询问应按部就班。孩子们通常不愿意阐述这方面的想法。父母也很难注意到孩子有这方面的想法。当谈到可能的诱发因素或应激事件时，避免忽视问题很重要。当与某人吵翻或受到同龄人羞辱，这种经历往往会导致青少年的绝望。

自杀的风险随着相关特征的增加而增加：
1. 明显的意图；
2. 有计划的致命的自杀行为；
3. 心理障碍，尤其是抑郁、行为不良和滥用药物；
4. 对未来不抱希望；
5. 男性；
6. 家庭支持不良；
7. 曾经有过类似想法；
8. 最近失意或其他负面的生活事件。

躯体形式障碍

躯体形式障碍也是一种心理障碍，包括与其他躯体疾病类似的身体症状，但是这些症状没有明确的诱因，如躯体障碍、转换障碍和疑病症。对这些症状的诊断需要了解与这些症状有关的诱发、促进、加重和缓解等因素。有时可以帮助了解与患者身体主诉有关的影响（如小孩子在阐述症状时很不耐烦）。有必要对患者的躯体疾病保持关注，因为患者有可能出现与躯体疾病有关的精神症状。

精神异常

尽管精神异常在幼年时期不常见，但孩子和青少年也存在成人一样的精神异常。精神异常的两个典型特点是幻听和幻觉。心理医生应该区分精神异常与其他正常和良性的症状（如爱想象和幻想）。

对于幻听的询问应包括听力和视觉两方面。提问应重点关注眼睛和耳朵：
- 你的眼睛出现过什么问题吗？
- 你曾经看见过别人看不见的东西吗？

相同的方法也可以用于测定听觉问题。幻觉通常发生在熟睡或醒着时。当问及幻听时，要分析青年幻听的时间、地点、次数、内容和后果等。如果出现幻听，除了精神异常外，还要考虑药物中毒、感染和代谢障碍的可能性。

幻觉是一种不能被逻辑思辩或证据所改变的一种信念。这样的信念常常涉及奇异的或者不正常的想法。很少有人研究儿童时期的幻觉，他们通常会出现在青少年后期。在精神异常的青少年中，其幻觉常常是偏执和狂想性的。例如，一个青年经常会说自己被跟踪或毒害。某些时候，幻觉还带有宗教因素。可以提问，"有过让自己害怕或吃惊的想法吗？"尽管孩子对人或事会判断错误，儿童时期存在幻觉的可能性还是很小。

询问儿童虐待（见第 21 章）

孩子和青少年经常会变成受虐待的对象，包括身体虐待、性虐待、忽视、情感虐待或暴力等。大概 1/3 或 1/4 的人在幼年时期遭遇过身体或性侵犯。有关其他的侵犯报道较少。在很多地区，儿童保护机构有责任对提出的孩子受虐待的案例进行调查。儿科医生在心理评估时应该问及与虐待有关的问题：
- 你担心什么事情？
- 家人遇到麻烦时，家里会发生什么？
- 有人用让你不舒服的方式和你发生身体接触吗？
- 有人让你做一些你不愿意的侵犯你的行为吗？

如果孩子或青少年隐瞒受虐待的事情，那么就应该作文字记录。记录心理医生的提问和孩子的反应非常有帮助。通常不建议询问不愿意透露的虐待的细枝末节，因为在许多儿童保护组织的工作人员需要获得这些披露。同时，专业的诊断需要得到儿童保护组织的许可，并通过他们提供的专业人士进行鉴定。儿童没必要通过没有专业技能的人士进行重复的诊断。

尽管录音机可以提供完整的诊断谈话，但也会带来一些问题。这种方式可能不合适，例如，孩子进行诊断谈话的细节问题得不到充分体现。此时，录音诊断心理问题并没有太多优势，即使怀疑虐待行为存在。

智力发育迟钝

在临床访谈中，心理医生应该将评估的时间、形式和问题调整到孩子和父母能够忍受的程度。除了认知障碍以外，智力发育迟钝的孩子可能还存在其他行为和情感问题，如易怒、自残、多动症、抑郁和焦虑。有时智力发育迟钝的孩子和青年的心理评估容易被忽视，尤其当他们的语言能力受损时。研究表明，与正常孩子相比，智力发育迟钝的孩子更容易出现情感障碍，但通常没有得到重视。以下为与智力发育迟钝儿童访谈时的要点：

1. 访谈前，了解孩子的生活环境、住房条件和学习经历。
2. 清楚此次访谈的原因，仔细解释将做些什么。
3. 确保单独与患者面谈，即使交流有困难。
4. 灵活掌握面谈的节奏和时间。

Morrison 和 Anders 提出，与智力发育迟钝孩子面谈的最大问题就是提出适合他们水平的问题——不能太复杂，也不能太简单。他们建议关注患者对第一个开放问题的反应，从而指导交谈的进行。

文化因素（见第 2 章）

不同文化有自己的独特表达方式。儿童心理障碍的表现方式极大程度上受文化因素的影响。以下为评价文化影响的要点：

1. 向孩子或家长寻求帮助，以便了解他们的文化。
2. 当患者与你的文化背景不同，那么阅读参考文献来了解他们的文化。
3. 咨询同事。有时患者及其父母可能更欣赏了解自己文化的心理医生。例如，一些心理医生花很多时间了解当地人的健康，并且能够提出对他们情感和行为问题的观点。

身体检查

本书其他章节详细讨论了身体检查。以下是心理评估时进行身体检查的原因：

1. 行为或情感问题可能是身体原因导致的。例如，精神异常可能是因为药物的副作用。饮食障碍可能导致电解质紊乱和脱水。
2. 很多情况会影响生长发育（如厌食）。
3. 如果不进行身体检查，某些心理症状可能不被发现，如厌食症。

标准诊断问卷

已经开发了针对孩子和父母的结构化心理诊断和评估量表，以提高对于情感和行为问题观察和信息的信度和效度。这些工具大部分用于研究目的，其中一部分可以帮助临床诊断。

这些结构的诊断工具是综合性的，可以减少忽略某些问题的机会。这些工具最初是用来提高心理评估中的信息质量，但是太费时间，并有可能受到很多干扰。

问卷或评估量表对获取多种来源的行为信息是非常有帮助的。一般来说，这些量表关注行为问题，而不涉及更深入的细节问题。它们在获取学校信息时更有帮助。这些标准重点关注行为，而不涉及更深入的问题。它们在获取学校信息时更有帮助。一些针对老师的问卷有令人满意的信度和效度，包括：

1. Conners 自评量表 - 修订版（CSR-R）帮助评价注意缺陷多动综合征：http://www.pearsonassessments.com/crsr.aspx；
2. 儿童行为量表（CBCL）：http：www.aseba.org；
3. 校正行为问题量表：http://www3.parinc.com/products/product.aspx?productid=RBPC。

每个工具都有测试父母的平行版本，以获取有关行为问题的综合信息。它们是筛查工具，并不能作特异性诊断。

○ 关键点

问卷如 Conners 教师评估量表，可以用于收集有关行为问题的信息，但并不能用来作诊断。

总结

多种方法采集病史信息是心理评估的重要组成部分。本章提供的方法需要与儿科其他方法同时使用，有助于临床医生理解儿童时期存在的情感和行为问题。向父母和孩子获取家庭史和亲子关系的信息时，从中提取心理症状的详细信息非常重要。询问父母的正面态度，而不要仅仅关注在问题上。与学校或社区机构联系也会有很大帮助，也是了解情感和行为问题的重要途径。抑郁、焦虑、行为障碍、物质滥用、虐待和饮食障碍在孩子中比较常见。如果不对这些问题进行提问，可能就会错过这些情况。目前，心理障碍问题还没有得到充分的认识和治疗，儿科医生因为掌握儿童发育和健康的专业知识，是进行儿童心理评估最合适的人选。

（李荣萍 译　张雪峰 校）

推荐阅读

Martin A, Volkmar FR (eds): Lewis's child and adolescent psychiatry: a comprehensive textbook, 4th ed. Philadelphia, Lippincott, 2007.

Morrison JR, Anders TF: Interviewing children and adolescents: skills and strategies for effective DSM-IV diagnosis. New York, Guilford Press, 2001.

Sadock BJ, Sadock VA: Kaplan & Sadock's concise textbook of child and adolescent psychiatry. Philadelphia, Lippincott, 2009.

第 15 章 肌肉骨骼系统检查

Bianca A. Lang

塑造健康的儿童比治疗患病的成人容易。

——Frederick Douglass

一个跛行的6岁男孩没有其他的症状，或18个月大的女孩有一个膝盖肿胀，能使诊断陷入困境。虽然大多数肌肉骨骼疼痛的孩子没有严重的潜在性疾病，但是部分确实有一些潜在的危及生命或减弱力量的疾病，需要及时的诊断和治疗。区别需要及时治疗和可以暂时观察的情况，第一步是要了解人体的正常变异和发育。这种了解避免了不必要的干预和昂贵的治疗，在极大程度上安慰了父母。常见的肌肉骨骼问题包括孩子的足内翻或足外翻（一只或两只）、弓形腿、扁平足、特殊步态和偶尔的跌倒。大多是骨骼正常生长过程中可以自己纠正的变异，有些可以追踪到宫内的姿势或家族特点。它们不是畸形，当你与患者父母交谈时，不应作出畸形的判断。

正常肌肉骨骼的变异

扭转现象

扭转现象出现在至少半数的婴儿和学步儿童身上，变异的程度相当大。对于一个足内翻的孩子，必须首先判定是脚、股骨还是胫骨问题引起的。扭转起源于膝盖上面还是下面？

股骨内扭转（股骨前倾）

当儿童有股骨内扭转时，髌骨内斜（图15-1）。轻轻地扭转膝盖使髌骨向前。如果是股骨内扭转的问题，脚会突然奇迹般地向前伸直。

特殊的矫形鞋常常错误地被规定为具有矫正功能，因为矫形鞋绝对的重量增加了脚尖向内，一旦理解了脚尖向内的机制，就更加容易理解矫形鞋的矫正作用很有限。正常的鞋子几乎没有例外地增加脚尖向内。通过让孩子穿鞋和不穿鞋走路，常常能够帮助证明这个现象，之后家长常常会意识到问题真没有看起来那么严重。

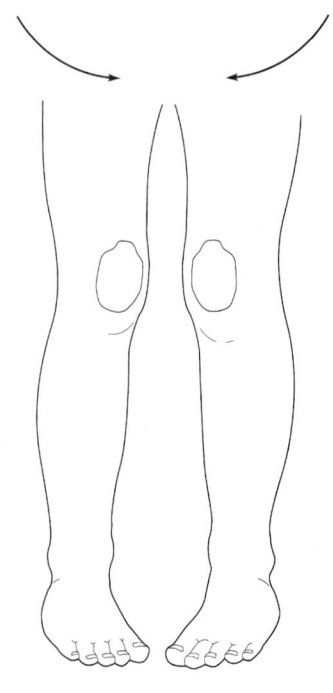

图 15-1　股骨内扭转：髌骨内斜

○ 关键点

无论是理论上还是临床工作中均发现特殊的鞋子治疗儿童腿和脚的问题作用有限。3～12岁儿童内八字常常是一种生理发育现象。

胫骨内扭转

胫骨内扭转是6～18个月儿童常见的现象。当他们开始学步的时候这个现象会被注意到，并且有很大程度的变化。如果一个走路内八字的孩子，他的髌骨指向前，而他的脚显示正常，最可能的原因就是胫骨扭转。由于股骨的前倾，当孩子们穿鞋的时候畸形显得更明显，而且可能使他们比普通孩子更容易绊倒。大多数孩子到2岁的时候这种现象基本就消失了，父母不必为此过于担心。

O形腿（膝内翻）和X形腿（膝外翻）

婴幼儿轻微的下肢弯曲是正常的（图15-2）。胫骨内扭转常伴随生理性弯曲，并使弯曲看起来更明显，不需要治疗。到2岁的时候，大多数孩子的生理性弯曲可以自行纠正。许多健康的孩子，包括那些有生理性弯曲如初学走路的孩子，他们到2岁以后会逐渐发展为一定程度的膝外翻（图15-3），而膝外翻常到8岁的时候自行消失。

少数孩子的生理性弯曲或膝外翻可能很明显，这提高了对可能的潜在疾病的关注。如果当孩子开始走路时弯曲更明显，就应该排除病理性因素了，如Blount病、佝偻病以及干骺端发育不良。膝外翻可能在过度肥胖的孩子身上出现，这是承担过重体重的结果。也可能在病理情况下出现，如代谢性骨病（佝偻病或肾性骨营养不良）。

跖内翻（前足内收）

跖内翻是与足跟长轴有关的前足向内翻转（图15-4）。重要的临床问题是确定足畸形是固定的还是可以复位的。由宫内姿势或包裹原因引起的轻至中度可以复位的跖内翻，常可以自行纠正。重度或固定的跖内翻可能需要连续石膏或矫形器矫正。如果家长不确定孩子这种情况的严重性，可以咨询儿科矫形专家。

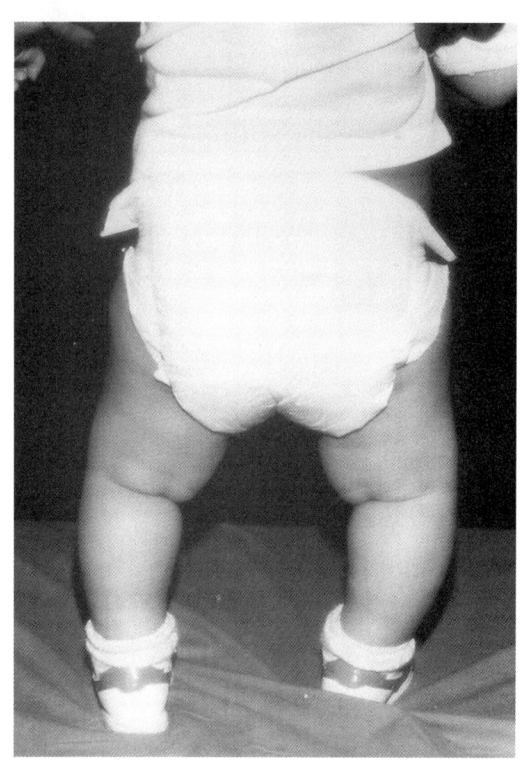

图15-2 膝内翻（非佝偻病性腿弯曲），暂时性正常变异，不需要治疗

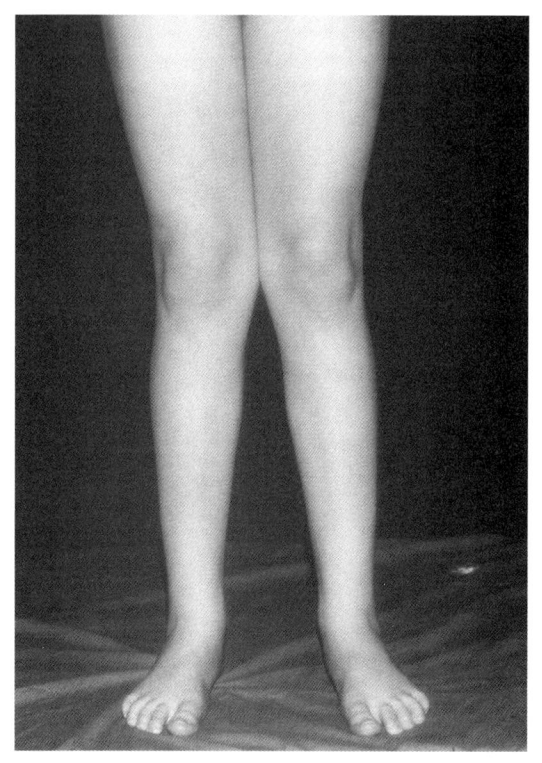

图15-3 生理性膝外翻，可以自行矫正的情况，不需要治疗

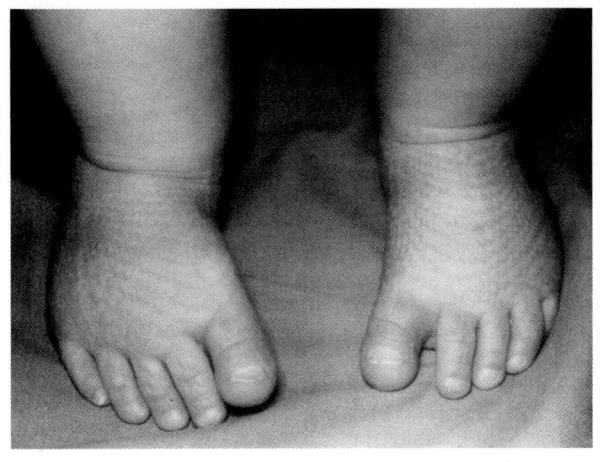

图 15-4 跖内翻。关键的临床问题是畸形屈曲的程度

外八字

外八字有时相当显著,当一些健康的年轻人开始走路的时候往往被注意到。这是腿外翻,不是足外翻,可能看起来很古怪,但是不影响走路,一般6～12个月后可以逐渐地自行改正。这往往是由于髋关节外旋或胫骨外扭转引起的。如果是由于髋关节外旋引起的,在检查的过程中将髋关节旋转到正常的姿势可以纠正异常,这也可以帮助父母理解外八字的形成原因。没有必要治疗。

扁平足

扁平足在2～3岁以下的儿童是很常见的,在较大的儿童身上显示出比同龄人更大的关节活动性。通常无症状,这种正常的变异往往是全身过度活动的一部分。在这些儿童身上,正常的体重足以导致双足扁平。当儿童坐在桌上,双足悬在空中时足底的纵弓会奇迹般地再现(图15-5)。

○ **关键点**

父母之中经常至少有一个人有相似的全身韧带松弛和关节过度活动。检查父母有无关节过度活动能够帮助他们理解孩子的问题。

脚尖走路

引起病理性跟腱紧张和腓肠肌痉挛最常见的情况是痉挛性脑瘫,但是脚尖走路偶尔也可以在完全正常的儿童中见到,这些孩子在发展为成熟跟趾步态的前几个月,用足趾行走来帮助他们建立成熟的跟趾步态。脚尖走路在正常孩子身上是间断性的,当他们停止行走时常常把脚平放在地上休息。与此相反,脑性瘫痪的孩子持续性地用脚尖走路,而且行走时双腿弯曲;他们往往有肌张力增高、反射亢进以及跟腱紧张。尽管先天性跟腱缩短也可以出现这种情况,但是很少见。脚尖走路的孩子必须排除近端肌无力(如肌营养不良)和脊髓栓系。

肌肉骨骼痛的局部原因

肌肉骨骼痛可能由局部或全身情况引起。引起孩子局部髋、膝、足和背痛的原因包括很多常

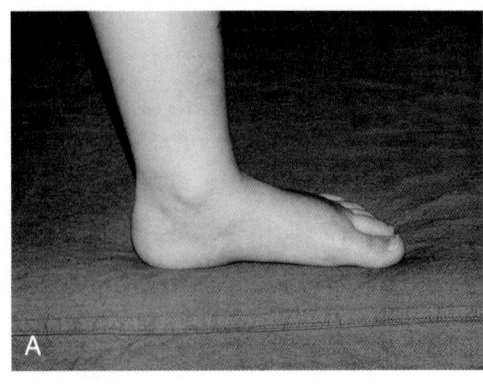
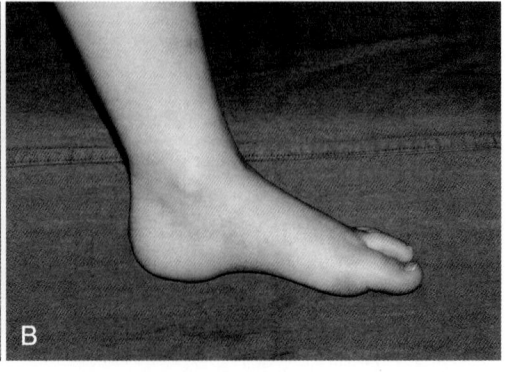

图 15-5 能屈曲的扁平足(**A**),当孩子不承重的时候足底的纵弓能奇迹般地再现(**B**)

见的骨科疾病，总结如下。

髋痛

暂时性滑膜炎

暂时性滑膜炎是病因不明的急性暂时性功能紊乱，经常引起10岁以下孩子孤立的髋关节疼痛。典型的表现是孩子伴随着剧烈的腹股沟痛醒来，这导致他/她跛行或拒绝行走。腿经常保持在屈曲、外旋的位置。尽管一侧髋关节的活动范围受限，但查体是正常的。最重要的鉴别诊断是脓毒性关节炎，后者表现为发热、全身性疾病的其他体征、显著的疼痛、髋关节活动减少，以及红细胞沉降率增快。

Legg-Calvé-Perthes 病

Legg-Calvé-Perthes 病又称作特发性股骨头缺血性坏死，在 4~10 岁的儿童身上经常见到。它表现为急性或隐性起病的髋关节疼痛相关性跛行和关节活动范围缩小，特别是内旋。

股骨头骨骺滑脱症

股骨头骨骺滑脱症发生在青少年，主要症状包括：
1. 髋关节疼痛放射至腹股沟、大腿内侧和膝关节；
2. 外旋步态；
3. 髋关节内旋下降；
4. 一侧跛行。

青春期延迟的肥胖、矮小儿童以及近期经历快速生长的儿童都有慢性股骨头骨骺滑脱症的风险，急性滑脱可出现在外伤后。

膝痛

○ **关键点**

不要忘记膝关节疼痛可能不是起源于膝盖。它可能是来自髋关节病变的放射痛。

儿童的膝痛常由于以下原因之一：
- 髌股疼痛常发生在青少年，尤其是女孩，是慢性软骨损伤的结果，继发于力线不良相关的亚临床功能障碍。典型的膝痛出现在活动过程中，上楼梯或下楼梯、下坡、下蹲或跳跃时加重。髌骨软化这个名词是一个病理诊断，当有髌骨背侧面关节软骨破碎的证据时可以诊断。
- 当一个孩子的膝关节周期性地出现突发的剧痛，膝关节不能伸直，提示复发的髌骨半脱位或脱位。推荐使用理疗。
- 滑膜皱褶是永存滑膜襞的残存部分，在胎儿发育期它把膝关节分成三个间隔。增厚的滑膜襞在股骨内侧髁上运动时可能导致膝盖内侧痛。
- 剥脱性骨软骨炎是软骨下区的骨骺部分或完全碎裂性损伤。这种情况一般影响股骨远端，导致青少年急性或隐性膝痛，伴随或不伴随内在的骨质疏松。以一侧膝关节疼痛、无力、僵直和肿胀为主要表现，如果一个青少年经常抱怨一侧膝关节发软或疼痛，尽管没有病变的证据也提示剥脱性骨软骨炎。
- 胫骨结节骨软骨病是膝痛的一个常见原因，疼痛定位在好动青少年的胫骨粗隆。胫骨结节出现压痛和肿胀，髌韧带嵌入，这是由于反复损伤导致的不同程度的撕裂。

足痛

不舒服的鞋子是儿童足痛的常见原因。其他原因有跗骨联合（以僵硬扁平足为特点的跗骨之间的联合）、Köhler 骨病（舟状骨的缺血性坏死）以及 Freiberg 病（第二跖骨的缺血性坏死）。

背痛

○ **关键点**

一个孩子的背痛要认真对待，因为这经常可能是器质性疾病造成的，尤其是幼儿。

在所有有背痛表现的孩子身上都应考虑到椎体的骨髓炎、椎间盘炎或者肿瘤。其他的原因讨论如下。
- 脊椎滑脱是一种应力性骨折，常常是单侧的，通过椎弓狭部（通常影响第五腰椎）。

脊椎前移发生在双侧脊椎滑脱的情况下，当一个椎体在其下方的椎体上向前滑动时（如腰5在骶1上）。这两种情况都可能引起5岁以上儿童的背痛。
- Scheuermann病（特发性青少年脊柱后凸）是一种病因不明的异常，以胸椎后凸增加、异常地楔入至少3个邻近椎体，同时在后凸曲线的顶点上出现Schmorl结节为特征。这是椎间盘向邻近椎体的突出，可以通过脊椎平片发现。

肌肉骨骼痛的全身性原因

病例

> 病史：一个5岁的孩子因为腿痛被带到诊室。他妈妈告诉医生：Michael 1周内至少2次因为膝盖下部疼痛哭着从睡眠中醒来。这已经有1个月了。在白天没有明显疼痛，似乎还能跟得上他的朋友踢足球。Michael的妈妈看起来很担心，她说她的二堂兄曾经有相似程度的腿痛，后来被诊断为白血病。
>
> 引出父母的担忧和恐惧是减轻这些担忧和处理孩子问题的关键步骤。腿痛是儿童时期非常常见的临床表现。所谓的生长痛是遵循特定模式的良性腿痛，体格检查正常，可能会引起睡眠中被疼痛的孩子吵醒的父母产生严重焦虑。区别良性腿痛与不常见但是引起严重疼痛的疾病是内科医师的基本技能。
>
> 除了骨科中引起特定骨或关节疼痛的疾病，某些疾病也可能引起任何部位的肌肉骨骼痛，任何一个有肌肉骨骼痛的孩子都必须考虑这种可能。疼痛可能被定位在一个或几个部位，或者是全身性的。

外伤

无论是意外的还是故意的，创伤都可以引起局部疼痛，无论它出现在哪里。这往往需要确定孩子的主诉和体征与外伤报告的严重程度是否相符。

感染

细菌性感染如脓毒性关节炎和骨髓炎，常影响到一侧关节或骨，尤其是膝关节或髋关节——但是偶然会有多部位受累。如果一个孩子有发热和关节活动时疼痛或骨压痛，应该怀疑感染。压痛区发红应该增加医生对细菌性感染的怀疑。特异性感染和感染后病变可能引起此处描述的特定形态关节受累。急性风湿热引起的感染后游走性关节炎在一周左右影响任何一个单一关节。莱姆病（一种蜱传播性感染）导致的关节炎常常影响少数几个关节，尤其是膝关节、肩关节和肘关节。病毒感染可能和关节、肌肉或二者的急性疼痛有关，给予对症治疗后可以迅速恢复。

肿瘤

- 骨样骨瘤是引起局部骨痛的一种相对常见的良性肿瘤，常出现在股骨或胫骨近端，在夜间加重，用水杨酸类或其他非甾体抗炎药可以缓解。
- 白血病是引起孩子肌肉骨骼痛最常见的恶性原因。腿痛和活动后疲劳可能是受累孩子最早的主诉。疼痛典型地定位在长骨干骺端，疼痛的严重程度往往与客观发现不成比例。孩子可能有相关关节的肿胀，最常见的是膝关节，这一定要与少关节型幼年特发性关节炎相鉴别。神经母细胞瘤是青少年儿童骨痛的另一个重要原因，疼痛由骨转移引起。
- 原发性骨肿瘤常表现为局部的肌肉骨骼痛。骨肉瘤是儿童最常见的原发性恶性骨肿瘤，典型地出现在青少年股骨远端、胫骨近端或肱骨近端的干骺端。尤文肉瘤是儿童第二常见的原发性恶性骨肿瘤，而且通常出现在青少年时期。它经常在股骨、肱骨或胫骨骨干被发现，但是它可能出现在任一骨骼，包括中轴骨。

幼年特发性关节炎

○ 关键点

如果一个16岁或年龄更小的儿童出现持续6个月或大于6个月的关节炎而没有发现病因，就可以诊断为幼年特发性关节炎（JIA）。

关节炎被美国风湿病学会定义为有关节肿胀或者以下情况中的两条或多条：

1. 压痛或活动性疼痛；
2. 活动受限；
3. 皮温升高。

尽管任一关节都可能受累，但是某一类型的幼年特发性关节炎主要累及特殊的关节，这提供了基本的诊断线索。

少关节型幼年特发性关节炎在疾病的最初6个月累及4个或更少的关节，最常见的是膝关节、踝关节或肘关节，但是髋关节不受累。它主要发生于1～3岁的女孩，经常与无症状性葡萄膜炎相关，抗核抗体阳性。对于一个髋关节疼痛的2岁女孩，应该寻找其原因，如脓毒性关节炎和白血病。

多关节型类风湿因子阴性的幼年特发性关节炎在疾病的最初6个月累及5个或更多的关节，最常见的是膝关节、腕关节、肘关节和踝关节。颈椎和颞下颌关节也常常受累。

多关节型类风湿因子阳性的幼年特发性关节炎在疾病的最初6个月累及5个或更多的关节，常有对称性手的小关节病变。如果没有积极的治疗，这些相当于成人类风湿性关节炎的亚型将引起关节损害和畸形。幸运的是这些亚型仅占幼年类风湿性关节炎的5%。

幼年特发性关节炎全身型的特点是峰状高热、容易消退的皮疹以及多变的内脏器官炎症，可能会导致肝脾大、淋巴结肿大、心包炎、其他的浆膜炎和慢性关节炎。少关节型和多关节型关节炎都可以见到。在诊断幼年特发性关节炎全身型之前一定要排除感染和肿瘤。

肌腱附着点相关性关节炎常常累及腰以下的大关节，尤其是膝关节、踝关节和髋关节。携带遗传标志物HLA-B27的8岁以上男孩很可能受累。骶髂关节炎引起的臀痛和背痛也可能出现，但常出现在病程的稍晚阶段。附着点炎引起足跟、膝关节胫骨粗隆和足底的疼痛，也有此型JIA的特点。

银屑病关节炎可能影响一个有银屑病或有银屑病家族史孩子的少数几个或很多关节。指炎或肠状手指、足趾应该让你想到银屑病关节炎。由于发病年龄的不同，幼儿的关节炎看起来像少关节型JIA，年长儿更像肌腱附着点相关性关节炎。

其他风湿性疾病

结缔组织病包括系统性红斑狼疮（SLE）、青少年型皮肌炎、混合结缔组织病和硬皮病，可能表现为关节炎、关节痛、肌炎、肌痛或引起肌肉骨骼痛的腱鞘炎。大多数这类疾病有可以作出诊断的特征性表现。例外的是系统性红斑狼疮，有时以关节炎和疲劳作为首发症状。除了恰当运用血清学检查外，可疑的线索也可以导向正确的诊断，尤其是有关节症状的青春期女孩。各种类型的系统性血管炎初期也可能表现为关节炎，其中过敏性紫癜和川崎病在儿童中最常见。

生长痛

所谓的生长痛和生长并没有关系（除了发生在成长期儿童中的）。生长痛这个名词被用来描述肢体的疼痛，有其特征性的表现，通过仔细的体格检查被发现，与任何可以检测到的疾病无关。最常见于2～6岁的儿童。肢体疼痛主要发生在夜间，常发生在剧烈的体育活动后，引起严重的腿痛。典型受累的孩子白天无症状，步态正常。

很多经历生长痛的孩子上床睡觉的时候没有不适，但是睡1～3个小时之后就会醒来诉说腿痛，常常严重到让他们哭。最多地诉说双侧腓肠肌、胫部或大腿痛，更含糊地说整条腿都痛。躯干和上肢很少受累。一般情况下，这类孩子的父母在童年期有过相似的经历。和有潜在病理因素引起疼痛的孩子相比，常发现单剂量的对乙酰氨基酚或按摩可以使受累孩子的疼痛缓解，而他们从来不让父母摩擦他们的腿。睡前洗个热水浴似乎可以帮助缓解一些孩子的疼痛。如果病史不典型或孩子有跛行、关节肿胀或骨压痛，请不要盲目地认为是生长痛。

良性运动过强

良性高活动度综合征是关节疼痛的一个常见原因，尤其是膝关节、踝关节和手指。偶尔，受累的关节会出现暂时的肿胀，但是肿胀可以自行消失。症状是阶段性的，可能会随运动而加剧。

运动过强的临床表现在框 15-1 中列出。

框 15-1　关节运动过强的临床表现*
拇指被动反向运动至前臂的屈曲面
掌指关节被动过伸，手指与前臂伸侧面平行
肘关节过伸大于 10°
膝关节过伸大于 10°
双手平伸不屈膝的情况下能够触到地面

*诊断关节运动过强需要这些表现中的 3 项

弥散的特发性肌肉骨骼痛

弥散的特发性肌肉骨骼痛是一种认识不足的情况，以主要发生在健康青少年女孩身上慢性、广泛性肌肉骨骼疼痛和僵硬为特点。患者常常抱怨疲劳、睡眠不好，醒来之后不清醒。他们可能有相关的慢性头痛或肠易激综合征。一些患者体格检查显示特有的软组织部位有强烈的压痛，达到了纤维肌痛的标准。纤维肌痛的病因不明，可能是原发的或继发的，与可识别的疼痛或潜在疾病相重叠。纤维肌痛的诊断是通过病史和体格检查时发现特殊的软组织压痛点提出的，它需要排除引起广泛性疼痛的其他原因，包括甲状腺功能减退和抑郁症。

局部的特发性肌肉骨骼痛

局部的特发性肌肉骨骼痛是典型的、持续的重度疼痛，可以发生于身体的任何部位。下肢比上肢更常受累，肢体远端比近端更常受累。疼痛经常严重地干扰正常功能，经常伴有痛觉异常（正常情况下不痛的刺激引起疼痛）。疼痛与自主神经功能障碍可能有或没有关系，包括低体温、点状紫癜、多汗或明显干燥，以及疼痛区域的弥漫性肿胀。轻度损伤很少发生在疼痛发生之前，但是随后的进行性残疾与初始病因并不相符。这种紊乱反映交感神经营养不良，慢性区域性疼痛综合征 1 型和 2 型都包含在这类局部特发性疼痛中。像弥漫性特发性疼痛的孩子一样，作出这个诊断之前，一定要排除其他可以合理解释这些症状的疾病。

儿童跛行

关键点

跛行儿童一定要认真对待，这样通常可以发现病因。观察孩子的步态常常可以告诉我们大量关于病变部位和性质的问题。

步态异常的原因可以分为以下几类：
- 疼痛的病因：损伤、机械应力、炎症或破坏性过程；
- 无痛的病因：下肢长度不一致，内八字或外八字；
- 神经肌肉的病因：无力、痉挛或共济的问题。

儿童的跛行经常伴随疼痛，尽管不适可能不是主要表现（表 15-1）。近来的疼痛伴有症状加重说明外伤、感染、股骨头骨骺滑脱症或暂时性滑膜炎。症状的时间越长，影像学检查发现异常的可能性越大。晨起严重，随着白天的活动而缓解的跛行可能是因为炎症性疾病。没有疼痛的跛行，出现在髋关节发育不良、下肢长度不一致和神经系统疾病。

表 15-1　儿童跛行的常见病因

病因	疾病
局部原因	
髋	发育性的髋关节发育不良，Legg-Calvé-Perthes 病（化脓性关节炎），暂时性滑膜炎，股骨头骨骺滑脱症
膝	Osgood-Schlatter 病，剥脱性骨软骨炎，肿瘤
胫骨	幼儿骨折，压力性骨折，骨囊肿引起的骨折
足	跗骨融合，Köhler 病，鞋子太紧
背	脊椎前移，骨髓炎，Scheuermann 病（特发性青少年脊柱后凸）
下肢短	
全身性疾病	
骨病	佝偻病，感染，白血病，原发肿瘤
肌病	炎症，先天性、代谢性肌病
关节病变	幼年特发性关节炎，化脓性关节炎
神经病变	脑性瘫痪
精神疾病	转换障碍

儿童单关节肿胀

单关节炎的六大病因在框 15-2 中列出。像肌肉骨骼痛一样，病变的部位提供诊断的线索，尤其是在风湿或外科情况下。

外伤是儿童单关节肿胀最常见的病因。询问起关键作用的损伤。

一定要考虑到感染，如化脓性关节炎或骨髓炎。如果孩子有过发热或近期感染，最近接受过抗生素治疗，应该怀疑感染性关节炎，特别是有单一关节明显疼痛、发红、皮温升高。在一个莱姆病流行的地区，这种感染引起的单个或多个关节肿胀一定要考虑到，因为抗生素可以治愈这种关节炎。

对于表现为发热、体重下降和精神萎靡的孩子要考虑恶性疾病。白血病、淋巴瘤和神经母细胞瘤是至今为止最常见的可能。

幼年特发性关节炎是儿童单关节炎的重要病因。大约 50% 的少关节型幼年特发性关节炎的儿童表现为单关节炎，最常见的是累及一侧膝关节。幼年特发性关节炎的其他几个亚型也可能以单关节肿胀起病。

框 15-2　儿童单关节炎的病因
外伤
感染
风湿性疾病
血液系统疾病（血友病，血管瘤）
机械性和外科情况

儿童多关节肿胀

框 15-2 中列出的单关节肿胀的主要病因分类也适用于确定儿童多关节肿胀的病因，尽管机械和外科情况的可能性很小。化脓性关节炎的可能性也较小，但如果有多个关节受累，也不是不可能。某些感染常常侵犯超过一个关节，包括乙型肝炎病毒、EB 病毒、腺病毒、风疹病毒和支原体。沙门菌、志贺菌和耶尔森菌可能引起多关节的感染后关节炎。

多关节炎急性起病的儿童，也应该考虑到过敏性紫癜、川崎病、血清病、系统性红斑狼疮和亚急性细菌性心内膜炎。慢性多关节炎可能出现于混合型结缔组织病、青少年型皮肌炎、结节性多发性动脉炎或硬皮病。要考虑到血液系统疾病和潜在疾病如囊性纤维化和免疫缺陷病的可能性。

常见的骨骼畸形

脊柱侧凸是侧面的脊柱弯曲。结构性的脊柱侧凸与椎骨和肋骨的旋转畸形有关。特发性脊柱侧凸占脊柱侧凸的 80%，严重程度不同，表现为性连锁遗传模式。

多发性神经纤维瘤病常与脊柱侧凸有关。而且，潜在的神经肌肉障碍，如脑性瘫痪、先前的椎体创伤、脊柱照射、马方综合征或先天性心脏病，可能与脊柱侧凸有关。关注脊柱侧凸首次发现的时间和如何进展等细节。

当斜颈（歪脖）首次是在 6～12 周的孩子身上发现时，它是由胸锁乳突肌挛缩引起的先天性斜颈，常发生在右侧。挛缩使头向受累的一侧倾斜，下颌向对侧旋转。受累的肌肉在几周内触及胸锁乳突肌纤维瘤可进一步证实这一诊断。

相比之下，出生后不久发现斜颈提示颈椎的先天性畸形（如半脊椎畸形）。年长儿急性咽炎、颈淋巴结炎或外伤之后的斜颈可能是急性斜颈。相关的症状也许能说明病因。胃食管反流偶尔与间歇性斜颈有关，称为 Sandifer 综合征。视觉原因包括第Ⅳ对脑神经麻痹和罕见的先天性眼球震颤（见第 8 章）。其他不常见的原因有脊髓或后颅窝肿瘤、颈椎感染和幼年特发性关节炎。

○ 关键点

斜颈（歪脖）应该提醒我们去问一个重要的问题：发病年龄是多大？如果斜颈在出生时出现，需要拍 X 线片来排除颈椎的先天性异常。

病史采集

开始详细地询问病史前，问孩子的年龄，因为年龄和性别为肌肉骨骼痛的病因提供了重要线索（表 15-2）。确定患者就诊的目的，明确父母是否：

1. 很担忧，因为孩子的疼痛越来越重；
2. 被担心的祖父母施压而来就诊；

表 15-2　儿童常见肌肉骨骼病变的年龄和性别特征

肌肉骨骼病变	高峰年龄段（岁）	性别特征
创伤	任何年龄	男性和女性
感染	任何年龄*	男性和女性
恶性肿瘤		
骨样骨瘤	任何年龄（主要是10～20岁）	男性＞女性
原发骨肿瘤	≥10岁	男性和女性
继发骨肿瘤	任何年龄	男性和女性
幼年特发性关节炎		
少关节型	1～3岁	女性≫男性
RF阴性多关节型	2～5岁	女性≫男性
RF阳性多关节型	＞10岁	女性≫男性
全身型	任何年龄	男性和女性
附着点炎	＞8岁	男性≫女性
银屑病关节炎	1～3岁和＞8岁	女性＞男性
暂时性滑膜炎	4～8岁	男性＞女性
Legg-Calvé-Perthes病	4～9岁	男性＞女性
股骨头骨骺滑脱症	8～16岁	男性＞女性
剥脱性骨软骨炎	＞10岁	男性＞女性
生长痛	4～13岁	男性和女性
纤维肌痛	＞10岁	女性≫男性
反射性交感神经营养不良	＞10岁	女性≫男性

RF，类风湿因子；＞，大于；≫，远远大于
*化脓性关节炎在3岁及3岁以下儿童中最常见

3．孩子是正常的，只是单纯地寻求安慰。

询问病史的时候，观察孩子器质性病变的体征，如跛行或使用手臂困难。

压力

询问关于压力的情况。心理社会压力不仅触发良性腹痛和紧张性头痛，也能触发良性肌肉骨骼痛，特别是在有弥漫或局部特发性疼痛综合征的青少年身上。压力可能不会立即很明显，但是观察和询问可以揭示一个非常积极的结果，如生活在巨大的家庭压力、家里或学校的其他近期压力下，或生活在异常亲子关系中。性虐待可能是不明原因肌肉骨骼痛一个隐藏的原因，如果孩子有广泛的淤伤或多处骨折，你应该怀疑躯体虐待。

症状发生的时间

查明症状什么时候开始，明确它们的病程。肌肉骨骼痛多年不变不太可能是重大疾病引起的。一个值得注意的例外是骨性骨瘤，它可以引起治疗前数年持续轻微而易变的症状。骨性骨瘤的疼痛典型地出现在夜间，乙酰水杨酸类和其他非甾体抗炎药物可以缓解。恶性骨肿瘤病情进展比较快，但是在诊断的前几周或前几个月中很少引起疼痛之外的其他症状。

确定疼痛的部位和程度

问孩子"用一个手指告诉我哪里疼"，并让父母描述孩子经常诉说哪里疼痛，这可以帮助医生对儿童肌肉骨骼痛的原因进行局部定位。

尽管孩子很难描述他们的不适，但是在几种疾病中他们可以给出相当合理的描述。例如，他们将生长痛描述为沉重的、深部的疼痛，或将痉挛痛描述为不像大多数其他肌肉骨骼痛，可以通过按摩来缓解。弥漫特发性疼痛综合征的孩子常常把他们的疼痛描述为不清楚的、弥漫性的酸痛伴僵硬；一些局部特发性疼痛综合征，疼痛可能被描述为灼痛。

让孩子或父母描述疼痛的严重程度不能帮助区分器质性和非器质性病因，因为重大疾病可能仅引起中度的疼痛，而一个情况良好的孩子可能诉说疼痛剧烈。了解疼痛是否影响功能，以及它是怎样影响孩子和家人的，能够帮助我们评估它的严重程度。弥漫或局限特发性疼痛孩子的肌肉骨骼痛没有明显的器质性基础，可能导致数周的缺课，而幼年特发性关节炎和明显器质性关节病变的孩子很少缺课，并且还设法跟上他们的同龄人。

○ 关 键 点

认真对待任何严重到足以限制孩子活动的疼痛，因为经常发现有重要的潜在的躯体或情感原因存在。

加重和缓解因素

发现什么可以缓解或加重疼痛，可以辅助诊

断。活动会加重机械原因引起的肌肉骨骼痛，如髌骨关节紊乱症，爬楼梯、深度屈膝和长时间的膝关节屈曲可以使其加重。其他机械原因引起的疼痛，如滑膜皱襞综合征、胫骨结节骨软骨病、关节活动过度以及应力性骨折，都可以因活动而加重。

机械原因引起的疼痛在早晨不是很严重，随着白天的活动而加重。相比之下，早晨较重，随着白天活动的增加而逐渐缓解的疼痛是炎性疾病的特点，说明是关节炎。生长痛出现在夜间，在次日清晨消失，只在随后的夜间复发。骨样骨瘤引起的疼痛在夜间加重，但是如果病变出现在下肢，那么往往是单侧的。疼痛可以被乙酰水杨酸类或其他非甾体抗炎药明显缓解的，能够为诊断提供线索。相比之下，生长痛几乎均是双侧的。尽管恶性骨肿瘤引起的疼痛可能在夜间加剧，但是它常常全天都保持不变。炎症引起的疼痛往往是固定的，无论白天还是夜间。弥漫和局部特发性疼痛综合征引起的疼痛经常在白天持续，但是晚上不会唤醒孩子。

既往的创伤

询问可能的创伤，因为轻微的损伤，甚至脚上一个不严重的贯通伤或玫瑰刺刺伤手指，都能够为孩子的问题提供线索。一次轻微的跌倒引起对以前未发现的继发于幼年特发性关节炎或其他潜在疾病的关节肿胀的注意，这种情况并不罕见。偶然地，小的创伤能够引起潜在疾病存在情况下的病理性骨折，如骨囊肿。如果孩子有出血性疾病，轻度的损伤可能导致严重的关节出血。

反复的轻微损伤可以导致"过度使用"综合征，因此询问孩子参加体育活动的情况，这可能导致棒球肩、棒球肘或网球肘。此外，长时间不活动之后近期强烈的体育活动增加应力性骨折的风险。

既往的感染

引出任何既往感染的细节。β-溶血性链球菌感染引起的咽喉痛或猩红热，在关节游走症状出现之前有2～5周的潜伏期，提示急性风湿热。关节痛发作之前2～4周有胃肠道或泌尿生殖道的感染提示反应性关节炎。经常要问到近期是否使用抗生素或其他药物。任何原因使用抗生素都能够部分治疗化脓性关节炎或骨髓炎，使临床症状不典型；部分药物可以引起不良反应或血清病。某些病毒感染，尤其是A型和B型流感病毒，随之而来的可能是突然发作的急性肌痛和压痛，通常影响腓肠肌。腓肠肌痛常严重到让孩子拒绝行走，却愿意用手和膝盖爬行。这种急性肌炎通常可以在数天内自行缓解。

蜱叮咬的病史、居住地或旅游地流行莱姆病，或者游走性红斑皮疹，都增加了莱姆病的可能性。

相关症状和体征

○ **关键点**

有助于确定一个孩子肌肉骨骼疼痛病因的关键问题是，是否有相关的症状和体征？

关节痛伴有晨僵提示炎性关节病。父母可能会说孩子被唤醒后动作缓慢，不愿爬楼梯或走路像个小老头。晨僵可能持续5～10分钟到数个小时。午睡或长时间坐车后再次出现的僵硬，称为胶着现象，也是炎性疾病的特点。一个或多个关节的肿胀、发红以及皮温升高也提示炎性疾病。跛行的病史往往说明严重的问题，即使其他的症状极轻。

如果你怀疑潜在的结缔组织病，请询问详细的病史，包括全面的功能检查，因为这些疾病经常累及多个脏器。孩子有没有发热、体重减轻、厌食或疲乏？关于头和颈部几个特殊的问题，为多系统不适提示潜在结缔组织病的孩子提供了线索。这些问题包括脱发、反复的口腔溃疡、干燥症状（眼干、口干）、颜面部肿胀以及吞咽困难。

全身症状，如发热、疲乏、厌食以及体重减轻，也可能出现在感染、全身型幼年特发性关节炎或恶性肿瘤，尤其是白血病或神经母细胞瘤等疾病中。腹痛、腹泻和发热应该增加对炎性肠病或肠道感染的怀疑，如耶尔森菌感染波及关节。详细的病史也可能覆盖不了提示纤维肌痛的症状，如持续的疲乏、全身僵硬、反复头痛、腹痛以及焦虑或抑郁的症状。

询问先前的肌肉骨骼病变很重要。基础疾病的存在，如血友病、甲状腺功能减退、炎性肠病或囊性纤维化也能够确定肌肉骨骼病变的病因。有反复感染病史的免疫缺陷的孩子，可能主要表现为临床上不能与 JIA 区分的关节炎。近期获得的免疫，尤其是接种过风疹疫苗的年长儿，偶尔能引起持续数周的关节炎。

因为成人类风湿关节炎很常见，这类疾病的家族史没有诊断价值。某些形式的关节炎，尤其是那些与基因标记物 HLA-B27 相关的，有遗传易感性，因此要询问强直性脊柱炎、银屑病、炎性肠病、Reiter 综合征和其他胶原血管病的家族史。阳性的家族史也可能见于 Legg-Calvé-Perthes 病（股骨头骨骺坏死）和剥脱性骨软骨炎。

体格检查

视诊

近距离地观察孩子。当孩子走路或玩耍的时候观察任何明显的异常。如果孩子足够大，用非威胁性的活动开始检查，这将有助于建立体力限度的范围。当你抓住孩子一个手的时候让他/她单脚跳起，以发现单个肢体细微的异常情况。注意当用受累的腿支撑时孩子是不是抓你手抓得更紧（图 15-6）。让孩子用脚跟或脚尖走路来明确是否有肌无力或局部疼痛、压痛引起的功能障碍。评估肌力或下肢关节疾病一个简单的筛选方法是让孩子下蹲，像鸭子一样在房间里行走（图 15-7）。正常的鸭步说明膝关节和髋关节不大可能有严重病变。

○ **关键点**

通过检查骨盆带肌的肌力排除早期的肌肉病变，如皮肌炎或肌营养不良。

通过让孩子坐在地上然后站起来，来检查骨盆带肌的肌力；常由于近端肌无力，孩子不能在没有帮助或不扶椅子或桌子、不用腿攀升（把手放在大腿上来帮助）的情况下从地上站起来，这种现象称为 Gower 征（图 15-8）。

孩子充分的暴露可以让我们更好地观察腿和骨盆，当孩子在恰当的距离行走或奔跑的时候观察步态。检查行走的技巧，包括脚跟着地，提腿行走。确定踝关节、膝关节和髋关节的屈曲和伸

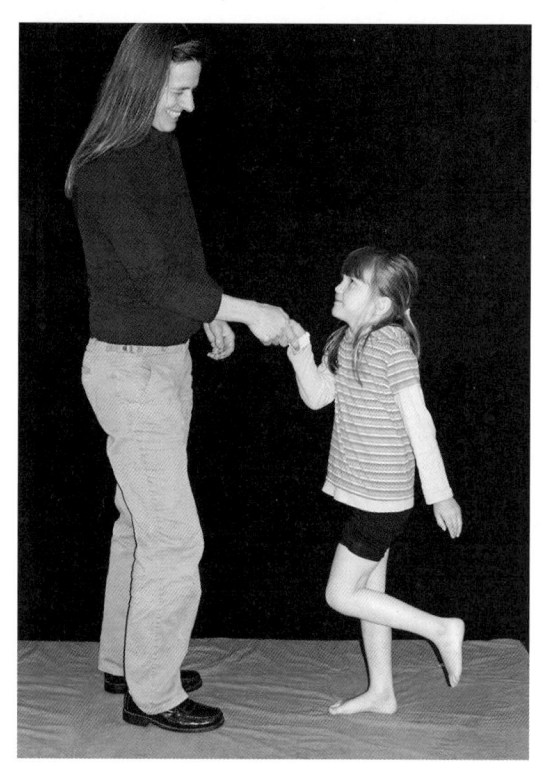

图 15-6 如果一条腿出现疼痛或无力，孩子用受累的腿跳起时会抓住检查者的手来寻求额外的支持

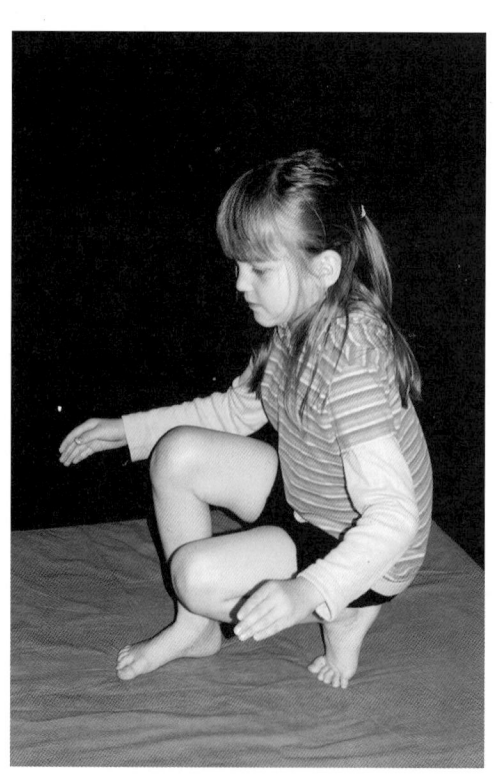

图 15-7 像鸭子一样蹲在地上是检查肌无力或其他下肢病变的一个很好的初筛试验

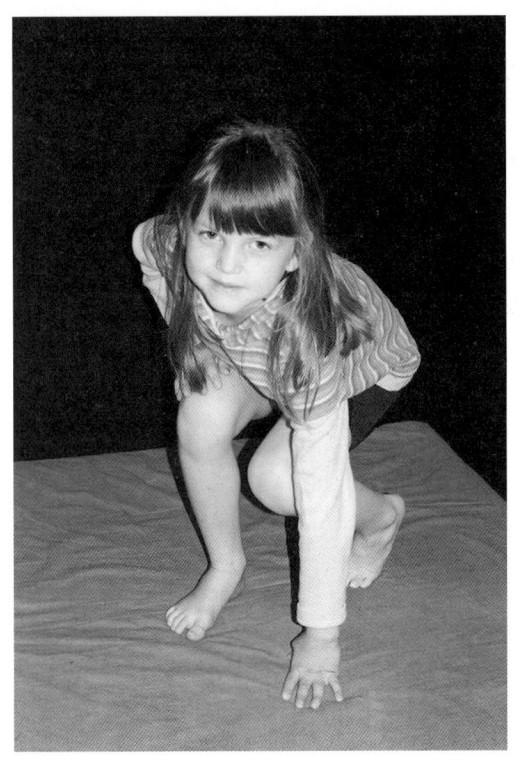

图 15-8　Gower 征。孩子下肢肌无力,当从地上站起来时手"顺着腿上爬"

展都是正常的。当孩子穿着鞋的时候检查他们的步态,然后检查不穿鞋的步态。不合脚的鞋子可以引起任何年龄孩子的脚痛。

孩子用疼痛的腿承受体重的时间比用他/她正常的腿承重的时间短,这种步态叫做镇痛步态。以下的独特步态有助于对病变进行定位:

- 提腿是为了避免前脚掌疼痛或肌腱附着点疼痛;
- 脚跟着地是避免足跟痛;
- 当关节肿胀、疼痛的时候会看到膝关节持续屈曲;
- Trendelenburg 步态由髋关节病变或骨盆带肌无力引起;它的特点是当孩子用受累的腿承重时头和躯干向受累的髋关节一侧移位。
- 常见的步态异常——内八字和外八字,可能是由一些正常的变异以及前面讨论过的旋转畸形引起。

背部检查

当青少年直立的时候从背部观察他。如果脊柱凹陷是水平的,那就说明双腿的长度没有明显差异(图 15-9)。检查腰部有无成簇的毛发、中线痣、血管瘤、脂肪瘤或中央凹的存在,这些均提示潜在的脊椎和脊髓异常。如果脊髓被一个骨刺或纤维束(脊髓纵裂)压迫,孩子可能出现背部或下肢疼痛,或者持续数年没有症状。

接下来仍然让孩子站立,检查背部有无脊柱侧凸。从后面观察,双侧肩膀应该是同高的。注意肩胛的突出。非结构性脊柱侧凸,侧面曲线是灵活可变的,而且可以通过向凸面侧弯来矫正;结构性脊柱侧凸,曲线不能通过向侧面弯曲矫正。结构性的胸椎侧凸导致胸廓畸形,曲线凸面侧的肋骨前屈时向前突出导致同侧的肋骨隆起(图 15-10)。让孩子从腰部向前弯曲,保持膝盖伸直,两臂自然下垂。这个姿势可以让即便是细微的肋骨或腰椎不对称都更加明显。检查主要弯曲上面和下面的代偿性继发弯曲。这些继发弯曲有助于保持头和骨盆对齐。如果孩子有腿长不一致,在检查脊柱侧凸之前将其纠正。

○ 关键点

当评估一个脊柱侧弯的孩子时,找找看有没有提示神经纤维瘤病的牛奶咖啡斑。进行一次全面的神经系统检查,包括腹壁反射,排除神经肌肉原因,还要评估孩子的体重和第二性征来帮助预测未来的生长模式。

严重的脊柱侧凸才会引起孩子的背痛,而轻微的脊柱侧凸无法解释背痛时,常提示一些潜在的疾病,如骨样骨瘤、脊髓肿瘤、感染或脊椎前移。如果发现一个孩子有严重的脊柱侧凸,要看他/她的兄弟姐妹是否也有。

检查孩子背部,观察有无胸椎后凸或腰椎前凸的减少或增加。过度的胸椎后凸会出现圆肩、圆背,在青少年可能是由于姿势不良或 Scheuermann 病(幼年椎骨骺骨软骨病)引起。Scheuermann 病与姿势不良不同,当孩子俯卧位时脊柱后凸仍然存在,向前弯曲时加重。随着孩子向前弯曲,观察腰椎怎样从胸部到骶骨形成一条光滑的曲线。腰部扁平提示继发于幼年强直性脊柱炎的长期运动受限,或椎骨骨髓炎导致的急性运动受限,甚至是脊髓肿瘤。

青少年常有腿后部肌肉紧张,妨碍全髋关节屈曲,也可能限制腰椎屈曲;轻微的屈膝能够使紧张的程度加重。无论他们在腰部的触诊中有没

246 儿科临床技能

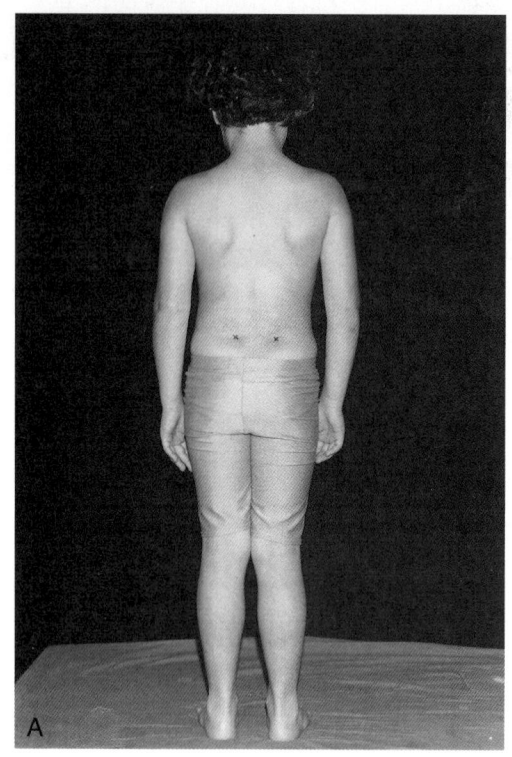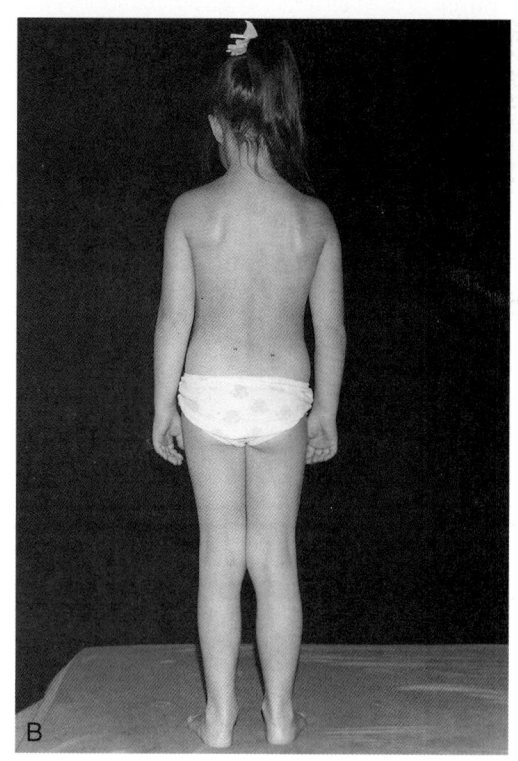

图 15-9 没有下肢不等长的情况下脊柱凹陷应该是水平的。**A**，正常。**B**，继发于累及左侧膝关节的幼年特发性关节炎的孩子轻度的左腿生长过快

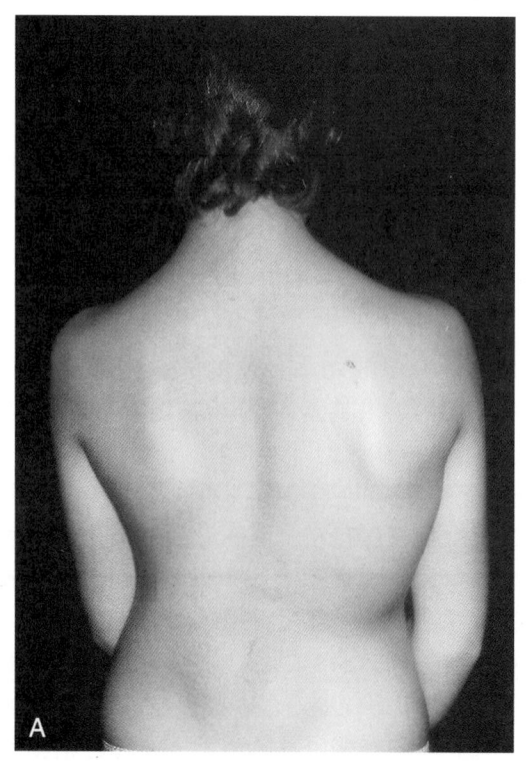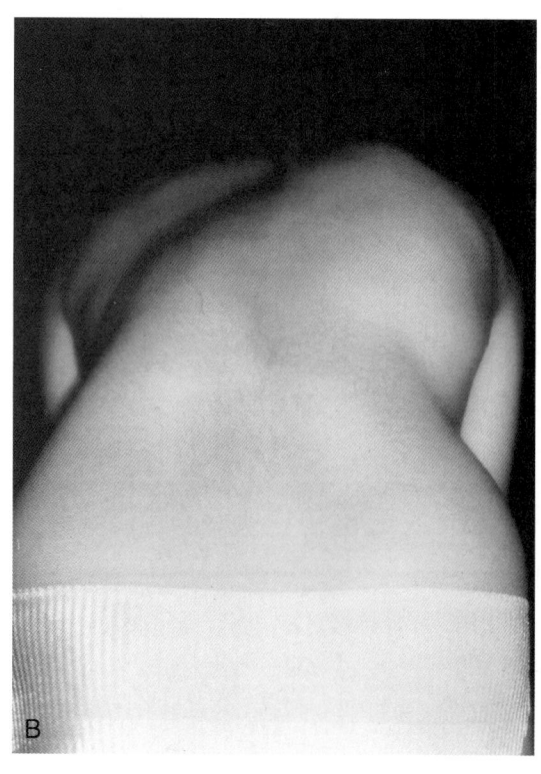

图 15-10 脊柱侧凸。轻度的脊柱侧凸（**A**），让孩子向前弯腰的情况下显得更加明显（**B**），从背面就可以看到

有相关的压痛，腘绳肌紧张和髋关节前屈明显受限在症状性脊椎前移患者中很常见。让孩子完成直腿抬高试验进一步评估腘绳肌紧张。

一定要鉴别腘绳肌紧张和神经根病变。患者仰卧，屈髋，同时保持下肢伸直。正常情况下，可以屈曲至80°～90°。在髋关节正常的情况下，限制屈曲的疼痛出现在膝关节以下，与出现在腘窝区一样，均提示神经根病变。为帮助确认神经根刺激，屈膝，进一步屈髋，然后伸直膝盖看是否会引起疼痛（Lasegue试验）；然后放松膝盖屈曲至可以忍受的程度，背屈踝关节（直腿抬高加强试验）；如果疼痛就确定是神经根的问题。

让孩子俯卧位趴下，触诊脊柱、椎旁肌肉和骶髂关节。充分检查年长儿的背部运动。通过让孩子在不向前弯腰的情况下向侧方倾斜用指尖触碰膝盖旁的下方来检查侧屈运动。正常情况下，指尖能够触摸到腓骨头（图15-11）。为检查旋转运动，首先让患者跨坐在椅子上使骨盆稳定，双臂交叉穿过胸前使肩胛带骨稳定；然后让患者旋转躯干（图15-12）。

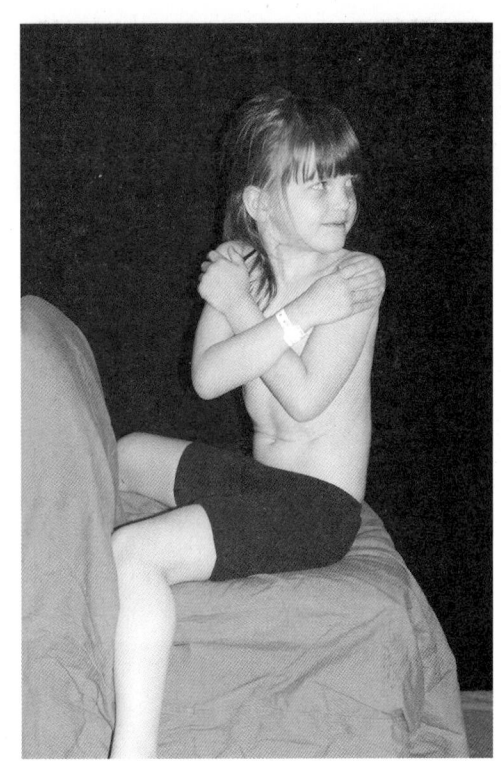

图15-12 检查脊柱旋转运动。跨坐在椅子上稳定骨盆，双臂交叉使肩胛带骨稳定。然后让孩子最大限度地向两侧旋转

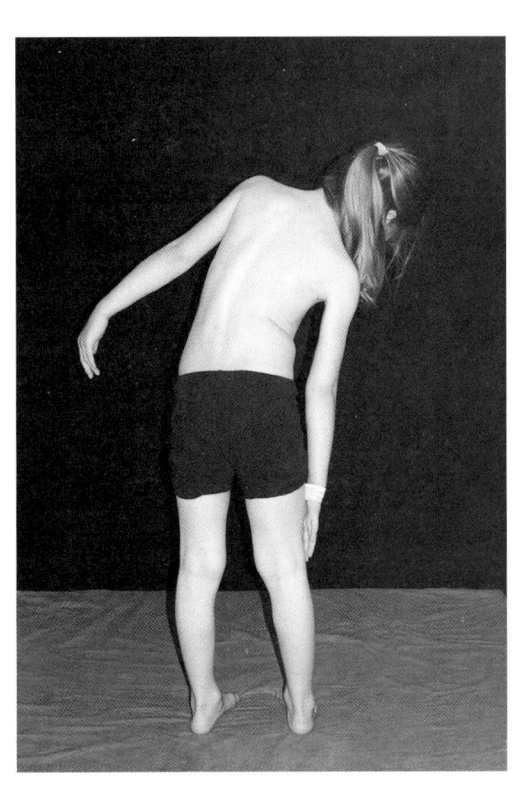

图15-11 检查脊柱的侧屈运动。正常情况下孩子的手指能够碰到腓骨。确保孩子没有通过向前弯腰碰到小腿来作弊

颈椎检查

面对孩子，检查颈部有无斜颈。对于婴儿，触诊胸锁乳突肌上有没有固定无压痛的肿块，这提示先天性肌性斜颈；肿块4～6周后可以自行消失。触诊胸锁乳突肌有无紧张或挛缩。测量婴儿的头颅，看有无继发性面颅不对称。胸锁乳突肌异常侧的面部扁平可能出现在未治疗的斜颈患儿身上。

○ **关键点**

对于诊断先天性肌性斜颈的患儿，记得检查他的髋关节，因为20%的先天性斜颈患儿同时有髋关节发育不良。

其次，从侧面检查颈椎，看正常的颈椎曲度是否存在。触诊椎旁肌肉和棘突看有无压痛或肿块。检查关节活动度——背伸、俯屈、旋转和侧屈。正常情况下，颈椎背伸可以使孩子的枕部触及上背部，婴幼儿可以直视天花板（图15-13A）。JIA患者早期颈椎受累最敏感的检查往往

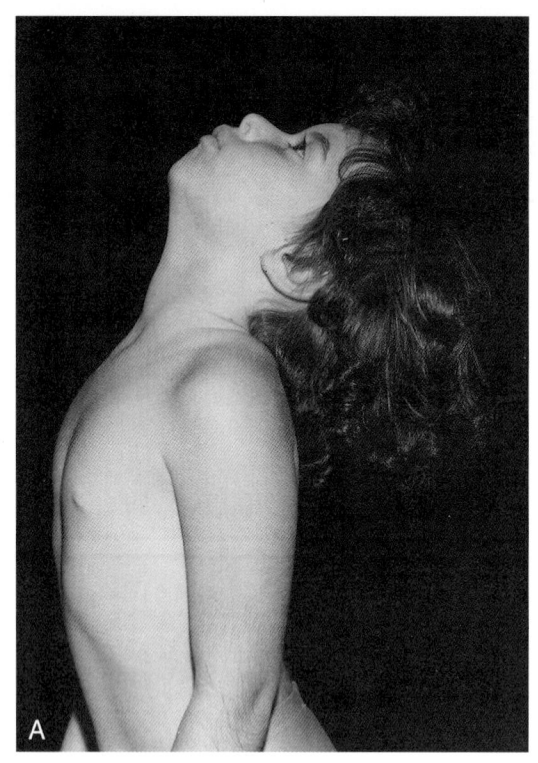
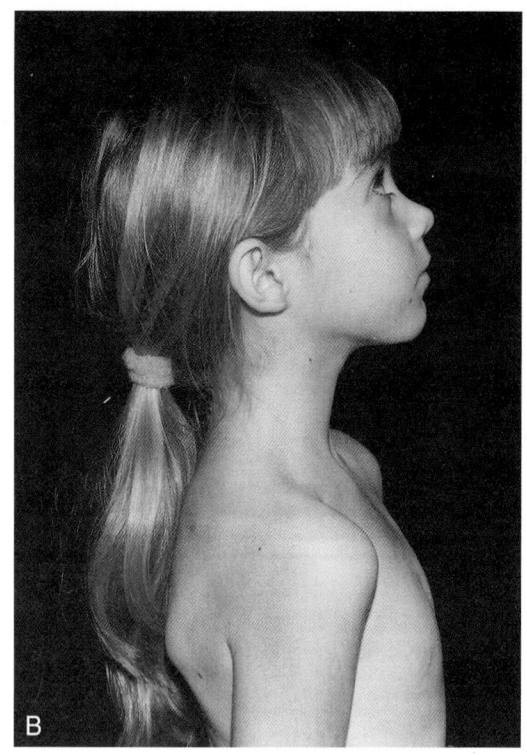

图 15-13 A，颈椎背伸的正常度数。B，颈椎背伸明显受限（见于幼年特发性关节炎）伴随典型的向上凝视

是颈椎背伸丧失（图 15-13B），然而即使是很严重的颈椎疾病，俯屈可能仍然正常。检查旋转运动时，让孩子看向两侧的肩膀，正常的运动范围是 80°~90°。让孩子用两侧的耳朵触碰肩膀来检查颈椎侧屈，正常范围是 45°。

颞颌关节检查

检查颞颌关节，看耳屏前有无肿胀。不要将这种肿胀与腮腺肿大相混淆，腮腺肿大在下颌角上面，延伸到耳后和耳下。检查有无小颌畸形。下颌角的生长可能被儿童时期累及颞颌关节的关节炎损伤（图 15-14），如果一侧颞颌关节比另一侧受损严重可能会发展成颜面部不对称。

当孩子张大口时检查下颌运动。因为颞颌关节受损严重一侧的下颌较小，所以当孩子张大口时下颌会向颞颌关节受累的一侧轻微地移动。牙间距——当孩子最大限度地张开嘴时上下中切牙之间的距离——在正常的孩子至少是 3cm（图 15-15）。触诊下颌骨髁突有无压痛，并尝试体会他们正常圆润的轮廓，它可能由于长期的关节炎

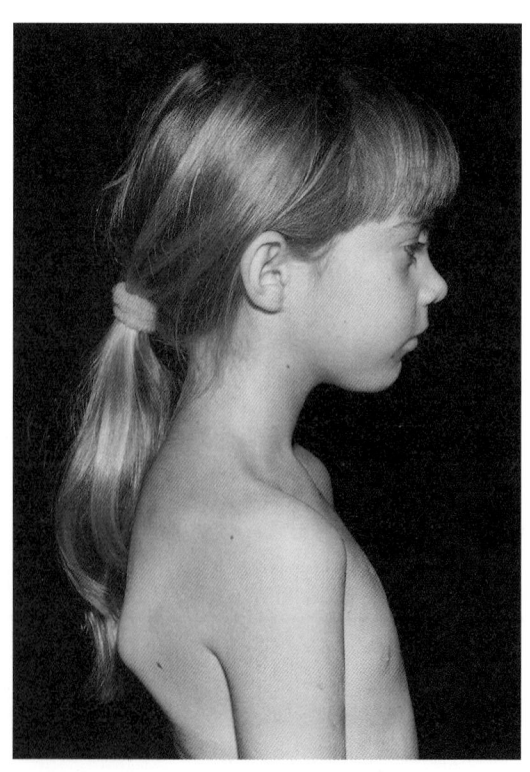

图 15-14 幼年特发性关节炎相关的早期小颌畸形。部分受累的孩子，这个体征更加明显

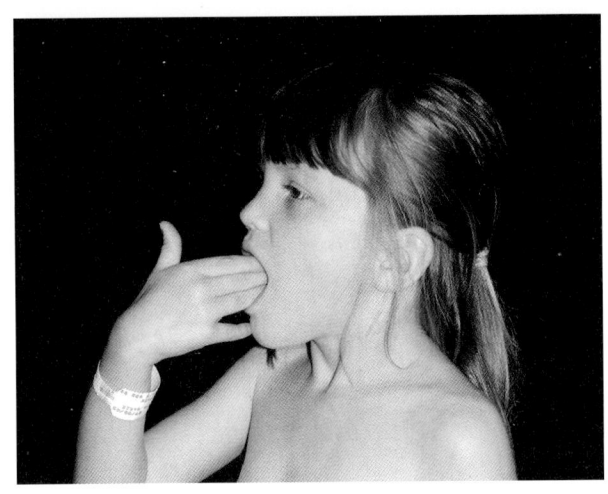

图 15-15 让孩子把手指放进嘴里，检查上、下牙齿间距的快速筛查试验。在图示的这个位置，嘴至少可以容纳 3 个手指

而丧失。如果软骨将髁突与受侵蚀的颞骨分开可能会产生捻发音。

外周关节检查

检查外周关节能够帮助证明有无关节炎的存在。让年长儿童坐在检查台的边缘，婴幼儿坐在父母的膝盖上。

各个关节的检查包括：
1. 视诊有无关节肿胀、发红和畸形；
2. 触诊有无压痛、滑膜增厚和积液；
3. 评估关节的主动和被动活动范围。

检查骨近端和远端的关节也是很有必要的。检查儿童骨压痛的时候要格外小心。准确地找到骨压痛的一个有用的技巧是用铅笔末端的橡皮。骨膜对疼痛极其敏感，骨压痛可能来自创伤、骨髓炎或骨膜下白血病细胞浸润。

特殊关节的检查

手的检查

如果从观察双手开始外周关节的检查，这对孩子来说是最没有威胁性的。检查有无银屑病的凹陷甲（图 15-16）、杵状指、甲周红斑、脉管炎梗死的甲皱（图 15-17）、末梢指腹丧失、指尖溃疡以及指端硬化。要注意双手任何的肿胀、发红、畸形或不对称（图 15-18）。

触诊每一个远端指间关节（DIP）、近端指间关节（PIP）以及掌指关节（MCP），寻找有无压痛、皮温升高、滑膜增厚或积液。用双手的拇指和示指触诊有无掌指关节积液。掌指关节定位于指关节远端 1cm 处，掌指关节肿胀导致指关节之间凹陷，通常情况下，当一个孩子握拳时可见，伸开手掌时消失。为了评估手掌小关节的主动屈曲，可以让孩子握拳。评估被动活动范围，注意有无应力性疼痛的存在，它出现在关节活动范围的最大限度。

○ 关键点

掌指关节正常可以屈曲至 90°，背伸至 30°，近端指间关节屈曲至 120°，背伸 0°，远端指间关节屈曲至 80°，背伸至 0°~10°。

疼痛、肿胀以及手指活动受限也可能由腱鞘炎引起，它是腱鞘的一种炎症。触诊每一个腱鞘看有无肿胀、压痛或捻发音。有时，在个别腱鞘触诊到分离的小结节，可能阻止正常手指的屈伸运动，导致"触发"——一种由于屈肌腱粘连在腱鞘里而导致的手指不自觉的屈曲或伸展。在结束手的检查之前，检查骨和软组织结构；皮温降低、感觉过敏、蓝色斑点状色素脱失、多汗以及奇异的姿势均表明反射性交感神经营养不良。

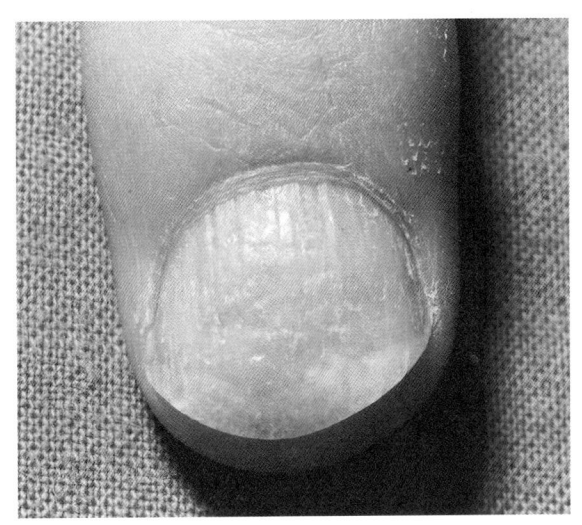

图 15-16 银屑病相关的典型凹陷甲

腕关节检查

观察手腕是否有畸形或力线不良。在幼年特发性关节炎患者中，手腕向尺侧偏斜并非不常见，手掌半脱位可能由于长期或严重的疾病而出现。检查手腕有没有沿着关节方向的肿胀，它表明有无关节积液。肿胀也可以见于手掌腕关节远端的背部（图15-19），它的出现说明伸肌腱鞘的腱鞘炎，如果肿胀随着孩子伸手和握拳而移动，则更加肯定这一点。当手指主动伸开时，远端的肿胀向近侧缘移动，因此这种现象称为打褶征（图15-20）。观察腕关节的关节活动度，对于大多数孩子来说，屈曲和伸展到80°～90°是可能的。

前臂旋后和旋前发生在尺桡关节的远端和近端。在侧面握住孩子的手臂来检查这些运动，肘屈曲至90°，把手的拇指伸开放在手臂中央。正

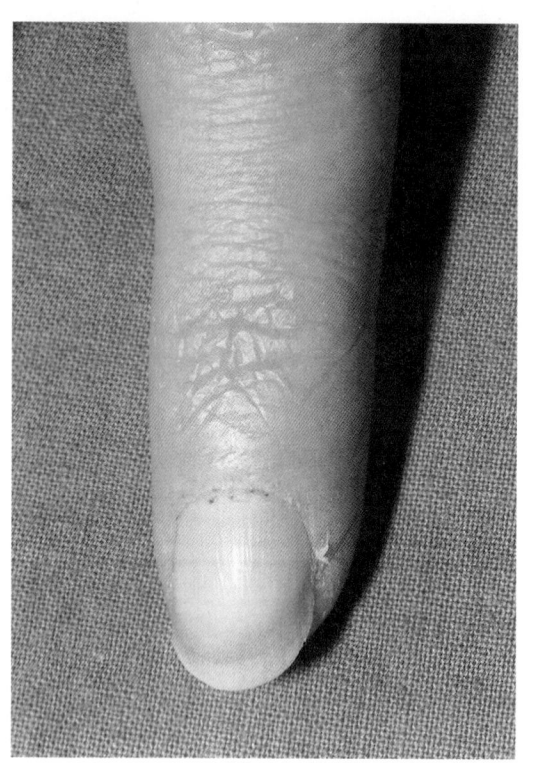

图15-17 甲床上的黑点代表脉管炎的小梗死灶，见于典型结缔组织病

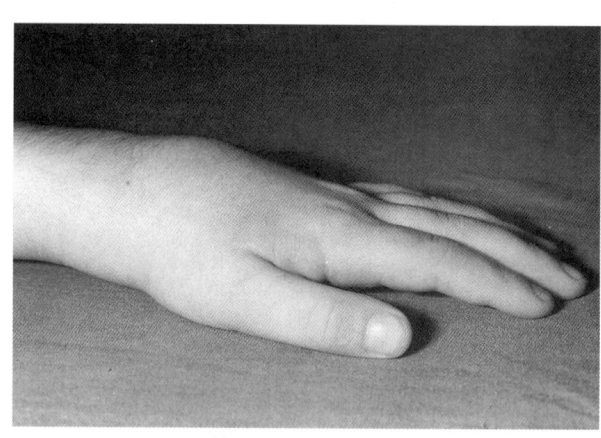

图15-19 幼年特发性关节炎腕关节和手背的肿胀

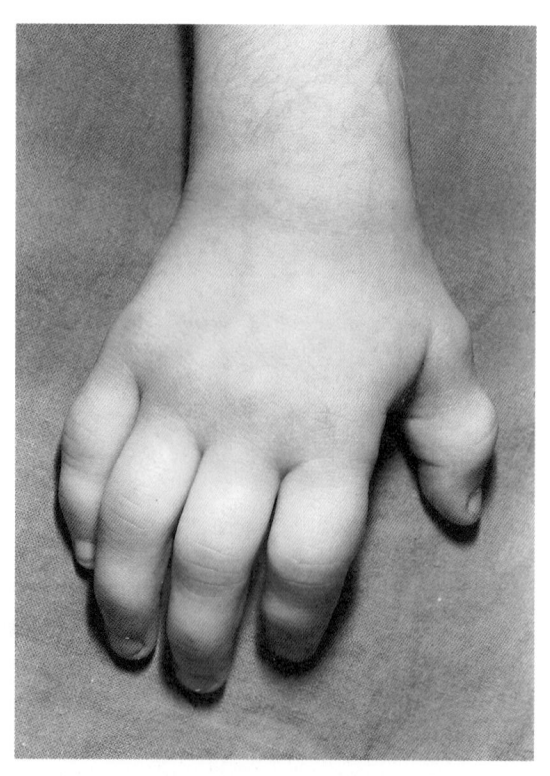

图15-18 幼年特发性关节炎患者指间关节的明显肿胀，伴随屈曲受限

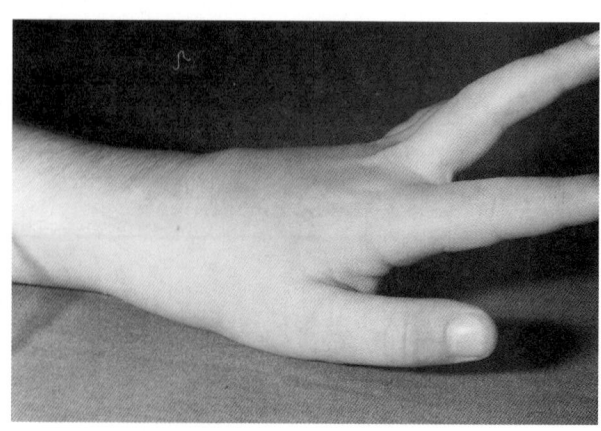

图15-20 打褶征。当孩子伸手指的时候，肿胀的伸肌腱鞘向近侧移动，在手背部形成一个隆起

常情况下旋后可以达到90°（掌心向上），旋前可以达到85°（掌心向下）。

肘关节检查

检查肘关节有无肿胀、压痛、皮温升高以及关节活动度。肘关节正常至少可屈曲至145°~150°，伸展至中线位置（完全伸展），通常可以过度伸展10°，尤其是女孩。仔细触诊肘关节有无肿胀，通过将肘关节由屈曲活动到伸开的位置，这样减少了关节腔内的空间，可以很容易地发现有无关节积液。同时触诊关节的外侧面和内侧面，感受有无液体膨胀。检查尺骨近端的背侧面看有无类风湿结节，它可能出现在类风湿因子阳性多关节炎的儿童身上。

肩关节检查

肩关节由盂肱关节和上肢带骨组成。三角肌形成了肩关节圆润的轮廓，当有肩关节前脱位或肌肉关节疾病导致严重的肌肉萎缩时，该轮廓消失（图15-21）。检查肩关节有无正常的轮廓和关节积液，这可导致在喙突外侧向前的突起。

通过让孩子做以下动作，检查肩关节的活动度：

1. 让手和双臂尽可能高地举过头顶。典型的幼年特发性关节炎的儿童将运动限制在一个肩膀，头向异常侧歪斜，使肩关节运动受限最小化（图15-22）。
2. 双手紧扣放在颈后，检查外旋运动，然后用双手去抓背部中间靠上的部位，来检查内旋运动。
3. 如果一个孩子的主动运动受到限制，使肩关节外展90°、肘关节屈曲90°来单独地检查被动运动。使肩膀向内、向外旋转，内旋和外旋正常的运动范围是90°。

○ 关键点

尽管肩关节是幼年特发性关节炎不常累及的部位，但外旋运动受限是肩关节疾病的首要体征。

髋关节检查

让孩子仰卧位躺在检查台上，或让小孩子和

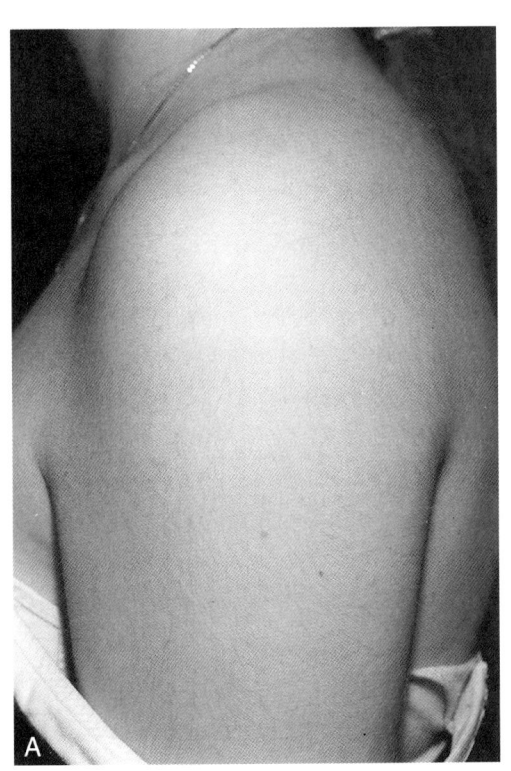 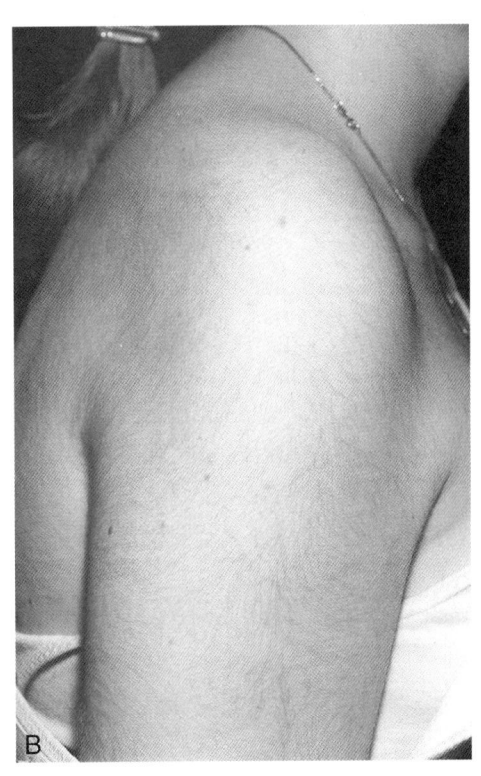

图15-21 一个患幼年特发性关节炎的14岁女孩。**A**，她的左肩看起来正常。**B**，检查的时候发现，她的右肩关节上肢带肌明显萎缩，在前面和后面均可看到

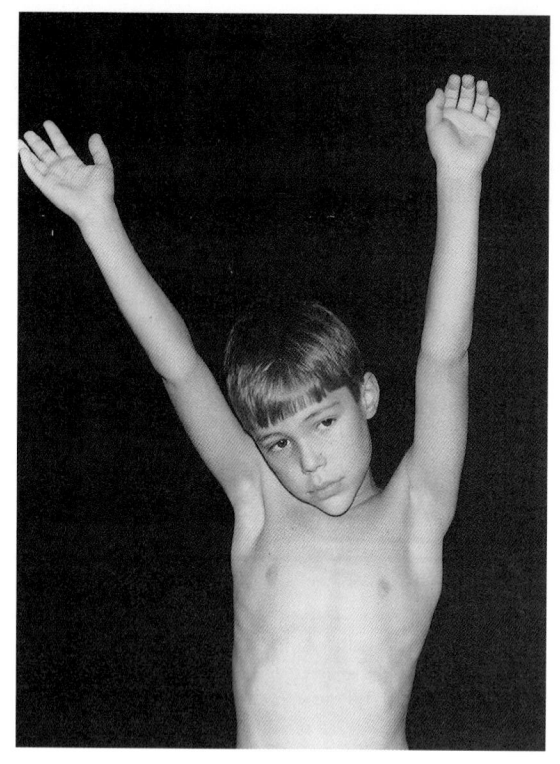

图 15-22 肩关节活动度的检查。让孩子双手掌心相对举过头顶。这个男孩右侧肩膀外展受限。典型地,让他演示这个动作时,他将头歪向受累一侧

髋关节有外展受限。

让孩子俯卧、屈膝,对称地把双腿移动到内旋和外旋的位置,这样可以更容易地观察骨盆运动,尤其对于一个无经验的检查者,这是检查骨盆旋转运动最好的方法(图 15-24)。屈膝至 90°,向外移动脚来检查内旋运动(正常范围 40°~45°),向内摆动脚来检查外旋运动(正常范围 30°~40°)。内旋运动的丧失往往是关节炎儿童髋关节受累的首要体征。髋关节病变一个有价值的体征是外展、外旋位。髋关节外展和内旋范围的减小可能是儿童 Legg-Calvé-Perthes 病(特发性股骨头缺血性坏死)或股骨头骨骺滑脱症患者最早、有时是唯一的异常发现。

最好是用钢尺从髂前上棘到内踝测量下肢的长度(图 15-25)。让患者仰卧,双下肢平行完全

婴幼儿斜躺在父母的膝盖上。在髋关节的检查中观察孩子的姿势和位置很重要,因为这些关节的位置太深不能直接观察。对于保持髋关节屈曲外旋的孩子应该怀疑严重的髋关节病变。

髋关节疾病的筛选试验除"鸭步试验"外还有滚木试验,它是一个发现继发于髋关节刺激引起肌肉痉挛的无痛试验。让孩子仰卧位平躺,把手放在大腿上,轻轻地滚动臀部向内、向外旋转,注意有无抵抗,这提示髋关节病变。为了准确地评估髋关节的活动度,一定要把自己的另外一只手放在孩子的骨盆处来固定(图 15-23)。当骨盆移动时,髋关节的运动就达到终点。正常髋关节的活动度随年龄的不同变化很大,婴幼儿较年长儿的活动范围普遍较大。

通过让孩子把膝盖移向胸壁来检查髋关节的屈曲运动(正常范围 120°)。把腿向两侧和中间移动来检查外展(正常范围 40°~50°)和内收运动(正常范围 25°)。逐一检查每条腿的外展运动,如果两条腿一起检查,代偿性的脊柱弯曲可能会导致腿外展正常的错误印象,即便是一侧

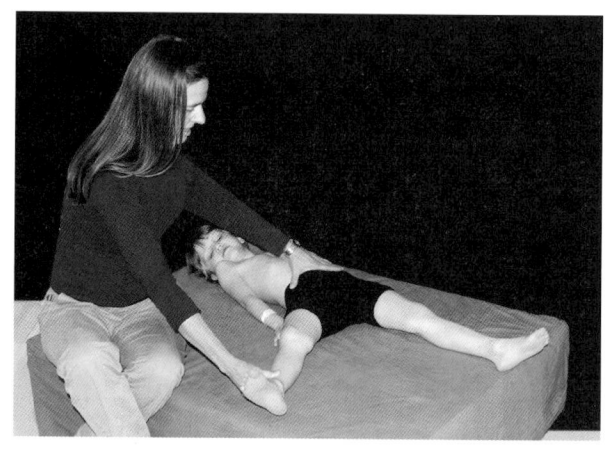

图 15-23 检查髋关节外展。用一只手固定骨盆。正常范围是 40°~50°

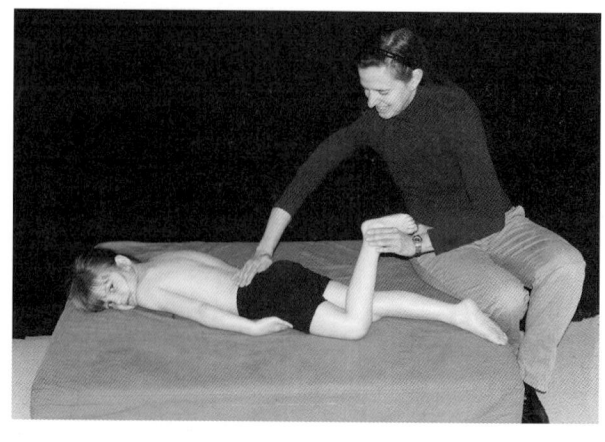

图 15-24 检查髋关节外旋运动。孩子俯卧位。用一只手固定骨盆。正常外旋范围为 30°~40°

展开，保持骨盆水平很重要。

在你第一眼观察孩子的时候，髋关节固定的屈曲畸形可能不明显。屈曲挛缩的线索包括腰椎前凸明显，以及尽管膝盖没问题而站立时一侧膝盖倾向于轻微弯曲。检查固定屈曲畸形的 Thomas 试验的做法如下（图 15-26）：

1．把孩子的膝盖放至胸前，使腰椎前凸变平。
2．在脊柱平放在检查台上的情况下，轮流放下每一条腿至伸展的极限。

髋关节伸展时将一只手放在孩子腰椎的部位，因为腰椎能够前凸形成一个固定的屈曲畸形，即便在另一条腿保持在胸前位的情况下。在腰椎放平的情况下，下肢不能平放在检查台上说明有固定的屈曲畸形。记录不能平放的角度。

用 Trendelenburg 试验（单腿站立试验）来评估髋关节疼痛或者年长儿的髋带肌无力，需要协作来完成这个试验。让孩子单腿站立，正常情况下，站立腿对侧的骨盆轻微上升，因为支撑体重一侧腿的髋关节外展。如果髋关节外展肌无力，支撑体重对侧腿（受累侧）的髋关节下移（图 15-27）。

Ortolani 试验（弹进弹出试验）用于检查新生儿发育性髋关节发育不良产生的"弹响"（见第 4 章）。未治疗的较大婴儿或儿童的发育性髋关节发育不良，结果常常是阴性的，因为脱位的股骨头不能再被复位到髋臼内。发育性髋关节发育不良晚期的诊断体征是无痛性跛行，大腿后部皮肤皱褶不对称，大腿缩短（因为股骨头不在髋臼内），髋关节周围肌肉紧张，关节运动受限，尤其是外展运动。

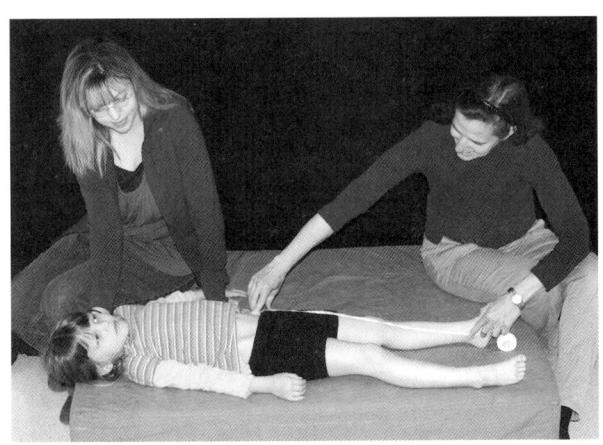

图 15-25 测量下肢真实长度的技巧，从髂嵴前上部的突起到内踝下边缘

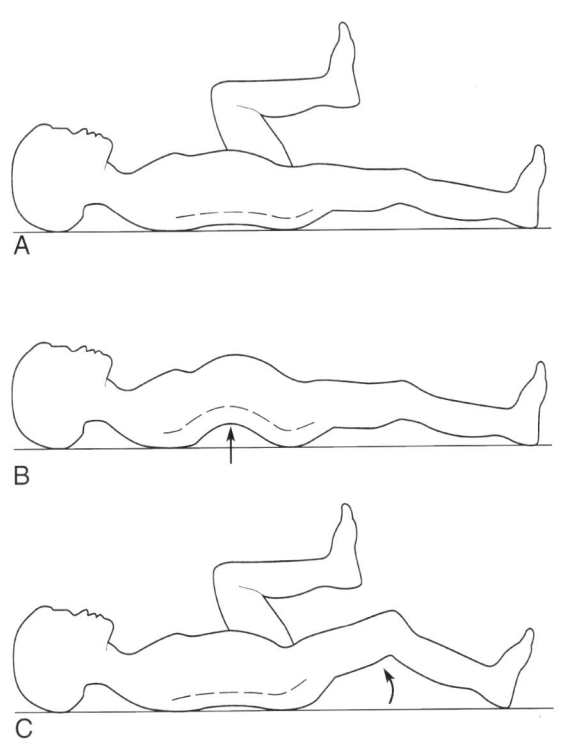

图 15-26 Thomas 试验。**A**，正常。**B**，腰椎前凸增加掩盖了髋关节屈曲畸形。**C**，髋关节屈曲畸形不被另一侧髋关节屈曲所掩盖。估测检查台与患者下肢之间的角度来测量屈曲挛缩

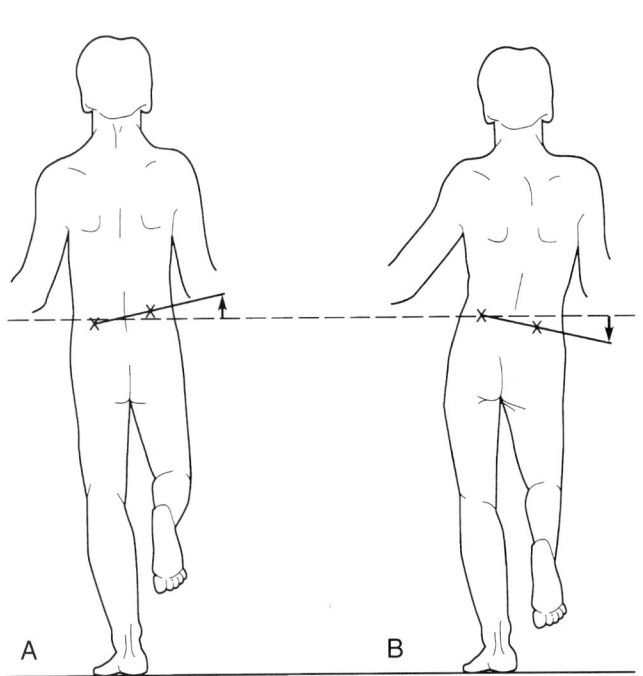

图 15-27 Trendelenburg 试验。**A**，当患者单腿站立时，承重侧臀中肌的收缩应该使对侧骨盆上抬。**B**，Trendelenburg 试验阳性，髋关节外展肌无力时出现，不承重侧骨盆下降（X 线片显示髂棘后上方有凹陷。）

膝关节检查

观察膝关节有无明显的肿胀、发红或损伤。膝关节积液的首要体征是沿着髌骨内侧正常关节凹的消失。检查有无见于 Osgood-Schlatter 病（胫骨结节骨骺炎）的特征性的胫骨粗隆肿胀，检查有无股四头肌萎缩，注意膝关节畸形。JIA 患儿最常见的膝关节畸形是屈曲挛缩，它可以用测角仪测量（图15-28）。膝关节骨生长过度可见于 JIA 患儿，因为受累膝关节骨骺的过度生长可能导致下肢不等长。当膝关节屈曲至90°时胫骨近端下陷，可以证明胫骨半脱位。这种情况是 JIA 患儿不常见的并发症。一些孩子，包括那些全身韧带松弛的孩子，可能有膝反屈（膝关节过度伸展）。

○ 关键点

向外突出的高位髌骨提示再发髌骨脱位的风险较大。

检查膝盖是否有成角的部位，它常见于成长中的孩子。从腹股沟韧带中点到踝关节中点画一道线应该穿过髌骨中点。婴儿期的膝内翻（弓形腿或非佝偻病性弓形腿）是生理性的，当胫股角小于15°时，内翻畸形是对称的。在18个月时，孩子的腿看起来是直的，到2～4岁，胫股角变成外翻状。随着年龄的增长，外翻逐渐减小至正常成人的轻微外翻。

忽视7岁以下孩子的膝外翻，除非外翻大于15°，或者有不对称的证据。不对称的成角畸形或一承重就立即出现由于侧方推力（弓形腿）、内侧推力（膝外翻）造成的膝关节不稳定，不会在生理性弓形腿或膝外翻的儿童身上见到。上述现象说明有潜在的病理情况存在，如 Blount 病、佝偻病或生长板损伤。

膝关节视诊之后，用以下几个技巧触诊有无关节积液。通过将液体从内侧隐窝挤至髌上囊来引出 Bulge 征，用于检查少量至中等量的关节积液，然后向下方轻压外侧隐窝，使液体重新回到内侧隐窝；后面的手法在膝关节的内侧面，即髌骨和股骨之间形成液体的膨胀。

为了证明大量的关节积液，可以轻叩髌骨，方法如下：通过用一只手用力挤压髌上囊使囊内的液体排空，然后用另一只手对着股骨方向轻扣髌骨。如果可触及叩击说明有大量的关节积液。与 Bulge 征相比这是一个不太敏感的手法，通常不特异。偶尔有关节积液的孩子也可能有腘窝囊肿（Baker 囊肿），当患者俯卧位平躺或站立时最容易发现。大多数 Baker 囊肿可以自行消失，无症状的不需要治疗，但是可能会自发破裂，引起急性腓肠肌疼痛、肿胀，这可能与深静脉血栓相混淆。

当膝关节屈曲至90°时，触诊有无关节线压痛。如果压痛沿着整个关节线，说明滑膜炎，也可能与滑膜增厚遮盖了正常的骨性标志有关。压痛局限在关节线的内侧或外侧提示年长儿半月板撕裂。通过用一只手握住孩子的脚跟，另一只手放在患者屈曲的膝关节处来完成 McMurray 试验。缓慢伸直孩子膝关节时，向内向外旋转胫骨；半月板撕裂的时候可以发现一种可触及或可听到的咔嗒音，有时伴有疼痛。

触诊嵌入到胫骨粗隆的髌韧带，看有无压痛、皮温升高或肿胀。单侧胫骨粗隆有上述情况说明是 Osgood-Schlatter 病。如果双侧受累，尤其是其他肌腱或韧带嵌入的部位有压痛，要怀疑附着点炎，这是一种肌腱、韧带或关节囊嵌入

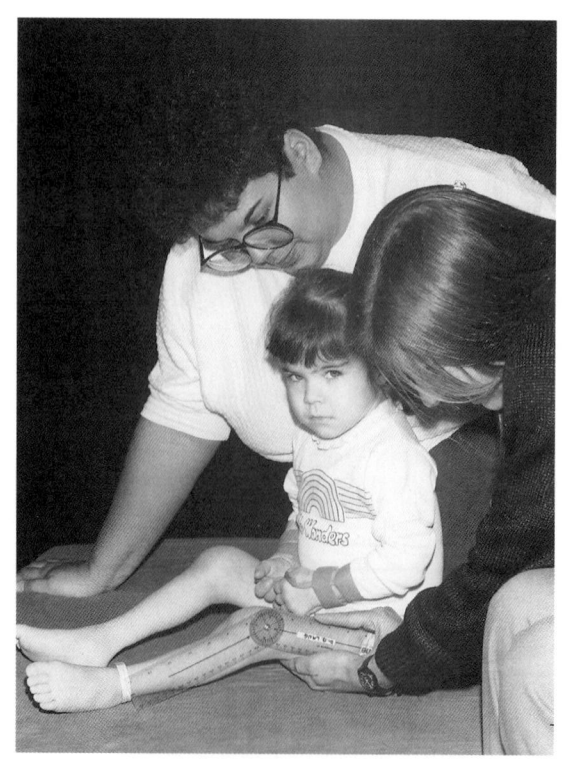

图15-28 幼年特发性关节炎患儿膝关节的屈曲挛缩。每一次检查都要用测角仪测量挛缩的角度

骨组织部位的炎症，常见于附着点相关关节炎的儿童。

一个孩子应该能够将膝关节屈曲，使脚跟足以碰到臀部130°～150°的角度。年长儿的屈曲可能受腓肠肌腹和腘肌腱限制。当膝关节伸直的时候，孩子的腿应该能够成为一条直线；通常情况下，孩子可以过伸5°～10°。要注意膝关节屈曲和伸展过程中的捻发音。剥脱性骨软骨炎可能会产生捻发音，同时伴有受累的股骨髁压痛或有髌骨压痛的髌股问题。

将膝关节伸展并屈曲约20°，用手压内侧和外侧副韧带来进行检查。当膝关节完全伸开时韧带很紧，不可能被活动。当膝关节屈曲20°，出现轻微的活动是正常的，但这种活动应该是无痛的、有限的。

用以下的方法评估交叉韧带，它在正常情况下避免了膝关节前后的不稳定性，并限制内旋运动：膝关节屈曲至90°，将胫骨上端向前拉检查前交叉韧带，向后拉检查后交叉韧带。腿后部肌群的收缩能够避免胫骨前移，即使在前交叉韧带完全断裂的情况下；因此，检查交叉韧带的时候要确保腿后肌群放松。正常情况下，这个操作是不会引起关节活动的。

用下面的附加试验评估髌骨疼痛：
- 脱位不安感试验（恐惧试验）：试着向侧面移动髌骨，如果孩子有抵抗或焦虑提示复发性半脱位的倾向。
- 炎症相关性髌骨股骨力线不良：向下压髌骨，同时让孩子抵抗重力上抬伸直的腿。这使股四头肌收缩，髌骨向上移动，导致髌骨力线不良引起的疼痛和弹响。这与沿髌骨边缘内下方的触痛有关。
- 评估髌骨内侧的滑膜皱襞综合征：触诊股骨髁内上边界有无压痛，膝关节活动时有无关节闭锁或突然折断。

踝关节与足部检查

视诊踝关节及足部有无肿胀、发红、创伤（包括异物），以及有无畸形，如马蹄内翻足、高弓足（足弓高）或平足（扁平足）。如果发现高足弓畸形，一定要排除潜在的神经系统疾病，如椎管闭合不全、Charcot-Marie-Tooth病（进行性神经性腓骨肌萎缩症）、遗传性共济失调。平足或扁平足的特点是纵弓扁平，足后段外翻，足中段和前段外展（见前面的讨论）。

触诊足和踝关节确定压痛或肿胀的部位，它们可能继发于损伤。踝关节损伤很常见，但仅有12%～15%导致骨折。渥太华踝准则可能帮助确定骨折的可能性，并确定是否需要拍X线片。根据这个准则，如果孩子不能承受体重，或者踝的后缘或尖端有压痛，就可能是骨折，应该拍X线片。足局部的压痛和肿胀也可见于应力性骨折（尤其是第二跖骨骨折）或嵌趾甲。舟状骨的疼痛、压痛和肿胀，伴随跛行和走路时倾向于用脚的侧缘提示Köhler病（舟状骨的缺血性坏死）。

触诊足的关节和骨性结构后，触诊跟腱有无压痛，因为过度使用可能出现肌腱炎。跟腱和足底筋膜附着在跟骨上附着点的压痛与附着点炎也可能出现。

检查足部和踝3个主要关节的关节活动度。这些活动包括以下部分：
- 背屈（正常范围15°～20°）；
- 真正踝关节的跖屈（正常范围40°～50°）；
- 内翻（正常范围20°）；
- 距下关节的外翻（正常范围20°）；
- 跗骨间关节的旋前和旋后。

踝关节和足部的运动受限可能由关节炎症引起，也可能由跗骨融合、跗骨间骨或软骨桥引起，跗骨间骨或软骨桥典型地引起限制距下关节痛性活动的钢性扁平足。拍摄足斜位片可确定这个诊断。

侧面挤压跖骨是检查跖趾关节炎一个很好的筛查试验。做这个检查时要非常温柔，因为如果有一个或更多跖趾关节发炎可能会引起剧烈的疼痛（图15-29）。如果挤压的时候孩子说疼痛，要逐个地检查跖趾关节识别受累的关节。检查足趾有无肿胀或畸形。香肠状的弥漫性足趾肿胀称为趾炎，可能发生于感染、银屑病和Reiter综合征。常见的足趾畸形包括姆外翻、并趾畸形（蹼化畸形）、多趾畸形和第五足趾重叠。

肌肉的评估

肌肉的评估包括仔细检查肌容积，看有无肌萎缩。滑膜炎导致包括关节在内肌肉的反射性抑制，导致肌萎缩，这可能在发病1周内就被注意到。关节周围广泛的肌肉萎缩易出现在关节炎病

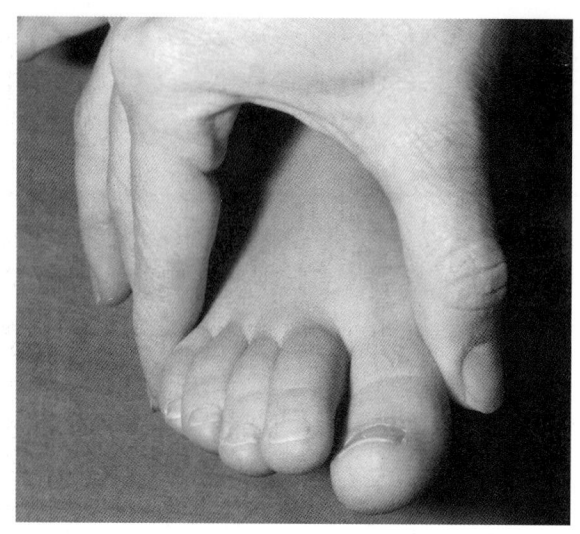

图 15-29 用跖骨压迫试验对跖趾关节炎进行初筛。患者"哎哟"一声提示阳性结果

表 15-3 肌力分级

分级	功能百分比	活动水平
0：无动	0	肌肉无收缩
1：微动	15	肌肉轻微收缩，没有关节运动
2：弱	25	活动范围正常，不能抗重力
3：可以	50	活动范围正常，可以抗重力
4：好	75	抗重力下活动范围完全正常，能抗一定阻力
5：正常	100	抗重力下活动范围完全正常，正常抗阻力

From Cassidy JT, Petty RE: Textbook of Pediatric Rheumatology, 4th ed. Philadelphia, WB Saunders, 2001.

变，然而局限性肌肉萎缩以局部机械性或周围神经病变为特征的居多。

评估肌力很重要。如果按照本章描述的体格检查顺序进行，当观察孩子步态并应用体格检查视诊部分的一些方法——跳跃，用脚尖、脚跟行走，以及检查 Gower 征时，就已经进行了肌力的初步检查。检查躯干和颈屈曲的肌力时，为了让足够大的孩子配合，可以让他/她先做 5 次坐下的动作，然后仰卧位平躺，保持他/她的头在枕头之上 60 秒。

可以通过用一个简单的分级量表（表 15-3）来进行更加正式的肌力评估。但是要记住，患者和检查者之间都有很大的个体差异，这个量表只是评估肌力。对肌力评估的进一步描述可参见第 13 章。

全身性检查

完整的体格检查在对一个以肌肉骨骼系统疾病为主诉的孩子的评估过程中很重要，可能提示重要的诊断线索。明确孩子所处的生长百分位数可能为判断孩子是否生长发育不良提供证据，肝脾和淋巴结肿大可能提示潜在的全身性疾病。

在类风湿因子阳性多关节病变的 JIA 患儿皮下可以见到类风湿结节。这些结节是坚硬、无压痛的，常常可以移动。它们最常见于尺骨鹰嘴下面，也可能出现在其他受压点、关节、腱鞘，包括跟腱和枕部。一定要将它们与良性类风湿结节相鉴别，良性类风湿结节可能是单发或多发的，易出现在骨性突起上，如胫骨、头皮和足背。这些结节出现在健康儿童身上，尽管可能再发，但常自行消退。

有鳞状皮疹、湿疹或银屑病史的孩子可能有银屑病关节炎。孩子经常要脱掉衣服检查全身，因为可能会发现间断消失的皮疹，它们几乎是 JIA 全身型的特征性表现，即便孩子说绝对没有关节受累。皮疹呈淡红色，麻疹样或斑丘疹，常包含典型的小（1～2mm）圆形或半圆形粉红色皮损伴中央区变淡。它可能非常短暂，傍晚出现，2 小时后就消失。因为没有单个的实验室检查可以诊断 JIA，所以这种警示性的皮疹可能是帮助对不明原因发热儿童进行诊断的单一特征。你对观察 JIA 全身型儿童的观察越频繁，发现皮疹抓住诊断的可能就越大。

关于眼睛的发现也能为有关节问题的儿童提供诊断线索。发红、畏光、疼痛或视野缺损可能在与附着点相关关节炎、反应性关节炎、Reiter 综合征有关的急性虹膜炎时出现。关节炎的孩子有瞳孔不规则，提示与 JIA 有关的葡萄膜炎。

○ 关键点

慢性无症状性虹膜炎常与幼年特发性关节炎少关节型的年轻女孩患者有关，在视力丧失之前仅通过裂隙灯检查通常就能够发现。

总结

与肌肉骨骼有关的症状在儿童中很常见。因此，在对他们评估的过程中舒服和熟练是必要的。本章对经常引起父母关注但是大多数情况下不需要检查或干预的常见正常肌肉骨骼变异进行了概括。对肌肉骨骼问题不常见但很严重的原因（如风湿性疾病、恶性肿瘤）与常见原因（如损伤、感染和外科情况）的鉴别进行了回顾。有时，额外的实验室和影像学检查在完成患者评估过程中是必需的，但是这些检查本身很少能确立诊断。孩子是否表现有极度的疼痛、跛行或关节肿胀，详细的病史、熟练的体格检查以及观察是确立正确诊断、回答父母关注问题的三个最有价值的辅助诊断。

（郭　果 译　张雪峰 校）

推荐阅读

Cassidy JT, Petty RE: Textbook of pediatric rheumatology, 5th ed. Philadelphia, WB Saunders, 2005.
Morrissey RT: Lovell and Winter's pediatric orthopedics, 6th ed. Philadelphia, Lippincott, 2005.
Stiell IG, Greenberg GH, McKnight RD, et al: Decision rules for the use of radiography in acute ankle injuries: refinement and prospective validation, JAMA 269:1127–1132, 1993.

第 16 章　临床内分泌评估

Elizabeth A. Cummings · Sonia R. Salisbury

对一个社会的道德考验是它为孩子们做了什么。

——Dietrich Bonhoeffer

儿科内分泌学很有吸引力，因为大多数儿童期的内分泌疾病都是可以治疗的。特定的诊断往往可能仅依靠临床背景，而不需太多的激素测定和内分泌检查来评估激素过多或缺乏。我们提供了一张清晰、简洁的图，来显示激素活动的反馈抑制（图 16-1）。在向家长解释激素活动的细节时，画这样一张图是一个不错的方法。这样做可以使你在提供正确的激素名称时有时间对医学术语进行解释。

内分泌中最常见的主诉可能是家长们说孩子太小、太重、太瘦、太高或者性发育早熟或延迟。当第一次听到这样的主诉时，请倾听，不要有任何的判断。即使没有任何严重的疾病，家长和孩子都需要得到细致的评估和明确的解释。随时作好准备花时间帮他们理解和接受正常发育的各种变化，一定要直接和孩子们谈论他们对生长发育的自我认知和远期期待。

儿童生长激素缺乏的主要特征

大多数矮小儿童都没有生长激素（GH）缺乏，因为生长激素缺乏具有高治愈率，所以必须仔细地辨别和排除。儿童中，生长激素缺乏可能是器质性的（肿瘤、颅脑照射或先天性畸形）或特发性的。下丘脑—垂体轴可单独发生生长激素分泌障碍，也可合并一种或多种垂体激素缺乏。某些中线部位的缺陷经常与生长激素缺乏有关，包括腭裂、后鼻孔闭锁、单上中切牙和视神经发育不全（伴或不伴可被核磁共振识别的透明

隔缺乏）。生长激素缺乏的经典 MRI 表现包括异位的垂体后叶亮点、缺失或杆状信号减弱和垂体前叶缩小。分子生物学中最新的研究发现，先前认为散在的许多伴或不伴中线部位缺陷的生长激素缺乏病例，事实上都有特定的基因基础。

○ 关键点

在检查矮小儿童时，往往会询问在婴儿期和儿童早期有无低血糖症状的病史。因为生长激素是胰岛素的主要拮抗激素之一，生长激素的缺乏使得一些儿童更易出现低血糖，尤其是在禁食或患病期间食物摄入不足时。

当询问有关低血糖症状时，生长激素缺乏孩子的父母可能会描述这些场景：如跛行、面无表情、昏睡和对口头命令无反应。许多父母都成功地尝试了自然疗法、果汁或类似的治疗方法。如果小孩仍没有治愈，可能会导致抽搐，最后不得不立即送到医院。低血糖发作不同于高热惊厥或癫痫，摄入糖之前低血糖很少自行恢复。

伴有特发性或儿童早期生长激素缺乏的孩子，他们的父母经常说孩子比其他小孩个矮，这种差异在孩子上学后更加明显。往往我们没有可利用的身高记录，但可以询问孩子换鞋子和衣服的频率。

关键点

年长儿生长激素缺乏所致的生长障碍更多可能是由于破坏性病变，如肿瘤或者先前提到的颅脑照射。任何年龄阶段的矮小身材儿童评估必须包括仔细地询问头围。

无突发原因的肿瘤性头痛常在晚上和清晨发生，可能伴或不伴呕吐。这种头痛在体格检查中有视神经萎缩或视野缺陷的儿童和少年中罕见。询问他们是否感觉有进行性增加的口渴和尿频，如果有，提示有糖尿病尿崩症。

病例

病例 1

病史：Terry，16个月，父母陈述他有不可控制的口渴和从婴儿早期开始尿布就一直是湿的，在他的玩具包里有4瓶水，拿出他的玩具前，他把4瓶水从包里拿了出来，并放在检查室的中央。可能原因是什么？应该问些什么问题？

糖尿病尿崩症一般分为中枢性的或肾性的：中枢性尿崩症由下丘脑—垂体—血管升压素轴破坏或发育不良导致；肾性尿崩症，如病例1所描述的，肾血管升压素V_2受体基因变异导致先天性X-连锁变异。Terry男性亲属中有过度喝水的家族史，所以诊断是肾性糖尿病尿崩症，而不是中枢性的。

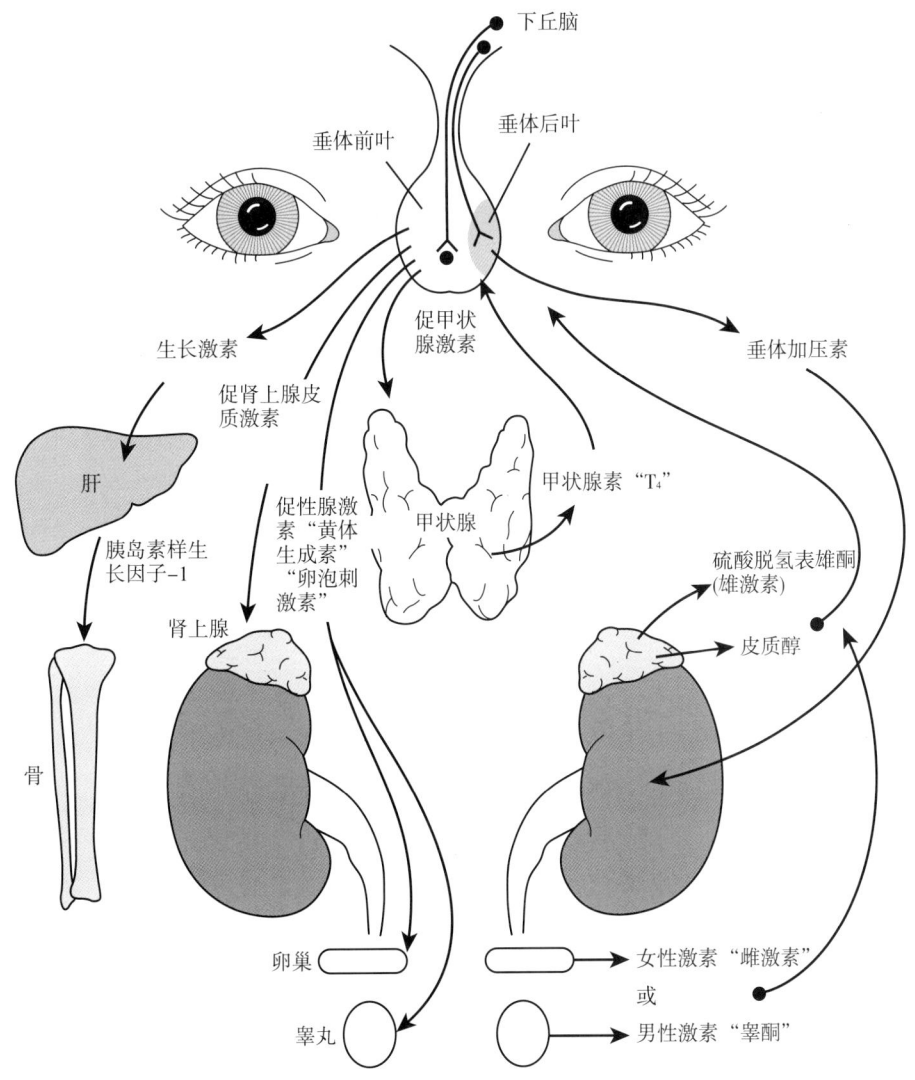

图16-1 内分泌系统示意图。绘制内分泌疾病的家族遗传图谱，有助于解释为何会出现激素缺乏或者是激素过剩。将家长们当作第一年的医学生，给他们上内分泌学的第一课。给他们讲解相关疾病的知识，但不必讲全部内容

儿童生长激素缺乏的体格检查

伴有生长激素缺乏的儿童如图中所描述（图16-2至图16-4）。他们看起来似乎比生理年龄小，圆脸，胖乎乎的四肢和前腹部大量的脂肪。由于他们婴儿般的外形以及高亢尖细的声音，成人们可能会把他们当成小孩或者同学们可能会把他们当成班里的宠物。

检查必须包括眼底和视野的仔细评估。通过检查，可发现生长激素缺乏的儿童肌肉发育不良。头发细束状，牙萌出延迟。男孩中，阴茎可能非常小（小于 2.5cm）；有时正常的阴茎会埋在厚厚的脂肪垫下，必须记住尽可能地推平耻骨上的脂肪垫加以辨别。

○ 关键点

> 生长激素缺乏的儿童通常具有较高的体重/身高比（图 3-4）。这是完善内分泌评估的重要线索。慢性疾病，尤其是炎性肠病，可能相当罕见，以身材矮小为主要表现，但却是低体重/身高比。

当你得到身高、体重百分表时，你需要做的重要事情包括对小孩亲生父母进行评估和计算父母身高的中位数（见第 3 章），以评价家庭可能期望的小孩生长情况。

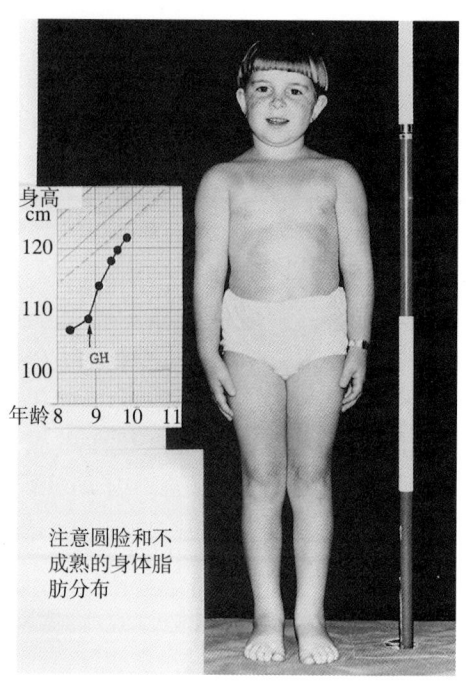

图 16-3　生长激素缺乏症患儿治疗前的特征性表现。曲线为生长激素治疗后的患儿的生长曲线

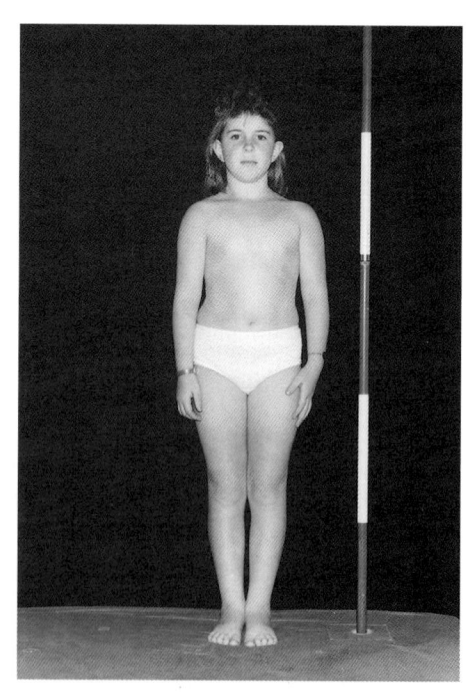

图 16-4　生长激素治疗 2 年后患儿的样貌

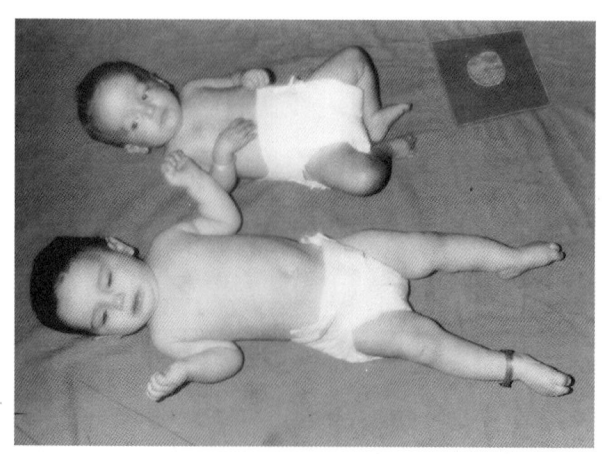

图 16-2　婴儿低血糖症。大多数婴儿在新生儿期均存在高胰岛素血症，可经胰切除术治疗。本图所示的女孩是 12 月龄，在她旁边的非常小的婴儿跟她年龄相同，患有生长激素缺乏症并继发低血糖

○ 关键点

> 调查从 5 岁到青春期每年生长小于 5cm 的儿童身高增长速率；每年生长少于 4cm 的生长速率为病理性的（见第 3 章）。

进行了乳房和生殖器检查后，你才能评估和分析身材矮小及生长速度，以便确定小孩的青春期发育阶段（图 3-9）。

儿童甲状腺疾病的主要特征

结构、功能、症状和体征

很明显，虽然物理检查结果有助于增强你的疑似诊断，但病史仍是甲状腺疾病诊断的重要辅助手段。甲状腺的大小并不能反映甲状腺功能。首先理清功能状态：甲状腺功能减退、亢进或正常。然后检查甲状腺是否肿大，或有无肿块和相关淋巴结肿大。

儿童甲状腺功能亢进的评估

儿童甲状腺功能亢进的症状与成人相同，往往是家长或老师诉说孩子多动、易激惹。尽管症状显而易见，但孩子往往不抱怨。以下问题将引起注意：
- 孩子有行为改变吗？
- 在办公环境下，孩子烦躁，但有试图引起关注吗？这是甲状腺功能亢进和注意缺陷多动障碍的最大区别（见第 6 章）。
- 在学校里，最近的表现和行为有没有变化？
- 孩子有无写字潦草？不随意肌收缩震颤影响书写工整。
- 请问孩子是否比以前更容易笑或哭或突然哭笑？情绪不稳往往是甲状腺功能亢进的显著表现。
- 孩子是否单独睡，有无入睡困难，或在夜间醒来？
- 尤其是年龄大的孩子，是否容易疲劳？甲状腺功能亢进躁动后可能极度疲劳。

家长也可能会注意到，也会询问，为什么孩子仅穿轻便服装都会过度出汗。虽然稀便的表现往往最多，但具特征性变化的是大便次数增多和稀便。孩子很少能意识到存在心动过速。还有一典型表现是：食量大，但无体重增加，反而出现体重降低。

儿童甲状腺功能减退的评估

与甲状腺功能亢进的儿童一样，甲状腺功能减退的儿童很少有主诉（框 16-1）。也许是因为甲状腺功能减退如此悄无声息，儿童或家长都没发现这些差异。如果这些症状几年未发现，会导致线性增长明显受损，并可能在以后出现症状。

儿童甲状腺功能减退的病因

儿童自身免疫性甲状腺炎（桥本病，或淋巴细胞性甲状腺炎）最常见的原因是甲状腺功能减退。淋巴细胞浸润导致甲状腺弥漫性肿大和鹅卵石样外观。垂体前叶能感应甲状腺激素（反馈抑制受损）的缺乏，增加了促甲状腺激素（TSH）的分泌，从而促使甲状腺进一步肿大。虽然促甲状腺激素（TSH）可以促进腺体生长，但不能促进甲状腺激素（T_4）的分泌。由于自身免疫过程受损，有些患者发病时仅有很小的或触摸不到的甲状腺肿块。下丘脑—垂体继发性的甲状腺功能减退无甲状腺肿大。

先天性甲状腺功能减退通常是由于甲状腺发育不全或甲状腺异位（可位于从前颈部到舌背胚胎线的任何地方）所致。

框 16-1　甲状腺功能减退的体征

身材矮小
身高 / 体重比下降
说话缓慢厚重；声音低调
脉搏缓慢
皮肤冰凉、干燥，伴毛发减少
头发干燥无活力
脸苍白浮肿
眶周浮肿
触诊降结肠粪块（便秘）
小腿肌肉松弛
深部肌腱反射放松延迟

病例 2

病史：Shauna，15 岁，主诉"我在五年级班里最高，但自后身高一直未长，无月经来潮"（图 16-5）。

体格检查完全符合框 16-1 中所列的甲状腺功能减退的体征。尤其是，Shauna 脸上部和眼睛浮肿。在这种情况下，由于重度甲状腺功能减退，全身水肿，包括颈部。

甲状腺功能减退治疗后，Shauna 的初潮几乎马上出现。治疗 4 个月后，她长了 1 英寸，体重减轻了 4kg。

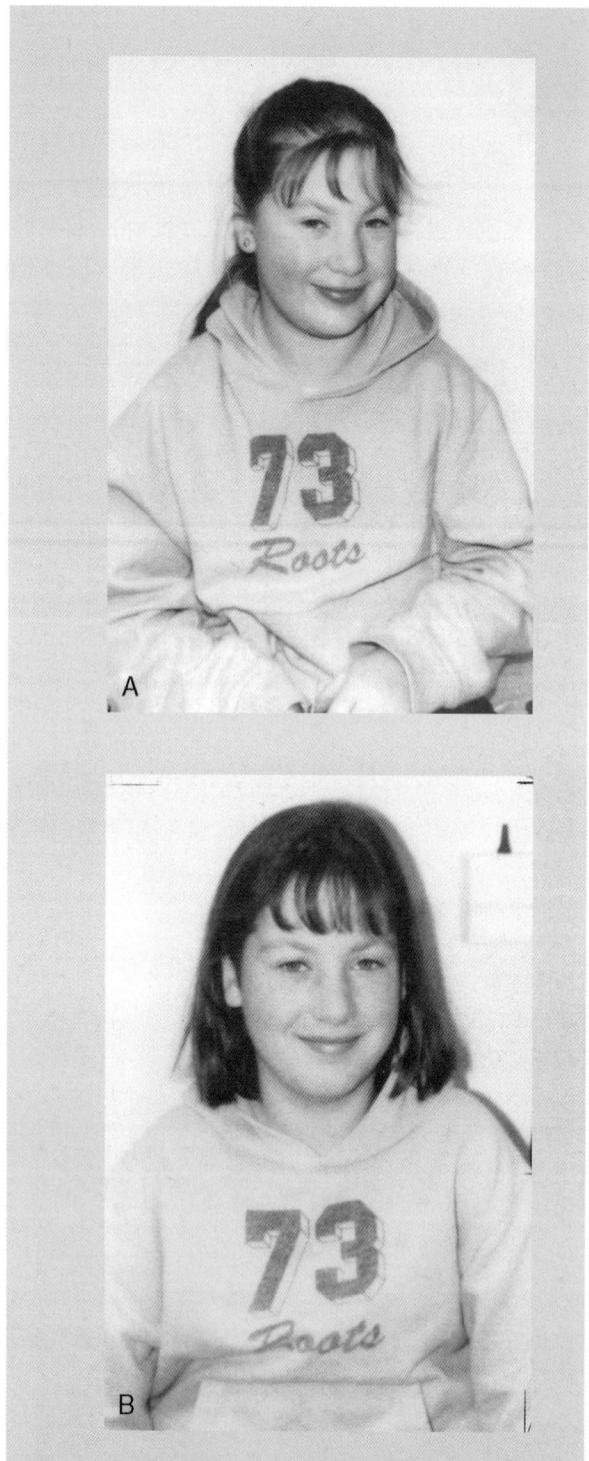

图 16-5 A，显示 Shauna 在患有甲状腺功能减退后的典型外貌特点。注意她浮肿明显的脸部及颈部还有干枯的毛发。B，显示 Shauna 在行甲状腺激素治疗 4 个月后的改变

少数婴儿的甲状腺功能减退是由甲状腺激素基因中先天性酶缺乏导致。这些病例会出现甲状腺肿大。在许多国家，小孩任何严重智力缺陷出现之前，就在出生后第二天和第五天间的症状出现前通过血斑筛检检测到先天性甲状腺功能减退。如果不及时治疗，临床表现在 3 个月前可能不会十分明显。

关键点

甲状腺激素对脑细胞功能及细胞间连接功能的充分发展至关重要。生命最初几个月，由于激素的缺乏，婴儿遭受明显及不可逆转的发展迟缓，并随着日龄的增长，智力缺陷持续增加。因此，甲状腺功能减退的新生儿筛查是必要的。

未经治疗的先天性甲状腺功能减退的婴儿会有低体温，脉率缓慢，持续性新生儿黄疸（由于胆红素肝结合低下），皮肤、头发干燥，后囟门大于 0.5cm，意志力低下，肌肉萎缩，舌头大，特征性的脸浮肿，哭声嘶哑（图 16-6）。父母可能会诉说婴儿拒食和便秘。如果出生后 2 岁或 3 岁患获得性甲状腺功能减退，不会出现永久性智力损伤。

儿童不明原因的生长迟缓必须排除获得性甲状腺功能减退。孩子的食欲普遍下降，虽然体重增长适度，但身高/体重比下降。这些儿童一般不会肥胖，相反，青春前期肥胖儿童身高普遍增长良好。便秘是常见症状。对于 1 型糖尿病的儿

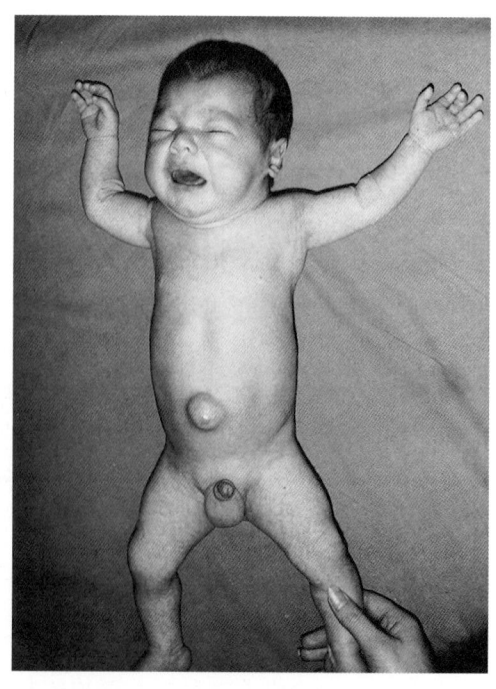

图 16-6 患先天性甲状腺减退的 3 月龄婴儿出现的典型样貌特点

童，一定要排除自身免疫性甲状腺疾病，通常是淋巴细胞性甲状腺炎，因为这些疾病间具有相关性。

儿童甲状腺疾病的体格检查

如儿科其他检查一样，通常以非接触的方法开始。孩子一般怕痒，接触到颈部容易使孩子发笑及乱动，这样就很难观察到甲状腺。在光线明亮和放松的气氛下，让孩子坐在椅子上或诊断台上。如果孩子年龄较大且愿意配合，可以叫他喝一小口水，把水含在口里先不要咽下，然后慢慢地吞下。在胸骨上窝上部区域，观察甲状腺是否随吞咽动作上下移动（图16-7）。然后，嘱小孩头后仰。这种方法更易观察到甲状腺肿大，有时候这也是唯一较容易观察到甲状腺的方法。

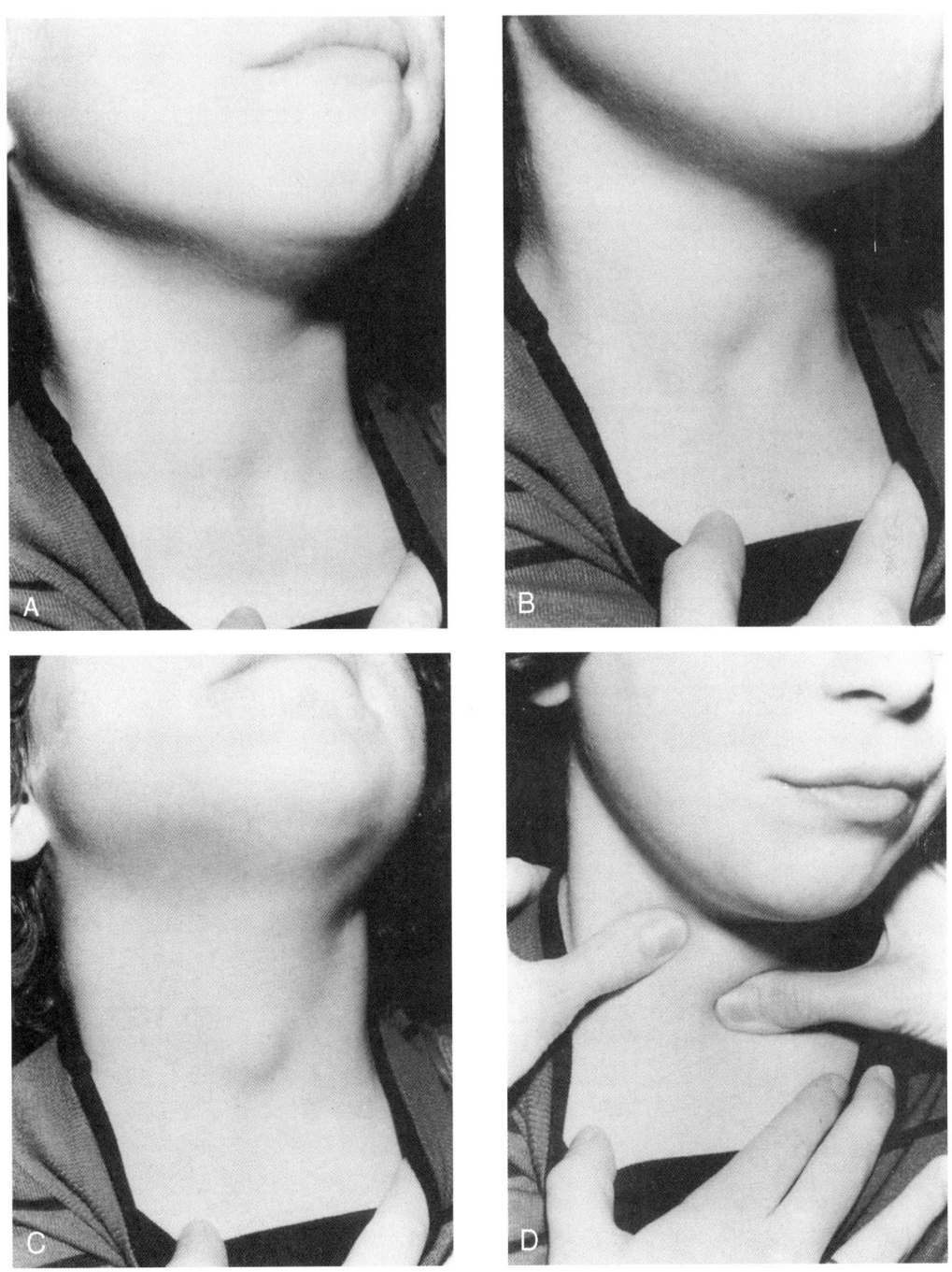

图16-7　图示12岁患有甲状腺肿大的女孩的右颈部肿块。**A**，休息时肿物稍小；**B**，肿块随吞咽动作上下移动；**C**，伸直颈部，肿块明显可见；**D**，颈前区可触到肿块

检查新生儿和婴幼儿

在新生儿或婴幼儿,使用不同的技巧来检查甲状腺。将你的手置于儿童背后肩胛骨间,肩膀抬高,头轻轻回落,直到它在检查台上或父母的膝盖上休息。这种方法可将甲状腺肿大暴露。然后,用另一只手的示指和中指进行触诊(图16-8)。

> **关键点**
>
> 在正常新生儿,甲状腺是触诊不到的。如果能够触到,那么就可能出现了甲状腺肿大。

检查幼儿和青少年

幼儿及青少年检查时,首先观察甲状腺,在得到小孩配合后,进行触诊。我们一般从前面检查,方法如下:将手指置于环状软骨上,环状软骨是小气管软骨,位于甲状软骨的缺口或喉结下方。触诊环状软骨下方随着吞咽动作上下移动的柔软组织,这是正常甲状腺峡部。多加练习后,你将能熟练地找到甲状腺峡部。然后双手大拇指轻轻放在甲状腺叶上,并嘱小孩做吞咽动作。同时上下移动拇指,勾勒出甲状腺的大小。请注意任何结节或不规则肿块。还可以使用传统方法检查甲状腺,位于小孩后面:将示指和中指置于甲状腺上检查其大小,并嘱小孩做吞咽动作。

连续测量和记录甲状腺大小,以便记录不同随访时间甲状腺的任何重要变化。用皮尺测量由上极到下极和峡部最大的垂直距离。在图表里记录检查结果,并指出有无结节或不规则肿块。

正常的甲状腺重量与儿童的年龄大小相关,一个正常成年人甲状腺重量在20~25g。甲状腺在大部分年长儿可触及。由于正常甲状腺性质柔软,轮廓可以勉强看到,且当孩子颈部过度后仰时,甲状腺比较平坦。一旦甲状腺腺体变得较硬,就要考虑到自身免疫性甲状腺炎(桥本病)的可能;如果变得坚硬,就要考虑到癌的可能,即便甲状腺肿大可能不是很明显,也应该认识到其性质的改变。但是有些癌可能很难触摸,因为性质并不总是可靠的诊断线索。

颈部中线大部分都是甲状腺腺体或其残余腺体。甲状腺和下颌中线中心的周围几乎可以肯定是甲状舌管囊肿(图16-9),来源于胚胎发育中从舌盲孔向下运行至环状软骨的甲状舌管残余部分。当孩子伸出舌头,甲状舌管向上移动。最初孩子可能出现甲状舌管囊肿感染。有时,甲状腺从舌盲孔向下迁移失败,临床表现为舌根部圆形或椭圆形的部分(图16-10)。这个舌状甲状腺常常是儿童所有的甲状腺组织。大多数舌状甲状腺每天使用左旋甲状腺素治疗,通过抑制垂体促甲状腺激素(TSH)分泌,使肿块明显缩小。

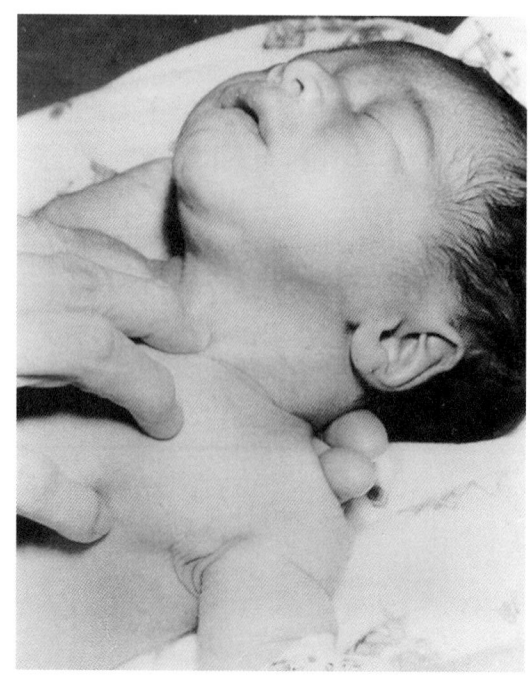

图16-8 婴儿甲状腺的触诊手法

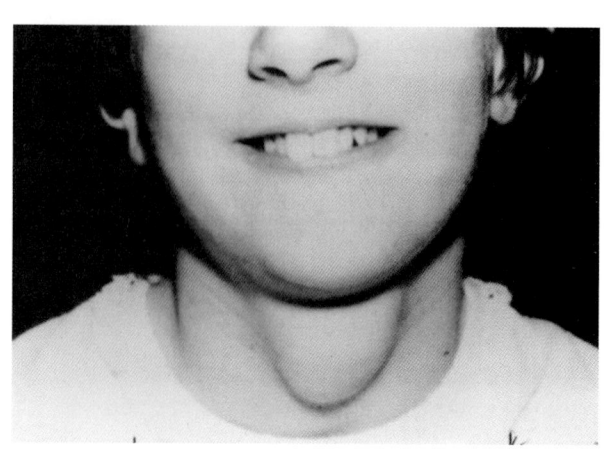

图16-9 甲状舌管囊肿,位于颈部正中的肿块

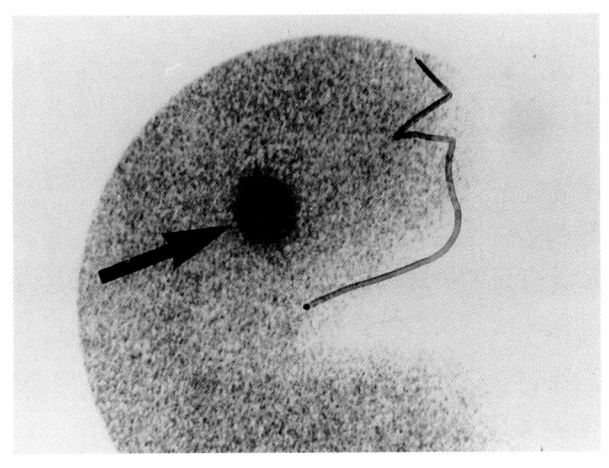

图 16-10 箭头指示为甲状腺扫描时舌状甲状腺吸收放射性核素

甲状腺可能缺失、缩小、异位或肿大。两侧甲状腺腺叶对称性肿大，称为弥漫性肿大。正常腺体触诊可能有轻微起伏，但如果你发现一个或多个不同的肿块，那么孩子不是有一个孤立的结节，就是结节性甲状腺肿。

○ 关键点

长期不明原因甲状腺肿只能诊断为功能性或解剖性的。一个弥漫性或结节性肿大可能会造成孩子吞咽困难的感觉，但很少导致真正的吞咽困难。把你的手指轻轻地按在自己胸骨切迹上方的气管上，了解儿童的感觉，甚至轻微甲状腺肿胀的感觉。触摸会加剧疼痛和痛苦。严重的甲状腺功能减退，肿块侵犯喉返神经或者导致声带弥漫性水肿，可出现声音的改变。

Graves 病的甲状腺弥漫性肿大，腺体性质较硬。相反，由腺病毒引起的亚急性甲状腺炎腺体柔软，难以触及弥漫性肿。甲状腺刺激抗体与 TSH 受体对甲状腺细胞的共同作用，产生了Graves 病对机体的持续刺激。在亚急性甲状腺炎，间质细胞突然释放甲状腺激素，导致短暂的甲状腺功能亢进期，随后是一个较长的甲状腺功能低下的状态，之后的 3～6 个月，甲状腺功能恢复正常。另一类似情况，由于其不痛，称隐匿性甲状腺炎，在产后最常见，在任何年龄和性别都会发生，它有自身免疫性病因。

如果甲状腺功能亢进小孩的腺体中发现一个或多个结节，可能是良性腺瘤导致，称为毒性结节性甲状腺肿，能过量分泌甲状腺激素。这种情况成年人较为普遍。散在的、光滑的椭圆形或圆形结节比周围的腺体较硬，但没有石头般坚硬。当孩子吞咽时，它们上下移动，不在甲状腺外组织固定存在。罕见的分泌促甲状腺激素的垂体腺瘤可引起弥漫性甲状腺肿及甲状腺功能减退的相应体征，但不会有自身免疫性疾病（Graves 病）特征性的眼部体征。

眼部检查能为甲状腺疾病诊断和治疗提供重要线索。甲状腺功能亢进患者，睑裂大，瞬目减少，表现出凝视的样子。在自身免疫性 Graves 病，眼部肌肉肥大到正常几倍，眼窝脂肪垫增多，导致眼球突出眼眶（突眼），常伴突出表面的小血管和球结膜水肿。由于突眼患者有闭眼困难，可能会出现角膜溃疡，造成眼红、眼痛，尤其是在早晨。询问父母孩子是否睡觉时能合闭眼睛。如果没有足够的泪水，随着眼裂开放，角膜变得干燥，容易发生溃疡。眼部肌肉肥大引起的眼外肌功能不平衡，有时足以造成复视，受影响的患者可能无法感觉到，直到他们被要求向上和向外看，凝视某方向时，才能检查出复视。通常，有些孩子出现会聚缺失，当孩子试图按照医生指示，注视移向鼻子的手指时，眼球不能交叉到正常程度。

甲状腺杂音是 Graves 病的典型特点，但这种体征在儿童中并不十分有用。听诊儿童颈部时，如果轻压听诊器，可以听见吹哨样声音。

患有活动性或正在治疗的 Graves 病的母亲，体内具有持续性循环的甲状腺刺激免疫球蛋白，能够通过胎盘，导致新生儿先天性的甲状腺功能亢进。虽然这些婴儿与年长儿具有相同的体征，他们更可能有高的体温和心律失常，并发展为充血性心力衰竭。

○ 关键点

新生儿甲状腺功能亢进虽然是自限性疾病，但必须治疗。它会随着母体 IgG 在新生儿体内循环消失而消退。

甲状腺功能正常状态

即使甲状腺功能亢进已经自然消失或完全治愈，患者仍有可能有甲状腺腺体肿大。并不是所有患自身免疫性（桥本）甲状腺炎的患者都有甲状腺功能减退；有的多年保持甲状腺功能正常，也许永远不会发展为甲状腺功能减退。

排除甲状腺癌

有单个或多个结节的儿童通常甲状腺功能正常。当发现单个结节时，父母对癌症的关注是可以理解的。我们不能总是仅靠临床背景就排除甲状腺癌的诊断，因为有些特征可以影响你的怀疑。儿童一般无临床症状，可能多年不会发现患癌；不是每天见到孩子的人可能更容易发现肿块。甲状腺癌（通常是乳头型）性质坚硬，而不仅仅是硬。可能是光滑椭圆形的，但如果它已超出其包囊外，可能会让人觉得不规则。多发性结节降低了癌的可能性，但并不完全排除。良性腺瘤或简单的胶状囊肿也可能表现为单个或多个结节。

○ **关键点**

甲状腺评估应该包括对颈部淋巴结触诊。即使没有明显质硬的甲状腺肿块，颈部淋巴结增多提高了甲状腺癌的可能性。认真触诊后单个或多个甲状腺结节的发现是进一步进行临床检查的首要步骤。

由于头部和颈部的过量辐射与良性及恶性甲状腺病变的发病率升高有关，所以有过射线治疗的患者应每年检查。

○ **关键点**

无论何时发现有甲状腺结节，都应仔细询问以往是否有射线暴露。

甲状腺髓样癌是最常见的家族性甲状腺肿瘤，是常染色体显性遗传病，而且往往在童年期发病。肿瘤起源于产生降钙素的滤泡旁或C细胞。至关重要的是有髓样癌家族史的儿童，基因突变与多发性内分泌肿瘤综合征2型（MEN2）有关。这些儿童通常5岁时需要做预防性甲状腺切除手术。

儿童钙代谢紊乱的临床特征

高钙血症

高血钙血症可导致便秘、多尿、口渴，其他如情绪改变及上腹痛。腹痛在婴儿通常表现为呕吐，情绪变化如烦躁和哭闹。

高钙血症的病因

对于高钙血症的儿童，常要考虑到过量摄入维生素D或维生素A的可能性。

病例3

病史：两姐妹，Susan和Betty患甲状旁腺功能减退症，补充钙和通常治疗剂量的维生素D的同时，血清钙监测水平良好。现在，一个月内不断变化寄养家庭，他们表现出极度嗜睡，特征性便秘，遗尿。测量血清钙，发现两女孩的钙水平都升高。与新的养父母坐下来一起翻阅女孩们钙和维生素的日常管理，发现养父母无意中给Susan和Betty服了推荐剂量10倍的钙和维生素。错误纠正后，两女孩的血清钙水平几个星期后恢复正常。

特发性高钙血症婴儿具有特征性面部外观（Williams综合征），表现为双颊，嘴大，星状虹膜，通常与主动脉瓣狭窄或其他心血管病变相关（图16-11）。婴儿高钙血症可与新生儿皮下脂肪坏死相关，所以寻找儿童的躯干、四肢或脸部是否有红色结节很重要。询问这种病变的病史，因为有时发现高钙血症的同时，病变病灶已经痊愈。无任何症状的家族性低钙高钙血症在家族筛查或偶然中发现。其病因是钙敏感受体的常染色体显性缺陷。因为尿钙水平低，部分症状的缺失，导致尿量不增加（因此也没有口渴）。如果在正常人，由于钙敏感性缺乏，血清甲状旁腺激素水平通常在正常范围内，不受抑制。

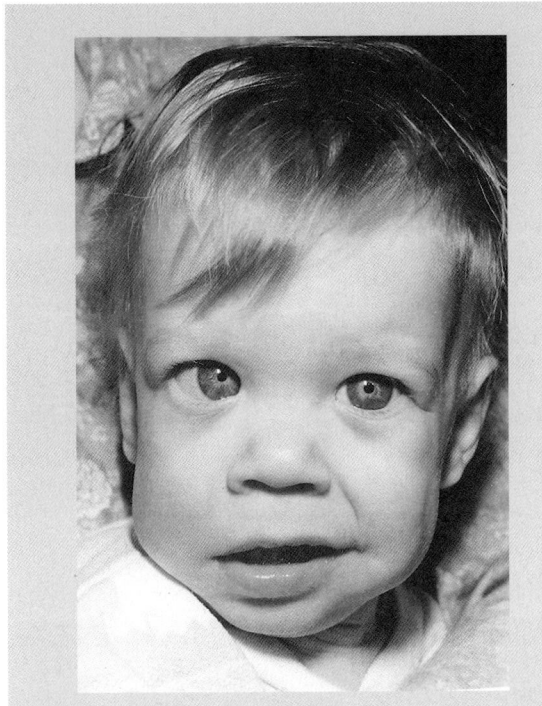

图 16-11 患有 Williams 综合征的小幼儿的特征性面部外观

低钙血症

产妇甲状旁腺功能亢进可能会导致新生儿短暂的低血钙症状，这一事实强调必须对每位宝宝的母亲作详细的健康史调查。

儿童低钙血症的体格检查

下面的病例来说明儿童低钙血症的体格检查方法。

病例 4

病史：Amanda，7 岁，3 岁时由于低钙首次癫痫发作。短暂发作中，她双眼上翻，双手抽搐，双腿僵硬。癫痫发作是由窒息引起的，家长可以听到从她房间传来的声音。癫痫诊断不正确，她一直没得到免费抗癫痫药物治疗，但她的手和脚持续抽搐，父母为减轻其痛苦，帮她擦手脚或放在热水池里。有时候，她的手变得痉挛和僵硬，都不能拿铅笔。Amanda 的手指末端也有间歇性感觉异常。痉挛及感觉异常继发于低钙血症。虽然她发育的关键时期一直正常，但她重复上幼儿园、学习分心、健谈；所有调查结果，至少部分与慢性低钙血症有关。

体检结果显示，Amanda 的身高和体重位于第 3 百分位数，血压和脉搏正常。她看上去焦虑并患有慢性疾病。她的皮肤和毛发干燥，没有光泽，而且双侧角膜上有云翳，红光反射下降（后来证实这一表现由双侧白内障引起，是长期存在低钙血症的并发症）。

虽然她的牙齿发育延迟，但牙釉质没有异常。用血压袖带包裹她的上臂，血压高于她的收缩压后不到 30 秒，她的掌指关节局部过伸（腕关节痉挛，或陶瑟征；怀疑低钙血症体征，以证明猜测，血压袖带充气高于收缩压停留 3 分钟）。敲击她的耳垂前方，颧弓下方，面神经分支出口的腮腺顶部，使她的口角抽动（众所周知的面神经征，这种反应在许多其他正常儿童可以引出，但在低血钙儿童可反复检查到，这种体征的存在及强度可作为低钙血症存在和严重程度的参考指标）。还可以敲击在腓骨头约 2cm 以下腓骨小头周围的腓总神经，引起腓反射阳性。继发于低钙的神经肌肉兴奋性的增加使她的脚迅速向上和向外抬起。

体检其余未见异常。具体来说，没有检测到可能提示 22q11.2 缺失综合征（通常称为 DiGeorge 综合征）的面部特征性异常或先天性心脏病，也没有看到假性甲状旁腺功能减退表现出来的第四或第五掌骨缩短。

你会发现 Amanda 的低钙血症源于甲状旁腺功能减退症。尽管无任何家族病史，你判断病因是由甲状旁腺组织的抗体引起的自身免疫。维生素 D 和钙替代治疗是成功的。

低钙血症可能发生于继发性甲状旁腺功能减退症或假性甲状旁腺功能减退症（甲状旁腺激素受体异常）或维生素 D 缺乏。甲状旁腺功能减退症最常见的原因（除了手术切除的腺体）是自身免疫性破坏和甲状旁腺发育不良或缺乏。这种情况也可能与主动脉弓异常与胸腺缺乏或功能的减退和染色体 22q11.2 微缺失有关。儿童假性甲状旁腺功能减退症表现为轻度肥胖，圆脸，轻度至中度智力丧失，第四或第五掌骨短（图16-12）。当孩子紧握拳头，第四或第五掌骨短，这种体征在Turner综合征的女孩中也可见到。

维生素D缺乏和维生素D受体异常都与低钙血症和佝偻病有关。当婴儿期双腿开始承受体重时，对孩子的影响就表现出来。体征和症状包括骨干骺端膨胀，双腿弯曲，在肋软骨交界处可触及串珠（佝偻病串珠），以及骨疼痛，可能表现为无力，步态不稳，运动技能倒退。低钙血症和佝偻病的婴儿常常烦躁。婴儿阳光暴露较少，如高纬度区域生活，皮肤色素较深，婴儿母亲披面纱，因维生素D储备少，增加营养性佝偻病的风险。吸收不良和节食会导致维生素D缺乏。低磷性佝偻病是一种肾处理磷酸盐的遗传异常，表现为没有低钙血症的佝偻病。

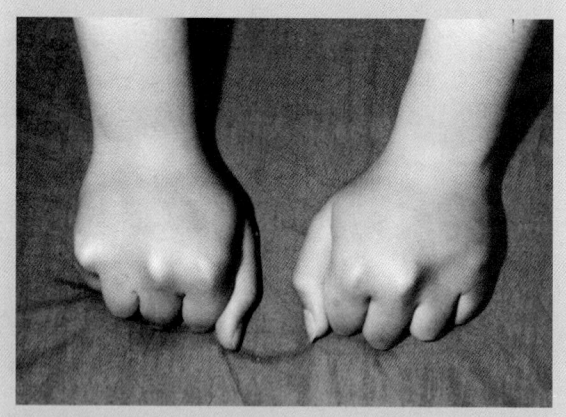

图16-12 患者的右手第四掌骨短，左手的第四、五掌骨短。检查时告诉患儿紧握拳头时该体征明显。然后给让患儿握着铅笔或是检查者的手指，观察患儿第三、四、五手指指关节是否排列规则

儿童肾上腺疾病的主要特征

○ 关键点

认识婴儿及年长儿的肾上腺疾病可以处理紧急情况；内分泌医生不可能是第一个到达急救现场的人。

症状和体征的内分泌基础

皮质醇和醛固酮是生存所必需的，而肾上腺皮质激素刺激耻区和腋窝毛发生长和皮肤及头发的光泽以及儿童青春前期身体的变化（生理性合成类固醇效应）。随后，睾丸和卵巢在完成肾上腺皮质功能初现的过程中发挥重要作用。可能只有内分泌医生关注耻区和腋窝毛发的存在，但我们建议你也应注意。

肾上腺皮质激素的产生过多可能极大地改变一个孩子的外观。女性胎儿产前过多地暴露于雄性激素引起性别歧义；产后暴露导致部分男性性早熟和女性男性化。醛固酮过多会导致高血压，这是一种罕见的儿童原发性肾上腺异常；皮质醇过量导致库欣综合征。

嗜铬细胞瘤是一种肾上腺髓质或肾上腺外的嗜铬神经嵴组织肿瘤，因儿茶酚胺（肾上腺素和去甲肾上腺素）的过量分泌，导致持续或阵发性高血压。头痛、面色苍白和大汗是心血管系统的主要症状。

库欣综合征的评估

肥胖儿童绝大多数没有库欣综合征，但少数可能很难辨认。库欣综合征发生的最常见原因是由于外源性糖皮质激素导致的。无论皮质醇过量是外源性或内源性的，过量的程度决定了临床特征的严重性。大多数青春前期肥胖的孩子们比同龄人高，且有明显的肥胖家族史，但库欣综合征的孩子往往会显示最近体重增加，发育不良，疲乏无力或情绪变化。

从各个方面观察孩子来评估身体脂肪的分布。对库欣综合征的成年人来说，显然是中央肥胖，他们四肢苗条，小手，圆脸。库欣综合征年长儿身体脂肪更多的仍然是分布在面部、躯干及颈部，但年长儿肥胖显得矮胖和结实，几乎掩盖他们的细微特征（图16-13）。我们从来不告诉患儿家长，他们的小孩颈后脂肪长期增加导致水牛背，因为它听起来有点贬义。

十几岁之前出现条纹是不正常的。库欣综合征中，这些条纹是紫色的，而不是肥胖或青少年快速生长时的粉红或银色。检查头皮发际。胎毛从头皮至前额，从枕部至颈背，沿脸颊向下生长表明皮质醇暴露过度。少量毛发可能会分布在全身，包括耻区。肾上腺皮质激素的过量促进红细胞生成，孩子出现面色红润，多血症的肤色。它也可以抑制蛋白质合成，导致肌肉萎缩，强度降

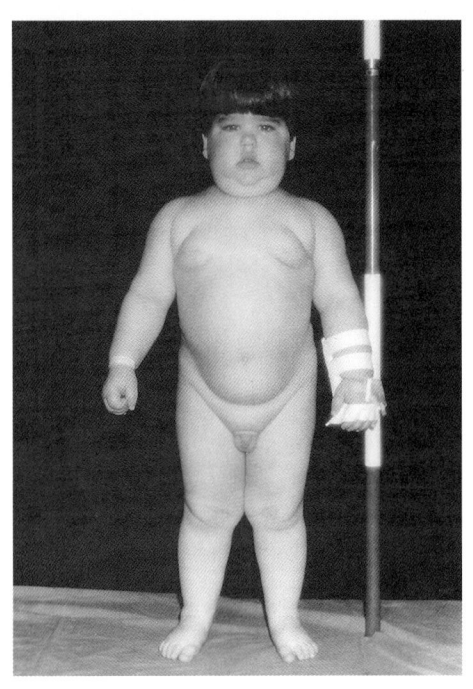

图 16-13 患有库欣综合征的 4 岁男孩的典型临床特点

当糖皮质激素和肾上腺雄激素过量时，第二性征的毛发可能会出现在青春期的孩子。一个男孩的这些体征并不与睾丸的大小增加有关，因为雄激素来源于肾上腺，而不是睾丸。

皮质醇增强了去甲肾上腺素对血管的作用，还有一些内源性盐皮质激素效应，增加钠潴留；因此，血压可升高或在正常上限。

一旦您怀疑库欣综合征，怎么对发病原因进行定位？色素沉着增加暗示了垂体原因，如促肾上腺皮质激素（ACTH）分泌增加的垂体腺瘤，但色素的变化远远没有 Addison 病明显。始终注意父母的肤色，以免与家族性色素改变混淆。垂体瘤可以压迫视交叉，造成视野缺损，如视神经萎缩性双颞侧偏盲（见第 8 章）。在临床症状上，非常难以区分肾上腺瘤与中央性库欣综合征。通常需要全面的实验室和影像学检查加以鉴别。

低，皮肤和血管薄且脆弱，极易出现淤伤。骨质疏松是最显著的后遗症，由于椎体压缩性骨折，可能会表现为腰痛。这种情况在长时间接受大剂量糖皮质激素治疗以控制原发疾病的儿童尤其明显（图 16-14）。

雄激素过多的主要特征

雄激素过多引起的体征变化取决于儿童的年龄和性别。关键是要确定孩子是否有真正的男性化，以及是否在产前或产后发生了（框 16-2）。

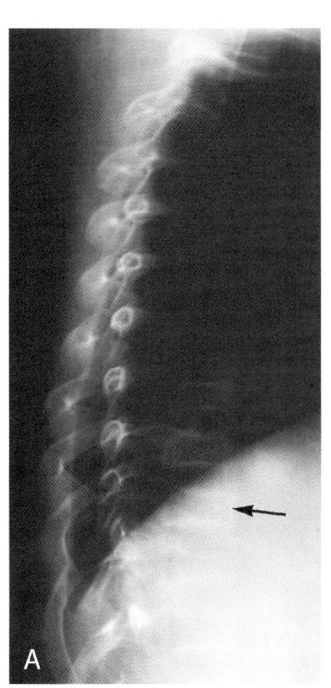
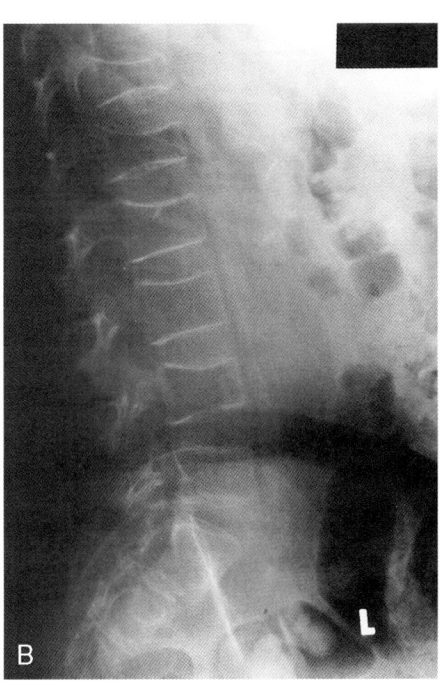

图 16-14 （A）患有杜氏肌营养不良症的 10 岁男孩的脊柱 X 线片，该患者在经过 3 年为提高肌肉功能的高剂量的糖皮质激素治疗后出现严重的骨质疏松。注意椎体前面楔形压迫神经，使患者感觉疼痛致使其行动不便、灵敏性不足，从床上移至轮椅不便。（B）在经过 2 年的治疗后，显示椎体密度增加。该患者的疼痛消失，行动的灵敏性恢复至患病前水平

框 16-2　肾上腺或性腺雄激素过多
正常生理变化
良性肾上腺早熟
年龄性肾上腺雄激素过多
女性男性化和男性特质增强
先天性肾上腺皮质增生症
21-羟化酶缺陷
盐丢失
无盐丢失
11-羟化酶缺乏症
肾上腺/性腺肿瘤
良性
恶性
男性青春期早熟
睾丸中毒症（睾丸间质细胞增生）
轻度男性化或多毛症
迟发性先天性肾上腺皮质增生症（女）
多囊卵巢综合征（Stein-Leventhal综合征）
特发性
外源性（男性青春前期早熟）

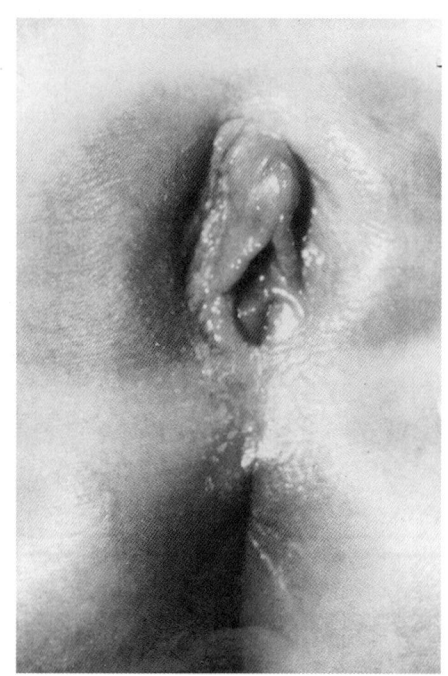

图 16-15　女婴的正常外生殖器外形

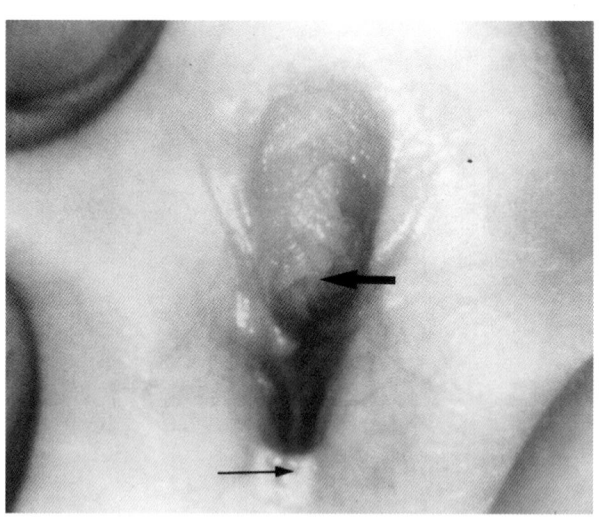

图 16-16　图示患有 21-羟化酶缺乏导致的先天性肾上腺增生症的女婴出现的阴蒂增大（粗箭头），局部后阴唇融合（细箭头）

良性肾上腺早熟

肾上腺功能表现在正常生理性肾上腺雄激素分泌增加刺激耻区和腋窝毛发生长，增加皮肤和头发光泽，成人体型和轻度痤疮。良性肾上腺早熟，即男孩 9 岁之前或女孩 8 岁就过早出现阴毛，腋毛，或两者兼而有之，可能几年后真正进入青春期。

男孩阴茎增大或女孩阴蒂肥大与良性肾上腺早熟可与病理性男性化相区别。如果女性胎儿在子宫内过多地暴露于雄激素，阴蒂增大，阴唇可能粘连（图 16-15 至图 16-18）。

先天性肾上腺皮质增生症

先天性肾上腺皮质增生症（CAH）是男性或女性胎儿产前男性化的最重要原因。最常见的原因是 21-羟化酶缺乏，导致皮质醇分泌不足。高水平的促肾上腺皮质激素刺激前体向雄激素的正常途径分流。任何新生儿外生殖器不能明确时，要警惕这种可能性，并及时阻止性别认定。向家长解释，所有男性和女性胚胎开始时是一样的。把阴茎称为生殖器，而不是单纯的阴茎或阴蒂。称你的患者为"你的孩子"或"宝宝"，而不是"他"或者"她"，直到性别可以辨别。先天性肾上腺皮质增生症在男性婴儿或出生后第一周末或随后出现阳性症状而错划的女性婴儿中，很难被诊断。患病的男孩阴茎看起来与正常的差别并不十分大。系统性表现为嗜睡、哭声弱、喂养困难、呕吐，根据检查，有色素沉着增加的迹象。

典型的盐皮质激素缺失男性化的先天性肾上

第 16 章 临床内分泌评估 **271**

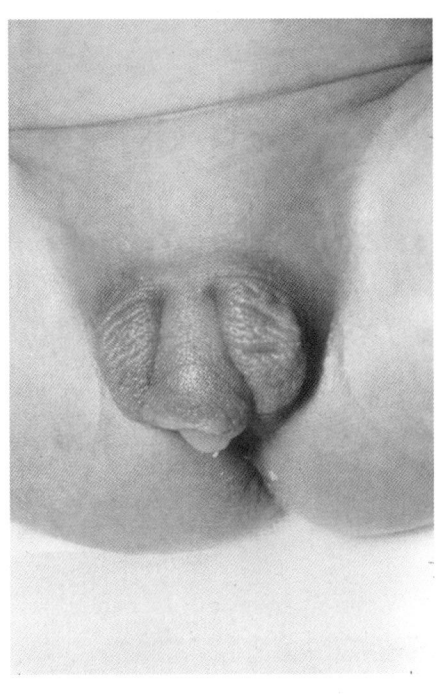

图 16-17 大部分患有先天性肾上腺增生症的女孩表现为阴蒂显著肥大。尿道及阴道共同开口于会阴部，形成所谓的会阴尿道下裂

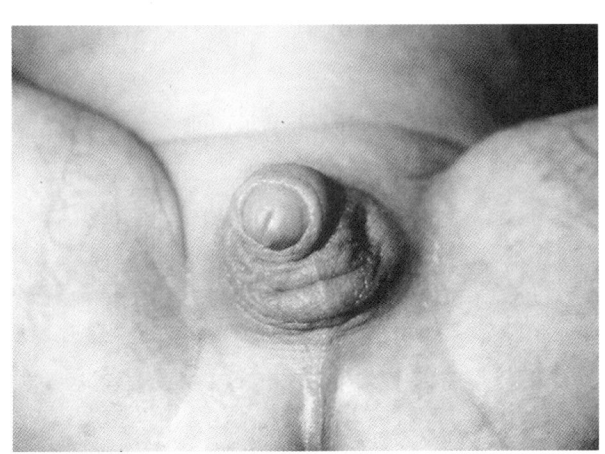

图 16-18 这个患有先天性肾上腺增生症的女孩的阴蒂肥大明显，看外形类似于男孩阴茎。这个女孩在出生 10 天时接受了阴蒂环切术

腺皮质增生症的临床表现十分明显，早期识别和治疗可以挽救生命。出现这种情况的婴儿可能会出现休克、明显脱水、跛行、面色苍白、对疼痛刺激几乎没有反应（图 16-19）。临床提示，虚脱和休克的程度可能远远超过了胃肠道腹泻和呕吐损失报告水平。

单纯的（无盐丢失）男性化先天性肾上腺皮质增生症，如果在婴儿期未被识别，那么可能在

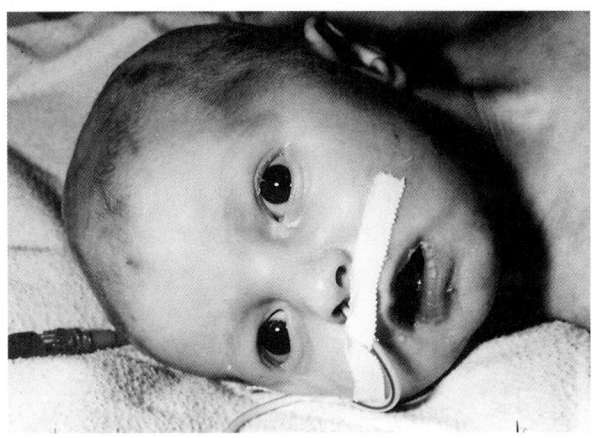

图 16-19 这个足月生产的出生刚 20 天的婴儿患有肾上腺功能不全症，表现为凹眼，黏膜干燥，花斑状皮肤，心血管性虚脱样的焦虑表情

年长时由于生长曲线异常和高雄激素血症被检测出来。这样的孩子通过雄激素过度刺激的完整途径代偿肾上腺（皮质）的不足。

11-羟化酶缺陷导致皮质醇缺乏和男性化，如同 21-羟化酶缺陷，受影响的婴儿也会出现高血压（由于 21-醋酸氢化可的松过量累积），强调了即使在新生儿，血压准确记录的必要性。罕见的 3β-羟类固醇脱氢酶缺乏导致男女婴儿性别不明。（儿童性别不明的临床检查方法参见第 5 章的详细讨论。）

儿童性别不明的体格检查方法

高促肾上腺皮质激素水平引起乳头、阴唇或阴囊色素沉着加深，但在正常新生儿有些发黑，可能是由于产妇雌激素暴露引起。测量阴茎的长度，并检查后尿道的位置。检查阴唇或阴囊区。如果未触及，检查腹股沟区是否有未下降的睾丸，因为大约 3% 的足月新生儿会发生隐性睾丸。睾丸可能是单侧或双侧未下降，但最常见的是睾丸部分下降。1 岁时，睾丸仍然未下降的不到 1%。

○ **关键点**

当外生殖器难以辨认，睾丸可触及时，鉴别诊断范围可缩小，可排外 21-羟化酶或 11-羟化酶缺陷。

由先天性肾上腺皮质增生症导致的高雄激素女婴，阴蒂和正常的女性内生殖器都增大（图16-20）。在新生儿，增大的阴蒂非常类似男性的阴茎，难以区分。图16-18所示的孩子，在急性肾上腺皮质功能低下的体征出现前10天，进行了生殖器的阴蒂环切术。

仔细观察会阴部，是否有尿道口在处女膜环前与之分开。如有些先天性肾上腺皮质增生症的（CAH）女性未形成阴道口，就会发生阴道尿道瘘，共同对外开放。轻度的解剖异常可能是后阴唇部分融合的阴蒂肥大；在这种异常，皮肤融合增厚，而不是女婴正常出现的灰色、透明的良性阴唇粘连（图18-7）。

先天性肾上腺皮质增生症（CAH）的男孩阴茎增大。如果在婴儿期后诊断，这些儿童将迅速成熟并且由于睾丸激素的过度分泌增加肌肉体积。

还有些儿童XY核型正常，由于雄激素受体异常导致生殖器难以辨认（图16-21）。"会阴尿道下裂"一词被用来形容男孩尿道口开口于会阴表面。

伴完全型雄激素抵抗而基因型为男性（也称为睾丸女性化）的患儿，具有正常的女性外生殖器和乳房发育，但很少或根本没有阴毛或腋毛。这种情形直到患者因原发性闭经到医院就医才被发现。原发性闭经是由于子宫和上2/3的阴道缺失导致的。青春期开始后睾丸肿大，触诊腹股沟和阴唇可发现患者睾丸肿胀，幼儿期并未发现。

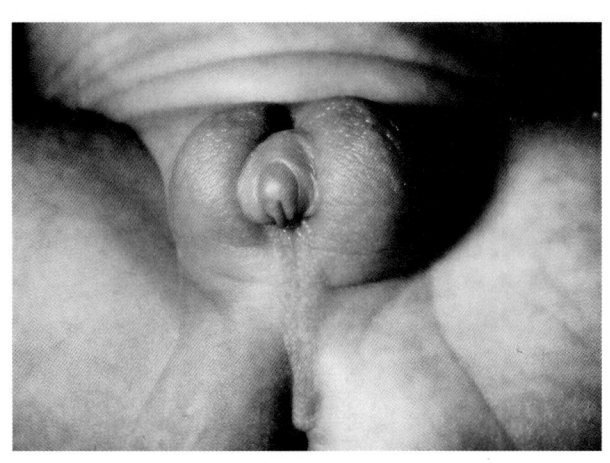

图16-21 患有雄激素抵抗的患儿表现为同时拥有两性生殖器。睾丸已经下降至阴囊

多毛症

面部或身体毛发过多是最令青春期女孩及其父母痛心的，但你应当解释：它通常只不过是"正常"的一种变异。毛发沿雄激素依赖区生长增加：上嘴唇，下巴，脸颊，乳房之间，胸前，肩部和背部（包括骶区），腹白线，整个腹部，沿着大腿内侧，并在四肢和手足。请记住，女性的体毛数量会有一正常变化。亚洲、北欧和撒哈拉以南非洲妇女体毛较少，而地中海和印度次大陆裔妇女体毛较多。头发黑色素较多的人，会出现更多的粗毛。通常从青春期开始，随着年龄增加，多毛越来越让人厌烦。注意青春期出现的多毛症，这样您可以在体毛生长完全建立及不可能扭转之前进行检查和治疗（图16-22）。

多毛症的病因可能是由于部分酶引起的非经典型先天性肾上腺皮质增生症。受累的患者没有肾上腺功能不全的体征，但由于21-羟化酶缺乏症，肾上腺功能可能会出现早熟，并在青春期出现多毛。多毛症可能是特发性的，与毛囊对正常水平的雄激素超敏感有关。另一个原因是多囊卵巢综合征（PCOS），其可分泌过多的雄激素或受卵巢激素的影响。在青春期，多囊卵巢综合征典型表现为无排卵周期（经过少或闭经），临床或生化有雄激素过多的证据，通常与肥胖有关。除了多毛，雄激素过多症的女孩可能有粉刺或男性型脱发。多毛症通常在青春期开始。在有些患者，肾上腺早熟是先兆症状。多毛症具有很高的

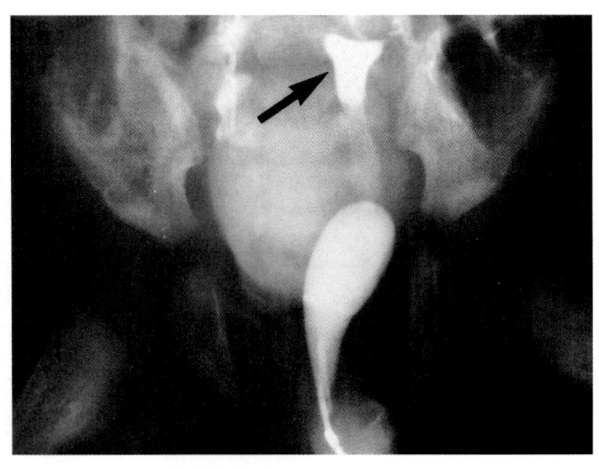

图16-20 本图为图16-18患儿的泌尿生殖窦X线片，显示膀胱、子宫（箭头）及阴道

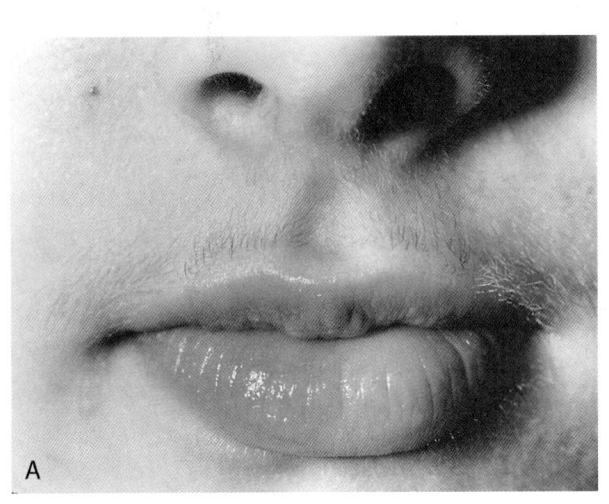

图 16-22 患有多毛症的 11 岁女孩。（A）面部毛发，（B）双臂

家族性发病率，虽然遗传学上没有明确定义；因此你应询问是否多毛、月经不调及女性亲属中是否有受孕困难。相关的高胰岛素水平，即 2 型糖尿病的危险因素，也是一特征。在每例患者中，检查是否患有黑棘皮病，这种增厚、加深、天鹅绒般的棕色皮肤皱褶出现在颈部、腋下、腹股沟或乳房之间，或关节压力点如肘或指关节，都是高胰岛素血症的标志（图 16-23）。通常情况下，受累的儿童被指责不洗干净脖子，但不论怎么洗都没有帮助。

○ 关键点

伴或不伴月经不调的青春期女孩体毛增多，应进行多囊卵巢综合征与 2 型糖尿病筛选。

肾上腺功能不全

肾上腺功能不全可能是原发性的，由肾上腺衰竭导致；也可能是继发性的，由垂体衰竭和促肾上腺皮质激素分泌不足引起。继发性肾上腺衰竭的一个主要获得性原因是下丘脑—垂体—肾上腺轴恢复之前骤停肾上腺糖皮质激素药物。当有服药史的患儿最近仍在接受糖皮质激素药物时，应该了解药物的类型、剂量、给药模式，以及最近是否增加或减少剂量。

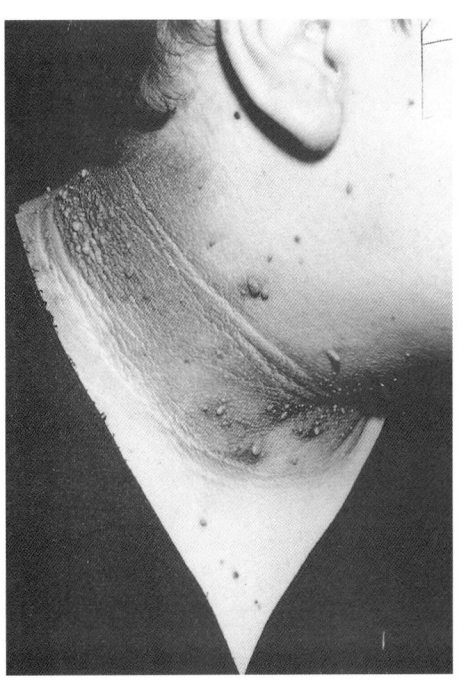

图 16-23 患有 2 型糖尿病的青少年患者出现的颈部黑（色）棘皮症。这是一个比较严重的病例，出现广泛的色素沉着及增厚皱褶样皮肤，称为软垂疣

遗传性肾上腺类固醇激素合成障碍的临床表现出现较早，急性起病。自身免疫破坏性疾病患者，症状在幼儿期才开始发展，而且父母或医生也只在回忆中逐渐认识到疾病的变化。症状包括疲劳，夏天晒黑后不褪色，精神萎靡，肌张力下降，头晕，起身站立后晕厥，食欲下降，但盐摄入增加及体重下降。一位母亲说她的儿子很喜欢他的汉堡包放很多盐，这种汉堡包连狗都不会吃。由于他们对盐的渴望十分强烈，因此这些小孩会舔盐罐。

如果未得到明确诊断，肾上腺危象最终会发生，同时伴恶心、呕吐、高热、腹泻、深度精神萎靡和休克。这可能伴随低血糖。肾上腺危象的这些症状也会发生在继发性肾上腺功能不全。轻度疾病，如感冒，可能促进症状的发生，且肾上腺功能不全的孩子比其他家庭成员的症状往往更持久、严重。

儿童肾上腺功能不全的体格检查

急性肾上腺危象的儿童可出现脱水和深度昏睡。卧位血压可能是正常的，但站立或坐着时急速下降。发生原发性肾上腺衰竭时，在受压或摩擦点（如肘部或膝盖）（图16-24）、颊面、牙龈边缘、甲床、掌皱纹出现色素沉着加深。色素痣也会变黑。这是由于促肾上腺皮质激素分泌增加，刺激黑色素细胞，导致色素加深。（促肾上腺皮质激素序列的第13个氨基酸与黑素细胞刺激素是相同的。）

伴原发性肾上腺衰竭的青春期女孩，阴毛和腋毛没有或很少。相反，在受累的青春期男孩，睾丸睾酮能够确保第二性征毛发的正常发育。伴继发性肾上腺衰竭的青春期男孩和女孩，由于脑垂体不能分泌促肾上腺皮质激素和促性腺激素，第二性征毛发不会出现，皮肤色素沉着无改变。

如果肾上腺功能不足是长期存在的，尤其是原发性Addison病，血管内容量收缩，心脏变小，在X线片显示如泪滴的样子。即使生理量的醛固酮，在缺乏皮质醇时，也不足以维持血压的正常稳态。

○ 关键点

> 无论是肾上腺或垂体源性，皮质醇缺乏引起的肾上腺危象十分严重，可危及生命。唯一的区别是，由原发性肾上腺衰竭导致的肾上腺危象，盐丢失很严重且经常伴有高钾血症，这些症状联合可能会引起心律失常。

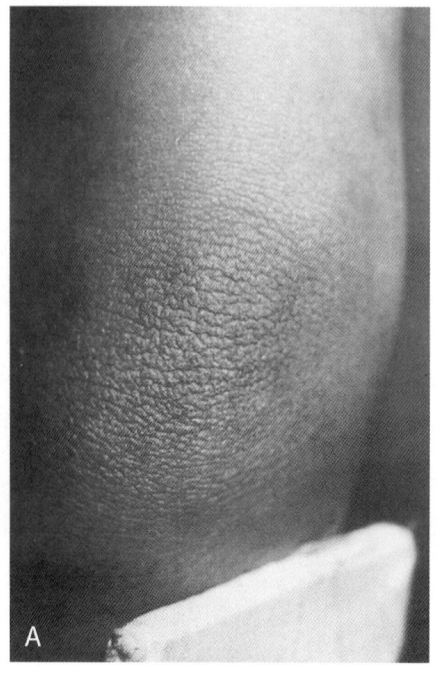
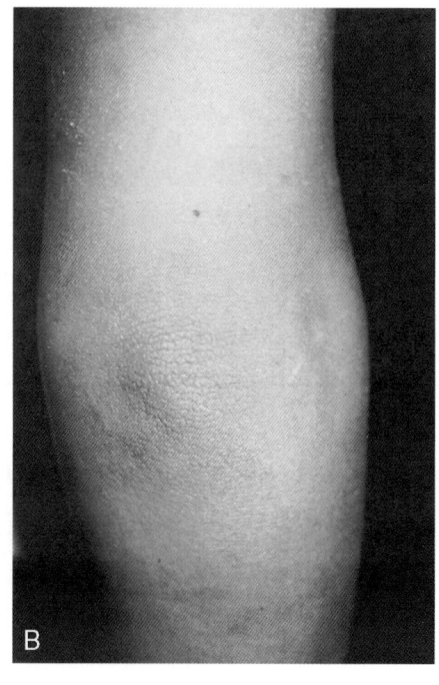

图16-24 Addison病患者在治疗前（A）及治疗后（B）的肘部色素沉着

青春期发育：早熟、延迟、正常变异

定义

女孩8岁前或男孩9岁前发生青春期改变以及女孩13岁或男孩14岁未发生青春期改变应当进行检查。但是，有证据表明，接近10%的美国白人女孩在8岁前有Tanner 2乳房发育，这一比例高于美国黑人女孩。青春期的发生依赖于通过增加脉冲活动引起的促性腺激素释放激素（GnRH）的分泌。

中枢性性早熟在大多数情况下具有特发性。已认识的原因包括下丘脑肿瘤和错构瘤（正常组织的肿瘤性聚集）。非中枢性性早熟不是源自下丘脑—垂体轴，它由肾上腺或性腺分泌的性激素增加导致。先天性肾上腺皮质增生（CAH）就是原因之一。表16-1列出了性早熟的原因。

病史采集

虽然开始建立第二性征的变化对辨别性早熟的孩子有帮助，但由于青春期是渐进的过程，报道的顺序只是近似的。一个例外就是大多数女孩记得住第一次月经的时间。阴道出血可能偶尔会成为青春期的第一个迹象，但要排除性虐待或自我异物插入的可能性。

对于一个青春期发育不正常的孩子，你必须评估社会心理的影响。过度手淫是问题吗？这个问题父母如何处理？他们会拥抱这个外貌和声音像一个小男人，但行为上像一个女孩的4岁小孩吗（图16-25）？

家族有类似的发育迟缓病史可以确诊青春期发育迟缓的青少年，往往是男孩。过度的体力活动如体操、芭蕾或跑步，能延缓第二性征发育和月经初潮。同样，饮食失调抑制性成熟，并可能导致原发性或继发性闭经。

脑发育障碍如出生窒息、脑积水、颅脑照射，可与早熟或青春期延迟有关。由于下丘脑、垂体和视交叉解剖上关系密切，肿瘤增大可能导致视力下降、生长激素缺乏症以及早熟或青春期延迟合并症。

儿童性早熟的体格检查

从6个月至1岁分别进行高度测量，这样

表 16-1　性早熟的原因

性早熟类型	病因
中枢性	特发性
	下丘脑错构瘤
	生殖细胞瘤（松果体瘤）
	其他脑肿瘤或畸形
	重度甲状腺功能减退
	继发于头颅照射
性腺性	良性乳房早期发育（中枢性？）
	良性卵巢囊肿
	McCune-Albright综合征（骨多囊性纤维异常增殖症、卵巢囊肿、大范围不规则斑点）
	间质细胞增生症（家族性睾丸中毒）
	性腺肿瘤（男性和女性）
	孤立性月经过早出现（中枢性？）
肾上腺	良性肾上腺早熟
	先天性肾上腺皮质增生
	肾上腺肿瘤
医源性	外源性

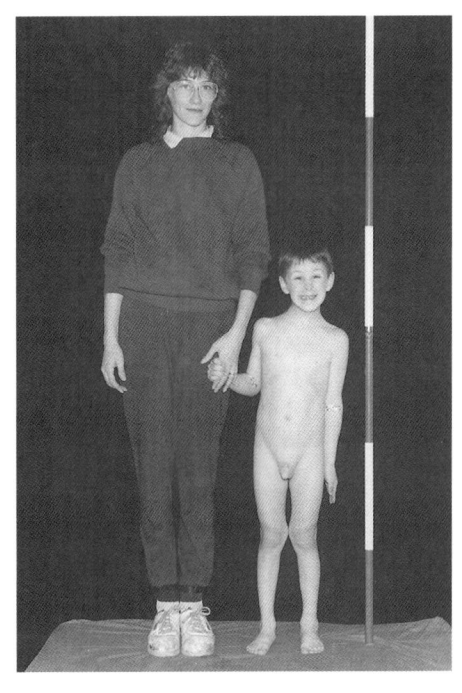

图 16-25　4岁男孩因患间质细胞（促黄体生成素受体活化）增生导致的性早熟。图示发育的阴茎、成熟的阴囊和发达的肌肉

你可以计算出孩子的生长速率(见第 3 章)。继发于中枢性肿瘤的慢性或急性颅内压增高导致视神经萎缩或视盘水肿。仔细记录视力、视野范围及眼球运动。有时,甲状腺功能减退的儿童有性早熟,但短暂,且生长速率下降。检查皮肤有无咖啡牛奶斑或褐色黄斑色素区,神经纤维瘤病时边缘光滑,McCune-Albright 综合征时边缘不规则(图 16-26)。两种情况可与性早熟有关,前者是中枢性性早熟。McCune-Albright 综合征的性早熟不是中枢性的,这样的孩子可能有多囊卵巢囊肿及垂体促性腺激素完全抑制,但月经往往开始于 4 岁前。同时也患有骨多囊性纤维异常增殖症,X 线片可确诊。

痤疮是青春前期的先兆,油性头发和成人型体汗臭味都是肾上腺和性腺活动的表现。告诉家长,孩子使用除臭剂和剃除腋毛是正确的,不要嘲弄。

要检查孩子的乳房,观察外形,触诊乳腺组织以区分真的乳房组织与过多的脂肪,并记录乳房直径。乳头是否苍白、薄且半透明状(图 16-27)?如孤立的乳房增大(单纯乳房发育)是幼儿期常见的可逆性变化,但在真性性早熟中是不可逆的。图 16-26 所示患 McCune-Albright 综合征的 3 岁女孩,乳头突出,且乳晕黑,是否表明高循环雌激素水平?这个女孩在 18 个月时出现了月经。还要注意右侧乳房不规则形状的咖啡牛奶斑,暗示了早熟的病因。

出生后,任何来源的循环雌激素显著增加均导致阴唇肿大和增厚(图 16-28),阴道分泌物(白带/月经),乳房开始发育。

男性乳房增大,如男性乳房女性化,是由雌激素/睾酮比例暂时性增加引起。这通常是良性的,发生在大多数青春期男孩的自发性青春期表现倒退现象。在肥胖男孩,过量脂肪组织可以使乳房增大,或与青春期男性乳房女性化相像,被称为假性男性乳房女性化。这会让青少年烦恼,尤其是非常明显时。在极少数情况下,增大的乳

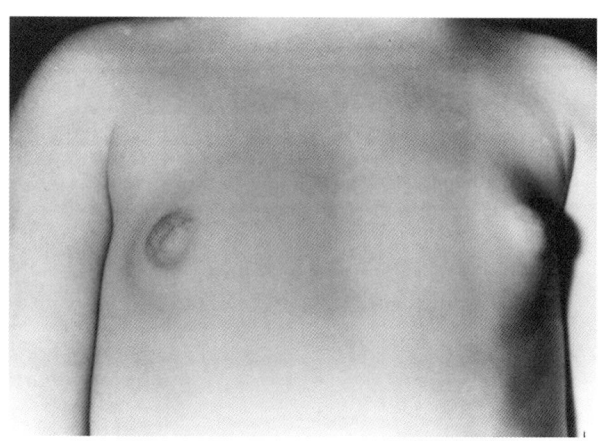

图 16-27　单纯乳房发育。图示自限性乳房增大时不成熟的乳头

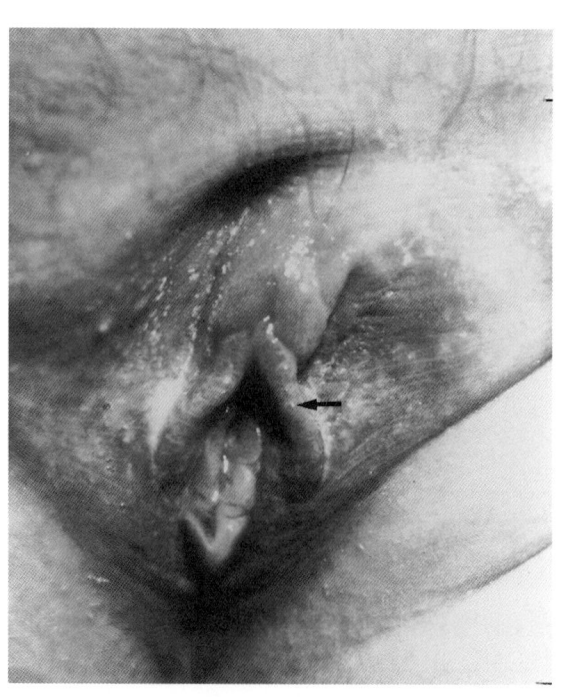

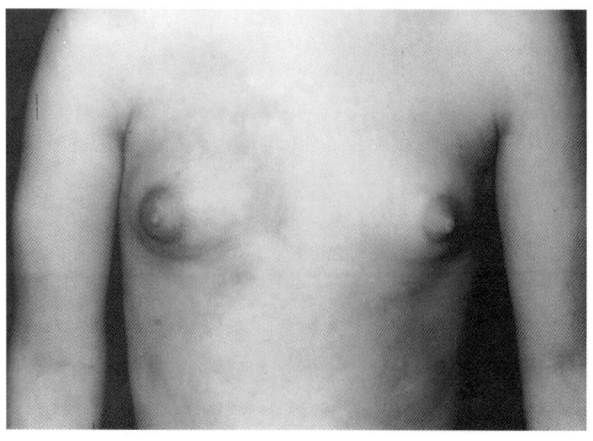

图 16-26　患有 McCune-Albright 综合征的 3 岁小女孩出现性早熟体征。图示发育成熟的乳房及乳头。右侧乳房不规则外形的咖啡牛奶斑

图 16-28　图示患有中枢性性早熟的 4 岁女孩的外生殖器。箭头所示为肥大的大、小阴唇,可与图 16-15 所示的正常的青春期女孩的外生殖器比较

房让人出现心理上的痛苦时，需要手术治疗。

睾丸检查

区别肾上腺和中枢性（下丘脑）原因导致的男孩性早熟的主要特征是，当睾酮来源于肾上腺时，睾丸仍然很小。

使用睾丸测量计估计睾丸容积（图 16-29）。4ml 体积相当于 2.5cm 长，与 Tanner 第二阶段或青春期开始时相符合（图 3-9）。肿大时表明有睾丸雄激素分泌。如果你只有一个卷尺，你可以测量其宽度和长度，使用下列公式推算睾丸容积：

容积 = 宽度 × 长度^2 × 0.71

Tanner 第三阶段时，睾丸容积在 10 ~ 12ml 之间。

儿童青春期延迟的体格检查

到目前为止，青春期延迟的最常见原因是生理性（体质发育）延迟，常与生长发育延缓有关，询问病史及体格检查有助于排除病因。表 16-2 列出了按中枢（下丘脑/垂体）和性腺划分的病因。虽然这个列表并不是很详细，但是它提供了一个有效的方法来评价青少年的性发育问题。他们的身高可能和其他青少年一样正常或者更矮一些，但是他们的生长速率却低于按他们年龄所应该有的速率。但是患有 Klinefelter 综合征（染色体组型：XXY 性腺发育不良）的男孩却是一个例外：他们具有不成比例的长胳膊和长腿，

表 16-2　青春期延迟的病因

分型	病因
中枢性	生理性（持续）延迟
	营养不良（包括神经性厌食症）
	高强度体育训练
	慢性疾病
	下丘脑和（或）垂体
	发育/遗传性
	破坏性
	手术
	放疗
	肿瘤
	药物（如醋酸环丙孕酮、黄体生成素激动药）
	其他内分泌因素（包括甲状腺功能减退和高催乳素血症）
性腺	发育性
	产前睾丸扭转致胚胎睾丸退化症
	女性生殖道解剖学异常
	染色体异常
	XXY Klinefelter 综合征
	XO Turner 综合征
	免疫性
	自身免疫性内分泌疾病（卵巢炎）
	破坏性
	性腺切除手术
	放疗/化疗

正常的肾上腺功能和小睾丸（可能患有睾丸病）。这些孩子通常表现出肥胖以及存在社会交往和智力障碍。

对于女孩，青春期延迟的最常见的原因是生理性（遗传或后天）原因、不良饮食（如神经性厌食症）、高强度的体育锻炼（如芭蕾舞或体操）以及慢性疾病。

当女孩青春期延迟和身材矮小两者皆有时，通常被认为是患有 Turner 综合征（染色体组型：XO）。这种症状的特征包括：短粗的脖子、前后发际低、盾形的胸部、乳腺发育不良、突出的手肘关节的外偏角、短小的第四掌骨（图 16-12）以及指甲边缘深埋入皮肤的匙形指甲。有一些 Turner 综合征的女孩症状非常轻微，特别是她们的染色体诊断为镶嵌性，而胸腺发育的表象并没有排除这种诊断。患有 Turner 综合征的儿童具有正常的肾上腺功能，所以在适当的年龄会出现阴毛和腋毛。

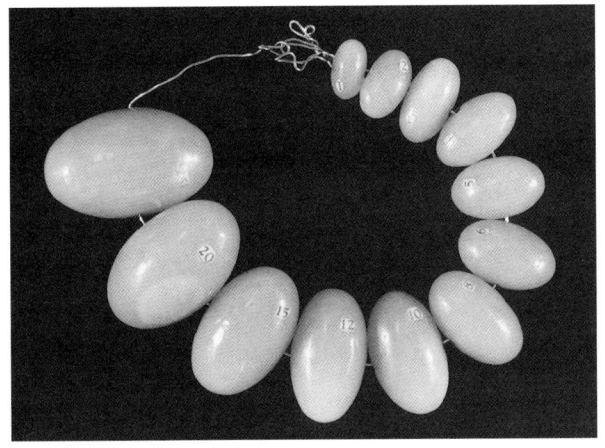

图 16-29　睾丸测量。青春期前的男性睾丸容积为 1 ~ 3ml

一些女孩虽然在其他的性发育方面表现正常，但是如果其具有第一次月经来临延迟、二次闭经、乳溢等现象，则暗示患有泌乳素瘤。这种肿瘤虽然常出现于成年人，但是也可能开始于青春期。患有泌乳素瘤的男孩也具有类似的青春期发育问题。

下丘脑性腺功能减退可能伴随着嗅觉丧失或者嗅觉减退，这种联系是因为神经细胞所产生的 LHRH 与嗅觉神经具有共同的来源。应对小睾丸（并且经常未下降）和小阴茎（长度小于 2.5 或周长小于 3cm）的儿童进行嗅觉测试（见第 13 章）。请记住，决定出生时正常阴茎尺寸的是宫内胎儿睾酮水平。

糖尿病儿童的临床特征

2 型糖尿病

肥胖儿童患有 2 型糖尿病的明显征兆是其一级或者二级亲属患有糖尿病或者存在黑棘皮病（图 16-23）。并不是所有的肥胖儿童都会患有糖尿病。年轻人当中 2 型糖尿病发病率增高是由于肥胖人群在增加。年龄大于 6 岁的肥胖儿童，尤其当其父母也肥胖时，其成年后也必然是肥胖的（这是 2 型糖尿病的一个危险因素，同样也是成年人冠心病发病的一个独立危险因素）。详细的家族历史材料可以对你是否具有肥胖遗传基因给出警示，并且提供一些预防建议。由于涉及个人自尊，呼吁关注个人特点会引起人们的不满。我们通常会询问父母，他们是否关注了孩子的生长和体重。温和地询问儿童的生活习惯可能能够引出他们所存在的一些问题，如糟糕的饮食和锻炼、久坐等。询问他们一周之中都参与什么活动，包括走路。当然，如果要得到更加全面的了解，则应该问清楚他们每天在屏幕前（包括电视、电脑和视频游戏）所花费的时间，这可能会花费他们很多时间。要询问儿童，他们的卧室里是否有电视机、电脑或者其他电子设备。要求他们设立小目标以使他们养成更健康的生活习惯是很重要的。当然，同样需要以人群为基础的救助方法来促进人们生活习惯大规模的改变。

2 型糖尿病的出现一般是隐性的，就像成人一样，刚开始的时候几乎没有症状。随着时间的推移，血糖水平足够高时，出现多尿和烦渴。许多儿童有酮尿，并发生糖尿病酮症酸中毒。随着公共卫生专业意识的提高，1 型糖尿病儿童较过去更少发展为酮症酸中毒。然而，大多数是患酮症（有丙酮呼吸和尿液酮体）和消瘦。2 型糖尿病儿童都超重，但随着人群逐渐变得更加肥胖，我们看到越来越多的超重儿童，其中不乏发病的 1 型糖尿病患者，所以肥胖作为区别不同特征是不可靠的。在诸如黑人或土著人的某些特定种族群体，2 型糖尿病明显多于 1 型糖尿病，但并不总是如此。同样，白人青少年，患 1 型糖尿病是最常见的，但 2 型糖尿病在这个人群中也越来越多。2 型糖尿病是罕见的，但在青春期开始前也是可见的。作为糖尿病的病因之一，黑棘皮病的存在强有力地证实了患有 2 型糖尿病（图 16-23）。

儿童已经确诊的 1 型糖尿病急性发作或急性失代偿表现

糖尿病的诊断通常建立在多尿、多饮和最近体重减轻的病史基础上。大部分孩子新发糖尿病，随后并发糖尿病酮症酸中毒，都是因为诸多主诉，如喉咙痛，多尿症状，或几天到几个星期腹痛，才引起注意看医生的。重要的是要警惕多尿和烦渴，并在同一个检测仪上进行尿或血糖检测。如腹痛、呕吐等类似感冒症状相当普遍，尤其是在代谢状态恶化时。胰岛素不足和胰高血糖素过量导致体内酮体的积聚（β-羟基丁酸和乙酰乙酸），造成酮症酸中毒。年龄小于 5 岁的儿童和已经确诊 1 型糖尿病的儿童和青少年，其推荐规范化治疗依从性较差（如胰岛素未注射）、严重的并发症或两者兼而有之，可能会出现急性失代偿性糖尿病酮症酸中毒。虽然神志有些模糊，他们通常能认识人、地点和时间，很少真正陷入昏迷。病程较短，几天到几星期，症状逐步加重。可能有糖尿病、甲状腺疾病或两者都有的家族史，但多数情况下没有人有 1 型糖尿病家族史。

物理体征能反映酸中毒、酮症和脱水。呼吸出现了酸中毒引起的代偿性快而深的 Kussmaul 呼吸。呼吸有丙酮的甜气味，就像指甲油去除后的味道。观察脱水症状，如黏膜干燥、泪少、组织萎缩（检查是通过捏起前腹壁皮肤，然后放开，看是否迅速恢复或保持弹簧帐篷）及低血压。脱水状态时的低循环血量最好从心率观察，而不是血压测量,因为处于直立状态时可能是低血压,但在糖尿病急性失代偿患者或急性发作时是危象。

床边高血糖水平,通常排除了其他的鉴别诊断。少数情况下,短暂应激性高血糖和尿糖在严重感染或急性哮喘与β受体激动药治疗时可能会进一步发展。受累的儿童以后似乎不会发展成糖尿病。可参见儿童糖尿病的儿科标准文本。

表16-3列出了儿童糖尿病血糖控制评估中主要的病史及体格检查(图16-30和图16-31)。要

表16-3　糖尿病控制评估中主要的病史及体格检查

病史	膳食计划和依从性;就餐时间问题
	胰岛素
	途径:胰岛素泵/注射
	剂量/泵速,频率
	时间
	部位
	血糖调整
	自我监测血糖
	频率
	书中结果/设备记录
	设备/校准?
	低血糖症
	日/夜
	有无警告
	轻度/中度
	重度(定义:不能自理)/发作
	常规治疗
	锻炼
	询问做何种锻炼
	并发症
	胃不适或频繁稀便,提示乳糜泻(如谷蛋白敏感性肠病);桥本甲状腺炎;尽管遵守指导,但糖尿病控制不佳,可能是一个有用的线索
	口腔保健(口腔隐性感染可能是血糖控制不佳的原因)
	情绪或心理问题
	家庭功能/应对
	上学情况
	学校/糖尿病的日常护理常识/低血糖
	吸烟饮酒
	安全性行为
	驾车
	驾车前检测血糖
	随身携带糖果以治疗低血糖
	佩戴医学报警手镯或圆牌
体格检查	青春期生长发育
	体重指数(用与年龄相对应的体重指数标准来解释)
	血压
	检眼镜检查微血管病(微血管瘤,分泌物)
	口腔检查
	甲状腺肿或甲状腺功能减退的证据(超过10%的糖尿病儿童患有桥本甲状腺炎)
	黑棘皮病(图16-23)(高胰岛素血症的征象,出现于患有2型糖尿病或有风险的儿童)
	肝大(与血糖控制不佳相关的脂肪浸润)
	女孩念珠菌性阴道炎/男孩龟头炎
	胰岛素注射部位肥大(图16-30),脂肪萎缩
	神经病变(踝关节抽搐,振动觉)
	指间关节的活动性(血糖慢性升高时组织蛋白糖基化增高可降低关节活动性)
	糖尿病脂性渐进性坏死(图16-31)(少见而典型的糖尿病皮肤病变,一种淡黄色或鲑鱼色、环形、隆起的病变,中心区皮肤萎缩脆弱;病变一般在胫骨上)

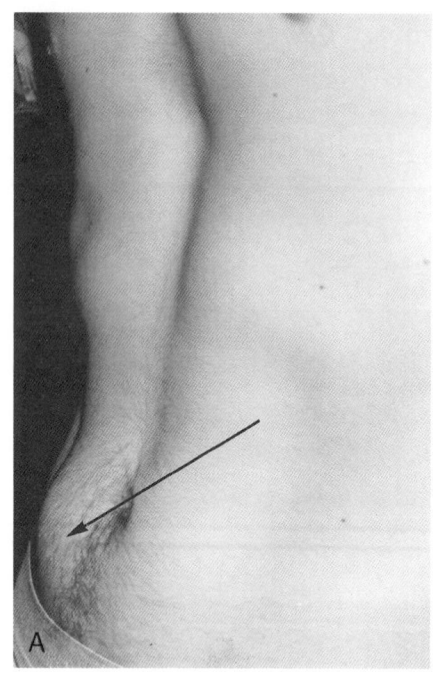
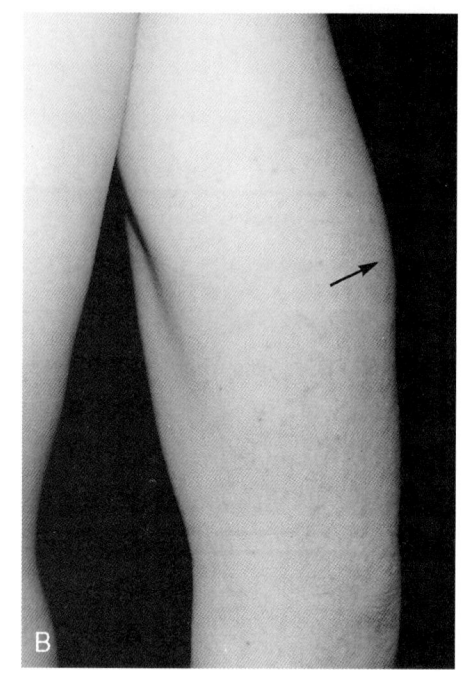

图 16-30　患有 1 型糖尿病的青少年注射胰岛素的部位。(A) 小腹；(B) 上臂

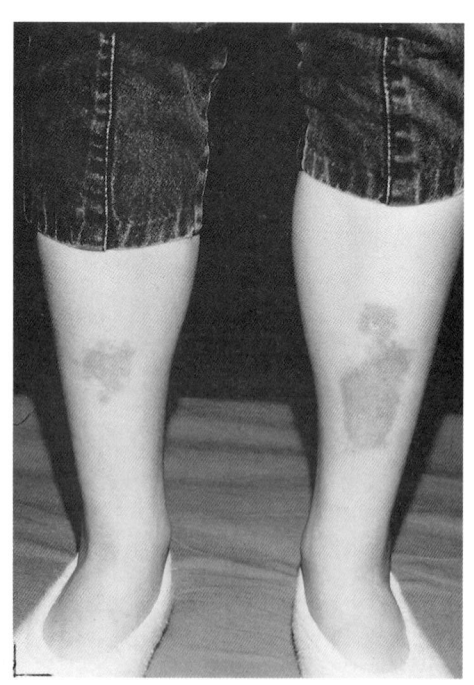

图 16-31　糖尿病脂性渐进性坏死，最常出现在糖尿病患者的胫前皮肤

记住，糖尿病的日常护理需要儿童或青少年及其家人的严格遵守。临床医师必须记住，给糖尿病青少年讲授有关的潜在的长期后果是很少有激励作用的。使用慢性疾病管理原则，认识做什么很好，帮助儿童或青少年和家长设定具体的目标，共同努力实现更好的效果。

总结

大多数儿科内分泌疾病首先是在病史和体检结果的基础上进行诊断的。每一种疾病的症状和体征都可以在理解激素的正常途径、生理作用和反馈机制的基础上加以合理地解释。这种做法使得临床检查结果可以预知儿童的内分泌疾病，去除其中的神秘性，指明正确的治疗方法。

（肖玲玲　译　张雪峰　校）

推荐阅读

Hall JG, Froster-Iskenius UG, Allanson JE: Handbook of normal physical measurements, Toronto, Oxford University Press, 1989.
Kronenberg HM, Melmed S, Polonsky K, et al: Williams textbook of endocrinology, 11th ed. Philadelphia, WB Saunders, 2008.
LeRoith D, Wolfsdorf JI: Pediatric endocrinology update. Endocrinol Metab Clin North Am 34:3, 2005.
Sperling MA: Pediatric endocrinology, 3rd ed. Philadelphia, WB Saunders, 2008.

第 17 章 走进青少年

Alexa L. Bagnell

这就是我的生活，无论现在还是未来；
因为我不可能永生，因此我必须活在当下。

——Bon Jovi《这就是我的生活》

青春期是一段身体、情感、社会关系和认知力变化较大的时期。即使他们每次站在镜子面前，青少年们也都能看到某些变化。对于大部分少年来说，这是一段充满新的挑战及责任的令人兴奋的时期。而且大多数人也会非常享受这些经历。他们开始面临更多的冒险，建立浪漫的伙伴关系，并且开始离开父母的怀抱，积极花费大量时间和同伴相处，从而展示自己的独立性。但是这些变化同时也会给他们带来很多困难，甚至沮丧及压抑。因此，学会如何应对沮丧情绪也就变成了一项重大的生活技能。对于少年，首要目标应该就是如何把自己培养成一位懂得该怎样照顾自己身心健康的青年人。

青少年访谈应该具备适用于孩子及其父母各不相同的方法。在访谈中，为了一开始对他们自己的健康负责，青少年必须离开他们的父母而单独与他们的医生讨论个人健康问题。这是尊重青少年隐私及信任医生的一个重要标志。

大脑发育

在大脑的首要角色中如下决定、计划、情感和控制冲动力等，这方面能力在儿童期发育中还很薄弱，但在 12 ~ 24 岁期间，大脑的这些功能将会进行跨越式发展。这个时期的大脑发育，首要理论可以归纳为"用或不用"。而且这个时期的经验将会决定哪些会在成年后继续留下或消失。

承担风险是青少年成长所应该具备的一项基本要素。现代社会中他们将会比以往面临更多的危险环境和机遇，比如互联网、精神类药物、媒体；这是大脑发育多变期的危险境地。同时，伴随着下决定及控制冲动的潜意识将会导致青少年面临更大的健康威胁。

青春期

一般来说，男性青春期在 10 ~ 17 岁，女性青春期在 9 ~ 14 岁，但是具有广泛的个体差异。身体机能的复杂性可以导致少年提前或推迟进入青春期。青春早期对男孩的自信心及身体机能发育是有利的。但是，当他们对自己的身体变化感到不适或是与其同龄人显著不同时，也许它就会带来不利影响。青少年在青春早期容易趋向加入年龄更大的同伴群体，同时也更容易使自己暴露于危险行动中。例如，过早的性经历，为了满足空虚感而使用精神类药物等。另外，在青春后期，建立同伴关系及培养自信心方面也充满着挑战。

相对于儿童期，青春期的身体构造发生巨大变化，这样也可以带来不健康行为，包括不良生活、饮食习惯的改变。因此，端正不良行为以及有关良好的营养和规律运动的教育对于青少年的健康非常重要。同时，青春期也是改变少年作息习惯的重要时期。有研究显示，年轻人常常熬夜，而成为"夜猫子"，被认为是与青春期脑组织中一种叫做"褪黑激素"的物质减少所导致的改变有关。而让他们为难的是学校的上学时间一般都是一样的，因此，他们平时上学时间缺乏充足的睡眠，而只能在周末努力补觉。从理论上来说，青少年应该保证10个小时的睡眠时间，而且不管是上学时间还是周末都应该保持相同的作息时间表。良好的睡眠卫生应该是青少年与其家长讨论的重要话题。因为剥夺睡眠将会影响升学、社会关系、身体健康及心理健康。

少年健康

对于大部分青少年，少年时期是一段低发病率和低死亡率的健康时期。但是早期进行健康体检应该得到提倡，因为它将会提供给我们更多提高健康和预防疾病及意外的机会，甚至包括识别危险青少年的机会。意外、自杀和他杀是导致死亡的三个重要因素。据统计，这三方面因素在这个年龄组死亡人数中占到75%的比例。因此，无论何时，当你遇见一位有任何问题的青少年，你都应该利用一段黄金时间去做一份简短的危险评估且提供恰当的健康教育。据调查，目前来到青少年健康中心的青少年中最关心的两个问题：一个是性健康，另一个是心理健康。

精神疾病

大部分精神疾病通常开始于青少年时期，但是很少有人得到他们所需要的帮助。大概5个青少年中就有1个会在青春期罹患精神疾病。而且像抑郁、精神分裂、狂躁和抑郁双向障碍、社交焦虑障碍、恐慌症、饮食障碍及成瘾等所有精神疾病都会在这个时期开始爆发。自杀在加拿大青少年死亡因素中排名第二（美国排名第三），而且它常常与潜在的精神疾病如抑郁有很大关联。害怕、自责、误会将会导致精神疾病患者感到耻辱，而这个耻辱感最后将继续成为一个引导他们去寻找帮助的重大障碍，甚至许多年轻人都没有意识到他们需要帮助或者行之有效的治疗措施。

对于每个有常见精神卫生问题的年轻人都应该得到筛查。如果症状有进展，特别是有家族精神病史的人群，需要对寻求帮助的重要性进行简短的讨论。

性健康

尽管现在存在很多有关性健康的讨论，但是许多年轻人仍缺乏简明和准确的信息来指导他们应该如何作出自己的决定。因此他们中很多人只能从朋友、学校或者互联网上寻找信息。他们也许很少去接近他们的父母，也很少关心他们会作出怎样的反应。他们也许担心如果去寻求医生帮助会被父母发现，而几乎所有的年轻人都会想到这个问题，甚至有些人在没有正确的健康知识下已经发生性行为。因此医生是这些信息可信任的来源，每位来访者询问关键问题时，医生可提供这些信息。

意外事故

意外事故也是导致青少年死亡的主要原因之一。而机动车事故在意外事故中占的比例较大。为了防止此类事故的发生，采取了诸如限速、规定对机动车定期保养、加装安全带、在行驶中禁用手机、在行驶前或行驶中禁止服用精神类药物等措施加以预防。已有记录显示在注意力缺陷多动障碍与睡眠不足和疲劳的青少年中交通事故风险明显增加。这已成为青少年的一个普遍问题。

开始访谈

青少年访谈将会成为临床儿科医生的一项最令人兴奋的经历，因为它将会提供给你一些明确的指导方针。首先，确定访谈的时间很重要。为了让青少年参与访谈，就必须让他们及他们的父母了解到访谈需要他们抽出时间来配合。对于新的或者再次返回的青少年，你需要告知他们及其父母，你需要与这些年轻人单独聊聊。这是教育青少年如何处理自己健康问题中很关键的一步。

如果他们的父母拒绝这样做该怎么办？在一些案例中，父母也许会拒绝离开房间而将青少年单独留下进行访谈，如果强行让父母离开的话，这将不利于双方关系的融洽和相互信任，使得父母离开房间更加不情愿。针对这种情况，有很多处理办法。首先，最好的办法是重新检讨访谈的基本结构，并解释这对于开始培养和发展青少年自己的健康自主权是相当重要的。记下父母可能有的任何问题也许有助于提升他们在离开自己孩子后的舒适感。在访谈结束时，请花费几分钟时间询问父母们关心的问题，这也许会对下一次访谈创造便利。

如果青少年们告诉你某些需要保密而不能告诉父母的事情时，你该怎么办？首先信任是非常重要的，因为担心消息不能被保密常导致他们不去寻求药物治疗或不告诉医生一些重要的有关健康方面的行为。如果可能，在访谈之初，就可以告知某些问题可以为其保密而不会让父母知道。但是，也必须清楚地告知，一旦这些问题关系到他们自己或者他人安全，就不能再为其保密。

一句普通的陈述可以这么说明：我们在这里谈论的任何事情都将得到保密，就是说我们会保护隐私，而不会与任何人谈论此事，包括你的父母和老师，但健康治疗需要除外。这里存在对于保密性的几条限制性条件，如果我们存在对于你自己及他人危险性的任何担心，我们都将会让你知道我需要打破保密性。甚至在必要时，为了保证你的安全我们有可能不得不告知你的父母或其他人。在访谈之初让青少年及其父母清楚这些声明是很必要也是很有帮助的。如果在访谈结束时再讨论这些，这将会导致父母责问孩子们为什么迟迟不让他们知道这些他们不愿与父母分享的问题。

为了尊重青少年的隐私，与这些家庭特别是父母打交道就成为照顾这个年龄段青少年的一项具有挑战性工作。因此，不管任何访谈工作，相互信任并建立融洽的医患关系是最重要的问题。

○ 关键点

> 尊重隐私是处理青春期问题的关键原则。与青少年及其父母开始访谈之初就应表明这一点。

创建融洽氛围并建立信任

尽管年龄不尽相同，这些参加心理访谈的青少年，在谈话之初会表现出相同意愿：他们希望在一系列的谈话中能够被认真地倾听。他们希望医生能够真正发自内心地对他们存在的问题感兴趣，并且想要了解他们是怎样的人。请医生们放下手中的笔、坐下、并向他们进行治疗情况的简述。在每一个访谈开始前做好上述的准备工作是相当重要的。花几分钟的时间先缓解一下气氛，使得谈话能够在融洽的环境中开始并进行下去。通过谈话发现孩子的特别兴趣，并就此提问以打开话题。这一话题可能会涉及音乐、体育、戏剧、书籍、电影、计算机类、电视节目或者电子游戏。假装你对某一事物有兴趣是没用的，因为这些年轻人很快就能识破。如果他们所提及的事物你从来都没有听说过，那么要诚实，你可以这样告诉他们，"哇，我从来都没听说过那个东西，快给我讲讲那是怎么一回事。"这一坦诚的陈述可能使你看起来一点都不"酷"，但诚实、真诚的态度对建立良好的青少年患者与医师间的关系会起到相当重要的作用。

这些个人喜好的信息可以帮助你在随后的访谈中，再次建立与青少年的良好关系，所以要对这些个人喜好作个简要记录，以便在下次见面时提醒自己。

有时谈话一开始父母就表现出对孩子感到失望或焦虑的情绪。这无疑会使青少年感到不适，甚至导致他/她从访谈中退出。如果在父母刚要作出关于孩子的负面评价时就礼貌地打断他们，也许会避免上述情况的发生（以上这种情况一般很少发生，但一旦发生，此方法会是一个好主意）。你可以向家长这样说："打断一下，我意识到您对（孩子姓名）的某些问题感到很担心或气愤，但在我们涉及这个话题之前，您可以先告诉我三个他/她的优点或做得很好的事情吗？"（青少年往往会对这一话题的转换感到开心，即便在后来的谈话中父母离开了房间，他们也不会拘泥而更积极地配合）。如果家长已对青少年作出了负面的评价，你可以直接询问青少年的感受。有可能当时父母会在场，但这种询问一定要等到和青少年独处时才可提出，"关于你父母所说的问题，你有什么想法吗？"青少年会更乐意对这一问题发表意见，并让他们知道你的确对他/她的想法感兴趣。

与青少年访谈

与青少年的谈话内容重点是他们的社会心理环境和对健康有潜在威胁的风险行为。体格检查仍然是一个核心组成部分，但查体的重点是由患者的主诉以及经证实的损害健康的行为所决定的。与青少年访谈使一名医学教育者的梦想成真。如果这些年轻人感到安全并且他们的医生提出了正确的问题，大多数年轻人都会向医师敞开心扉。尽量做到以公正、无偏见的态度来对待他们的倾诉，当信息不足时尽量保持中立态度而不作出有失偏颇的判断。应对青少年的感受表示出同情。"听起来你对你朋友的话感到气愤"或者"你似乎因不久前的分手而感到伤心"，这使得青少年得到了反馈信息，那就是你在认真听取他/她的意见并且很关心，并使之认识到和你在一起是可以毫无顾忌地来表达感情。像"你到底在想什么？"或"你会挺过来的"这样的话一般都不能引致开诚布公的谈话。

如果青少年拒绝跟你对话怎么办呢？有时家长会强迫青少年参加访谈，因为父母们担心孩子们会不同意或不希望谈论他们自己，这种情况曾经发生过。青少年通过沉默让父母知道他们不快乐；通过沉默寡言表达他们的不满，是在无声地诉说"你可以让我来参加访谈，但我就是不说话"。青少年可能感到害怕看医生或者担心有些不愉快的事情会发生，或者他们可能对体格检查感到不安。回避态度或与医生无互动也可能是某些精神或心理疾病的迹象。青少年可能不相信医生能帮助他们或没意识到他们已经需要医生的帮助了。这些情况需要冷静的态度和方法以及仔细询问来访者之后才能找出原因。如果家长一开始表现出愤怒和不安，在访谈开始时花些时间与青少年和家长分开谈话会是一个好主意。告诉青少年你对他/她不得不说的事情感兴趣。审查保密性和它的效果。尝试不同的办法与青少年产生互动，例如提出一些他们可能有的感受和想法，并指出这些想法是否适合他们。你可以向青少年提出家长所担心的事情，并询问他们是否也有同样担忧，或者可以发表一些关于他们所穿衣物材质或者兴趣活动的评论以引领青少年逐渐进入谈话中。

有时可以让青少年自己写点东西或画画来作为访谈的开始。给孩子们一些时间让他们感到舒服并渐渐地愿意表达自己，但如果孩子仍然不愿意表达，医生们应尊重这一点，不能强迫他们。让青少年知道你是随时都可以提供帮助的，并且很乐意能再次见到他/她。向家长作个简要的访谈总结并建议预约下一次的访谈。有时青少年可能觉得与具有相同性别的医生相处更自在一些。如果医师的性别的确给他们造成了不适并且有不同性别的医师能够参与心理咨询，那就要依据患者的要求调整医师。

在青少年访谈时，谈话重点内容的常用记忆点是HEADSS，这个HEADSS是按一定顺序排列的，其顺序是由相当中性的话题开始并逐渐过渡到敏感的问题。这些话题包括：

- 家庭（H）
- 教育（以及工作）（E）
- 兴趣活动（A）
- 药物或毒品（D）
- 性（S）
- 自杀（以及心理健康）（S）

（HEADSS developed by Cohen, E, MacKenzie, R.G., Yates, G.L. HEADSS, a psychosocial risk assessment instruction. Journal of Adolescent Health 1991, 12: 539-544.）

要做到在一次简短的访谈中涵盖以上所有这些话题并不容易，但基础性筛选性提问可以用来锁定危险领域。先从一般性提问开始，然后引向更敏感的话题。不用担心谈论某一个主题或围绕这一主题提问会导致青少年做出危险行为（如性行为、自杀或滥用药物或毒品）。事实上，如果你不问这些问题，青少年往往不会告诉你他们在想什么或做什么。在与青少年谈话结束后，如果有问题，向他/她的父母简要地概括，并询问孩子是否有任何隐瞒的情况。这就避免了再次访谈前任何意外的情况，并给出了一个机会，让青少年一起参与。

关键点

青少年心理咨询[*]：
1. 中立地听取意见，避免武断的评论。
2. 表示同情。
3. 使用HEADSS记忆的提问重点。
4. 表扬青少年健康的习惯。
5. 进行适度的教育。

[*]如果你不问，青少年往往会不告诉你。讨论某一问题不会导致青少年去尝试不好的事情。

家庭

理想情况下，家庭是一个能向青少年提供稳定感、满足基本生理需求的地方，并且充满爱和包容；体现纪律原则及道德价值观的地方。有条理的刻意安排的家庭聚会时间对青少年仍然很重要。有大量经验表明那些每天至少和家人聚在一起吃一顿饭（通常是晚餐）的孩子拥有更良好的身心健康和更不易做出风险行为。但对另一些青少年，其家中会存在一些困难并常遇到应激。以下这些提问将有助于医生对这些青少年的家庭生活情景有个大致的了解。

- 你和谁住在一起？
- 你和家庭成员的关系如何？
- 你的父母都是做什么工作的？
- 你多久会和家人一起吃顿饭，当时气氛如何？
- 在你家最近有没有任何让你感到有精神压力的事情发生？
- 如果犯错你是如何被处罚的？
- 在你家中，会有暴力或侵犯行为发生吗？

教育（和就业）

青少年的大部分时间是在学校度过的。在学校中获得的经验来源于学校的环境、同龄人、行为、学习需求和周围的支持。学校的环境可以起到积极的、消极的或中立的作用并且这些效果会互相转变，特别是在关键的过渡点，如升到高年级/初中升高中。关于学校的情况需要进行特别的询问。

- 你读几年级？
- 你在哪所学校上学？
- 你的学习成绩怎样？
- 在过去的一年，你的成绩有过变化吗？
- 你最喜欢学哪个学科？
- 你喜欢教你的那些老师们吗？
- 多久你会被送到办公室或家中？
- 每个月你会有几天不去学校上学？
- 你现在或者曾经工作过吗？

运动

在青春期时，同龄人的影响会变得越来越重要。年轻人在家庭也拥有越来越多的自主权。医师需要询问青少年在家庭和学校以外的活动。这会让你更好地了解他们的生活，并使你更加明确应该关注的区域。从童年开始保持规律性的身体锻炼是有利于健康的做法，但青春期会逐渐变得不爱运动（尤其是女性）。有关课余活动的问题，特别是与同龄人一起的活动，可以帮助医生确定需关注的区域。

- 放了学你会做些什么？
- 谁是你最好的朋友？
- 当你和朋友在一起时，你们最愿意做什么事？
- 你曾经被人欺负过吗？
- 你是如何保持与同龄人/朋友的联系的？
- 每周你都会进行哪些身体锻炼活动？
- 你开车吗？
- 你开车时系安全带吗？
- 你曾经和警察起过冲突吗？

药物及毒品

超过一半的青少年都曾使用酒精或大麻。大多数青少年都曾尝试过吸烟。药物、毒品的滥用和成瘾是导致青少年身体疾病的一大重要原因，并且与青春期儿童致伤残率及死亡率有关。药物、毒品和酒精的使用常源于青少年的家庭行为或同龄人，或者两者皆有。大多数青少年不会主动提供这些信息，除非你直接问他们，而且他们常常会轻描淡写药品或毒品的使用。药物、毒品滥用、使用频率，以及与其相关的问题是谈话的关键内容。

- 你身边的朋友有吸烟或吸食毒品、滥用药物的吗？
- 你有吸烟经历吗？
- 你酗酒或吸毒吗？
- 你用什么，有多少，以及多久一次？
- 当你吸毒或酗酒时你曾惹过麻烦或做了什么令你后悔的事吗？
- 你如何支付购买香烟、酒精或其他毒品的费用？
- 你有没有在饮酒或吸毒后驾驶车辆或乘坐由已饮酒或吸毒人员开的车？

关键点

针对安全倾向的筛查问题：

"你使用过毒品或酒精吗，或兼而有之？"

"你有没有在神志不清时开过车，或乘坐由神志不清的司机所驾驶的车辆？"

"在骑自行车、滑板、滑雪、滑冰、滑雪时你戴头盔吗？"

"在工作时你曾经被要求做一些不安全的事情吗？"

"你被欺负过/你欺负过人吗？"

"在网上有哪些你的个人信息？"

"谁有权限获取这些信息？"

"是否有任何人威胁、伤害或吓唬过你？"

"有人以某种方式伤害过你吗？（如儿童虐待、伴侣暴力、强奸）"

性行为

青春期时许多青少年开始有性行为。大部分青少年在高中结束时就有了性行为。报道称，青少年通常是在酒精和药物的影响下或者是被迫发生性行为。尽管避孕方式和预防性传播疾病的方法日渐增多，青少年性传播疾病和怀孕的发生率一直居高不下。至少1/10的青少年对于他们的性行为或性取向或两者都存在疑惑。你的问题必须充分考虑到这些可能性，并且提供一个安全的环境来和青少年讨论这些问题。提出问题，并提供有关性健康的选择和实践的准确信息是十分重要的。不要默认为青少年已经从学校或家庭中获得了这些信息。

- 你曾经有过性行为吗？
- 你曾经和男孩/女孩有过性行为，还是和男孩、女孩都有过？
- 你曾经和多少个人有过性行为？
- 你曾经被迫发生性行为吗？
- 你曾经采取措施保护自己不得性传播疾病吗？
- 你是怎样避孕的？
- 对于性行为的健康你有什么忧虑吗？
- 关于性你有什么问题吗？

关键点

关于性行为健康的筛查问题：

"你正在谈恋爱吗？"

"你以前或者最近有过性行为吗？"

"你曾经和多少个人发生过性行为？"

"你是和男孩还是女孩发生过性行为，还是都有？"

"你用什么方法避孕以及保护自己不得性传播疾病？"

"在发生性行为时，你是否曾经感到有压力，或者是受到强迫？"

"你有什么关于性行为健康的问题或者忧虑吗？"

自杀（和心理健康）

心理疾病常常对青少年造成很大的危害。抑郁症是青少年中发病率最高的心理疾病之一（大约有10%的青少年受到抑郁症的折磨），但是青少年很少会表达以及诉说自己的抑郁情绪。典型的青春期的易变和易发怒的情绪经常会掩盖抑郁症以及其他心理疾病的症状；相反地，心理疾病经常被错误地认为是青少年的青春期表现。抑郁症可以表现为易被激怒、不愿参加社会活动、缺少朋友、睡眠差、注意力不集中、在学校的表现变差、不好管理（酗酒或吸食毒品，或两者都有）。自杀是这个年龄段青少年死亡的首要原因，而自杀经常是由于心理疾病没有得到及时的治疗所导致的。曾经有过自杀的行为、滥用药物以及家族有自杀史的青少年更容易自杀。

节食在青少年中也成为一个值得担忧的问题，因为青少年经受着青春期身体上的生理变化并用危险的方法减轻或控制体重。饮食紊乱经常起源于青春期。你提出的问题必须考虑到这些方面。在青少年中询问关于心理健康和自杀有关的问题是非常重要的。

- 大多数时候你的情绪怎样？
- 当你感到情绪低落时，或刚刚经过了不愉快的一天，你会怎么做？
- 描述一下你的睡眠情况（什么时间睡觉，入睡需要多长时间，什么时间起床，感到休息得怎样，白天时精力怎样）。

- 你的食欲和体重最近有什么变化吗?
- 你认为自己是太胖了,太瘦了,还是刚刚好?
- 在过去的几周里,你感到悲伤、低落或是愤怒的日子是不是比没有这些感觉的日子多。
- 你的家庭中有没有人患有心理疾病或者是有过自杀的行为?
- 你曾经有过结束生命的想法吗?你有没有曾经试图自残?

关键点

关于心理健康的筛查问题:

"你经常感到焦虑或者紧张吗?或者两者都有?"

"你感到悲伤和烦乱的日子比没有这种感觉的日子多吗?"

"你对你发怒时的感受或表现感到忧虑吗?"

"你曾经使用过药物吗?"

"你曾经不顾后果地做可能会伤害你自己或者别人的事情吗?"

"你运动、节食或者是过度狂欢吗?"

"你认为你能不能控制你的思想?"

"你曾经认为活着没有什么意思吗?"

和家长访谈

对于许多父母来说,孩子进入青春期是一件可怕和值得担忧的事情。传言说这些孩子不再听父母的话,家庭成为战场,父母除了说"滚出去"以外再也没有能做的事情。我们必须强调家庭和父母在青少年的生活中仍然占有非常重要的地位。对于父母,这些日子可以是非常愉快和奇妙的,因为在这些日子里,他们的孩子会从小孩长成一个独立的青年。由于每个孩子的性格不同,和健康有关的问题,以及家庭的参与情况,一些孩子会比另一些孩子让父母更费心。正常青少年成长的特点是,怀疑所做的事情的价值,挑战权威,花更多的时间和朋友一起,爱探究,向父母要求独立;如果父母能够理解这些会更受益。在这个过程中,父母扮演了很重要的角色,要让青少年感到安全,对于不能做的事情明确地指明,对孩子表达合理的期许,来鼓励并帮助孩子顺利地度过这个阶段并不断成长,家庭聚会的时间是必须要优先考虑的,每周应该有至少几天的时间家庭成员一起吃饭,这可以让青少年感到自己受到保护。在这段时间父母的示范作用,如如何正确地作决定,敞开心扉地沟通,接受和充分的信任对青少年的成长帮助很大。

病例

病史:John是一个16岁的男孩,在上高中第二年,马上就要进入第三年。他的父母带他来见你,因为今年他的学习成绩下降了。曾经他总是得A或B,但是最近考试却很少通过。周末他总是和他的朋友一起出去玩,在家的时候,他也不愿意花时间和父母在一起度过。学校反映他在逃课,这些让他的父母很忧虑。

当见到John时,他正闷闷不乐,有点被激怒了。他告诉你,没有什么值得担忧的,他的父母过度担忧了。他否认他的情绪有任何问题。你询问了他一些筛查问题,他回答说他饮酒并且有时使用大麻。你使用CRAFFT药物滥用量表(框17-1)询问他,他的得分是3分。

框17-1 CRAFFT药物滥用表(2009版)

(对于以下问题两个或以上的答案是"是"表明有药物滥用的问题)

你曾经坐一辆由正在药物兴奋或刚刚使用过酒精或药物的人(包括你自己)驾驶的车吗?

你曾经使用过酒精或药物吗?为了放松自己,为了让自己感觉更好,或是为了和大家一样。

你曾经在孤独时使用酒精或药物吗?

你是否曾经使用酒精或药物时忘了你做的事情?

你的家人或朋友是否曾经告诉你应该戒除酒精或药物了?

你是否曾经因为使用酒精或者药物引起麻烦?

(From Knight JR, Sherritt L, Shrier LA, et al. Validity of the CRAFFT substance abuse screening tests among adolescent clinic patients. Arch Pediatr Adolesc Med, 2002, 156: 607-614.)

你和John讨论了药物滥用的危害,告诉他对他有不好的影响(在学校、在家中以及

> 在安全方面)。你给了他一些劝告，他拒绝了。你建议过几周再见面，他同意了。他问你会不会把他使用药物的事情告诉他的父母，你告诉他你们两个人的相互信任是非常重要的。

父母会对他们孩子的健康和安全感到忧虑。应该鼓励他们和他们的孩子讨论这些问题，为孩子的行为设置明确的尺度。不鼓励父母破坏孩子对他们的信任，如偷看日记、留言和电子邮件。除非和孩子们讨论过并获得同意，明确父母是为了帮助他们作正确的决定和安全而做这些事情。青少年们生活在一个网络信息高度发达的世界，他们的许多社会经验来源于互联网。应该鼓励父母和孩子们讨论互联网的应用、互联网上个人信息的安全、不能随意将个人信息告诉网络上其他人，或者和互联网上从未谋面的人分享。对于自己孩子上网并且分享个人信息有担忧的父母的一个建议是：24小时不停地告诉孩子他们会检查他们曾经访问过的网站并发现他们留在网上的任何个人信息。这会让孩子们自我审查并且及时删除个人信息。然后父母就可以告诉孩子他们将来会不定期地检查并且不再提前警告他们。

总结

在和青少年15～30分钟的面谈中，他们所存在的问题和危害健康的行为会暴露无遗。重要的是要确定问题领域，随后将访谈集中到一两个行为或确定的健康领域。在访谈中，试着寻找至少一个健康相关的选择和行为并予以鼓励。在这个过程中，父母的参与和支持非常重要，并且应当予以鼓励，因为这可以增进信任，促进健康行为的发展。

医患关系的基础是建立信任，密切随访，这需要告诉青少年为了进一步的治疗，他们要回来随访。理想的约定回访时间应该在青少年离开前予以确定，如果无法做到，那么就应当有一个明确的随访计划时间表。让青少年知道哪些信息将会与他们的父母分享，而哪些信息不会被分享，给出后续约定回访的合理理由并予以保密，这些都将有利于建立信任。最终，如果青少年感受到他们的医师在倾听他们、关心他们，而不是在评价他们，他们就更有可能积极地参与到自己的医疗保健行动中来。

○ 关键点

- HEADSS的问题组织方法是：在访谈中，从温和的问题入手，逐渐进展到敏感的问题。
- 家庭（H）
- 教育（就业）（E）
- 运动（A）
- 药物（D）
- 性行为（S）
- 自杀（心理健康）（S）

（代文霞 译　张雪峰 校）

推荐阅读

Ford CA, Coleman WL: Adolescent development and behavior: implications for the primary care physician. In Levine M, Carey M, Crocker A (eds): Developmental Behavioral Pediatrics, 3rd ed. Philadelphia, WB Saunders, 69–79, 1999.

King RA: Adolescence. In Martin A, Volkmar FR (eds): Lewis' child and adolescent psychiatry. A comprehensive textbook, 4th ed. Philadelphia, Lippincott, 279–291, 2007.

National Center for Chronic Disease Prevention and Health Promotion: Information on adolescent health and health behaviors. http://www.cdc.gov/HealthyYouth/AdolescentHealth/index.htm.

National Institute of Mental Health: Information on child and adolescent mental illnesses. http://www.nimh.nih.gov/health/topics/child-and-adolescent-mental-health/index.shtml.

Neinstein LS, Gordon C, Katzman D, et al: Adolescent health care: A practical guide, 5th ed. Philadelphia, Lippincott, 2008.

第 18 章　妇科评估

Joan B. Wenning

有一个孩子并将她教育好，是对将来的投资。

——佚名

在儿童的体格检查中，常常被忽视而很少进行的部分就是对生殖器的检查。原因包括检查者的抵触和没有经验，不愿意引起孩子的焦虑和尴尬，还有家长的抵触。这是令人遗憾的，因为对生殖器的检查可能会发现意想不到的、需要治疗的异常，或者可以提供有助于确诊的信息。

当对一个年幼的或青春期的女孩熟练而巧妙地进行妇科检查时，使患者产生的焦虑达到最小或得到快速的释放是至关重要的。将妇科检查作为一个女孩体检的常规部分，可能有助于提高终生妇科检查的依从性。2008年，对医院妇产科门诊患者以及中学生两组年轻女性，询问对检查医生性别的偏好和关于医学生参与隐私检查的看法。诸如有效性、资格、熟练度和技能等特性比医生性别更重要。而且，不论医生性别是男是女，患者的舒适度都源于此前与医生的良好沟通。在儿童期暴露于男医师可以增加年轻女性成熟后对男医师检查的舒适性。最终结果表明，隐私检查的经验越多使得这些检查有更大的舒适度，无论男女医学生也都更愿意参与。

焦虑和紧张的传染性很强。当一个医生对进行妇科评估有担心时，他/她的担心就会快速传递给患者。令人安心的柔和声音、表现出对孩子隐私和谦虚的尊重、聊一些不相关的话题，对安抚孩子都是很重要的。谈论学校、家庭和业余爱好，将有助于让大多数孩子以一个相当轻松的方式接受妇科检查。

体格检查

当婴儿和幼儿的髋部弯曲并被固定着半靠在妈妈的膝盖上时最容易检查。用向侧向下的力量压在大阴唇上，以便显现阴道口、处女膜以及阴道的下 1/3（图 18-1）。另一种同样有效的方法是把大阴唇轻轻地按在你的拇指、示指间然后轻轻地向前提（图 18-2 和图 18-3）。

一个 2 岁或以上的孩子还可以采用胸膝卧位检查。孩子悬空，抱着她的臀部，膝盖分开 10～15cm，允许她的肚子挤靠在她的大腿上。由助手或家长轻轻地把大阴唇向侧向上收到一边，同时另一边也同样。这种定位有利于外生殖器检查和骶尾肌的放松，使阴道下降开放。你可以观察到阴道的整个长度并且经常识别出宫颈。用耳镜（无反射镜）提供沿阴道长度的放大良好的照明。不允许用耳镜接触外生殖器或进入阴道。

○ 关键点

对于外生殖器的检查技术必须符合孩子的年龄。

外生殖器检查

外生殖器检查包括对阴蒂、尿道、大阴唇、小阴唇、阴道前庭组织、处女膜、阴唇系带、会阴体的系统检查。证明处女膜的结构并确认其通畅。

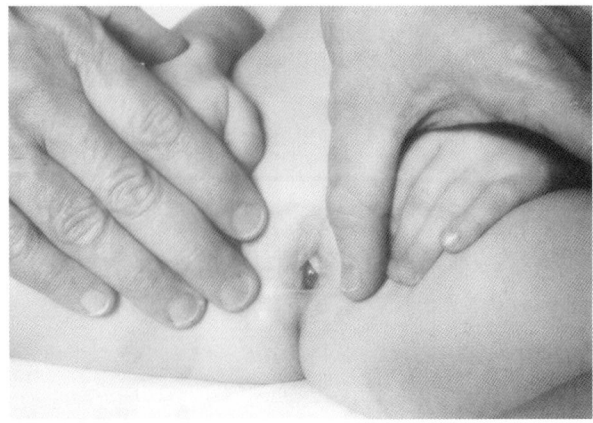

图 18-1　当一个青春期的女孩于截石位时侧提大阴唇

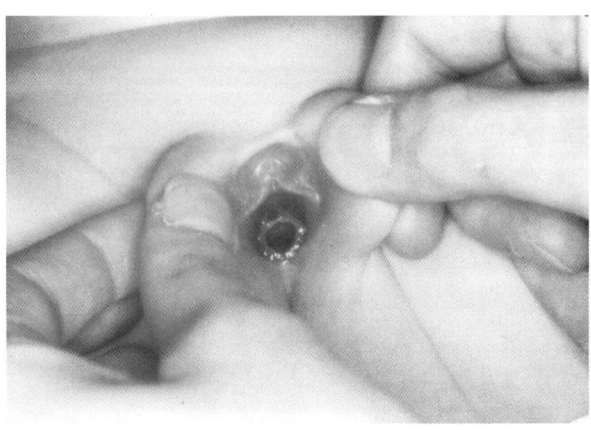

图 18-2　前提大阴唇有利于检查青春期女孩的处女膜，很容易看到一个环形的处女膜

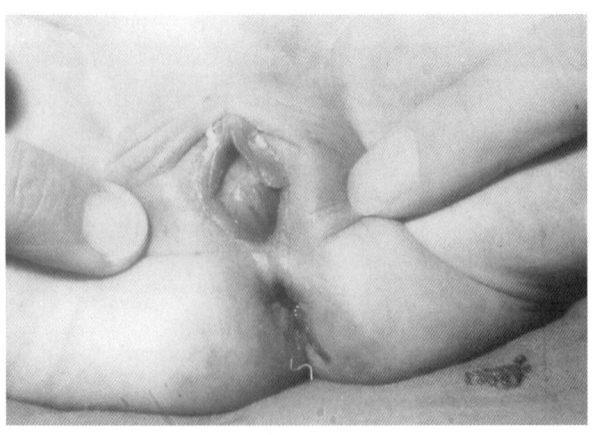

图 18-3　侧提大阴唇很容易看到阴道黏液蓄积

处女膜完全包围着阴道口。后缘的或新月形的处女膜显示为光滑的皱褶组织排布于阴道口周围 2～11 点钟的位置，尿道（口）下方只有很少或

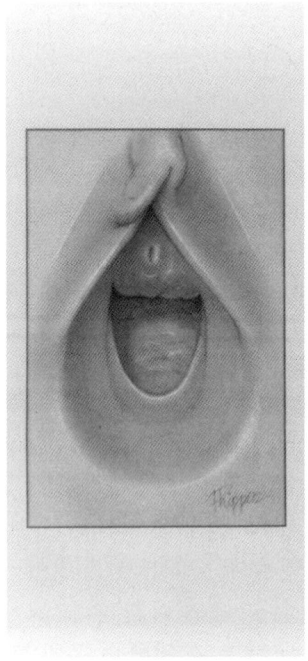

图 18-4　后缘处女膜（From Pokorny S：Physical examination of the reproductive systems of female children and adolescents. Curr Probl Obstet Gynecol Fertil 8：202，1990.）

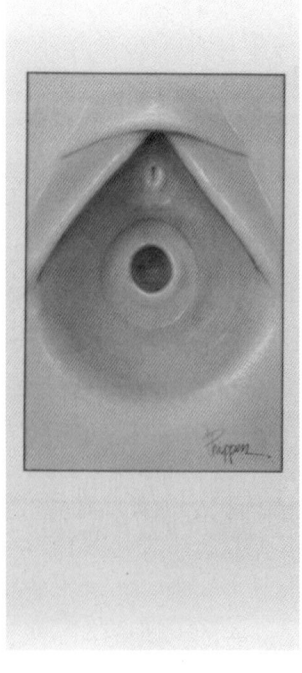

图 18-5　圆边处女膜（From Pokorny S：Physical examination of the reproductive systems of female children and adolescents. Curr Probl Obstet Gynecol Fertil 8：202，1990.）

正常处女膜结构的变化得到了很好的描述（图 18-4～图 18-6）。有毛缘的处女膜特点是处女膜组织的多余皱褶和波浪形轮廓限制了阴道口。环状或圆边的处女膜是光滑的，制服裙样的

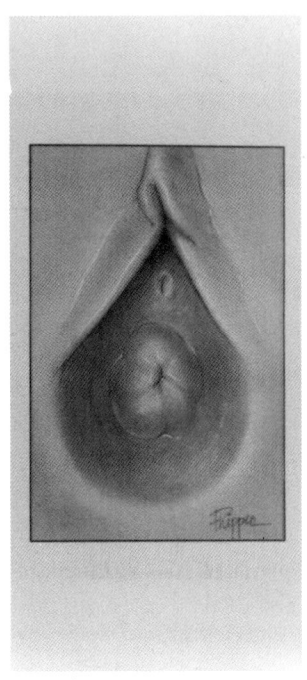

图 18-6 有毛缘的处女膜（From Pokorny S：Physical examination of the reproductive systems of female children and adolescents. Curr Probl Obstet Gynecol Fertil 8：202，1990.）

没有处女膜组织。

在阴道口处女膜孔的大小和位置各不相同，这种变化直接影响了处女膜组织的结构。你应该能够识别微孔处女膜、处女膜闭锁和锯齿状处女膜。微孔处女膜的孔口可能难以确定，而用湿润的小棉签轻柔地探查正下方的尿道可以帮助定位开口。非雌激素化的处女膜是一个非常敏感的结构，因此采取任何操作都应小心。3%～4%的女孩有处女膜横带和赘，而且在新生儿查体中就能被确定。

处女膜开放进入阴道的直径随孩子在检查中的放松程度、年龄、青春期发育阶段以及处女膜的结构而不同。不同年龄组的直径记录有重叠。然而在5～10岁之间，处女膜孔横径的正常值上限（毫米）不应超过孩子的年龄。一个孩子如果横径大于预期年龄，你应该质疑有前穿通伤或此前有阴道仪器操作的可能性。

大约50%的青春期女孩被观察到有尿道周围带。这些周围带有91%是双边，在尿道口两边制造假口袋。

阴唇和阴道前庭组织的外观可能提示孩子已经暴露于内源性（或可能是外源性的）雌激素。

非雌激素化青春期女孩的阴唇和阴道前庭组织都不发达，呈现红色。阴唇粘连（图18-7）和慢性皮肤改变如色素沉着可能提示有慢性炎症过程。有脓性分泌物、阴蒂垢或白带存在的证据。小阴唇后部较厚、较小的融合可能提示由于先天性肾上腺皮质增生症引起的过多雄激素刺激，尤其当阴唇融合与阴蒂肿大有关时。如果存在阴蒂增大，就要测量阴蒂头的横径和纵径。阴蒂大小的正常值可在不同年龄和性别发育阶段的小儿妇科引用。

阴道镜的适应证

青春期前女孩的评价很少要用到阴道的仪器。阴道镜的适应证包括未确诊的阴道出血、顽固性阴道分泌物和可疑阴道内异物。在开始阴道镜检前给孩子展示所有的仪器，让她触摸它们（图18-8）。如果阴道镜检期间你打算获得细胞学和细菌学标本，只用水做润滑剂即可。膀胱镜、子宫镜和肛门窥镜都已被用于阴道镜检查。

当孩子理解要做什么并且信任你时，门诊阴道镜检就可以顺利地进行。由于青春期少女的阴道为短的（4～5cm）、不易弯曲的筒状，很容易受到创伤，所以放置任何仪器都要轻柔。处女膜

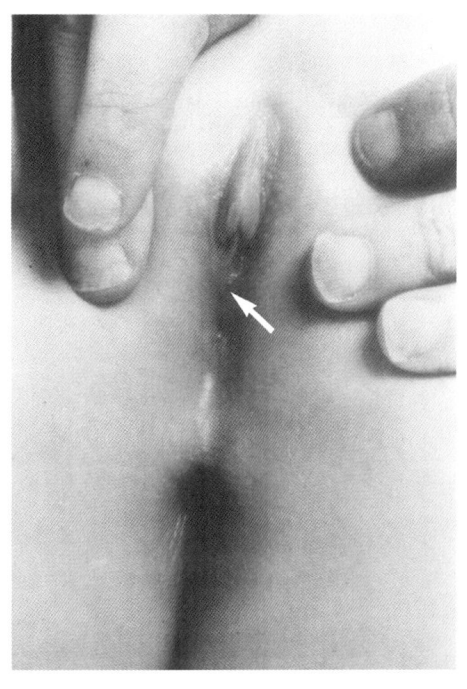

图 18-7 阴唇粘连。箭头所指为小阴唇之间的融合线

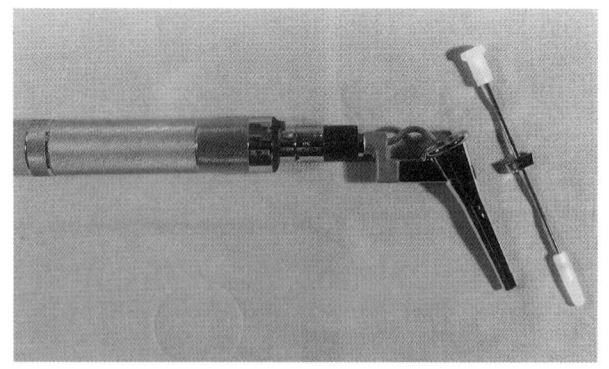

图 18-8 Welch Allyn 儿科肛门镜可用作阴道镜

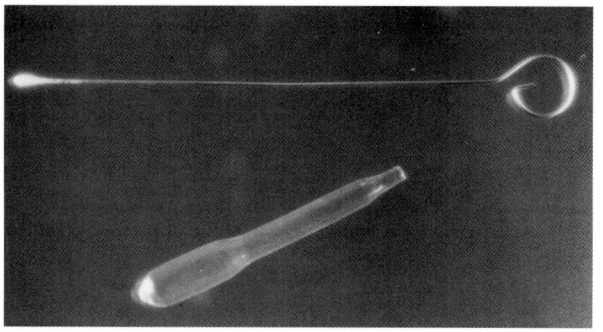

图 18-9 一个棉签（顶部）或塑料点眼药器（底部）可以被用于从青春期阴道获取细菌学标本

的膜部特别敏感。应用 2% 利多卡因凝胶于阴道口可能有助于减少检查产生的不适。如果孩子紧张，处女膜开放得不松弛，就推迟阴道镜检，直到孩子不那么焦虑能够更好地合作了。一个孩子在进行这一检查时不应该被强行束缚。在极少数情况下，一个非常年轻或非常焦虑的孩子最好在麻醉或镇静下进行妇科检查。

细菌学培养

必要时，细菌学培养需要从青春期前孩子的阴道获得。外阴采样是不够的。没必要像在成人中所做的那样在宫颈管采样，因为这个年龄组的性传播感染只涉及阴道，不涉及宫颈。

> ○ 关键点
>
> 即使是看似简单的从阴道内获取培养标本都可能是困难的，因为青春期前的阴道黏膜雌激素分泌不足，很容易磨损。

重要的是要用非抑菌的生理盐水或无菌水提前润湿培养拭子。用大小适当的棉签做培养，始终要选择最小可用的棉签（图 18-9）。在此之前，从青春期前孩子的阴道采集细菌学或病毒标本，可能需要与您当地的实验室或微生物学家审慎的讨论你的需求，因为可用的测试方法在不同的机构会有所不同。诊断方式可能多种多样，从培养、显微镜、抗原检测试验、核酸检测试验到血清学检测。试验的敏感性和特异性将根据标本类型和病原体检测的不同而不同。因此，征求专家意见时首先要确保你做的是最恰当的检测，因为孩子们不喜欢阴道采样。

孩子无论是在膝胸卧位或仰卧位都可以采得阴道标本，两种体位都可使处女膜口最松弛，允许拭子被纳入阴道而不触碰敏感的处女膜膜部。有些临床医师报告成功用阴道冲洗的样本取得培养。把一个可塑的塑料无菌点眼药器或蝴蝶导管，装入一个去掉针头的红色橡胶导管中，用无菌生理盐水或无菌水冲洗阴道。

直肠腹部双合诊的适应证是任何青春期前女孩有未确诊的阴道出血或可疑阴道异物或盆腔包块的。如前所述，青春期前女孩的阴道很短，不易弯曲，容易磨损。如果你给一个孩子在截石位采用直肠腹部双合诊你就可以获得更多的信息。双合诊能让你识别作为中线结构的小子宫。卵巢是青春期前少女的腹部器官，因此，它们通常不应该在双合诊时扪及。

少女的体检

少女的妇科检查以谈话开始。如果一个小女孩对被单独问话感到不舒服就请她的父母在场，问题务必要简短，好让女孩知道患者是她而不是她的父母，并且她是谈话的控制者。如果很难把孩子与父母分开，就把私密的个人问题推迟到另一次见面，这个孩子可能会更轻松。一些医生给青少年和她的父母建立了基本规则，告诉她们在预定的年龄，如 12 岁，你们要花一些时间与小女孩单独面谈。在对待青少年时向她们表达自我感受，并向她们保证她们所告诉你的一切都是秘密，未经她们同意不会被转达给她们的父母，这是非常重要的。你还必须得到这一年轻患者的认可，如果她在进行威胁生命的行为，即使没有她的同意，你也应该告知其他医疗服务提供者和她的父母。

病史采集

一个完整的妇科病史可以提示妇科疾病是否存在。证实发病年龄与青春期变化的进展（乳房初发育，肾上腺功能初现；见第 16 章）。母亲月经初潮的年龄往往是她女儿将于何时经历她第一次月经周期的很好预测。月经初潮通常会出现在乳房初发育后 2 年，当乳腺发育到 Tanner 第 4 阶段。

月经可以从持续时间、出血量、月经间隔时间几个方面的特点来描述（图 18-10）。月经量正常的持续时间从 3 至 7 天不等。月经持续超过 10 天就有必要评估。在问及周期间隔时要确保月经的几天也包括在估算中。月经周期的第一天就是月经的第一天。作为正常范围 25～35 天是可以接受的；更短或更长的间隔都可能需要评估和治疗。月经初潮后无排卵周期可以保持 2～4 年。因此，早期（月经）周期的不规则可能反映了下丘脑—垂体—卵巢轴的不成熟，而不是妇科疾病。月经量的可靠印象往往很难获得。每天用多少月经护垫或卫生棉条的数量报道是不可靠的，因为一个挑剔的女孩可能会在月经护垫或卫生棉条稍有些脏的时候就更换它们。询问有无乏力、疲劳、头晕等症状可能有助于确定女孩因月经过多继发的贫血。

○ 关键点

有时，血红蛋白测定及血细胞比容水平测定用来分辨患者的月经量是否真的多于正常量，可能是最可靠的方法。

通常情况下，随雌激素和孕激素的周期产生，阴道分泌物在浓度和分泌量上的生理性变化贯穿整个月经周期。在月经初潮和排卵周期建立之前，作为高雌激素刺激的结果黏液分泌可能很多，而这种黏液的过量产生可能反过来导致外阴炎。花点时间来谈谈分泌物并解释说是宫颈腺体随卵巢激素正常周期产生的分泌物，可能有助于消除在女孩和她父母之间不可言说的焦虑。通常情况下，患者和家长会把这种生理性分泌物误认为提示感染或盆腔炎。

你必须询问每一个青春期女孩的性行为，因为许多女孩从小就性活跃，而且性取向的问题在这个年龄组也可以提及。一定要以一个开放和具体的方式来提出问题。你可以简单地问："我的患者中有一些像你这么大的在发生性关系。你呢？"如果患者的回答是肯定的，就问："你的伴侣是男孩还是女孩？"如果患者性活跃，则提出

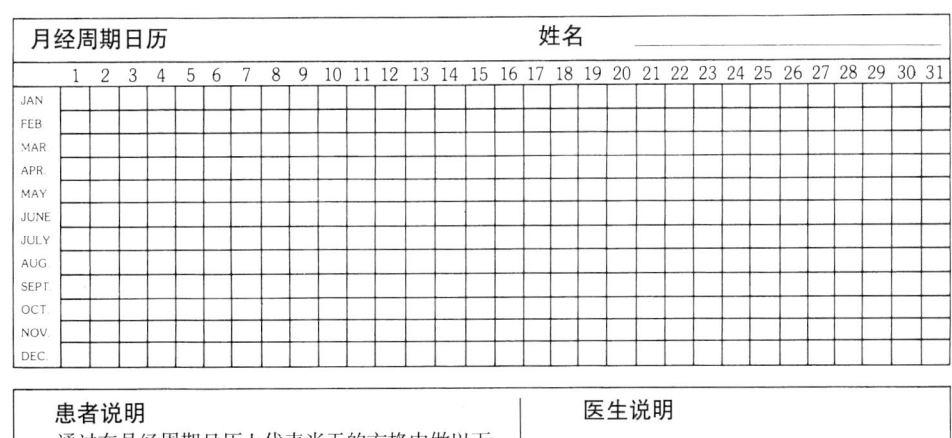

图 18-10 月经日历对于前瞻性的记录月经是一个有用的工具（Courtesy of Dr. JEH Spence，Ottawa Civic Hospital，Ottawa，Ontario，Canada.）

以下的问题：
1. 性交时她是否注意到有出血或疼痛；
2. 她是否喜欢性交或是迫于压力参与；
3. 为了尽量减少患性传播疾病的风险她都做了什么；
4. 她用什么避孕。如果她正在采用一种避孕方法，证明她能正确和坚持用她的避孕方法也很重要。

您可以通过询问她在过去的一年中有多少男朋友，其中有多少人与她有过性行为，而对一个女孩冒险行为的易感性形成一个印象。这些问题可以放在坦率讨论如下问题的阶段，如关于药物滥用、暴力、性传播疾病、安全性行为、同性恋，以及患者自身性体验。她可能想和你讨论这些话题，但可能会对发起讨论感到不舒服。重要的是要深入问题，这也可能让你有点不舒服。关于人类性行为、性传播疾病、健康的关系和避孕方法的信息手册应该放置于任何涉及青少年患者诊疗的临床科室。

盆腔检查

许多年轻的女孩在做盆腔检查前既害羞又紧张。遗憾的是一个自己做盆腔检查不舒服的母亲，会在准备带女儿来就诊时，将这些忧虑传达给她的女儿。

> **关键点**
> 在要求一个青春期女孩脱去衣服之前，坐下来并借助图片和仪器确切地向她解释在检查的过程中会发生什么。

尊重患者脱去衣服时的隐私权，为她提供长外衣，并确保她在整个检查过程中身体被适当地遮盖。在每个私密检查时都应该有一个陪伴者在场。

在盆腔检查前总要先做一般的体格检查。这些更熟悉的检查给你的患者一些时间来适应你，也有助于缓解一些焦虑。对第二性征评价并分阶段，然后寻找一个潜在的内分泌失调的证据。乳房和阴毛的发育可以根据 Tanner 分类法分段（见第 3 章）。请注意腋毛或成人汗臭味的存在。甲状腺腺体肿大、溢乳和雄激素过多的迹象如痤疮、油性皮肤和多毛症的迹象，都是很重要的发现。在一般体检的过程中，你可以给患者更多关于身体改变的有用信息，这样她可能会把注意力放在她的身体上。

根据患者的主诉和青春期的发育阶段采取适当的盆腔检查。仅仅是生殖器检查就可以提供很多信息。系统地检查阴蒂、大阴唇、小阴唇、阴道前庭组织、处女膜、阴唇系带和会阴体。查看阴唇时，评估黏膜外观和黏膜分泌物是否在雌激素的持续作用下。增厚的阴道前庭组织、阴阜、大阴唇和小阴唇发育的增加提示了雌激素的作用。处女膜的结构和通畅仅仅通过观察就可以得到证实。注意阴道口的白带和分泌物。阴道口明显的分泌物提供了间接证据表明一个正常子宫颈的存在，而且宫颈及会阴部之间没有障碍物。

当第一次检查一个没有性生活的年轻女孩时，最好不要尝试使用阴道检查的仪器。如前所述，当以膝胸卧位评估孩子时可以看到阴道的整个长度并观察宫颈。在青少年做阴道培养更容易，因为雌激素化的黏膜厚且不易受创伤。因此，取拭子时不会产生如非雌激素化的青春期前女孩一样的摩擦不适感。

在给没有性生活的青春期女孩行盆腔双合诊时最好使女孩在截石位行直肠腹部双合诊。一般认为，该直肠腹部双合诊使没有性生活的年轻女孩少受威胁。单指阴道检查能使患者产生极大的焦虑和不适感，以妨碍取得任何有关内生殖器的有用信息。

对于有性生活的青少年的盆腔检查需要阴道仪器。一个完整的妇科评估可能包括巴氏涂片（Pap）和宫颈管性传播疾病的培养。目前推荐的是，宫颈细胞学检查始于性生活 3 年或者年龄达到 21 岁的女性。

各种窥器可方便检查（图 18-11）。佩德森和霍夫曼窥器在儿科的实践中最好用，因为它们比格雷夫斯窥器窄得多，而后者更适合为多产的妇女检查。在窥器检查前，给患者展示仪器并解释你将如何使用它。当年幼的女孩被摆成截石位并恰当地位于检查床尾时检查最简单。花点时间来鼓励患者在检查期间平静深呼吸，并放松腹部和臀部。患者应该让她的膝盖松弛下落分开，使得会阴部的肌肉进一步放松。在温热的（不烫的）水中使窥器变暖；只用水润滑窥器以方便窥器插入阴道。在插入窥器前，用戴手套的手轻轻地收回阴唇外侧，使处女膜开放进入视野，并防止当你插入窥器时无意中捻住阴唇。

当你插入窥器时，轻柔地向后施加压力，因为任何向前的力量都可以挤压到敏感的尿道。接下来，打开窥器的叶片以暴露查看宫颈。轻轻擦拭掉覆盖在宫颈外的黏液，并检查宫颈有无任何斑块、白斑、溃疡区或息肉。发现宫颈腺体囊肿是正常的（图18-12）。请注意鳞状和柱状上皮交界的过渡区域（图18-13）。这是获得巴氏涂片时必须采样的过渡区。在青少年，发现外宫颈红色外观的柱状上皮是正常的，请不要把这一发现误当作宫颈炎的提示。

始终按下列顺序获得标本：

1. 用一轻木棒或棉签拭子取两个阴道分泌物样本。在一个标本上悬滴一滴氯化钠，在另一个悬滴一滴10%的氢氧化钾放在普通显微镜玻片上。这些玻片接下来可在显微镜下检查有无毛滴虫、线索细胞或菌丝的存在。
2. 在取其他宫颈标本之前取巴氏涂片标本（图18-14）。标本可用艾尔斯刮板和细胞刷获取（图18-15）。
3. 使用木制艾尔刮板在外宫颈的鳞柱交界处刮取脱落细胞。在宫颈管内放置最长齿的刮板，并在每个方向把刮板旋转360°。
4. 接下来，使用细胞刷（可用Precision Dynamics公司生产的Cytobrush）来做宫颈管的取样。

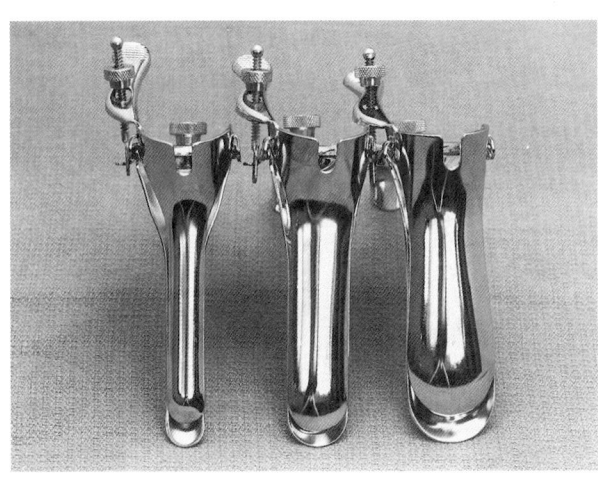

图18-11 应提供多种阴道窥器以便总有大小合适的器械可用。从左至右为：霍夫曼、佩德森和格雷夫斯窥器

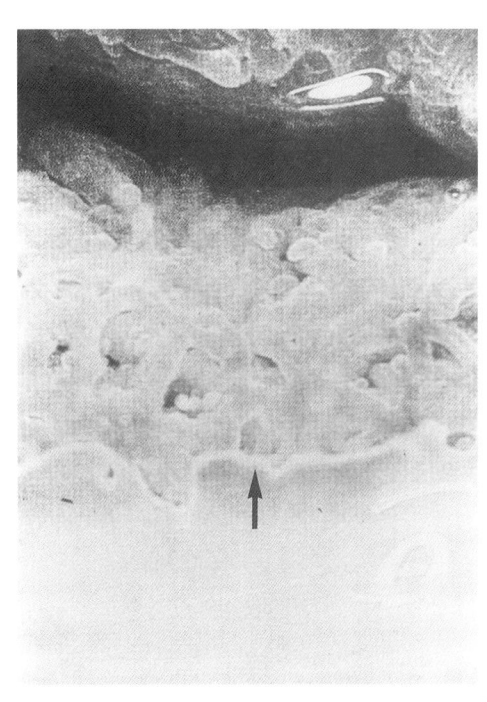

图18-13 宫颈的显微照片显示了宫颈柱状上皮（顶部），移行带（箭头所指）和鳞状上皮（底部）

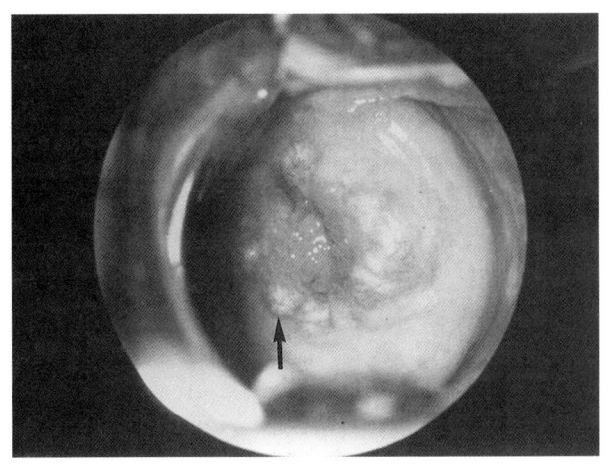

图18-12 借助于窥器显现的宫颈。箭头所指为一个良性的宫颈腺体囊肿

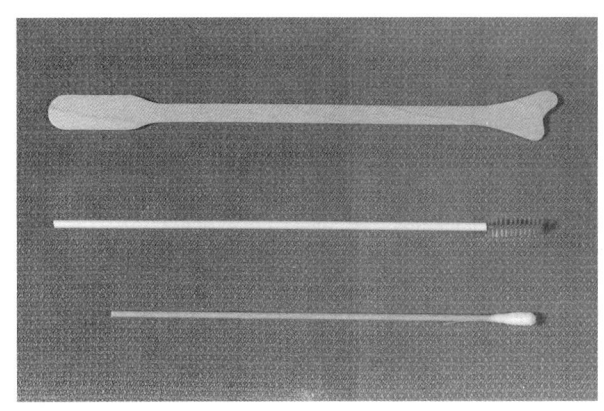

图18-14 获得巴氏涂片要用到的设备由细胞刷和艾尔刮板（顶部）或刷子（底部）组成

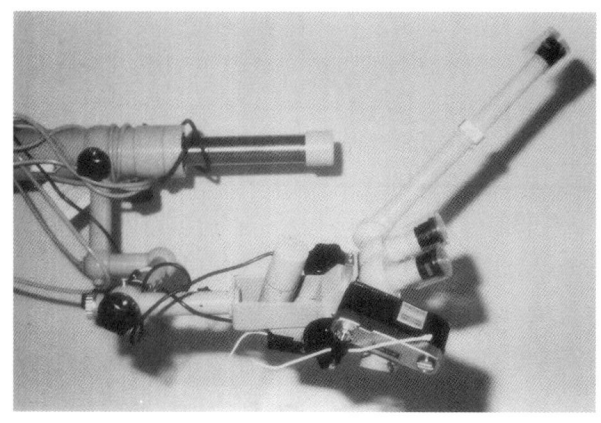

图 18-15 阴道镜

5. 把收集的标本薄薄地涂抹在玻片上，并立即用 95% 的乙醇固定。或者，一根刷子也可以用于获取细胞学样本。这个取样同时包括宫颈管和外宫颈。当使用刷子时，长长的中央刷毛进入宫颈内口，直到侧刷毛接触外宫颈。然后把手柄旋转 3~5 整圈。
6. 把收集的标本薄薄地涂抹在玻片上，并立即用 95% 的乙醇固定。

关键点

如果玻片标本在固定制作成标本之前被风干了，就无法解读，因此，玻片标本必须被立即固定。

液基细胞学检查是一个较新的方法，用于一些宫颈细胞学的筛查方案。这相对于传统涂片是一个出众的方法，所收集的细胞放置在液态防腐剂中，玻片的准备是在实验室完成的。有了这个过程，就可以得到更好的玻片样本，得到足够的样本。收集在液体培养基中的细胞还可以增加或重复测试。

HPV 检测目前没有作为宫颈癌初筛的方式。HPV 检测是用来鉴别归类那些 30 岁以上妇女中做过 ASCUS（不确定意义的异常细胞）子宫颈抹片检查的，在随访那些此前做过鳞状上皮病变治疗的妇女时可能也有一定作用。

当你收集性病标本时，熟悉拭子、标本运输，以及当地厂家提供的测试类型很重要。咽、直肠和尿道多点测试，在某些情况下可能是必要的。当做沙眼衣原体和淋球菌检测时，拭子应插入宫颈管并旋转 180°，以确保收集到了柱状上皮细胞。检测单纯疱疹病毒时，在宫颈外口取样比较合适。

当获得所有必要的细胞学和细菌学标本时，缓慢地收回窥器并轻轻转动叶片，这样就可以使整个阴道长度的黏膜显现。一旦你完成了阴道检查，就使用标准的润滑剂凝胶进行双合诊。对于一个少女，应酌情决定你是否需要进行一个或两个手指的阴道检查。检查阴道前、后、侧穹隆。在进行这个检查时，你可以划定子宫的位置和大小，并确定任一附件的成熟度。通常情况下，向任何方向移动宫颈都不应该产生不适感。如果患者对宫颈移动感到不舒服，则可能存在附件疾病。

完成阴道后穹隆和侧壁的触诊后，用一只手放在下腹部轻轻触诊并描画出子宫及其附件的轮廓。触诊子宫时把手指插入阴道（阴道手指）向腹上那只手的方向举起子宫（腹部手），也就是置于耻骨上。触诊子宫时，要评估其大小、形状、位置和活动度。未产妇的子宫通常是一个高尔夫球大小。当触诊附件时，把阴道手指放进阴道侧穹隆，沿骨盆后壁、骶骨、侧壁拂触它们。把腹部上的手放旁边，也就是髂嵴上方。轻轻把阴道内及腹部的双手合到一起，让附件滑过你的手指。正常卵巢大约是一个杏仁大小。卵巢常常对压迫更敏感，这会产生一些轻微的内脏痛。触诊卵巢时，要表征其大小、形状、坚实性、位置、活动度和敏感度。

完成了腹部阴道检查后，用你阴道内的示指和直肠内的中指进行直肠阴道检查。这个步骤可让您评估直肠阴道隔的增厚或结节。

做盆腔检查时，你可以使用反光镜给患者上一堂解剖课，并和她一起回顾青春期和月经生理。你们可以讨论许多女性预期的发育变化和常见的月经问题，给她一个机会对她可能没有另外提及的内容表示关注。一旦做完身体和骨盆评估，患者穿好了衣服，就陪她讨论所有的检查结果。大多数女孩需要得到保证即她们是正常健康的年轻女性。

青少年避孕

怀孕是十几岁女性入院的主要原因。到高中结束前，50% 的学生有过性行为。只有 50% 的青少年第一次性行为时采取避孕。大多数青少年怀孕是计划外的，是无保护性交或避孕方法无效使用的结果，而不是避孕方法的失败。和那些拥有她们生活中第一个孩子较晚的女性比，那些第一次生孩子年龄较早的女性会更快地有随后的孩子，经历更不稳定的婚姻，受教育程度也更低。十几岁母亲所生的婴儿更容易小于胎龄、早产、出生时低 Apgar 评分，所有这些因素还与更高的围产儿死亡率相关。在青少年母亲中，贫困中成长、入学难、法律的麻烦和虐待儿童的概率更高。

越年轻的少女越不太可能从她的医生那得到避孕的要求。因此，重要的是要以公开客观的方式与青少年患者谈话，并为她们提供性行为和避孕的信息。在这样的讨论中，你可以提出禁欲是一种积极的选择，然而如果禁欲不是青少年的选择，你必须提供恰当的避孕选择。

当讨论到各种避孕方法时，有帮助的是既有简洁的信息手册也有可供细看的避孕工具的样本——如口服避孕药（OCP）、宫内节育器、杀精膏、避孕套、海绵和子宫帽（图 18-16）。

关键点

危险期推算法对青少年患者没有什么价值，因为她们固有的不顺从，还因为她们的月经周期间隔常常不规律。

对大多数青少年来说，女方阻隔避孕法不是一个可以接受的避孕选择。子宫帽是一个圆顶形边缘柔软的橡胶杯，在性交前与杀精物一起放入阴道。许多青少年对这个屏障内部操作的方法感到不舒服。青少年中子宫帽避孕失败的最常见原因就是不规范使用。对于子宫帽失败率的报道是每 1000 名妇女在使用的第一年有 160～320 个怀孕。

另一个类似的选项是避孕海绵，是用浸渍了杀精子剂壬苯醇醚 9 的胶原蛋白制成。对子宫帽来说其个体化的大小相配不是必需的，因为海绵只有一个尺寸可用，但是它仍然需要放入阴道。正如子宫帽一样，这一操作使得它的使用不被多数青少年接受。避孕海绵报告的失败率与子宫帽一样。

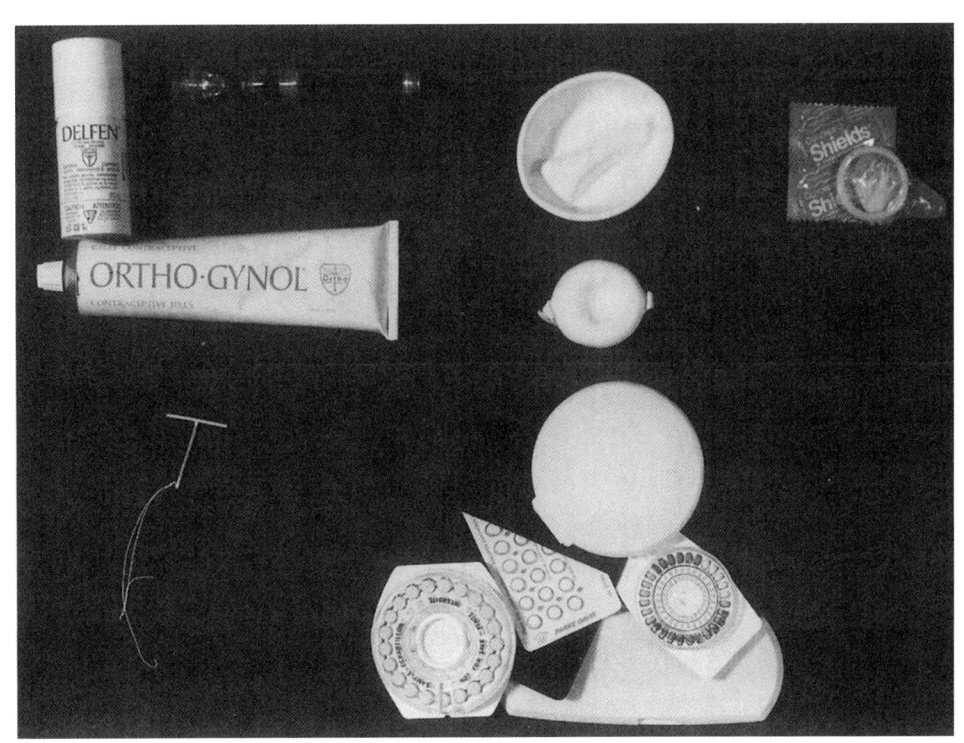

图 18-16 一套完整的个人器具便于辅导有关避孕选择的咨询

一个更好的屏障选择是男用避孕套，它的失败率是每1000名妇女在使用的第一年有150个怀孕。不幸的是，对于一个年轻女孩来说要求她的伴侣使用安全套往往是很困难的，这就强调了要和青春期的男孩和女孩都讨论避孕的重要性。安全套的润滑还可以防止某些性传播疾病。有必要给那些可能是太害羞或不好意思问如何正确使用安全套的青少年主动提供一些详细说明。

杀精子剂（泡沫、凝胶、薄膜）是非处方药，但是在这些产品的实际使用的第一年每1000名妇女中有160~320个怀孕。许多杀精剂产品中有壬苯醇醚9，但现在有所担心的是它可能增加艾滋病毒传播的风险，因为它经常诱发阴道炎，这破坏了阴道黏膜的完整性。

女性阴道避孕套是有用的，但它应该被视为性传播疾病的防护方法而不是一种避孕方法。女用避孕套的失败率是每1000名妇女在使用的第一年有210名怀孕。

宫内节育器（IUCD）还没有被普遍使用在年轻的青少年患者中。未经产的患者对含铜IUCD的耐受性常常很差，因为它可以加重已有的月经过多和痛经。这个问题在正广泛使用的包含孕激素的曼月乐中已经不是什么问题了。作为一个年轻的患者可能会随时间推移涉及几个性伴侣，因此就存在患上性传播疾病的风险，谨慎的风险评估和替代方案的探索必须在放置宫内节育器之前完成。该含铜IUCD的失败率是每1000名妇女在使用的第一年有8个怀孕。对于包含孕激素的节育器，失败率是每1000名妇女在使用的第一年有1个怀孕。

周期服用或者连续服用小剂量的联合口服避孕药对于防止意外怀孕是一种有效的手段。它的失败率是每1000名妇女在使用的第一年有80名怀孕。坦率讨论口服避孕药的风险和非避孕的益处，能够帮助减轻患者对应用它的担心。体重不超重或没有高血压，不吸烟的健康青少年发生危及生命并发症的风险就低。避孕药的避孕效果是通过抑制排卵、使子宫内膜变薄、宫颈黏液变化使精子不能通过和干扰输卵管的蠕动而完成的。

> ○ **关键点**
>
> OCP直接或间接地防止盆腔炎、异位妊娠、缺铁性贫血、卵巢肿瘤、纤维囊性乳腺病和子宫内膜癌。口服避孕药常见的副作用有恶心、抑郁、偏头痛发作和乳房胀痛。大多数副作用可以通过选择恰当的制剂来避免。

由于青春期女孩常常是口服避孕药的一个不规范不连贯的使用者，所以突然出血可能是一个问题。可以通过与患者讨论突然出血并指导她如何避免来提高使用口服避孕药的依从性。不幸的是，如果突然出血成为一个问题，它往往会使患者完全停止使用口服避孕药，所以要对青少年患者强调密切随访的必要性。如果遇到口服用药依从性差的问题，选择像避孕贴剂或阴道避孕药环是有价值的替代方案。这些方法失败的概率与使用口服避孕药大致相等。

奉劝年轻的患者，如果她在使用口服避孕药方面遇到问题，她应该直接联系医生或一位训练有素的护士。促进这种沟通可以使患者应用口服避孕药更连贯并使很多问题都能更容易地解决。每次回访时，和患者聊聊她是如何来避孕的，这样就可以发现和纠正不当的和不连贯的避孕药具的使用。如果她不规律地使用一种避孕方法，和她谈谈意外怀孕以及对她生活的影响可能会助于提高她的依从性。

所有患者都应该知道性交后紧急避孕。第一次性交经历往往得不到保护。安全套可能会破裂或子宫帽在性交时不起作用，因此，性交后的措施在避孕装备中有了一席之地。以前，最常用的治疗方案包括应用含有50μg口服避孕药的合剂，如炔诺孕酮雌二醇（Ovral）。在前72小时内有过保护不当性交的患者要立即服用2片，12小时后再重服相同的剂量。尽管之前常规应用止吐药，但这种疗法还经常会产生明显的恶心。含有左炔诺孕酮的紧急避孕药剂型（B计划）是目前最常用的，并且无需处方即可提供给患者。它很少引起恶心，能更有效地防止怀孕，并且最多可用到无保护性交后的120小时。性交24小时内使用含左炔诺孕酮的紧急避孕药可以防止95%的怀孕。撤退性出血是治疗成功的一个指标，治疗的妇女中有98%可以预计在21天内发生（撤退性出血）。周期缩短见于20%的女性。治疗21

天后没有发生自发性出血的女性应进行血清妊娠试验。

醋酸甲羟孕酮/安宫黄体酮（Depo-Provera）长效注射剂已被确认是有效的避孕替代手段。标准的推荐剂量是每90天150mg，以深部肌内注射给药。注射后3个月排卵受到抑制。这种药物还可以产生子宫内膜萎缩和宫颈黏液改变，因此它不利于精子的运输。与此方法相关的并发症包括从不可预知的突然出血到闭经等不同的月经周期紊乱、体重增加，以及头痛发生率的增加。对甲羟孕酮的研究已经表明其失败率是每1000名妇女在使用的第一年有30名怀孕。这种方法对于年轻女性骨密度和骨骼自然增长的效果是当前令人关注和研究的热点领域。

孕激素埋植剂目前在加拿大还不可用。在美国，可以应用一个3年的单支孕激素埋植剂（依托孕烯植入剂）。这个植入剂含依托孕烯，能够抑制排卵，产生闭经，是非常有效的避孕方法。

总结

将妇科评估纳入每一个女孩的体检中，增加你和孩子对这一评估的熟悉和适应性。对许多儿童进行这一评估能够区分正常的解剖变异和病理变化。对于一个接近青春期的年轻女孩，这个检查给了医生一个很好的机会，以一种轻松没有威胁的方式向她提供有关发育变化和性有关的信息。通过其他儿童向你表达的那些对性关注的描述往往使害羞的女孩显露自己的疑虑或误解。妇科检查并不困难。它应该通过适当的与之相称的仪器和随时在手的诊断工具以一种有组织的方式完成。你的信心和应用评估方法的慎重能够得到孩子和父母的理解。

（李小鸥 译　张雪峰 校）

推荐阅读

Canadian Consensus Guideline on Continuous and Extended Hormonal Contraception: J Obstet Gynaecol Can 29:S1–S32, 2007.

Canadian Contraception Consensus (3 parts): J Obstet Gynaecol Can 26 (3,4):347–387, 389–436, 2004.

Canadian Contraception Consensus—Update on Depot Medroxyprogesterone Acetate (DMPA): J Obstet Gynaecol Can 28:305–313, 2006.

Canadian Guidelines on Sexually Transmitted Infections: Public Health Agency of Canada. January 2008.

Delisi K, Gold M: The initial adolescent preventive care visit. Clin Obstet Gynecol 51:190–204, 2008.

Lara-Torre E: The physical examination in pediatric and adolescent patients. Clin Obstet Gynecol 51:205–213, 2008.

Muram D, Simmons K: Pattern recognition in pediatric and adolescent gynecology. J Pediatr Adolesc Gynecol 21:103–108, 2008. (Excellent illustrations.)

Pokorny S, Kozinetz C: Configuration and other anatomic details of the prepubertal hymen. Adolesc Pediatr Gynecol 1:97–103, 1988. (Excellent illustrations.)

Racz J, Srikanthan A, Hahn P, et al: Gender preference for a female physician diminishes as women have increased experience with intimate examinations. J Obstet Gynaecol Can 30:910–917, 2008.

第 19 章 皮肤评估

Laura A. Finlayson

好的鸟儿首先要有漂亮的羽毛。

——Aesop

皮肤及其附属器出现的问题是儿童疾病中非常常见的，因此对皮肤进行系统、有组织性的评估是非常重要的。实际上，家庭医生及儿科门诊主诉有皮肤疾患的大约占15%。即便是因其他疾病就诊的患者来说，伴有皮肤方面的症状也是个不容忽视的问题。有许多皮肤病几乎只发生于婴儿及儿童；许多见于成人的皮肤病也常见于儿童；而且还有许多遗传性和先天性的皮肤疾病；儿童期常见的传染性疾病大多数伴有皮肤表现；另外伴有皮肤的损害是某些多器官系统疾病常见的主要特点之一。

儿童的皮肤比成年人反应性更高，很容易产生水疱；并对疣及某些其他感染更具有易感性。和成年人相比，儿童生病后更容易出现多系统损害的表现。如生病的儿童可能会出现一组症状包括：皮疹、发热、厌食、嗜睡和腹泻等。荒谬的是，医生往往认为在广泛的医疗领域内，皮肤病是小疾病（患者最微不足道的问题）；而患者却可能关心皮肤问题更胜过那些别人看不到的可能更严重的内脏问题。例如，一名患有银屑病和囊性纤维化的少年可能认为两个疾病之中银屑病更难被接受。

有些医生因为以下种种原因认为皮肤病很难诊断。其一，由于皮肤反应的方式比较有限，几种不同的疾病可能会产生相似的皮疹。其实不管是常见的还是少见的皮肤病，其外观、位置和严重度都会有很大差异。其二，同一种疾病在不同患者中的表现会有所不同。更何况，很多皮肤病都会有一个或多个拗口的拉丁名称，非常难记。

虽然皮肤病很难诊断，我们还是有可能研究出一种简便实用的方法，用于皮肤病的诊治。如果根据其外观，将皮肤病进行一个广泛的形态学分类，您就可以在这个分类的基础上，研习一系列疾病了。过段时间，您就会发现根据这些确定的形态学分类，很容易认识那些符合此形态学改变的主要病变，以及各个分类中常见皮肤病的变化。表19-1列出了儿童最常见的皮肤病，并已通过形态学表现对其进行了分类。

本章主要讨论皮肤病的病史及体格检查，并通过病例介绍其诊断方法。彩图展示了本章中讨论的许多疾病，以及儿科医生常见的几种痣。有关儿科皮肤病的详细信息和照片可在推荐阅读的著作中查阅。

○ 关键点

> 虽然分类不能用于确诊，以病史和体格检查为基础将儿童皮肤病分为几大类（如斑丘疹型、丘疹鳞屑型、水疱大疱型）也是一个不错的开始。

皮肤病病史的采集

和通常一样，详细的病史是评估每个儿童所患疾病的基础。偶然发现的线索可以引导你的思路，使问诊过程更加有效；但是，即便只瞥一眼就可以作出诊断，那也需要花时间去采集完整的病史。

如果患儿较小，不能提供第一手病史，你可以采信患儿父母的解释。如果患儿经常抓挠，这近乎可以明确表示患儿存在瘙痒症。可是，有些瘙痒婴儿只出现易激惹和入睡困难，很少抓挠，比如有些很小的婴儿因为发育未成熟还不会抓痒。另外小孩的暗示性都很强，比如你问一个 7 岁大的患儿"你觉得疹子痒吗？"，你一般都会得到肯定的回答。所以你应该反过来询问患儿，皮疹是否对他有影响，或问其父母患儿夜间的睡眠情况，及是否有频繁抓痒。

常会引起瘙痒在夜间加重的各种原因有：
1. 没有外界因素转移注意力。
2. 温暖的睡衣导致皮肤血管扩张，从而加重痒感。

有些皮肤病如毒藤皮疹、皮炎和扁平苔藓都非常痒，这时减轻瘙痒显得比改善皮疹更为重要。

要牢记的一点是你所看到的患儿的皮肤问题是其发展过程中的一个阶段，因此患者对疾病开始阶段的外观描述以及对其发展变化的详细记录就显得尤为重要。急性皮肤病通常是动态的，其分布和形态通常会迅速变化。相反，慢性皮肤病的表现一般比较稳定。

> **关键点**
> 急性皮肤病可迅速变化。皮疹第一天还不能诊断，第二天可能就非常明显，足够明确诊断。

有些患者及其父母对皮肤病非常敏感，而另外一些人却并不在意。必须让所有的患者及其父母对病变进行清晰的解释及描述。请使用那些如表 19-2 中所建议的，能让他们理解的词汇问诊。

现病史

你所询问的内容必须包括以下几点：
- 皮肤疾患的发生时间；
- 症状如瘙痒、疼痛、触痛、活动限制等；
- 体征如出血、分泌物或脱皮；
- 疾病发作后的进展、外观或分布随时间的改变；
- 是否存在全身症状如发热、不适、厌食、体重减轻、头痛或腹泻；
- 与其他具有相似疾病或已知传染病患者的接触史。

有些描述皮肤疾患的术语是非特异的，会被患者或医生误用。这种非特异性的一个例子是"水疱"。水疱真实的意思是小疱或大疱，明确它的意思可以帮助你缩小鉴别诊断的范围。如果患儿出现水疱性皮肤病，除了聆听父母对病史的描述，你还应该用父母可以理解的词语问下述

表 19-1　儿科常见皮肤病的形态学分类

皮肤病变	疾病举例
斑疹	雀斑、交界痣、花斑癣
斑	牛奶咖啡斑、葡萄酒色痣、白癜风
斑丘疹	病毒疹、药疹
丘疹	疣、传染性软疣、虫咬疹、混合痣
隧道性丘疹	疥疮
粉刺性丘疹	痤疮
斑块（无鳞屑型）	肥大细胞瘤、皮脂腺痣
丘疹鳞屑型疹	银屑病、玫瑰糠疹、扁平苔藓、真菌感染
水疱大疱型疹	摩擦性水疱、急性接触性皮炎、疱疹病毒感染、大疱性脓疱病、葡萄球菌性烫伤样皮肤综合征
湿疹性疹	特应性皮炎、脂溢性皮炎、接触性皮炎、尿布皮炎
结节或肿瘤	表皮样或毛发囊肿、神经纤维瘤、脂肪瘤
脱发	斑秃、拔毛癖、头癣

表 19-2　可以让大多数患者理解的词语举例

医学术语	俗称
斑疹	小点
丘疹	小包块
结节	大包块
斑块	抬高或增厚的区域
小疱	小水泡
大疱	大水泡
脓疱	脓点、疙瘩
脱屑	脱皮、起皮
结痂	结疤
表皮擦破	抓痕
粉刺	黑头、白头

问题：
- 每个水疱持续多长时间？
- 所有水疱是立即出现的吗？还是一批痊愈后另一批在其他部位出现？
- 水疱是局限性的还是广泛性的？
- 水疱的基底是红斑还是正常皮肤？
- 水疱内的液体颜色是——浆液性的（透明的）、脓性的（黏稠的）、浆液脓性的、血性的（血红的）还是浆液血性的（淡红的）？
- 水疱为紧张性的还是松弛性的？为了帮助回答该问题，你可以询问水疱的易破程度。大多数表浅、松弛性的大疱大都容易破裂，遗留下原有的侵蚀区域。
- 口腔或生殖道有无水疱（有无皮肤黏膜病损）？

○ **关键点**

可询问近期旅游史，以便正确诊断，非地方性传染病，或发现可导致皮肤疾患加重的环境条件，如高热及潮湿。

如果为皮疹，可询问患儿或父母考虑的病因，因为他们的怀疑可能是正确的，同时这样做也可消除他们没有根据的恐惧（如恐惧皮肤癌）。

详细询问导致皮肤病加重或减轻的因素。如疾病过程中的季节性因素，因为有些类型的皮炎，冬季时会随着湿度降低而发病。当然阳光照射也是一个很重要的影响因素，有些疾病如红斑狼疮可因阳光照射而加重，而银屑病可因阳光照射而显著改善。而对于有些病例来说，详细询问近期旅游史及林地、动物或昆虫暴露史是非常重要的。

皮肤护理、外用治疗及药物治疗史

你通常会需要了解皮肤以及与之接触的衣物的常规护理知识。例如，湿疹时你必须了解患儿的洗浴频率、使用的香皂及沐浴露，还要了解是否在皮肤上涂抹润肤霜或其他化妆品。

患者在就诊之前通常会使用一些外用药膏，了解疾病出现前后曾经使用的外用药物是非常重要的。

有些专有的药物治疗比较温和舒缓，能减轻症状；但有些药物会包含一些不适合治疗儿童疾病的活性成分；也有一些药的药物浓度是不适当的；还有些药物中含有的成分为一般外用致敏剂，反而会加重皮肤问题。在对患儿进行评估前，请询问其开过哪些外用药剂。大多数情况下，父母可能不记得外用药剂的名称。如必要，可让药房找出给患儿开过的药物。

询问并获得所有处方及非处方口服药物的详细使用史，包括剂量和服药周期。尤其要注意非处方药物的使用，如阿司匹林、对乙酰氨基酚以及感冒药。药物可引起所有类型的皮疹，但是最常见的为斑丘疹、荨麻疹和多形性红斑。请询问以前的药物过敏史，并记录其类型和严重程度。

既往史、个人史及免疫接种史

询问所有以前皮肤问题的详细信息，这些信息有的和现在的疾病有关，有的则无关。有些疾病如特应性皮炎可以缓解，但是在几年以后，在某些特定的环境下会复发。

其他疾病也可能和本次皮肤病有关或无关。例如，特应性皮炎常见于患有哮喘、花粉症或其他过敏性疾病的患者，这是因为这些疾病可以一起遗传。

家族史

获得家族史是非常重要的，这是因为很多皮肤病都有遗传因素，很多慢性皮肤病都具有遗传性，虽然其可能为外显率不完全的多基因遗传。有时环境因素会促使含有某种疾病易感性基因的患者发病。例如，点状银屑病发病前常出现链球菌性咽喉炎。

具有遗传性皮肤病或皮肤神经综合征的患者可以具有也可以不具有该疾病的家族史。缺乏家族史的原因可能有：

- 基因突变率高（神经纤维瘤可达50%）；
- 隐性遗传或不完全显性遗传导致疾病隔代；
- 有些皮肤病发生的位置常被衣物遮掩，没能成为两代之间的恰当话题；
- 如果过去的诊断错误或有误解发生，则偶尔也会出现假阳性的家族史。

有时，家族史对诊断的作用不如预后那么重要。例如，患有很多大的不规则痣的少年有恶性黑色素瘤的家族史，其进展为黑色素瘤的风险就很高，因此应该叮嘱其避免阳光直射、定期自检、定期就诊以预防黑色素瘤的发生，或便于早期发现、早期治愈。在本例中家族史阳性是重要的危险因素。

体格检查

给患儿皮肤进行体检时，应该牢记根据病史细节拟定的鉴别诊断。有时，在皮肤检查后才知晓需要追问的病史。例如，如果患儿病史表明为特应性皮炎加重，且体检时你发现患儿有多个结痂的小疱，这时你需要询问患儿是否接触过患有小疱的患者，因为疱疹性湿疹可能造成特应性皮炎的复发。

良好的光线是进行皮肤检查的首要条件，其重要性常被人们忽略。自然光是最好的，你可以帮助患儿移动到窗旁。荧光灯的光可能会改变病变的颜色，使轻微的皮肤病变得更模糊。然而在门诊或医院的房间内常缺乏自然光，因而对局部病变进行检查时，可使用点光源，而且还可以使用放大镜来帮助了解细节。

检查整个皮肤表面

即使病史暗示为局部病变，也必须检查全身整个皮肤表面。皮肤科检查包括全身的皮肤、可见的黏膜以及皮肤附属器（毛发、指甲和汗腺），其原因如下：

1. 疾病可能已累及到你尚未觉察到的其他皮肤部位，如患有银屑病的患儿可能在头皮上出现小的鳞状斑块或凹陷甲。
2. 你可能会发现和本次主诉有关的其他皮肤表现，如患有扁平苔藓的患儿在其颊黏膜上可能会出现网状白斑。这些发现可能会帮助你确诊或排除诊断。
3. 你可能会发现与本次主诉无关但仍很重要的其他皮肤病，如本次主诉为手部疣，但是彻底的皮肤科检查可能会发现背部的恶性黑色素瘤。

将患儿的衣服除去，马上对全身皮肤进行观察，可发现皮肤问题的程度、分布及严重性。然而，在做这一步之前，你需要让患儿接受检查时感觉很自在。年长的患儿会自觉地脱掉衣服进行皮肤科检查，此时患儿要比同样需要脱去衣物检查的胸部检查或神经检查时表现得更自觉。可以给患儿一件长袍，让他在其他房间更换长袍。解开患儿的长袍进行检查比较容易让他接受，但是请不要隔着厚厚的衣服窥视。对小于2岁的患儿来说，长袍是不必要的。婴幼儿期羞涩感尚未建立，让其只穿着尿布或内裤检查会很容易。

当检查有侵蚀性或渗出性病变的患儿，或进行黏膜检查时，或怀疑患儿有疥疮等传染性皮肤病时，请您佩戴手套进行检查。但通常是不必戴手套的，这会让小朋友感觉不适。

○ 关键点

> 如果从出现皮损的分布和程度以及是否具有对称性开始检查，你会了解到很多知识。例如，疾病是广泛的还是局限的？头皮、面部及颈部是否累及？皮损主要在近端还是远端？手掌和脚掌是否累及？是否是黏膜疾病？

原发性病变

原发性病变的定义：即疾病引起的第一种改变。继发性病变可由外部因素如抓挠、继发感染等原因造成，或是由原发性病变演变而来。对原发性病变的类型进行正确的评估是非常重要的。患儿的症状可能是由一种原发性病变引起的，也可能由一系列原发和继发性病变所引起的。

斑点和斑片

斑点为小面积的皮肤颜色改变（小于1cm）。检查患儿时，可对这些轻微改变进行描述，并考虑造成此种颜色改变的原因（见下文的颜色改变讨论）。雀斑是高色素性斑点的一个范例。有时，斑点也可能是低色素性的。例如，花斑癣为皮肤浅表真菌感染，可出现低色素性或高色素性斑点。

斑片为较大的、平整的皮肤颜色改变。斑片的一个良好范例是葡萄酒色痣。斑点和斑片通常会融合。药疹和病毒疹常为斑丘疹型，这个名称严格意义上说应该为斑点和斑片合并型。

丘疹

丘疹为突出于皮面的小病变（小于1cm），在表皮上方可触及。检查时请注意其分布和颜色。如为多发性丘疹，则应注意是否为散发的，是否有融合？请详细描述其形状，如扁平苔藓的丘疹是多角形或顶部平坦状的；传染性软疣的丘疹是圆形的，顶部为穹隆状，并伴有凹陷（彩图19-1）。请描述其表面的任何改变如脱屑或结痂。对病变进行触诊，确定其质地的软硬程度，并试着分辨其来源是真皮还是表皮？

斑块

斑块指的是一种隆起病变，其表面积要大于隆起面积。斑块可直接来源于皮肤或通过丘疹的融合而形成。斑块的大小不等，可从1cm大至覆盖全身大部分部位。请注意其表面是否光滑或脱屑。请详细描述其细微改变，如斑块内是否有毛囊（是盘状红斑狼疮的表现）；如果存在脱皮，则描述其细节（见下文有关脱皮的讨论）。有些皮肤的病损，会合并出现脱屑性丘疹及斑块，我们可将其定义为：丘疹鳞屑性病变。儿童中最常见的丘疹鳞屑性病变为银屑病（彩图19-2）、玫瑰糠疹（彩图19-3）及真菌感染。

结节及肿瘤

结节和肿瘤为局部隆起性病变，较丘疹为大。结节起源于深部组织，因此会出现深度和隆起度（彩图19-4），肿瘤可起源于深部组织、真皮或表皮。和丘疹一样，结节和肿瘤也需要描述形状、轮廓、隆起度、深度、表面特征结节和肿瘤的硬度以及触摸时的移动度。

小疱和大疱

小疱为隆起的、含液体的小空腔（小于1cm）。大疱为隆起的、含液体的大空腔（大于1cm）。非专业人士一般将两者统称为水疱。体检时，请注意两者的分布及排列，这些信息对诊断非常重要。例如，毒藤接触性皮炎的水疱常呈线状排列（彩图19-5），而单纯性疱疹则成簇状排列。请注意水疱起源于红斑（常见于水疱型、接触性皮炎），还是起源于正常皮肤（如摩擦性水疱）。请描述病变内的液体颜色是浆液性、血性抑或是混合性。

对水疱是紧张性或松弛性的检查可判断其起源于皮肤哪一层。一般越表浅的水疱，如大疱性脓疱病，因为病变顶部的细胞层数更小，而显得很松弛；而起源越深的水疱则会越紧张。如果暴露的侵蚀性病变越多，则其病理过程也越表浅，这是因为这些水疱会更容易破裂，病变的顶部也消失殆尽。虽然水疱已经了无踪迹，常常是外周一圈的表皮仍然黏附在侵蚀性病灶的外周，但这仍表明皮损是小疱大疱型的（见下文的讨论）。

小疱大疱型病变时需检查Nikolsky征。如果皮肤可被轻微的刮擦力轻易分离，则说明Nikolsky征阳性（彩图19-6）。该现象见于葡萄球菌感染的皮肤烫伤样综合征、中毒性表皮坏死、天疱疮以及某些类型的大疱型表皮松解症。

应检查可见的黏膜上有无小疱和侵蚀性病变。通常很难看到口腔中有保存完好的水疱，这是因为进食和谈话会产生很多摩擦力和损伤的缘故。

以水疱为原发病变的疾病一般称为小疱大疱型皮肤病。儿童的小疱大疱型疾病有很多起因。其中有极为罕见的遗传性水疱（如大疱性表皮松解症）；有常见的传染性疾病（如水痘）（彩图19-7）。另外大疱性脓疱病以及单纯性疱疹都会产生水疱性皮损。因为摩擦力或日晒等外界原因引起的皮肤病，经常可产生水疱。许多接触性皮炎不管是刺激性的或过敏性的都会产生小水疱（最常见的过敏性接触性皮炎，由接触毒藤产生，见彩图19-5）。有些血管反应如多形性红斑以及某些类型的血管炎都会产生小水疱。

○ **关键点**

> 许多药物可导致各种类型的皮肤水疱。药疹多为斑丘疹或荨麻疹，但是药疹几乎可以表现为所有类型的皮损。

最后需要提及的是，有一类儿童中罕见的小疱大疱型皮肤病，包括儿童期慢性大疱型皮肤病、天疱疮、大疱型类天疱疮和疱疹样皮炎。

脓疱

脓疱和水疱相似，但其内的液体为脓性渗出物。请先确定脓疱是否和毛囊有关（毛囊炎）。脓疱通常代表皮肤感染，而皮肤感染可为原发性

（如大疱性脓疱病），也可继发于其他皮肤病（如特应性皮炎）。脓疱一般为白细胞的异常聚集所形成，含有或不含有微生物及细胞碎片，因此并不是所有的脓疱均代表感染。例如，脓疱型银屑病的脓疱培养起来就是无菌的，它们是表皮内的中性粒细胞聚集所形成的。

风疹或荨麻疹

风疹是因皮内水肿和局部血管扩张而引起的暂时性隆起性病变。风疹是荨麻疹的原发病变。风疹为红斑性质，其尺寸很大，形状和数量都很多。荨麻疹的皮损通常是由组胺和其他化学介质的释放而引起的。病变会在24小时内，通常在1～2小时内消失，但是还会在不同的位置再次发作。因此，荨麻疹性皮损的病程，可依据主观的判断分为急性（持续时间少于6周）或慢性（超过6周）。

血管性水肿是一种和风疹相似的病理过程，但发生的位置更深，其局限性水肿的界限更加不清楚，常常伴有触痛而非瘙痒。易发生荨麻疹的患者通常会有皮肤划痕征阳性，即在给皮肤加压后，加压部位如紧身的衣服下就会出现风疹。可以在患者的背部使劲划一个"X"，以资证实；如果出现皮肤划痕征阳性，则荨麻疹性风疹在几分钟内就会出现（彩图19-8）。

粉刺

粉刺是一种毛囊内的栓子，常常发生于皮脂腺较多的部位，如颜面部、上背部和胸部。粉刺是痤疮的原发病变。这些栓子由成块的角蛋白和皮脂组成。粉刺可为闭合性（白头粉刺）或开放性（黑头粉刺）。开放性粉刺的黑头是由于栓子中的物质在空气中氧化所致。

隧道式皮损

隧道式皮损是指表皮浅层不十分明显的隧道，通常为2～7mm长（图19-1）。隧道式皮损是疥疮的原发病变，主要见于指间以及腰部和脚踝周围。在隧道的盲端，可以看到呈黑色小点状的雌性疥螨和卵。

疥疮患者常常会出现多个炎症性丘疹，其上有表皮脱落，丘疹中间有隧道式病变。疥疮的形态可随年龄而改变。婴儿的病变可能是全身性的，包括颜面部和头皮，而年长儿和成人的头

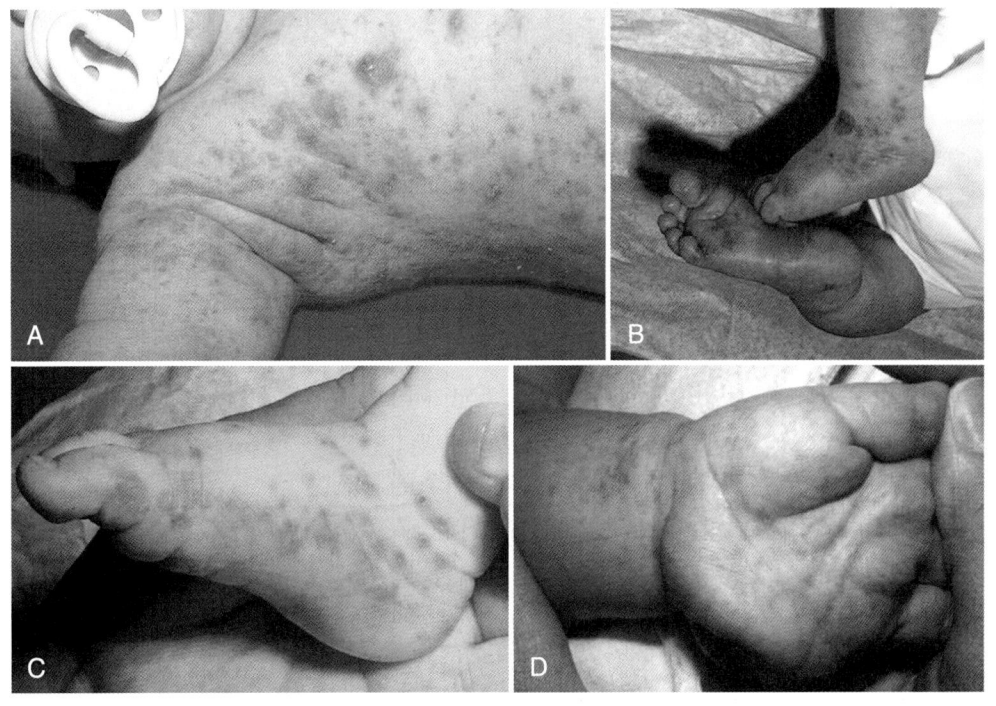

图19-1　疥疮的典型隧道式病变（From Zitelli BJ，Davis HW：Atlas of Pediatric Physical Diagnosis，5th ed. Philadelphia，Mosby，2007.）

部区域不会受累。婴幼儿可能出现掌、跖部的脓疱,这种病变在年长患者中少见。迁延数月未经诊断的慢性疥疮,可表现为痂化的结节,而非典型的丘疹和隧道(彩图19-9)。

毛细血管扩张

毛细血管扩张是指皮肤表浅血管的顽固性扩张。通过玻片压诊法检查(用显微镜玻片用力按压皮肤,然后通过其观察),毛细血管扩张会完全变白,但是去除压力后,它们又很快恢复。原发性毛细血管扩张症可为遗传性、特发性或是某些罕见综合征的表现。继发性毛细血管扩张症和局部炎症、胶原血管疾病、日照性损伤、肝病或妊娠有关。

继发性病变

继发性病变可源自原发性病变或搔抓等外部因素。

脱皮

脱皮是由于脱屑的皮肤细胞聚集而形成的,可为原发性也可为继发性,常见于角化障碍。正常情况下,细胞在皮肤表面上的脱屑(脱皮)都是肉眼看不见的。脱皮发生于表皮过度增生的情况下,如银屑病;或角化细胞黏附异常,使细胞挤成一团,一般可见于某些类型的鱼鳞病。体检时要尽可能准确地描述脱皮的类型"粗、细、白、黄、银、脂性、外周或附着性。

痂皮

结痂是因为皮肤上干燥的渗出物或滤出液聚集所致(彩图19-10)。浆液干燥产生的痂皮为淡黄色,类似蜂蜜,可以轻易脱落;脓性渗出物产生的痂皮为褐色,黏附性强;血性液体或血液产生的痂皮为红褐色至黑色,黏附性强。痂皮可见于任何渗出性病变如感染性湿疹或小疱大疱型皮损。

抓痕

抓痕的定义为:因搔抓引起的深度不同的皮肤线状破损。

> **关键点**
> 抓痕可改变皮损的外观,使正确地描述原有形态变得非常困难。

在疥疮等极度瘙痒的情况下,在抓痕之间仔细观察,找到明确的原发病变(隧道)是非常必要的。

龟裂

龟裂是指皮肤表面的线状裂缝,比抓痕深,而且不是搔抓引起的。龟裂常见于手足部位。较剧烈的压力及运动可在炎症或增厚的皮肤上造成龟裂。

糜烂及溃疡

糜烂是皮肤浅层的局限性缺损,而溃疡则是组织缺损延伸至真皮抵达皮下组织或更深。描述溃疡时,请详细叙述其形状、大小和深度,并描述其边缘:如下疳、半透明、紫色、硬化性、潜行性或锯齿状。还要注意周围皮肤和溃疡基底的情况,以及有无焦痂、纤维素性碎屑、痂皮或肉芽组织。

萎缩

萎缩常是因为皮肤的一层或多层的萎缩而引起的,在表面常形成非常细小的皱纹(称为香烟纸纹)。该病在切向灯光的照射下或用手指将皮肤轻柔的拉伸可观察得更清楚。真皮萎缩可造成皮肤缩进或凹陷,常常可以通过触诊或检查能够感觉得到。

瘢痕

瘢痕是由于表皮以下的皮肤纤维组织破坏后修复而产生的。瘢痕可为萎缩性(低于周围皮肤平面)或肥大性瘢痕(隆起性)。创伤后瘢痕形成的严重程度因人而异。瘢痕疙瘩是一种非常严重的肥大性瘢痕,会延伸至原有的损伤区域之外,不会随着时间的延长而有变平的迹象。由于身体的上胸部和背部等区域真皮比较厚,因此其产生的瘢痕也更显著。

特殊形状的病变

有些形态学术语所指的特殊形状的病变需要

进一步的定义：
- 环形病变为环形或指环形病损，中央无病变。
- 盘状或硬币状病变为圆形或硬币形状，中央有发生病变的趋势。
- 弓形病变会呈弓状或半环形。
- 多环形病变通常为多个环形病变，易融合。
- 靶形或彩虹形病变是指出现粉色和暗红色交替的环形彩带，和箭靶类似；靶形病变是多形性红斑的标志，具有诊断价值，但在此病中不一定都会出现（彩图19-11）。
- 有些病变呈线状分布，如毒藤性皮炎，是由于植物叶片在皮肤上的摩擦所产生的过敏反应，形成大致呈线状的一组小疱。

皮炎和湿疹

简单地说，皮炎是指皮肤的炎症。该词经常和湿疹一词互换使用。

○ 关键点

普通大众一般都使用湿疹一词来表示特应性皮炎，但是湿疹只代表形态学表现，通常为无明显界限的红斑，伴有表浅脱皮和龟裂，有或没有小疱或结痂的情况。

湿疹性疾病常常很痒，因此会有继发的抓痕出现。该疾病在每个阶段的表现都大相径庭。急性湿疹会表现为小水疱、渗出、结痂和亮丽的红斑。亚急性湿疹的表现为淡红色伴有脱屑的斑片或斑块（彩图19-12）。很多慢性湿疹样皮损会出现苔藓样病变，即皮肤的苔藓化，还会出现皮肤纹理的加重。根据病史、病损分布以及临床表现，应该规定将皮炎一词用于特应性皮炎、脂溢性皮炎、刺激性或过敏性接触性皮炎或淤滞性皮炎。

颜色改变

正常皮肤的颜色取决于个人黑色素的构成（由遗传及人种背景决定）以及皮肤下方的血管。请注意患儿正常皮肤的颜色，并将之与皮损的颜色进行比较。很多皮肤病损都为红色。红斑由炎症、血管扩张、血液渗出到血管外（紫癜）等原因引起。玻片压诊法（将玻片在皮肤上用力下压，观察变白的现象）可帮助诊断。因血管扩张导致的红斑在血管受到压迫后可变白。而紫癜不会变白，这是由于血液在组织而不是在血管内的缘故。

○ 关键点

精确描述红斑的颜色常常有助于诊断。例如，扁平苔藓的红斑呈现紫色，玫瑰糠疹的红斑呈现浅橙色，而念珠菌病的红斑呈现牛肉红色（彩图19-13）。

对于肤色较黑的人种来说，评估他们皮肤颜色的改变是很具有挑战性的。尤其是没有经验的检查者，这时红斑是很难被发现的。然而，由于和正常肤色有极大的对比，肤色较黑的患者其色素缺失的改变会更明显。

一些脱屑或结痂之类的继发性改变会改变其下方的皮疹颜色，例如，银屑病性斑块的红斑会被厚厚的银色鳞屑所阻隔。

皮肤中褐色的增加通常是由于黑色素含量较高而引起的。含铁血黄素的沉积也可产生褐色，这是由于少量从血管内慢性渗出的血液，被组织内的巨噬细胞吞噬所致，但其色调一般为皮革色或微黄。

以下原因可导致皮肤呈白色（颜色缺失）：
1. 黑色素数量下降；
2. 黑色素分布改变并包裹于皮肤中；
3. 皮肤血管狭窄。

很多疾病可导致颜色缺失。炎症反应后，色素缺失和色素沉积均可出现。这种炎症后的色素改变可逐渐消退。

○ 关键点

给患者说清楚，炎症后的色素改变会消退这一点是很重要的，因为很多家长都相信这些变化代表着永久性瘢痕。

用伍德灯检查皮肤色素异常是非常有用的。该灯释放的光线在长波紫外线（UVA）的范围之内，由于其他波长的光线已经被特殊滤器滤过了，所以其波谱只在366nm附近的狭窄范围。伍德灯可以使色素减低的病变显示得更清晰。因为色素减低之处吸收的光线更少，反射回去的光线更多，因而病变显示得更清楚。白癜风等色素完全缺失的疾病在伍德灯下会出现强烈的对比，并显示为亮白色。该灯对检查某些类型的真菌感染也有用，因为有些真菌释放的色素在伍德灯下会发出荧光。

蓝灰色通常是因为真皮内的深层存在狭长黑色素细胞的缘故，如皮肤较黑的婴儿下背部出现的胎记。该颜色是因为蓝色波长的光从其表面反射较多而形成的。皮肤偶尔也会因为药疹的沉积，或摄入了银等金属类化合物而产生灰色。

皮肤变为浅黄色往往是由于脂质沉积造成，或由于胡萝卜素、胆红素等色素或红细胞变形（可见于紫癜消退期）产生的色素等原因引起。

黏膜及皮肤附属器的检查

颊黏膜

○ **关键点**

体检临结束时或获得患儿的信任之后一定要检查患儿的口腔。

很多孩子不需要压舌板就可以把嘴巴张得很大，只有少数幼儿会强烈抵触该检查。检查后请详细评述舌、上颚、牙龈、颊黏膜、咽部和牙齿的状态。有时，口腔检查会有助形成诊断。例如早期麻疹会出现 Koplik 斑（麻疹斑），扁平苔藓的颊黏膜上会出现白色网状斑块。

指（趾）甲

检查指、趾甲时请注意甲床和甲板的颜色以及周围皮肤的状态。找出甲床上的增厚和甲下的碎片，这些情况常见于银屑病和甲癣（指、趾甲的真菌感染）等疾病。注意甲板上皱褶和剥蚀等改变。甲板的剥蚀是银屑病非常常见的体征。

寻找指、趾甲剥离（甲板和甲床分离）。指、趾甲剥离常见于银屑病，也可见于创伤和甲状腺疾病，甲剥离也可以是某些药物的继发反应。

头皮和毛发

很多皮肤病都会有头皮或毛发表现，这些表现极易被忽略。检查头皮时请注意炎症、脱皮以及毛发缺失。如果存在炎症，请注意病变的形态学特征：是否为带有银色鳞屑的红色斑块，如银屑病；是否为伴有毛囊角化栓子、瘢痕和毛发缺失的脱屑斑块，如盘状红斑狼疮？

如果存在的问题是脱发，请先明确其为弥漫性还是斑片状，炎性还是非炎性，有瘢痕还是没有瘢痕。再将脱发按这些条目进行归类，如此可简化鉴别诊断。例如，斑片状、无瘢痕、非炎症性脱发可能为簇状脱发（彩图 19-14）或拔毛癣（拔头发）。簇状脱发产生的斑秃很平滑，但是拔毛癣可见断发。簇状脱发时，可检查这种惊叹号头发，有 1 ~ 2mm 长，末端变成锥形，一般在斑秃的周围可见（图 19-2）。

用手持放大镜检查毛发的特征，以及易拔脱毛发的末端是否存在生长终期（静止期）毛球。静止期毛发的根部末端有个颜色较浅的小毛球，这种毛发在我们正常刷洗过程中可以脱出。静止性脱发可发生于妊娠、发热或手术，大多数毛发都处于静止期，因此患者会出现大面积掉发。

有些类型的毛干缺陷可导致脱发或毛发断裂。为了检查结构异常，有必要使用光学或电子显微镜对毛发进行检查。

伍德灯检查曾经常规作为头癣的筛检方法。有些类型的头皮真菌感染在 UVA 灯下可发出荧

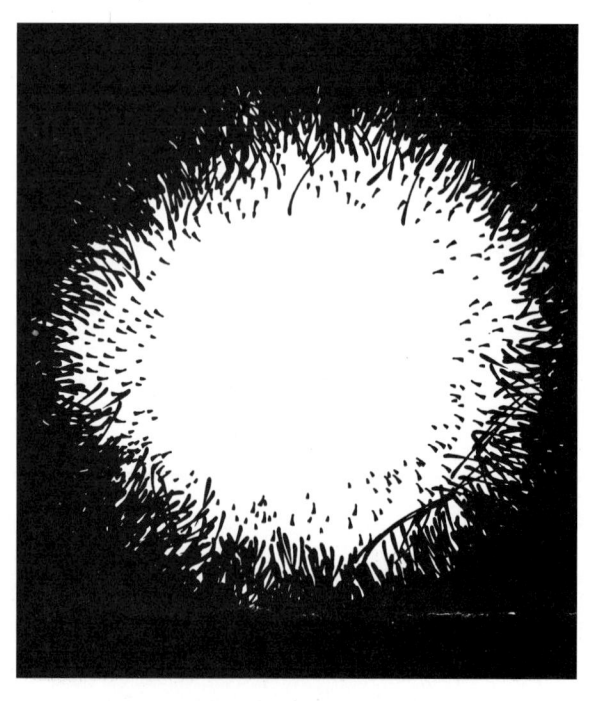

图 19-2 簇状脱发时的惊叹号头发

光,尤见于小孢子菌属导致的感染,伍德灯下发现荧光可明确诊断。然而伍德灯检查时没有荧光不能排除头癣的可能,因为有些皮肤真菌感染不产生荧光。

○ 关键点

很多皮肤病都有特征性的病史特点和体格检查结果。例如,玫瑰糠疹的典型特点包括先期出现的斑片(大多数患者为斑块),这种斑片(块)的出现要先于普遍性的皮疹,以及圣诞树状分布,朝向内的鳞屑和自发性消退等现象。

病例

病例1

病史: Robert,男,15岁,因突然发作的广泛脱屑性皮疹来院就诊。

哪些问题对鉴别诊断的建立很重要? 你采集到以下相关病史:出疹3周前,患者左侧上胸部发现有单个隆起、脱屑性斑块,呈卵圆形,宽度约3cm。1周后,患者出现多个小的脱屑性斑块,较薄,躯干部多见。此后,皮疹再未有显著改变。无伴发症状,头皮及黏膜未累及。

个人史无特殊,但患者在数周前曾发生咽喉痛,未服用处方药或非处方药。患者每天使用温和香皂洗浴,不使用其他化妆品。既往无性生活史和皮肤病史。无银屑病或其他皮肤病家族史。这时,你可能根据在广泛性、无症状皮疹之前出现较大斑片型病变这一点怀疑该病变为玫瑰糠疹。通过这一背景信息,你还应考虑滴状银屑病、硬币型或接触性皮炎、药疹以及继发性梅毒(该病虽然少见,但是在青春期患者应考虑到)。你可以进一步询问,帮助排除或进一步证实这些疾病。

你考虑体检结果会是什么? 该患者出现广泛性丘疹、鳞屑性皮疹,以躯干部为著,且轻微累及至肢体近端和颈部。头面部、黏膜和掌跖未见病变。卵圆形淡橙色斑块与躯干部的皮肤裂纹呈平行排列(圣诞树状分布)。各斑块较薄,在皮肤表面刚可触及;除一枚左侧上胸部的斑块为3cm外(彩图19-3),其余斑块均为1cm左右。大多数斑块的外周部均有脱屑,鳞屑的游离面朝向病变中心(朝向内)。患者指甲无异常。

你的结论是什么? 现在很明显患者具有玫瑰糠疹的典型病史和典型的临床表现。现在可以告诉患者这只是一种自限性的病毒感染,6周后不经治疗就可消退。

Robert的故事告诉我们,具备常见皮肤病典型特点的知识可帮助我们简化诊断。

病例2

病史: Joanne,女,8岁,有乡村居住史,来院前初步诊断为"早发型痤疮"。患儿4岁时鼻部周围就出现数个红色丘疹,并逐渐加重,原有丘疹目前仍存在。丘疹内不含脓液。该患儿无粉刺(黑头及白头)。家长曾使用含有5%过氧化苯甲酰的痤疮膏涂擦患儿患处6周,无改善。

这时你的思路是什么? 病史中的有些内容会让你质疑以前假定的痤疮诊断。4岁对痤疮发作来说太年轻了。患儿无脓疱及粉刺,而这两者都是痤疮的标志性病变,而且治疗后无改善。这时你需要更详细的病史。

既往史发现,患儿2个月大时曾有过癫痫发作,但是因为没有复发所以未再追究,而且患儿家庭来城市看病很困难。患儿未服用过任何药物。个人史发现,患儿在学校时两次留级,且学习上比同胞姊妹更困难。患儿有数枚胎记,颜色较浅。其母鼻部周围也有少许红色丘疹,指甲和趾甲均有较大的倒刺。

病史采集过程中,患儿不回答提出的问题,多动,行为幼稚。

你觉得体格检查会发现什么样的体征呢? 患儿的皮肤体检发现其面部有20余枚红色丘疹,大多分布于鼻唇沟周围,2~3mm,亮红色,质硬,顶部光滑,和毛囊无关,这不属于痤疮的表现,且未发现粉刺及脓疱。

这时,你的假定诊断可能为血管纤维瘤,是结节性硬化的标志。既往癫痫发作和智力发育迟缓也符合该诊断。继续检查,主要寻找本症的其他皮肤表现,可发现患儿躯干及四肢有5枚颜色较淡的色素缺失斑（胎记），在伍德灯下观察，每个色素缺失斑的直径为2～3cm，无隆起或脱屑（彩图19-15）。这种斑称为灰叶斑，因其形状而得名。其蹋趾外侧有两个粉红色息肉样丘疹，质硬（甲周纤维瘤；彩图19-16）。其腰背部有一枚局限性皮革样斑块，称为鲨鱼皮斑，是一种纤维错构瘤。

这些皮肤表现都是结节性硬化的特异性表现，因此能确认诊断。由于此病可累及内脏，因此必须进行全面的体格检查。而且还必须对家族史进行进一步的询问，询问其家庭成员有无结节性硬化的神经、皮肤和肾表现。该患儿还需要进行进一步的神经、发育、肾及心脏检查，对其家长要进行遗传学评估。

关键点

即使现有的疾病看起来比较局限，也要进行完整的病史采集和体检；有些皮肤病预示着多系统疾病的可能性。

病例3

病史：David，男，6个月，其父母发现出疹，怀疑极度瘙痒1月余。由于患儿有特应性皮炎家族史，因此其父母猜测患儿罹患此类型的湿疹。患儿日夜挠抓皮肤，使用非处方性糖皮质激素外用药膏无效。

你想向患儿父母询问哪些重要问题？ 你应按照特应性皮炎的诊断询问，例如皮疹的发生及发展，皮疹加重或缓解的因素，皮肤接触的物质，患儿皮肤是否干燥敏感等。在询问患儿接触什么东西会诱发瘙痒时，你发现David的舅舅在6个月前因躯干部和四肢皮疹而就诊。患儿母亲就诊前一天发现其腕部有少许瘙痒丘疹。

你现在会寻找什么样的临床体征？ 你怀疑患儿可能为疥疮感染。检查时，患儿掌跖部发现可见少许小脓疱（婴儿疥疮的常见体征）。躯干及四肢有广泛脱皮性丘疹性皮损，颈部亦有分布。仔细检查，发现患儿腕部和踝部有一些3～5mm的线性隧道式病变（图19-1）。患儿没有特应性皮炎具有的典型皮肤干燥表现。

你如何作出疥疮的明确诊断？ 在一枚隧道式病变的末端发现有黑色小点。通过手持放大镜你可以在不伤害患儿的情况下用针尖将该小点挑出。显微镜检明确显示为疥螨。你现在可以安慰患儿父母，患儿未患湿疹而是疥疮。你可以告诉他们该病是一种很常见的感染性疾病，可以治愈。任何人都可罹患此病，和不讲卫生没有关系。你可以给他们开具治疗疥疮的外用药如扑灭司林，给予书面或口头的指导，并告知他们清洗个人衣物和床单，以防再次感染。你还要强调，家庭接触者即使没有症状也需要治疗。

关键点

最好将隧道式病变内的蚧螨用针尖或用手术刀片小心刮出，进行显微镜检查；如果可以识别出蚧螨，那诊断就很明确。

病例4

病史：Maria，女，2岁，晚间被父母抱入急诊室，就诊前24小时尿布区域及口周突起红斑，伴发热（39.5℃），口服对乙酰氨基酚类药物仅可缓解数小时。患儿逐渐出现易激惹及食欲减退，频繁哭闹，即使抱起也不缓解。患儿整个皮肤泛红，父母注意到其臀部、腰背部和面部出现水疱和结痂。除对乙酰氨基酚外，患儿未服用其他药物。

体检时你最可能注意的临床体征是什么？ 患儿频繁哭闹。体核温度为39.5℃，腰背部存在广泛性、亮红色红斑，触之烫。口周及眼睛下方出现放射状龟裂及结痂。臀部、肛周及背部有糜烂。皮肤受压部位的红斑处出现数枚完好的松弛水疱，内含浆液。向外侧缓慢刮擦红斑皮肤，会导致表皮层解离，遗留下糜烂面，即Nikolsky征阳性。

你现在是否可以作出临床诊断？ 患儿具有葡萄球菌性皮肤烫伤综合征的典型表现，是一种由金黄色葡萄球菌噬菌体71型局部感染引起的疾病。该细菌可产生全身性表皮溶解毒素，并造成急性、广泛性浅表水疱型皮损。大于8岁的儿童可中和毒素，因此很少产生这种疾病。虽然该疾病可以自限，但是由于皮肤屏障的缺失，患儿可继发严重的水电解质紊乱。因此应该嘱患儿入院，进行静点抗葡萄球菌性抗生素，及补液治疗。患儿预后良好无残余瘢痕。

○ **关键点**

及早认识累及皮肤的急性感染性疾病，有助于开展适当治疗并预防并发症。

总结

皮肤病学和美容一样不仅仅局限于外在的皮肤。因此对患儿皮肤病主诉的临床评估应包括详细的病史，其目的是：

1. 精确判定皮肤病变的发生与环境及其他影响因素的关系。
2. 明确皮肤疾病和全身性疾病之间可能存在的关系。

本章重点强调了使用患者家长和患者能够理解的词汇问询，以便引导和减轻他们所存在的不必要的焦虑的意义。正如所选的病例中介绍的那样，体格检查中对细节的重视也同样重要。绝大多数皮肤病都可以依据其大体形态学表现分类，在众多的诊断分类中以确定疾病的种类，从而帮助你对原发疾病的识别。随着时间的推移，你会发现，每个分类中，常见皮肤病的微小差别变得很容易识别。本章中描述的临床评估系统可帮助您去除儿童皮肤病诊断中的神秘感和挫折感。

（盛　晖译　张雪峰校）

推荐阅读

Krowchuk DP, Mancini AJ: Pediatric dermatology: a quick reference guide, 1st ed, Elk Grove Village, IL, American Academy of Pediatrics, 2006.

Paller AS, Mancini AJ: Hurwitz clinical pediatric dermatology: a textbook of skin disorders of childhood and adolescence. Philadelphia, WB Saunders, 2005.

Weinberg S, Prose NS, Kristal L: Color atlas of pediatric dermatology, 4th ed, New York, McGraw-Hill, 2007.

Weston WL, Lane AT, Morelli JG: Color textbook of pediatric dermatology, 4th ed, St. Louis, MO, Mosby, 2007.

第 20 章　慢性疾病患儿的护理及家庭管理

Richard B. Goldbloom

护理患者的秘诀是为了患者而护理。

——Francis Peabody

如果你是患儿及家长最大的依靠，那么为患有慢性疾病和残疾的患儿提供最好的护理需要你具备特殊的技巧。在撰写本章时，我发现那些在这一方面最有权威的专家是慢性疾病患儿的父母，有时甚至是患儿自己。他们多年的亲身经历使他们面对了很多医院内外形形色色的医护人员，这些人员都在他们的脑海里留下了生动的印象，哪些人服务周到，哪些人让他们不快，甚至不满。在本章中，我会在适当的时候直接引证下列人员的经历：

- Andrea 是一位聪明健谈的年轻母亲，她是个非常成功的牧牛人。小时候她长期患有严重的关节炎、慢性葡萄膜炎，甚至近来还被发现患有一种罕见的难以解释的肌肉方面的疾病。Andrea 和她的母亲 Ann 对有效、体贴的护理技术都很有见地。
- Carol Young 和 John Young：Carol Young 是一位儿童医院的志愿者。她曾经护理过一名 3 个月大、患有严重疾病的弃儿 Michael。Michael 出生时就已失明，并患有严重的失氯性腹泻。Carol 和她的丈夫 John 在 Michael 15 个月大的时候收养了他。Michael 反复出现严重的脱水，经常需要住院。最终，他出现了肾衰竭，接受了两次肾移植手术，然而两次都出现了排异反应。Michael 只能通过血液透析及长期的腹膜透析维持生命，其中后者是由 Carol 和 John 在家中自己完成的。虽然他们在几名专家支持下，竭尽全力地护理，但是 Michael 还是在他 11 岁那年夭折了。
- Donna Thompson 和 Ian Thompson：Thompson 夫妇的两个孩子 Robbie 和 Jane 都患有囊性纤维化，均在刚成年不久夭折。Thompson 夫妇积累了长达 20 多年的和医护人员及医院打交道的经验。无论在国内还是国际上，他们均是改善囊性纤维化患儿及成年患者护理坦率及有力的提倡者。

首次向家长告知诊断结果

无论患儿是患有囊性纤维化、先天畸形、脑瘫、唐氏综合征、糖尿病或其他慢性严重疾病，首次告知慢性疾病诊断结果的基本要求都是一致的。医生和学生在面对向患者告知严重疾病的诊断及其意义时，其安慰方式有非常大的差别。有些人未经深思熟虑就迫不及待地告知患者，没有给他们打断或提问的时间。有些人则顾左右而言他。然而，从患者的角度讲，这种鲁莽和委婉都很难令他们满意，又起不了什么作用。

Carol Young："不是每个医生都会有耐心坐下来和患者交谈……但是真诚是最重要的。"

Donna Thompson（回忆起她和 Ian 第一次被告知孩子患有囊性纤维化时的情景）："他（医生）能敏锐地觉察到我们能一下子接受多少，所以他将信息分阶段告诉了我们"。

关键点

实际上对于孩子患有严重慢性疾病的影响和意义，不可能临床医生告诉多少，父母就接受多少。一个优秀的聆听者，在个人交谈期间，会觉察到家长所能掌控的信息量。通常，要让家长完全理解并接受，需要分几次对话来实现。

有研究表明：患者家长回忆起其被告知孩子的诊断时，决定满意或不满意程度的几个特殊因素。研究的观察结果也明确地给出了告知家长诊断时应该做什么，不应该做什么。患者家长回忆起被告知诊断时是否满意的确定的关键因素有：

1. 及时；
2. 真诚不莽撞；
3. 强调孩子的积极方面。

及时

有些家长抱怨："等我们知道诊断时，其他人早就知道了。"即使是坏消息，也要尽早向家长告知。当你不能马上建立明确的诊断时，如果你及时告知延迟的理由，家长也会接受。他们只是想尽早知道你对孩子考虑哪些问题，即使你还不知道疾病的准确性质。

真诚不莽撞

家长想知道真相，但是每个人都需要时间来消化不好的消息。不满意对孩子诊断的告知方式的家长常指出，信息传达者的莽撞和缺乏同情心是带来不满的一个原因。

强调积极的方面

在告知家长关于其孩子不好的消息时，不但应该包括，而且应该强调孩子积极的一面，这样家长就容易接受得多。在父母的眼中，如果医生"冷冰冰"的开始通知孩子疾病的消极方面，那无异于贬低自己的孩子。这种信息无疑会激起愤怒、沮丧或激起两种情感的同时爆发。

医护人员传达坏消息时个人风格的不同，反映其个性方面的差异。我们每个人都有自己独特的天性，有积极的方面，也有消极的方面，两者之间的平衡可能会调节我们传达坏消息的方式，以及家长听到坏消息时的反应。为了讲清楚这一点，我有时会让医学生进行角色扮演，（通过实际对话）看他们如何处理下述假设的，可能会出现的情况：

"你刚好给一个新生儿检查完身体，发现他有严重的先天畸形。你查阅了权威的参考书籍，发现这种疾病在下一个孩子身上的复发风险为5%。当他们询问你复发风险时，你如何告诉他们？"

有些学生回答他们会"告诉他们真相"，这意味着他们会告诉家长，这种疾病在下一个孩子中的复发风险为5%。相反，其他人会告诉父母下一个孩子完全正常的机会是95%，只有5%的复发风险。从数学上讲，这两种方法都是非常准确的。但是这两种谈话方式给患者带来的影响是完全不同的。

同样，开始通告患儿慢性疾病的病情时，无论是先天性疾病唐氏综合征，还是其他疾病，请先通过积极一面打开话题对患儿进行评述。你必须一直称呼患儿的名字，不要用他、她或小孩。例如，你可以这样开始，"我刚检查完Mary Ann，她是一个很可爱的女孩，Mary 的一般健康还不错，但是我还担心一些问题。"这时，当你说明你担心的原因时，谈话可能很快会成为双方面的交流，这时，你可以不时地暂停谈话，鼓励家长提问题。绝不要让你的病情告知成为你的个人演讲。

关键点

谨记告知患儿家长有关孩子健康的坏消息时，要以患儿积极的一面为基础。

开始第一次交谈

根据上文中所述的基本原则，以下几个要点可以使病情告知的伤害性降到最低，而且对患儿家长帮助最大：

1. 父母都应该在场。如果只能有一方在场，则直系亲属或好朋友在场，会给予父亲或母亲重要的安慰和支持。其他医务人员一般不需在场，除非他们要对患儿进行特别的照顾。
2. 让在场所有的人均就座，尽量不要坐在桌子后面。
3. 患儿也应该在场，除非病情严重。
4. 整个氛围应该安全而私密（关掉你的手机）。
5. 以对患儿积极的评价打开话题，整个讨论过程中要将患儿现在及将来的病情中积极和消极的因素平衡起来。（为了更好地说明问题，请不要询问家长是否注意到患儿有哪些古怪）。
6. 避免使用医学术语。鼓励家长如果听不懂你的话就打断你。如果家长没表示，请不要假定他们已经理解了你。会谈结束时，一定要让他们描述一下他们所理解的患儿的病情，以及检查和处理计划。这样你就可以清楚地了解你对这个问题解释得怎么样，并有机会纠正任何误解。
7. 一定要有意识地鼓励并促成专家会诊，这样可确证诊断或可帮助治疗。家长会非常喜欢这一方式。
8. 如果可能，请提供给家长一些和患儿病情相关的浅显易懂的书面材料或可信的网络资料。这常常会帮助他们和其他具有护理同样疾病经验的家长，或支持组织交流。
9. 试着从语言和非语言上感知家长在这次会谈中是否已经到达极限。每个父母在一次谈话过程中都有一个消化坏消息和复杂信息的极限。完全理解和接受患儿的病情常常需要几次交流。
10. 在结束交谈前一定要选定时间和地点和家长进行一次早期随访会谈，但是一定要在几天之内，严重患者在24小时以内进行。你可以晚些时候主动打电话给他们，看看是否他们还有进一步的问题。绝大多数家长都有额外的问题要问；鼓励他们把关心的问题列出来，下次会见的时候带给你。
11. 最后，在会谈的结束阶段要留给家长们单独在一起的私人时间。

家长对首次病情告知会谈的不满意是不可避免的。每个人对传达坏消息的人都会有愤怒和怨恨的情绪。相反，当你按照这些原则来和家长交谈时，即使内容是负面的，大多数家长还是会心存感激。毕竟，你必须帮助他们认识到，他们在保证患儿最好的将来具有关键作用。

当告知患儿的诊断时，有些家长的最初反应会和丧失亲人一样，混合有震惊、怀疑、否认和愤怒，这一点毫不奇怪。许多家长会寻找原因，并常常怪罪自己（见第1章）。和绝大多数临床医务人员一样，对你来说重要的是让接收信息的家长了解关于患儿疾病的信息是权威的。

进一步护理的特别技巧

鼓励分担家务

第1章讨论了家庭成员分担家务在决定家庭情感牢固程度和幸福感过程中起到的重要作用。每天分担家务劳动，对孩子具有特别要求的家庭来说更加重要。你可以对父母提供指导意见，保证他们和年长的家庭成员一起分担每天的日常家务，以及患儿所需要的额外护理。

○ **关键点**

讨论患儿病情时尽可能让父母双方都在场，鼓励他们一起分担起日常护理的责任。分担家务可以帮助维持家庭的情感牢固程度和稳定性，而且对孩子有特别需求的家庭更加重要。

医务人员常常会将注意力集中到一位家长身上，这位家长常常是母亲，这会导致家长的压力增大，还会增加家庭的紧张程度。将父母双方均作为治疗伙伴，对患儿和家庭都有好处。

John Young："医生常常会和母亲交谈，和父亲交谈的较少。但是需要作出决定时，父母双方都应该作为医生的治疗伙伴。"

应该定期让家长对患儿护理质量的满意程度进行评估。家长的满意程度常可反映患儿护理的质量。

家长的知识及经验

医务工作者通过研究和临床实践相结合，可以对疾病的进程有更好的了解。但是这两者都不能和家长对自己孩子这种特别直观的认识相比较，即没有人比父母更了解自己的孩子。

Carol Young："大多数慢性疾病患儿的父母都知道怎样护理自己的孩子，怎样给药，怎样实施如腹膜透析和气管切开护理等复杂的治疗，以及如何让自己的孩子克服治疗中的不适。有时候他们甚至比专业人员更出色。"

Ian Thompson："你会不自觉地变得很专业，你知道有很多时候医生是错的，而家长是对的。"

情感负担过重、过劳及休息

即使父母疲于应付慢性疾病或残疾患儿的日常需求，他们也很少抱怨"筋疲力尽"，或要求休息的时间。这可能是因为有些人认为，承认自己筋疲力尽就是承认自己不能负担自己的责任。因此，所有参与患儿护理的医务人员必须敏锐地观察到，那些可能预示患儿父母"精疲力竭"的言语及非言语上的信号，后者尤其重要。即便是最健康的父母，在养育最健康的后代时也需要休息。在家庭中存在需要特别护理的患儿时，这种需要会放大。因此，要找出做什么事情可以让父母像其他夫妻那样定期娱乐和休息。找出这些娱乐的频率应该是多少。在实践中决定父母休息途径的另一个重要因素是：明确家庭的外部支撑体系（家庭成员和好朋友）。

Ian Thompson："有些家长就是不愿意离开自己的孩子。但是从一开始，所有的家长都需要定期休息。这种间断的休息对孩子和家长都有好处。从每天的角度来说，家长的休息也包括一些简单的东西，如夜间避免叫醒患儿服药等。"

慢性疾病患儿生活质量的评估

在过去的几十年中，很多慢性疾病的生存率都有显著提高，很多医护人员已经将注意力转移到评估及改善这些患儿的生活质量上来。在本章中，生活质量是指患儿受疾病或治疗直接影响的功能领域。

在培养评价慢性疾病患儿生活质量所需要的临床技巧时，你必须考虑到以下四个特殊方面：
- 疾病及其体征和症状；
- 功能状态包括认知功能、自理、活动性、体力活动、休闲活动和学习成绩；
- 心理调整，包括行为问题、焦虑和抑郁；
- 社会适应性，例如同伴关系，与家庭成员、老师和医务人员之间的交流。

此外，评价患儿对生活的总体满意度也很重要，对青少年来说，还应该评价对个人表现的满意度。

○ 关键点

> 对决定患儿生活质量的主要因素进行定期和系统的评估，是一种非常有价值的方法。评估可决定对患有慢性疾病或残疾的患儿需进行哪些调整，并明确其未被满足的要求。

广泛用于对患儿一般健康及调整的总体评价的一般性父母评估量表共有三个，包括：
- 儿童健康问卷调查（CHQ）：该问卷含有50个问题，涵盖14个健康领域，用于5岁及以上儿童。该问卷的信度和效度都很高。http：//www.healthact.com/chq.html
- 儿童行为列表（CBCL）：该表为父母使用的评估量表，对年龄在4～18岁之间的患儿非常有效且可信。该表包含：一个社会能力量表和一个行为问题量表。http：//www.aseba.org/products/cbc16-18.html
- 儿童抑郁调查表（CDI）：该表是一个非常有效的工具，广泛用于评估慢性病患儿的抑郁情况。http：//www.mentalhealthpromotion.net/?i=promenpol.en.toolkit.326

人们设计了很多不同的问卷调查工具，用来评估患有慢性疾病，如哮喘、癫痫、囊性纤维化、糖尿病和恶性疾病的儿童或青少年的生活质量。这些量表可以提供有价值的临床信息，既可以作为评估治疗变化的研究工具，又可以作为一种随时间进展跟踪患儿的途径。以下为这种量表的几个范例：
- 儿科肿瘤生活质量量表（POQOLS）：包括几个独立的身体功能、情感障碍和治疗相关性调整量表。http：//www.medscape.com/medline/abstract/19437363
- 糖尿病生活质量量表：专为青少年设计。http：//www.proqolid.org/instruments/diabetes_quality_of_life_measure_dqol
- 囊性纤维化问题列表：http；//www.march-

ofdimes.com/professionals/14332_1213.asp
- 哮喘问题行为列表：http://www.aseba.org/prodcuts/cbcl6-18.html
- 儿童癫痫问卷调查：http://www.special-kidsspecialhelp.org/assets/pdf/szparentquestionnaire.pdf

即使在慢性病患儿的常规护理过程中不使用这些工具，你也会觉得里面询问的问题很有价值。通过了解，清楚认识对患儿的生活质量评估需要的主要方面，可以为你提供一个知识基础，帮助你为患儿及其家庭带来最大的好处。最好的直觉是建立在对现有知识非常熟悉的基础之上的。仅仅通过简单的一般常识和直觉来回答这些问题是远远不够的。

慢性病患儿的体格检查

Andrea Crowe："要给我检查身体的医生我以前不认识，我喜欢他（她）进来，坐下，告诉我他的名字，和我交谈，即使只有一两分钟。他给我检查的时候，我希望他能尊重我的个人空间。他结束的时候不会马上就起身离开。他会告诉我他发现的东西，而不仅仅是把这些写在病历上。有时候，我特别想知道他都写了有关我的一些什么东西！"

Andrea 还相信来给他检查身体的医生会先给他读一读病历。"有时候好像他们什么也没有读"，她这样告诉我。

请记住，儿童都很敏感，尤其是长时间待在医院的青少年更是如此。不幸的是，现在的查房都在医院的走廊里进行，盯着病历，轻声地讨论着患者，这样无疑会引起患儿和家长的焦虑。他们看在眼里，但无法听到，也无法参与到讨论中来。

Carol Young："慢性病患儿从某种程度上说，成长得非常快。他们很敏感，如果他们听到你在说话，他们就分不清你是在谈论他，还是在谈论别人。"

各系统的详细体格检查会另章论述，但是有一个问题值得讨论。在慢性病患儿中，最好能够对体格检查进行重新排序，最后检查患儿疾病累及以及可造成患儿不适的系统。向年长儿解释你每一步的所作所为，告诉他们你发现了什么，对正常结果和有改善的方面作出肯定的评价。他们一般都会喜欢这种方法。

过渡期护理

将长期患有慢性疾病的青少年的护理责任，从儿科转移给成年科室的专家和机构，常常会导致患者和家长产生极大的焦虑和不适情绪。这些问题从很大程度上是可以避免的。对许多家庭来说，多年来和值得信赖的儿科医务工作者及工作机构的亲密合作及依赖，已经建立起一种牢固的信任感。因此许多家庭在经历此变化时，会感觉焦虑和失衡就不奇怪了。

很多儿科医院对患有慢性疾病的青少年的年龄限制都采取了弹性政策。最理想的情况是，由患者、家长和医务工作者共同作出决定，把护理转移给处理成年患者的医疗机构。一旦作出决定，儿科和成年科室的医务人员之间应该通过以下机制，尽可能地交互起来：

1. 让医生和其他医务人员一起来探望青少年患者及其家庭；
2. 两种机构之间的交叉互访，保证青少年或青年患者及其家庭尽可能地平稳过渡。

有些处理成年患者的医务人员认为成年人就应该自食其力。然而，慢性致残性疾病的患者无论其年龄多大都会更依赖他人，尤其是自己的家庭成员。尽管自我实现是一种应该鼓励的品质，但是以家庭为中心的护理不应该在患儿成年当天就消失。从儿科到成年护理的有效过渡需要特殊的技巧及敏锐的感觉，还需要所有人在相当长的一段时间内互相紧密协作。

Donna Thompson："适应新的医生需要花时间，如果他们在治疗方面有分歧，那就会动摇你的信心。"

有效的过渡期护理需要新的医务人员和家长定期接触。过渡工作应该尽可能缓慢，不要过于突然。

总结

即使疾病的过程、残疾的程度和预后不同，患有不同慢性疾病的患儿及其家长都会经历很多考验。

从患儿的慢性疾病或残疾的诊断告知家长那一刻起,你需要特殊的临床技巧,帮助整个家庭面对孩子的疾病,并提供积极治疗和支持的平台。目前已经具备了敏感、有效的告知病情的方法。医务人员必须要告诉家长,在护理慢性病或残疾患儿时应该定期休息,尤其是患儿护理的工作对他们要求极高的时候。掌握评估患儿生活质量的技巧,可以改善整个护理并能帮助评估进展。所有的医务人员都应该尊重慢性疾病或残疾患儿的家长所掌握的知识、经验和技术。医生应该从传统的、权威的命令者,转换至他本应成为的、更有价值的治疗伙伴的角色。

(盛　晖 译　张雪峰 校)

推荐阅读

Baird G, McConachie H, Scrutton D: Parents' perception of disclosure of the diagnosis of cerebral palsy. Arch Dis Child 83:475–480, 2000.

Janse AJ, Sinnema G, Uiterwaal CSPM, et al: Quality of life in chronic illness: Children, parents, and paediatricians have different, but stable perceptions. Arch Dis Child 97:1118–1124, 2008.

Steinbeck KS, Brodie L, Towns SJ: Transition in chronic illness: who is going where? J Paediatr Child Health 44:478–482, 2008.

Suris JC, Michaud PA, Akre C, et al: Health risk behaviors in adolescents with chronic conditions. Pediatrics 122:e1113–e1118, 2008.

第 21 章 儿童虐待的临床评估

Steven Bellemare

请善待儿童。

——Juvenal，公元 55—127 年

虐待儿童是很常见的，但是在儿科临床中很难被认识。虽然大一点的中心都可以从以医院为基础的儿童保护团队中获益，但是小一点的社区只能依靠社区医生来评估怀疑受虐待的孩子。本章简要介绍了帮助您对虐待儿童作出准确评估的检查和记录方法。

本章的目的不是为了帮助您确定儿童受伤的意义，不是对法医文稿进行深度的评述。当您怀疑检查结果的意义时，最好的方法就是咨询在儿童虐待领域富有经验的同事。

因为儿童虐待的各个论题都差异很大，包括性虐待、躯体虐待和儿童忽视，因此本章首先将给出一些基本原则，然后分别评估每个论题，重点将强调性虐待、躯体虐待和儿童忽视。

强制报告

首先最重要的一点，是要认识到你有责任报告所有可疑的儿童虐待。要熟悉你所在当地的儿童保护法规，并理解这些法律中你的有关职责。

虽然州与州、省与省之间的立法有所不同，但是美国和加拿大的所有辖区内都有立法，强制规定：可疑儿童虐待必须上报给当地法律指定的儿童福利机构，或其他团体，或者两者均要上报（为了简单起见，本章用儿童福利机构代表你需要强制报告的所有团体）。儿童和需要报告的情况的定义各有不同。在有些辖区，医务工作者比普通人要承担更高标准的责任，如果医务人员漏报可疑虐待，会导致罚款、指控甚至入狱。

儿童福利立法中提出的主要论题包括：
- 躯体虐待；
- 性虐待；
- 儿童忽视；
- 情感虐待；
- 家庭暴力；
- 药物滥用。

不是所有辖区均认可这些分类，因此必须熟悉当地法律。

当儿童告诉你真相时，他们很少对虐待撒谎。虽然有少数人想通过虚假的指控操纵其他人，但是你并不需要判断说出的事实。当孩子告发时，请相信他，并做出相应的行动。

如果有孩子向你告发虐待，这可能就是真相的一个信号。你所能采取的治疗措施就是相信孩子，不要作任何判断，确保孩子的安全，并将其上报给儿童福利机构。为了帮助机构弄清楚事情的原委，要询问被控作案人和受害人的关系，找出其接近受害人或其他孩子的现有途径。

○ **关键点**

> 当孩子告发虐待时，请相信孩子。

有时候，家长或医务人员上报可疑虐待时，都不愿意接触相关的权力机构。对于这种排斥他们会给出好多原因，但是一旦你认为孩子需要保

护，一定要将你的担心上报，请不要顾及家长的隐私权，或家长及患儿的保密愿望。有时，年长一点的儿童或年轻人会向你告发虐待，但请求你不要上报。这时，即使受害人请求，你的职责依然是上报。将你上报的理由解释清楚，还要向孩子解释你这样做是在帮助他。找到孩子不想让你报告的原因，并将这些原因说明。例如，有孩子觉得将虐待上报，回家后可能有被伤害的风险。这种情况下，你给机构的报告中应该将这种担忧注明，而且要制订好计划，保证报告后孩子的安全。

和年长一点的孩子保持信任的关系是非常重要的，尽早在你们的临床会晤中让他们了解患者和医生之间的私密性。让他们了解其他人告发伤害或潜在伤害，也可以导致可疑儿童虐待的强制上报。

○ **关键点**

一定要向年长的孩子或年轻人解释私密性的限制，这样就可以在告发虐待的时候避免损害患者和医生之间的治疗关系。

如果您还不能确定某一情况是否需要报告，请咨询当地的儿童福利机构，你可以以匿名的方式说明情况，询问其是否需要上报。

有时候在你看来还不构成虐待，但是家庭却有这样的担忧。很不幸，这种情况经常发生在父母离异争夺监护权和探视权的过程中。尽管你想同这种疑难的情况保持距离，但是你必须要以孩子的最大利益为出发点，如果父母要寻求帮助，你可以帮助他们将可疑虐待上报。

尽管你可能会被要求在父母的争论中支持某一方，但是，请记住你不是一个调停人、调查人、咨询人或仲裁人。你的职责就是确定并上报可疑的儿童虐待，并保证家庭在这段时间内获得支持。会有人决定这种担心是否是有理有据的。如果在倾听完父母的担心并检查完孩子后不能排除虐待，最好的方法是确保儿童福利机构已经了解你的担忧。如果你的评估结果不支持虐待的情况，你仍然可以给家长提供帮助，帮助他们自己把情况上报。可将家长的电话号码提供给当地的儿童福利机构，并给家庭介绍能够帮助他们处理问题的专业人员。

除非儿童福利机构要求你检查患儿，请不要猜测有其他人员（即父母、老师或警察）已经将情况上报。你不能通过猜测其他人已经将情况上报而推卸你的责任。

○ **关键点**

如果你有理由怀疑孩子需要保护，你就有责任将你的担心上报，不要去顾及被控事件是否已经由其他人上报。

评估准备工作

患儿及家庭的准备

正如你在评估前需要自己准备一下一样，请先确定孩子和家庭已经为他们和你的会面作好准备。要知道计划的体格检查对孩子或其家庭来说可能会非常困难。患儿和家长常常不知道会发生什么，他们只是被儿童福利官员要求来诊所参加体检，他们并不知晓诸如评估的原因等进一步的信息。如果是遭受性虐待的女孩，家长会希望给自己的女儿进行妇科体检，这会引起更大的焦虑。当然，他们对体检结果所报的期望也很不现实。在确定会晤时间的时候，请花时间和他们谈一谈，解释一下你的作用，为什么要进行检查以及预期的结果会是如何。给孩子和家长做好检查前的准备工作，有可能会减少每个人的紧张和焦虑情绪。

会晤开始时的一段时间

作为知情同意程序的一部分，你需要告诉家长：你的记录、照片和任何报告，作为评估的一部分，都可能会被相关儿童福利机构要求或传唤。如果家长拒绝以上任何一个方面，你必须尊重他或她的选择。如果你觉得因为有些原因，如家长拒绝抽血检查，而导致评估不完整，请将这些信息作为你关心患儿安全的一部分，上报给相关的儿童福利机构。他们应该能够介入，找到办法，保证完整评估的实施。

不是所有家长都能很坦然地在自己的孩子面前谈论他们的担心。相反，有些人则迫不及待，用不恰当的言语在自己年幼的孩子面前谈论自己的担心。因此，最好有同事，如护士或社工，在你记录病史的时候和孩子建立友好的关系。在等待检查的时候，护士或社工，仍然可以让孩子熟悉体检过程；可以和孩子一起讨论；观察医疗器械；或者让孩子观看在体检中可能要做出的各种体位的图片。在体检的过程中，经过孩子和家庭的允许后，他们仍然可以留下来，然后轻松地将玩耍过渡为检查。

○ 关键点

首先不要伤害孩子。虽然儿童福利机构要求进行评估，但是，如果父母仍然是孩子的合法监护人，他或她就可以拒绝评估的任何一部分。不要强迫家长答应他们不想强加给孩子的评估。

病史采集

儿童保护的病例要获得病史一般很困难，你要承担的最困难的任务是和有可能施予虐待或忽视儿童的家长交流。你可能会对那些"对孩子做了这种事情的人"感到愤怒、失望或缺乏热情。但是，请记住，你只看到了事情的一个方面，没看到的事情还有很多。和施予虐待或忽视儿童的家长交流非常困难，原因有很多。但是你一旦打破僵局，你可能会感觉到他们并非你想象的那样恐怖。事实上，他们通常都是身处窘境，没有技巧和能力应对周围事物的人。

我们传统的教育强调，抚养人常常会很了解自己的孩子。但是在可疑儿童虐待的病例中，情况并不都是如此，这时，抚养人常常会杜撰、放大、改变或忽略某些细节，这对提供客观的评估来说是个严重的问题。

家长或抚养人可能会有隐秘的事情，比如争夺抚养权或探视权；孩子身后的经济收益；或者可导致错误病史的精神疾病问题。此外，你所信赖的病史提供者可能就是受控嫌疑人，他或她因此会杜撰病史，隐瞒其伤害的真正性质。在儿科问询时，这种歪曲常常是由于监护人的Muchausen综合征而引起的。监护人常常会诱导出或杜撰出症状，有目的地来误导你。虽然辨别病史叙述者撒谎很困难，并且和直觉并不相符，但是谨记：病史叙述者可能是在撒谎，有时候还是很具说服力的。

○ 关键点

儿童虐待的时候，监护人可能会编造错误的病史，有时候还很令人信服。

病史的提供者可能是患儿、家长、监护人、儿童保护工作者，或者由他们一起提供。有些孩子在问病史的时候喜欢和家长或监护人待在一起，而有些孩子喜欢和你单独相处。请一定要让年长的儿童或青少年在会谈前，自己作出选择。请记住会谈过程中，对患儿没有帮助的环境不会让孩子感觉到开放和舒适。例如，陪伴孩子做检查的成年人可能就是虐待孩子的受控嫌疑人，或者怀有保护受控嫌疑人的目的，因此，会对孩子的保护不利。

○ 关键点

不要妄自揣测孩子的家长或陪伴的成年人，就应是病史采集过程中出现的最佳人选。

有时，尤其是在有创伤的时候，被指控在受伤现场出现的人，不能在评估过程中出现。努力从直接证人那里获取信息，避免获取无效或不准确的第三手资料。通过打电话或邀请在虐待事件发生现场的人员参加评估，在获得孩子监护人的允许之前，这两种方法应该审慎使用。

受控的嫌疑人可能会拒绝你的会谈邀请，尤其是有律师建议他或她不要向任何人讨论案子的时候。虽然这种情况并不十分理想，但是如果你认为你不能接近的第三方人员会掌握对你的评估有用的信息，那么你可以让儿童福利机构的工作人员替你去提问。将你要问的问题列一个清单，这样儿童福利机构的工作人员在和涉案人员会晤的时候就会提出这些问题。这些信息就会回馈给你，用于评估。

儿童虐待的调查人员会特别关注告发的有效性。理想的情况是，在专业的法医人员向孩子谈起虐待指控前，调查人员不会让任何人去做体检和问询。这有助于保证孩子不感到困惑，而且其他人也没有机会引导或可能引导孩子说出不实的言论。孩子和专业人员会晤后再进行体检，可防止有些人事后宣称，患儿告发行为中的某些要点受到了病史或体检的引导或篡改。有时根据经验判断也可以例外。如果有症状存在或是有怀孕或性传播疾病，这时就应该立即进行检查，即使孩子没和法医会面。向涉及的儿童福利机构致电，说明这种急迫性的原因，这样可以帮助加快会晤的进程，有助于迅速开展医学处置。不能确定会晤的时间，并不能减少你提供迅捷的医学处置的职责。

组织提问

检查的时候，尤其是孩子还没有和法医正式会晤的时候，请用开放式的没有选项的问题提问。提问时请你避免涉及受伤的可能机制或嫌疑人。如果你只提问医学相关问题，就可以避免被误解为对答案有诱导性的提问。虽然这样提问感觉很自然，但是你必须记住，你的职责就是处理并记录创伤，而不是调查其发生的细节和环境。提问这种非诱导性的问题需要锻炼，如果你得不到有用的信息，请不要着急。请把注意力集中到诊断和治疗创伤上来。其他人，也就是法医，会从孩子那里获得案发的细节。

> **关键点**
> 调查孩子创伤本身以外的情况不是你的职责。

如果在你评估的时候孩子主动告发，请你记录发生的情节。逐字记录好你自己和孩子的谈话，这样会减少以后关于病史有效性的争论。例如，此类记录可通过以下形式进行：

Daniel 引体向上结束后，我测他的脉搏，我说"我可以感觉到你的心跳！"他摸着他的阴茎马上回答说："Susan 打我这儿。"我问："真的吗？"Daniel 回答道："嗯，用调羹。"我问道："什么样的调羹？"Daniel 回答："木调羹，我尿到裤子上的时候她就打我。"Daniel 说这句话的时候很严肃，然后又继续问我耳镜是做什么用的。

这种适时的逐字逐句的对话记录及其内容，有着很强的可信度。在这个例子中，任何不知道案例细节的人都会认识到，这种告发并不是出卖朋友或被人强迫的，它是在体检过程中的自然流露。除此之外，在你要为这件案例出庭的时候，即使最生动的记忆都已消退，像这样的文件记录在几年之后仍然会很有价值。

体格检查

体格检查的细节将在本章中性虐待、躯体虐待和儿童忽视各节中分别给出。

文件记录

然而，所有情况下都应该准确地记录体格检查的结果，以下器械就很有作用：

1. 能够拍摄高质量近距离照片的照相机（见拍摄注意事项）。
2. 高质量光源或闪光灯。
3. 格尺，最好经美国法医牙科医生协会（ABFO）认可（图 21-1）。这种格尺的表面有一个圆环，可以准确地评估因拍摄照片的角度而引起的图片歪曲。或者你也可以使用卷尺。
4. 色标图（图 21-2）可以让你对照片的色彩质量进行评估。
5. 详细的身体分区图可以显示身体前、后、内、外表面的所有区域（图 21-3）。

需要在身体分区图上详细记录检查结果。身体分区图加上详细的书面描述和照片是记录损伤形态和位置最有效最准确的方法，而且使用起来也很方便。记录中要包括对病变颜色、大小及形状以及总体外观和形式的描述及评价。

相关病史的采集

对受伤人员进行检伤分类是体格检查中所需要的，也是评估计划中需要考虑的一个问题。

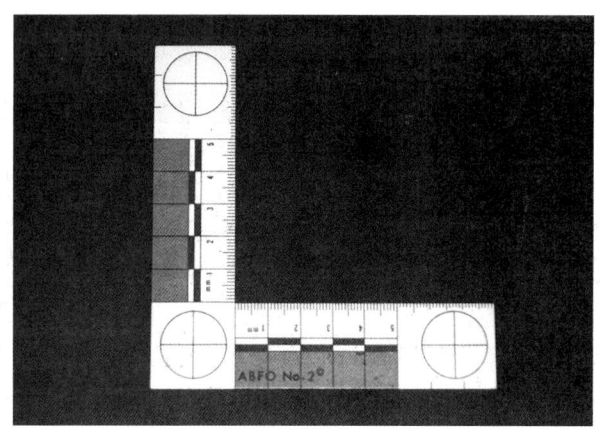

图 21-1 ABFO 格尺

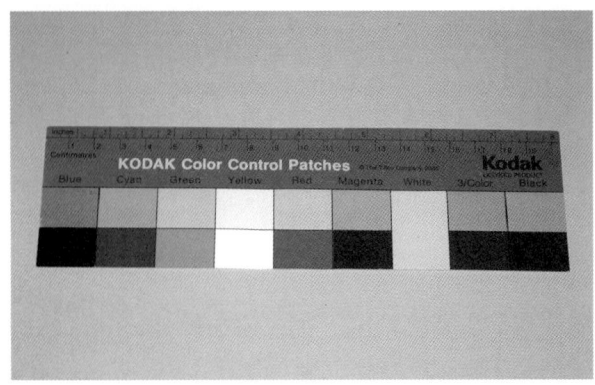

图 21-2　色标图

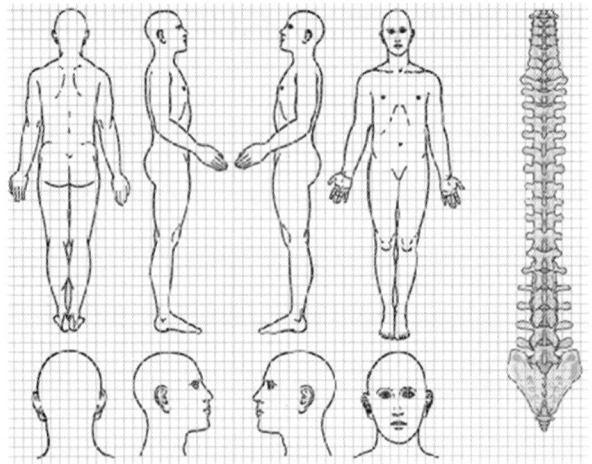

图 21-3　身体分区样本图（Modified from http：//www.pain-initiative.com/e1833/e5688/e5887/diagram_eng.gif.）

关于现病史中的相关问题

由于种种原因，很多家长不会使用合适的词语来描述孩子的生殖器。这可能会导致误解。因此，必须注意孩子是否有特殊的词汇描述其生殖器（如那儿、小花朵或者下面等）。在病史询问过程中，你可以找适当的时间询问父母或监护人。然而，如果孩子没有知道这些细节的人来陪伴，你可以询问孩子。请不要揣测孩子会用合适的词汇来描述自己的生殖器，而且，在孩子如是说："他动了我的妞妞"的时候，同样也不要猜测孩子的意思。虽然跟随孩子或家长对生殖器的委婉表达在常规的问诊中应该是合乎规范的，但是在可疑儿童虐待时就不能如此。这时，对所讨论的部位就不能含混。如果你面对孩子的委婉表达时，请让他/她讲清楚。你们的谈话可以像这样：

　　孩子："他弄伤了我的妞妞。"
　　医生："嗯，我还不明白你所说的妞妞是什么意思，你能换一个词语吗？"
　　孩子；"哦，是我的私处！"
　　医生："嗯，我知道，我想你说的就是私处，你可以把你的妞妞指给我看吗？"
　　孩子："就这儿，好笨！"

如果儿童保护机构已经和孩子会过面，你就可以获得相关病史，引导儿童保护工作者、孩子的家长或监护人来进行体检。如果还没有会过面，这时你向孩子发问的时候就应该特别小心，这样就不会被认为是引导孩子揭发虐待了。作记录的时候要小心。以下一段对话描述了不恰当的提问技巧。医生引导孩子说出了本来不一定说出的话：

　　孩子："他把他的那个东西放在我那儿了。"
　　医生："你是说他的阴茎吗？"
　　孩子："是的。"
　　医生"你说的那儿是指你的阴道吗？"
　　孩子："嗯。"
　　医生："很痛吗？"
　　孩子："是的。"
　　医生："他放在你嘴里了吗？"
　　孩子："是的"
　　医生："你的屁股怎么样？"

较好的方法其实很简单，就是多倾听。请克制自己不要显得很震惊或是担忧，这会让孩子丧失告诉你更多信息的信心。只要专注于孩子所说的就行了。已经作好准备并且愿意揭发的孩子不需要你提太多问题就会给你提供信息。下面一个例子就描述了鼓励孩子讲述更多的一个好方法：

　　孩子："他把他的那个东西放在我嘴里了。"
　　医生："嘴里？"
　　孩子："嗯，有时还放在我那儿。"
　　医生："嗯，那东西像什么？"
　　孩子："有点可笑，那东西很大，而且竖起来了。"
　　医生："这件事发生的时候，你的感觉如何？"
　　孩子："好也不好。"
　　医生："真的吗，还有其他的吗？"
　　孩子："有点湿，有点黏"。
　　医生："我想……"

孩子："但是还好了啊，我们用了床头柜上面的面巾纸擦干净了。"

虽然孩子的揭发很模糊（我们不知道"那个东西"和"我那儿"是什么），但是已经有足够的信息怀疑有不适当的性行为，并有射精。在没有引导孩子的前提下，你就有足够的理由考虑进行性传播传染病检查，寻找有无穿透性生殖器创伤的后遗症。如果你没有做这些，或者没有成功地做到这些，则请儿童福利工作者在和孩子会晤的时候解释清楚"那个东西"和"我那儿"的意思。

谨记，小孩子会用词汇表达超过他们理解力的事情，但是他们还缺乏准确的词汇来描述这些。6岁的孩子揭发他的表兄尿在（他）嘴里，实际上讲的就是射精。在这个年龄段，孩子知道的阴茎的功能只是撒尿。他们不知道如何表达精液，只好用尿液来表示，因为这代表着他所能知道的从阴茎里出来的液体的实践知识。你所拥有的儿童发育的知识对调查人员非常重要，可以帮他们解释这一概念，他们对儿童发育方面的知识不甚了解。

既往史

为了完整评估所有的可能性，请回顾所有的生殖器创伤病史（骑跨伤或既往手术史），这些创伤可导致损伤或留下瘢痕，这些都可以在检查中确定。还要注意父母的青春期发育。需注意其乳房发育和月经初潮的年龄，上次月经的时间，上次性生活（是否双方情愿），节育或避孕方法，使用的妇女卫生用品类型（卫生巾或棉条），等。

个人史

如果伴随有其他情况，则应该考虑进行鉴别诊断。肛裂和肛周疼痛可能继发于便秘；外阴阴道炎可导致外阴出现发红、疼痛、分泌物及异味等现象；蛲虫可导致发痒和不适。这些症状都可能被误认为性虐待，考虑到以上情况，对你鉴别性虐待与这些容易和性虐待混淆的疾病时会起到很大的作用。

家族和社会史

要抽点时间调查家族以前有无虐待史。询问一下家庭暴力，确定一下家族环境的支持性如何。询问一下父母自己有没有性虐待史，他们是如何处理的。以上这些信息会非常有用，可以用于更好地预测儿童监护人在将来的支持和保护能力。没有处理过或否认自己受虐待的父母可能不能对其孩子的痊愈提供支持，需要到咨询服务机构去完成这些工作。这些信息对儿童福利工作者也是非常关键的，可以帮助他们进行决策。

体格检查

许多被指定要接受儿童虐待体检的孩子都不愿意接受检查，尤其是那些遭受性虐待的年长女孩，在遇到男性医生检查时更是如此。

被检儿童拒绝接受检查可能会使家长感到不快，这样的家长一般比较武断，觉得可以违背孩子的愿望进行检查。遇到这种情况的时候，请记住你的主要职责是保护患儿的权益。如果患儿不愿意接受检查，从医学上讲又不紧急，这时较好的方法是推迟或取消检查，这样做要比违背孩子的意愿强迫检查更好。如果有生殖道不明原因的出血或要行异物取出，需要在麻醉下进行检查。在没有严重病变和症状的情况下，仅凭对外阴的检查就进行有创性的操作是不允许的。

对有勇气拒绝检查的孩子要进行夸奖和鼓励，和孩子私下交谈并保护孩子的隐私。这种方法不仅可以尊重患儿的自主性，还可以帮助孩子建立积极的自信和自尊，同时建立友好的关系。

○ 关键点

让受伤的孩子对自己的身体及选择有发言权，这是一种预防受虐儿童再次受到伤害，并让他们恢复在受虐待时自我控制丧失的重要方法。

无论是刚发生的还是既往发生的性虐待，你自己很难单独实施检查。如果有可能的话可以让人帮助你。你会发现这有助于你摆体位、阴唇牵开、拭子的收集以及拍照。对怀疑有性虐待的病例，你必须在手边准备一些辅助材料，包括：

1. 一瓶无菌温水，最好有滴管，或者用能够控制流量的小注射器，以便在处女膜上滴点水。

2. Foley 管可用于检查青春期后期的女孩，可以更好地观察处女膜。
3. 根据病史可使用相应的收集衣原体、淋病和滴虫标本以及湿涂片的拭子。需要拭子的种类和数量根据各实验室的能力和实验方法会有所不同。
4. 窥镜对某些虐待病例是非常有必要的，但是只能用于青春期后和有性经历的女孩。
5. 带手控放大镜或视频照相机的阴道镜，可放大检测区域。

○ 关键点

如果你肯定处女膜是正常的，你可以安慰孩子的家长，这有助于抚平他们的恐惧。但是，如果你还不熟悉有关儿童性虐待的最新文献，请注意不要评价处女膜异常或改变的意义。如果你对处女膜的外观及其意义有任何疑问，请将孩子介绍给儿童虐待专科医生或儿童妇产科专家，最好找有儿童虐待方面经验的专家。

性虐待检查

进行体检前你必须首先严格掌握儿童生殖道解剖的基础内容，包括正常处女膜的不同形态，可以帮助你理解其在性虐待检查过程中的重要性。性虐待体检的范围应该包括全身。生殖道检查应该放在最后进行，而且只能作为体格检查的一部分。这会给孩子时间适应检查者，并把注意力从生殖道转移出来。

除了你自己和患儿家长之外，实施检查的时候让其他检查者或医务人员在场，是个很明智的做法。如果没有其他医护人员，则可以让孩子选择一个合适的人。这可以确保你的行为不会被误解为不当性接触。虽然有同伴陪同的方法可以让你的检查符合医学法规，但是你还应该认识到，给性虐待儿童做生殖器检查的敏感性。此外，检查过程中第三人在场可以给孩子提供巨大的支持。

对女孩来说，性虐待的检查只能局限于对外生殖器进行评估。这不同于一般的检查内生殖器的妇科检查。有关妇科检查的相关介绍请见第 18 章。

既往性虐待的患者其体格检查往往是正常的。而近期的性接触则通常可以发现明显或轻微的损伤。检查并记录好存在的擦伤、刺激、瘀斑、撕裂、水肿或瘢痕的情况。青春期前和没有性经历的女孩，只有在急性或不明原因的阴道出血的情况下，才可以进行内生殖器及内窥镜检查。出现这种情况一般都需要麻醉处理，此时你可以寻求妇科或普通外科医生的帮助。

○ 关键点

除非有不明原因的阴道出血，否则不得对青春期前或无性经历的女孩进行内窥镜检查。

口咽部

仔细检查口腔寻找瘀斑，这种情况一般出现在阴茎—口腔接触的时候。如果虐待很粗暴，还可能发现牙齿缺损、撕脱或舌系带撕裂等损伤。

皮肤

皮肤可出现淤伤。手臂上可出现握痕，脸上可出现掌印，大腿内侧可出现淤伤，这些都需记录。

因吮吸而出现的瘀斑（吻痕），或咬伤也可能出现，尤其是在颈部和胸部，但是也可能在其他地方找到。如果在急性性虐待时发现这些淤伤，对累及的皮肤应该进行拭子检查以便收集 DNA。

淤伤或其他皮肤病变的 DNA 拭子检查应该采用双拭子法。用无菌水将无菌拭子浸湿，然后在测试区域轻轻滚动。不要在待检皮肤上摩擦。然后用第二个干燥拭子重复相同步骤。让第一个拭子在空气中干燥后，再将两枚拭子一起放入证据采集箱中。

头皮

牵扯头发时可出现帽状腱膜下血肿。此外，在急性性虐待时，头发上可残留攻击时留下的碎屑，如草屑、地毯纤维或其他物质。这些物证都应收集在无菌袋中并上交调查机构。

四肢

急性性虐待时，请检查指甲的创伤；这里

也可找到嫌疑人的 DNA。如果患儿在自我防护的时候抓过攻击者，指甲内就会留下其皮肤细胞。这些方面的检查对法医来说都很重要，因为这些一般不需要医疗干预。性虐待证据采集箱（SAEK）的说明书，可以非常直接地提醒你这些需要检查的区域。

生殖道检查

为了确保记录的质量及可能随后而来的同行评议，如果可能的话，请使用照片或视频记录下检查的每一步（见拍照一节）。

对男孩应系统检查包皮、阴茎、阴囊、会阴和肛门。如果包皮可缩回，请检查包皮腹侧的系带，寻找损伤的证据。如果可以看见，请检查尿道寻找创伤或分泌物。如果存在包茎则不要用力将包皮拉回。对阴囊进行触诊，检查是否存在损伤；有无触痛、包块或血肿。

对女孩来说应该检查外生殖器所有的结构。由于位置问题，处女膜检查起来比较困难。它经常折叠起来，或者边缘会黏附在一起，观察起来会有困难。为了对生殖器进行准确评估，以及对处女膜进行良好的观察，可使用几种检查体位和技术，分三步进行。形态和完整性记录也是处女膜检查的一部分。

第 1 步：蛙式位加大阴唇外侧牵开

仰卧蛙式位（图 21-4）是一种可用于初始检查的理想体位，可以观察到外阴结构，还可以初步观察到处女膜。该体位可用于正常儿童体检时对女性生殖系统的观察，不需要深度观察处女膜的时候。该体位的优点为：更温和、更自然，有助于患者的放松。该体位可以在检查床上进行，为了让年幼患儿感觉到更安全，也可在家长的怀里进行。在这种体位下，大阴唇常可自动张开。将大阴唇轻轻地向外牵开可帮助观察到小阴唇、阴蒂、阴唇系带和处女膜。

○ **关键点**

请注意不要将大阴唇过度外牵。阴唇系带非常脆弱，外牵时可轻易将其撕裂。

第 2 步：蛙式位加大阴唇向下牵开

将大阴唇向下牵拉可对处女膜和前庭进行检查，并将阴唇系带撕裂的风险降至最低。用大拇

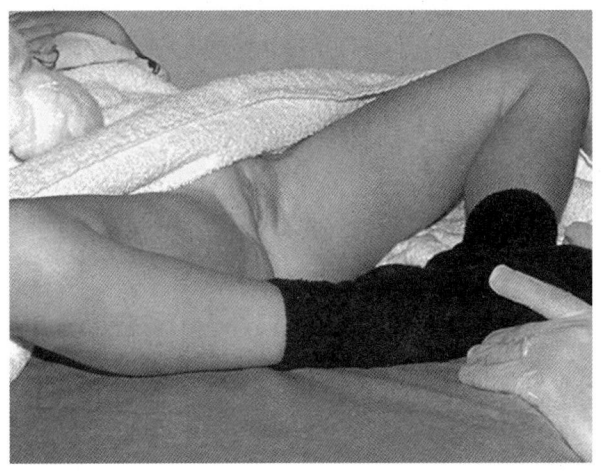

图 21-4 仰卧蛙式位（From McCann JJ, Kerns DL. The Anatomy of Child and Adolescent Sexual Abuse：A CD-ROM Atlas/Reference, Intercorp Inc., 1999.）

指和示指从两侧握住阴唇，轻轻将两侧阴唇以向下和轻度向外的方向向你自己所在的方向牵拉。将阴唇牵拉至一前一后沿同一方向排列引起的不适和损伤会非常小。这种手法形成了一个隧道，拉长了前庭，拉伸了处女膜，并使处女膜的边缘分离。阴唇向下牵拉常用于需要将黏附的处女膜边缘分离的时候。牵拉形成的隧道的视角可通过将阴唇一前一后向前、向外侧或向后牵拉而改变。

图 21-5 描述了阴唇牵拉和再牵拉的技巧以及因此产生的处女膜观察上的差异。

如果阴唇牵拉还不能使处女膜的边缘分开，这时用滴管或注射器在处女膜上滴几滴温水，这样做一点也不疼。处女膜上聚集的水会将边缘冲开，显示得更加清楚。

第 3 步：膝胸卧位

一旦对处女膜和其他生殖结构进行了确定和检查，如果怀疑有异常情况，你必须通过膝胸卧位对患儿再次进行检查（图 21-6）。当仰卧蛙式位确定可疑情况后，该检查尤为重要。处女膜在仰卧位的时候因为阴道前壁的重力作用以及与黏膜表面的黏附会看起来有点异常。将患儿转为膝胸卧位后，重力的作用就会反转过来，开始向相反方向牵拉处女膜后缘和阴道前壁。如果是真实存在的异常，那么在仰卧位时看到的缺损在孩子膝胸卧位时同样看得到。检查结果消失则说明不是真正的异常，而是体位改变了处女膜的形态。

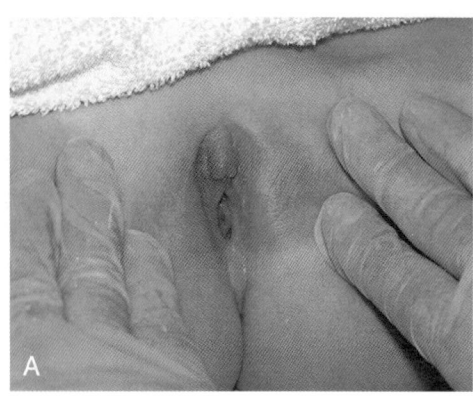
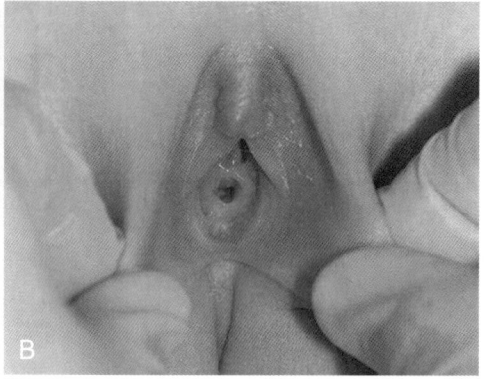

图 21-5 （A）阴唇外侧牵拉。（B）阴唇向下牵拉改变了软组织的解剖，为处女膜的观察提供了不同的角度（Adapted from McCann JJ, Kerns DL. The Anatomy of Child and Adolescent Sexual Abuse：A CD-ROM Atlas/Reference，Intercorp Inc.，1999.）

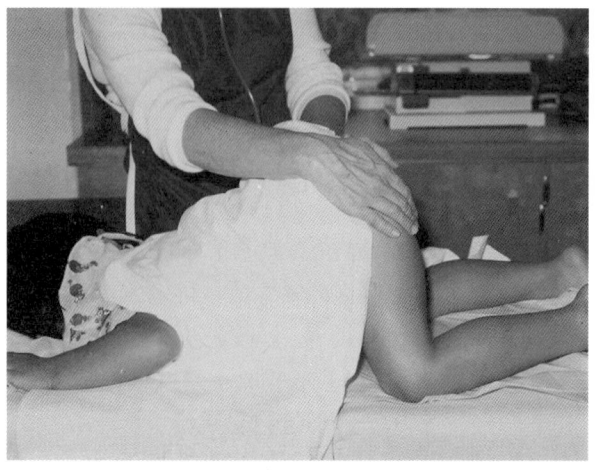

图 21-6 胸膝卧位（From McCann JJ, Kerns DL. The Anatomy of Child and Adolescent Sexual Abuse：A CD-ROM Atlas/Reference，Intercorp Inc.，1999.）

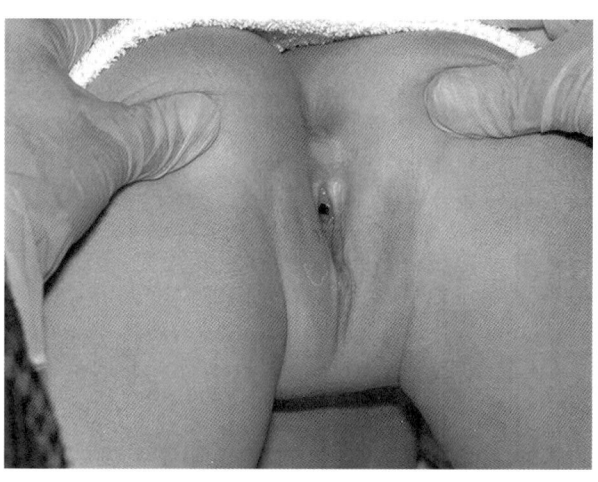

图 21-7 胸膝卧位时处女膜的检查（From McCann JJ, Kerns DL：The Anatomy of Child and Adolescent Sexual Abuse：A CD-ROM Atlas/Reference，Intercorp Inc.，1999.）

在此体位下观察处女膜的方法是，将大拇指放在阴唇系带所在区域的外侧，手掌放在患儿的臀部。用拇指轻轻地将组织向上外侧提，这样就可以将阴道后壁沿着和重力相反的方向提拉（图21-7）。使用该方法就可清楚地观察到后部的处女膜，通过重力的作用使之变得很平滑。图21-8证实了患者从仰卧蛙式位变换至膝胸卧位时处女膜构象会发生重大变化。

膝胸卧位还提供了观察肛门的好机会。虽然膝胸侧卧位也可以良好地显露肛门，但需要检查者对臀部进行更好的控制。

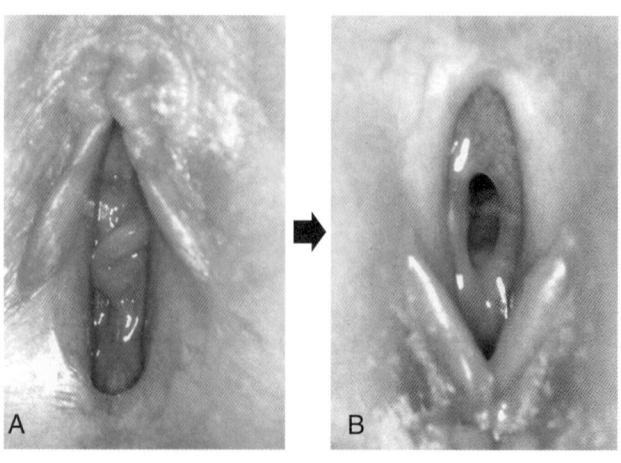

图 21-8 同一患者在使用仰卧蛙式位(A)和胸膝卧位(B)后处女膜形态的差异（Adapted from McCann JJ, Kerns DL. The Anatomy of Child and Adolescent Sexual Abuse：A CD-ROM Atlas/Reference，Intercorp Inc.，1999.）

○ 关 键 点

谨记将患者从仰卧蛙式位改换至膝胸卧位会将患儿旋转180°。结果仰卧位看到的缺损会和原来在膝胸卧位看到的位置完全相反。例如，仰卧位看到的7点钟的缺损在膝胸卧位时就为1点钟。

青春期后患者的特殊检查技术

青春期后的女性一般具有厚重冗长的处女膜，评估起来更加困难。阴唇牵拉会有点作用，但常常是不够的。用湿润拭子或Foley导尿管这两种技术可更清楚地显示处女膜的后缘。另一种蓝气囊的方法可增加组织边缘之间的对比。

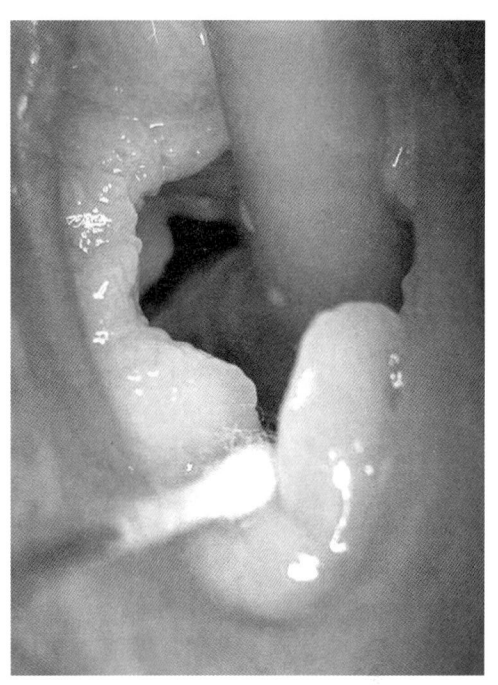

图21-9 用拭子检查后部处女膜的连续性。注意拭子检出的以及Foley导尿管拉平处女膜后检出的处女膜裂隙（From McCann JJ, Kerns DL. The Anatomy of Child and Adolescent Sexual Abuse：A CD-ROM Atlas/Reference，Intercorp Inc.，1999.）

○ 关 键 点

青春期前的处女膜是非常敏感的。不要使用拭子或其他工具分离其边缘或向内探究，这样会引起疼痛，使体检令人不快。

1. 拭子技术

将预先浸湿的拭子沿入口插入（虽然处女膜的开口很难看到，但是将拭子瞄准处女膜的中央一般都能成功）。一边用手牵开大小阴唇，一边用另一只手沿着处女膜后缘移动拭子，操作的时候检查处女膜的完整性。或者，可由助手牵开阴唇，你操作拭子进行检查。

如果拭子滑出进入了前庭，请确定其滑出是否是因为有处女膜横断的存在，或是因为检查技术所致（图21-9）。正常情况下，后部处女膜不会出现延伸至阴道壁的深度横断。

○ 关 键 点

本操作使用的拭子不得拿去培养。在青春期后的患者中，衣原体和淋病的检测需要宫颈标本。

2. Foley导尿管技术

如果创伤较小的拭子法没有成功，你可以将Foley导尿管的尖端从入口插入，使气囊膨胀，轻轻将导管从阴道拔出。这样做会使处女膜的边缘伸展，可以观察到其后缘（图21-10）。

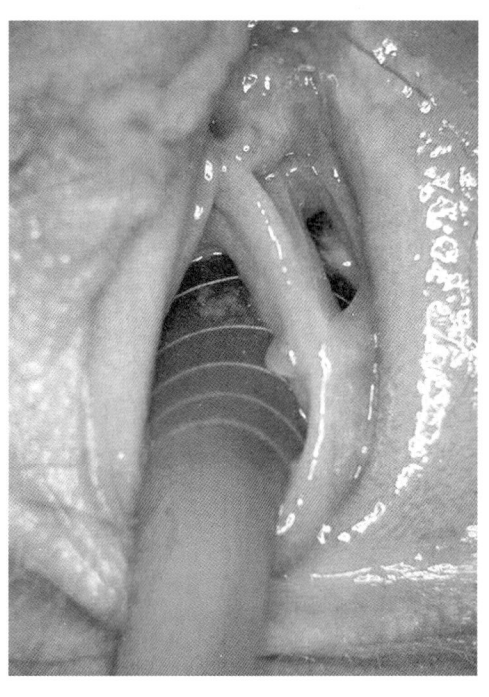

图21-10 用Foley导尿管将处女膜缘展平，明确处女膜隔（From McCann JJ, Kerns DL. The Anatomy of Child and Adolescent Sexual Abuse：A CD-ROM Atlas/Reference，Intercorp Inc.，1999.）

3. 蓝气囊技术

如果很难辨认处女膜的边缘，可将一瘪的蓝色气囊放在拭子尖部一起插入，以便增加粉红色黏膜之间的对比，使处女膜缘的形象更突出。除了气囊，还可使用紫色或蓝色检查手套的一个指头。

窥镜检查

窥镜检查很少用于性虐待的评估。对没有性经历，没有急性性虐待和明显损伤的患儿或青春期前的孩子来说窥镜检查是禁忌的。窥镜一般只用于宫颈的观察以及宫颈拭子的采集。如果你想使用窥镜，则必须在使用窥镜前观察处女膜的完整性，这会避免将医源性损伤记录为以前就存在的损伤。

肛周检查

请检查肛门周围区域有无创伤或性病的表现。可能会见到瘢痕、裂隙、疱疹性病变或乳头瘤。除非有症状或体征指示，否则不需进行直肠指检，请你记录存在的裂隙、瘢痕、擦伤或肿胀。

注意不要将肛周静脉淤滞和擦伤混淆。让患儿走一圈，站立几分钟，然后再检查肛周区域。静脉淤滞在体位变化后会消失。

性虐待病例的文件记录

对生殖器检查结果的解释要非常谨慎。如果你记录的生殖道检查结果为正常，你就可以安慰患儿和儿童福利机构，所有事情看起来都是正常的。但是很多人仍然不知道，体检结果正常并不意味着没有事情发生。因此，除了安慰，你还要说明检查结果的正常既不能反驳也不能支持揭发的性虐待。一定要指出在确定虐待是否发生方面，病史和揭发要比体格检查更重要。

如果体格检查的结果不正常，最安全、最理想的办法是将患者介绍给在儿童性虐待方面更有经验的同事作进一步的评估。请不要简单地认为检查结果就代表性虐待引起的创伤。更好的方法是说明该结果需要进一步的评估。绝大多数第三方儿科中心都拥有儿童虐待方面的专家，他们会提供很有价值的二次鉴别诊断。

病例

病例 1

病史：MacLeod 女士来院就诊，非常沮丧。她在星期五下午下班前挂了急诊号。当你一进入诊室，她就迫不及待地告诉你，她非常感谢你这么快能来看她和她 6 岁大的女儿 Chelsea。马上，她就告诉你 Chelsea 早上从她爸爸的屋子里回来后告诉她，她爸爸碰了她的私处，很痛。她说："我知道，我知道那个男人不能相信；因为他迷恋色情书刊，所以我们离婚了。我需要你给孩子做检查；我知道那个禽兽一定做了什么。就做详细检查，什么都可以；我要让这个人从我女儿的生活中消失！"这时，Chelsea 用眼角看着你，有些紧张。

策略

在这种情况下，可疑诊断明显是性虐待。然而还缺乏可以帮助你进行评估决策的详细信息。然而 Chelsea 的母亲现在还不能清楚地思考问题。她需要平静下来，需要对其引导。虽然她爱自己的女儿，想保护她，但是她现在被自己的情绪所羁绊，这会妨碍她理智的思考。另一方面，Chelsea 还很小，自己不可能掌控形势，任凭母亲反应的摆布。作为她的医生你有责任让孩子有安全舒适的感觉，评估其是否需要接受体检，保护她不受到父亲的伤害。

你的方法应该是打断 Chelsea 妈妈一股脑的揭发，将她的注意力重新引导到 Chelsea 的需要上来。请你建议给 Chelsea 找个单独玩耍的地方，以便你与 MacLeod 女士单独交谈。这会阻止 Chelsea 的妈妈在孩子在场的时候对孩子爸爸不适当的评论。

因为 Chelsea 的妈妈已经被她需要处理的事情弄得焦头烂额。请通过提问引导她说明所指控事件的经过和周围的环境。这样你就为你们的讨论定下了基调和议程，这样同时会帮助你获得你所需要的信息。

向 Chelsea 的妈妈解释你的思路。向其解释这件事情有医学的一面，这一面你可以处理；还有儿童保护的一面，你可以帮助处理；而且还向其解释你需要理解整个事件的过程以及 Chelsea 揭发的详细信息，帮助你决定最佳的行动过程。向其解释你需要上报的职责以及私密性方面的限制。最后，请详细告诉她你是如何决定 Chelsea 是否需要体检的。

花一点时间把事情搞清楚，将整个过程解释明白，这些会帮助 MacLeod 女士放松下来，并信任你，这样就可以不间断地进行病史采集。在病史问询过程中的适当时刻，将 Chelsea 带回检查室。这会让她熟悉这里的环境，和妈妈在一起，感受到妈妈的支持，而且如果可能的话，还可以在体检之前以及体检进行的时候和你交流。

一旦你收集到所有必要的信息，就可以作出决定，是否 Chelsea 应该被保护，不受到其父亲的伤害。如果你没有感觉到有伤害事件，请让 MacLeod 女士自己向儿童福利机构上报。但是，如果你和她有一样的感觉，或者你不了解整个事情的情势，那必须要自己上报。在每种情况下，你都需要制订随访计划；衡量 MacLeod 女士是否可对 Chelsea 提供支持；鼓励她寻找咨询机构，或寻求对她自己的支持。在以后的日子里你还需要重新对情势进行评估。

躯体虐待和忽视患儿的评估

组织所要提的问题

和性虐待一样，让问题尽可能地不带有选择项。当然，不是所有不带选择项的问题都会有明确的答案。你是否觉得，引导孩子将其受伤性质的原因揭发出来，是你的职责？其实你的工作职责是记录伤害，采集病史，确定是否有哪种疾病可以解释或说明这些结果。

为了让监护人在病史询问时更合作、更愿意提供信息，请你避免用责难的语气说话。如果发现的损伤几乎明确就是虐待造成的，可类似这样提问："Billy 受伤很严重；告诉我受伤的原因？"而不要这样说："谁让 Billy 这样的？"或"发生了什么情况？"

同样，询问受伤机制的问题也不能是引导性的，或者暗示你心中的受伤机制。例如，在评估一名股骨螺旋骨折的患儿时，请不要这样询问："他摔落的时候拧到腿了吗？"最好使用更加开放的提问，比如"告诉我他摔落的时候，身体是怎样运动的？"注意你的提问方式要避免对受伤机制有所暗示，这样监护人撒谎掩盖起来就比较困难。

即使是对孩子，没有选项的问题也会帮助你获得更好的信息。询问损伤的时候，要以一个非常宽泛的言语来表示你的关切，而不要听起来像个调查者那样。例如：

医生："这是什么？"
孩子："淤伤。"
医生："这是怎么搞的？"
孩子："用拖鞋打的。"
医生："你的意思是？"
孩子："我尿床的时候就挨打。"

现病史

有人请求你进行医学评估的时候，人们会希望你能提供一个意见，即受伤的病史和观察到的损伤是否一致。为了达到这一目的，围绕主诉的病史就必须广泛而详细。让病史叙述者仔细考虑整个事件的过程，并将其一点一滴地分解，这样你就可以确定讲述的病史是否和损伤一致。因为损伤可能是跌倒的结果，也可能是导致跌倒的原因，还可能是跌倒后发生的事情（如监护人扶起孩子的方式，而不是跌倒本身）。所以需要考虑损伤过程前后即刻发生的事情，以及整个事件本身的来龙去脉。

浸入性烫伤的特殊相关问题

对怀疑有浸入性烫伤的病例要明确询问身体的体位和滚烫液体的关系，以及皮肤接触该液体的时间长度。讨论病例的时候，记住你必须去理解烫伤是如何发生的（如暴露时间和体位等），而且还可以给儿童福利工作者提供有帮助的建议，建议他们接下来的调查应如何开展。你要确定将你的怀疑报告给某人后，他能理解马上进行现场调查的重要性。你要记录最高水温，以及热水需要多长时间才能到达打开的水龙头。此外，现场检查会为支持或否定用来解释烫伤的病史提供有价值的信息。这种信息已经被证明对以后专家评价病史可信度非常有帮助。

既往史

由于在评估可疑虐待儿童时，常可发现以前的老伤。请记录以前的创伤病史如摔伤、头部损伤、意识丧失、癫痫、烧伤、骨折或其他皮肤创伤。如果孩子出现淤伤，你应该担负的主要职责是，针对每个淤伤，能否有合理的解释。

有些家长或监护人，不能明确解释孩子全部的淤伤。此外，他们也许不回答问题、遮遮掩掩或夸大小问题（如常见和不常见的淤伤）。回顾其他医务人员的病历可能会有助于解释现有的问题，并辅以从监护人那里获得的病史进一步确证。

○ 关键点
即使最勤奋、最不虐待孩子的家长也不一定会清楚自己孩子身上每处淤伤的来历。并不是所有不能解释的淤伤都有问题。

产前及出生史

评价婴儿的时候，应该考虑到宫内感染的可能性。出生过程中会产生无法预料的损伤或骨骼畸形，可能被误认为虐待。因此，应该专门针对这些问题和病历进行询问和回顾。例如，母体梅毒的筛查结果就和虐待有相关，因为先天性梅毒可产生广泛的骨膜炎，在X线片上类似于痊愈后的骨折。同样，应该询问分娩是否困难、损伤与否或者是否使用器械如真空吸引或产钳助产。对分娩过程中存在的分娩中断、体外转胎或过度牵引、巨大儿或急产等情况都应该记录。如果可能，请你亲自复习出生记录或咨询分娩时的助产人员。

请你询问并记录出生后维生素K预防性使用的情况，给药途径也要记录，因为肌注比口服更有效。在家出生，或由非医院的其他从医人员接生的孩子，可能未使用过维生素K，这会导致这些孩子有罹患新生儿出血性疾病的风险。新生儿出血性疾病的表现和儿童虐待非常类似。

○ 关键点
即使看起来没有创伤的分娩过程，也会造成在产后阶段漏诊的骨折。

发育

请仔细注意患儿的发育规律。如果损伤和用来解释的病史与孩子的发育阶段不匹配，你就应该质疑真正的损伤机制是否被上报。举个典型的例子，一名一个月大的婴儿出现股骨螺旋骨折，报告的原因是因为父母的疏忽从摇床上翻下来所致。婴儿通常不会这么早学会翻动，因此这种病史就和孩子的发育年龄不符。同样，请注意还不能移动的患儿出现的淤伤。不会移动的患儿出现皮肤损伤的情况非常罕见。如果这些淤伤无法解释，则提示需要对施加的损伤进行进一步的评估。

谨记有些孩子会较早达到一定的发育阶段。请不要只依靠年龄来猜测孩子到达的发育阶段。通过对孩子的观察，找出判断孩子到达发育阶段的其他证据，比如观看家庭视频或照片或让第三方人员证明。

○ 关键点
孩子在会爬之前很少会出现淤伤。

个人史

可通过良好的个人史问询以排除类似躯体虐待或儿童忽视的其他疾病。以下列出了一些类似疾病中值得关注的症状。

某些先天性或获得性出血性疾病，可出现淤伤。个人或家族有显著出血的病史，如新生儿包皮环切术或拔牙后出血较多、经常出现鼻出血、牙龈出血、便血或呕血、母亲月经较多或产后出血可能提示这些疾病。

有些情况看起来像愈合后的骨折，但是实际上却和其他导致骨膜炎的骨科疾病有关（如

Caffey 病）。该病会出现发热、不适、骨痛或其他不确定的前驱症状。

发育延迟、生长障碍、长期的巨头畸形、喂养困难或并发疾病期间突然出现衰弱都是罕见代谢性疾病的线索。这些疾病可出现"不明原因"的硬膜下出血或脑病，可能和虐待导致的颅脑损伤相混淆。

最后，发热、疼痛或中毒症状可能提示有疱疹或葡萄球菌性的皮肤感染，这些疾病可出现水疱，和烫伤症状类似。

○ **关键点**
儿童虐待的鉴别诊断在病史询问和体格检查的每一个步骤中都应该考虑到。

营养

喂养史也很重要，尤其是婴儿或怀疑有儿童忽视的幼童。患儿病情严重的时候（如虐待导致的颅脑损伤），最后一次进食的准确时间，可为孩子正常的最后时间提供线索（不正常的孩子进食通常不正常）。此外，对饮食的评估可发现营养素如维生素 C、D 和 K 的缺乏，这些营养素的缺乏分别可导致坏血病、佝偻病或凝血功能障碍等疾病。维生素 C 和 D 缺乏的时候，X 线表现可能会被误以为是干骺端骨折。

怀疑有亲子依恋时，营养状态的检查也很重要。同样，如果怀疑有儿童忽视，请注意孩子的热量摄入量，并确定报告的摄入量能否符合生长和发育的需求。请准确记录给予食物的种类、频率和数量。这可以帮助你确定病史和临床表现之间的不一致性。例如，有个母亲声称自己 2 个月大、体重明显不足的孩子，每 3 小时食用 220 克配方奶粉，她就可能没将孩子准确的进食量报告出来。

请询问孩子的食欲和喂养习惯。很多监护人都会描述他们喂养自己孩子的时间和孩子的进食量。如果不能够描述这些基本信息，就会让人产生对家庭环境，以及对上报的喂养计划可信度的担心。你要找出是否是孩子自己找着让人喂养；或者是孩子是否半夜醒来要求进食；小孩子是怎么表达自己是饿着还是饱了？孩子是否会流涎、呕吐、咳嗽、干呕；或者有无进食后感觉很痛苦？喂养的时候，乳汁是否会从嘴巴里溢出来？对于配方奶粉喂养的婴儿，要找出配方奶粉是否被稀释或混合；如果这种操作会导致配方奶粉的热量降低，就可以解释有些难以解释的生长发育问题。

有一个方法最可信，可独立有效地了解孩子的喂养习惯，就是让他们住院观察。记录监护人能否具有正确准备配方奶粉的能力。观察孩子进食以及监护人喂食的能力。仔细注意孩子与父母的沟通，以及孩子的行为。长期不能得到良好喂养的孩子，可能会出现继发性厌食，不会有饥饿的表现。医院内的医务人员不难确定，病理性喂养的行为，这些行为可以解释孩子不能生长的原因。

从各个可能的途径回顾孩子的生长图表。这些图表会为那些被低估或遗漏的长期问题提供图形证据。

睡眠和行为

虽然你可能想询问睡眠或行为，但你不一定会收集到很多信息，但是和监护人讨论这些问题可以获得父母抚养技巧、期望和信念等有价值的信息。有关睡眠和行为的信息，会支持或解除那些对不明显的虐待的疑虑。

缺乏常规的习惯可能会提示家庭环境的混乱，这种情况常见于儿童忽视。看电视过多可能意味着孩子和父母缺乏沟通。

询问父母对孩子的行为管教的方法，是否在家里会使用体罚措施。应该记录惩罚性的、和年龄不相称的以及过度的体罚措施。

家族史和社会史

除了记录和孩子生活在一起的人之外，还要确定谁接触过孩子，这一点很重要。在保育院或和临时保姆在一起，父母分开监护，以及最近探访的日期都有助于证实和特定社会情势有关的损伤。再次申明，请不要坠入在你的医疗权限之外的案例调查陷阱。

询问父亲和母亲对怀孕和分娩的反应，注意父母是否喜欢孩子，是否和孩子很亲密。家长患有精神疾病、经济问题、单亲家庭、孩子有较高的医学需求、家庭暴力或药物滥用等家庭应激因素，都可导致亲子依恋困难或增加虐待的可能性，因此都应该引起你的注意。缺乏社会支持（家庭和朋友），以前有过儿童虐待的家庭，或应对问题的技巧较差，都可导致虐待，因此也应该加以记录。

家族史会提供线索，以鉴别可能和虐待混淆的疾病。家族成员的近亲结婚，可导致后代出现可能类似于虐待的代谢性疾病。例如，早发型听力缺失病史，家族牙病史，以及多发性骨折（可能提示成骨不全）。

可疑躯体虐待的体格检查

躯体虐待的体格检查的原则，和性虐待的原则一致；检查应该全面，不能只针对身体的某一区域。尤其在儿童忽视的时候，彻底的检查可能会明确以前未发现的需要治疗的健康问题。如果对还未说话的孩子怀疑有躯体虐待（一般指2～3岁以下的孩子），则单独体格检查也是不够的，强烈推荐进行骨骼形成调查、骨质核素闪烁扫描、头颅成像（MRI或CT），以及由眼科医生进行眼底镜检查。对年龄大一点的孩子来说，隐蔽的损伤不太可能会被遗漏，单独体格检查就足够引导进一步的处理。然而，对所有孩子来说，检查的目的都是记录淤伤、瘢痕、生长指标以及一般的健康状况。所有孩子都必须接受身高、体重及头围的测量，因为这些结果会有助于对既往健康状况的评价。

一般的检查应该主要关注肌肉、骨骼系统，寻找旧伤、新伤或进展损伤的表现。观察孩子在休息和玩耍过程中的表现，以检测畸形。有些瘦弱的孩子肋骨上可见骨痂。注意观察四肢的活动范围减小或防护性动作。对四肢和全身表面进行触诊，寻找触痛或肿胀。软组织疼痛性肿胀，会预示有淤伤正在形成，应该在几天后再次进行评估。此外，明显的肿胀或饱满，可能提示以前未发现的陈旧性骨折，已有骨痂形成。

淤伤通常隐藏在被衣服遮盖的区域，所以你必须检查全身皮肤。这一过程包括掀起头发检查头皮和耳部，还有有意识地观察经常被遮盖的皮肤区域。虽然你不应该强迫孩子，但是谨记，孩子不愿让你检查身体的某个部位（如腿和背部），可能是为了掩盖损伤。

有时，淤伤很难和胎斑（也叫蒙古斑）、牛奶咖啡色素斑或其他色素沉着性胎记鉴别。有时，有些玩标记染液的孩子出现的皮肤变色，也可能被误解为淤伤。帮助判断病变真实性质的方法有几种。用酒精棉擦拭病变，标记液或其他染色液很快会被擦掉。触诊的时候可以按压一下病变，或者，用玻璃玻片轻轻将病变向皮肤处按压。如果皮肤变白（施压的时候颜色消失），则说明不是淤伤是皮疹。如果还不能肯定淤伤的性质，可在几天后重复检查。这会让你明确可疑病变的性质。淤伤会逐渐变淡，改变颜色或形状，而痣或胎记的颜色则会保持均匀一致。

○ **关键点**

有些病变和淤伤很难鉴别。如果有疑问，可使用辅助检查手段或几天后复查。

头颈部

仔细检查轻微损伤。将头发分开，观察头皮是否因淤伤有轻微的变色。对头皮进行触诊，寻找观察不到的血肿。寻找脱发的地方，这种区域可能会有创伤。婴儿还要触诊前囟。前囟紧张或突出可能是颅内出血或脑水肿的表现。还要触诊骨缝，展开可能预示着出血而导致的慢性颅内压增高。对婴儿来说检查既往和现在头围的变化是非常重要的，其增长的方式可能预示着头颅生长异常的准确时刻，因此也说明了虐待导致的头颅损伤大约出现或发生的日期，这些都可能和报告的症状和体征有关。

彻底检查口腔，评价舌系带的完整性。检查上颚和咽部寻找淤点，将异物暴力插入口腔可能会导致这种情况。仔细检查牙齿寻找蛀牙、脱落或断裂。异常牙列可能是因为成骨不全导致的，这种病可导致在外力较低的情况下就可出现骨折。观察上（下）颌角以及颊部寻找淤伤等可能的损伤。

检查眼睛寻找轻微的结膜下出血或前房积血。还要注意巩膜的颜色。变为蓝色（轻度可见于正常婴儿）可能为结缔组织障碍，偶尔淤伤也可发生。对所有婴儿都必须进行视网膜检查。虽然直接的眼底镜检查就可发现有关的视网膜出血，但这只能在视网膜比较靠后的情况下才能看到。因此，用直接眼底镜检查未发现视网膜出血，并不能表明视网膜出血不存在。扩张型间接眼底镜检查对婴儿来说就足够用了（由眼科医生进行）。这种检查可以沿着环绕锯状缘的各个方向观察视网膜。

检查耳部寻找是否有鼓室积血或鼓膜穿孔。要特别注意耳后区域和耳郭，这些地方出现的淤伤，一般都不是偶然的事件造成的。

胸部

对婴儿来说，要触诊肋骨和胸部，寻找骨痂形成的包块或骨折时肋骨断端互相摩擦形成的捻发音。你也可以寻找肋骨串珠（肋骨和椎骨连接处的骨质胀大），这种体征常预示有佝偻病。

腹部

腹部检查时要注意腹腔内损伤。不要被没有淤伤所欺骗；即使重击也不会在腹部留下印记。检查实质器官或肋椎角是否有触痛，这可能提示有包膜下血肿，还要检查腹膜征，该体征可提示脏器穿孔。

生殖道

对考虑为躯体虐待（不同于性虐待），并不伴有生殖系统表现的女孩，外生殖器检查就足够了。

对男孩来说，应该仔细检查阴茎和阴囊。一定要将整个阴茎和阴囊都看清楚。对于没有做包皮环切的男孩，要检查其包皮及包皮的回缩性。阴茎系带可能会在创伤中受损，因此在没有包茎的时候应该查看。对睾丸进行触诊，检查是否有积液或血肿。阴囊有淤伤并不表明一定有阴囊创伤，应该考虑到有腹腔内出血的可能（如果孩子存在鞘膜未闭）。

神经检查

神经检查主要用于评估意识状态。小婴儿的发育还极不成熟，用神经检查法很难检测出颅内血肿。为了不遗漏颅内损伤，在给小婴儿做检查的时候还应该辅以头颅成像或眼睛检查。

可疑儿童忽视的体格检查

在营养不良或儿童忽视的时候，应该考虑将患儿收入院接受观察。入院后长时间收集的信息会对长期忽视的诊断提供支持，或者发现对检查结果的合理解释或病因。

记录患儿的生长指标。身高体重比例，可作为评价营养状态的有用工具。此外，以孩子的实际体重为基础画出与标准50%年龄别体重生长曲线的平行线，以此来表示出年龄别体重。这会让没有经过专业医疗培训的工作者清楚地了解儿童营养不良。要描述9个月大的孩子，用"孩子的大小相当于2个月大的婴儿"这样的话就比说"孩子在第3百分位数以下"这样的话更清楚。

除了看体重减低的量之外，你还要寻找臀部和四肢上过多的皮肤皱褶、张力减退、瘦削、严重尿布性皮炎或斜头畸形等。在没有先天性斜颈的情况下，斜头畸形可因为长期卧床而导致。你需要观察孩子的姿势。有些长期剥夺的孩子常会出现婴儿的姿势，通常这些姿势会在出生后4~5个月消失（如肘部、髋部和膝盖屈曲，双拳紧握并贴近面部）；感觉剥夺的典型姿势是肩部持续外旋、肘部屈曲、臂部旋前、手部靠近头面部，并常常紧握双拳；有时还会出现和蛙式体位类似的髋部和膝盖屈曲，伴足部旋后（图21-11）。

注意孩子的性情和行为。孩子爱与人交流还是比较孤僻？面对陌生人时会出现适当的腼腆，还是和所有人都很依恋？很多被长期忽视的孩子都会出现孤僻离群的典型行为。有些孩子甚至对疼痛的反应都较低。很多被忽视的孩子会频繁撒谎、待人冷漠，只会用眼睛盯着看，人们称这种症状为雷达样凝视或冰冷性警觉。注意孩子是否饥饿或厌食，这是孩子喂养不好的证据。然而，请记住：患有进行性营养性忽视的患儿，常会出现继发性厌食，这不是导致营养摄入减低的最初原因。

评估并记录孩子的发育年龄与其实际年龄是否相当。缺乏刺激可导致发育延迟（反之亦然），

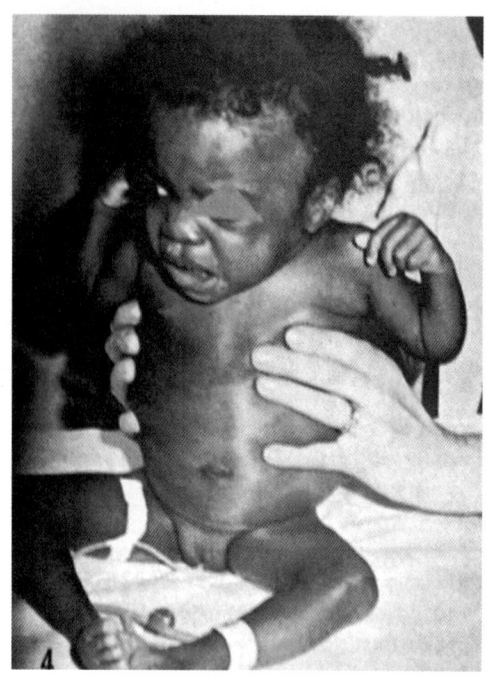

图 21-11 忽视儿童的顽固性婴儿姿势（From Krieger I, Sargent DA. A postural sign in the sensory deprivation syndrome in infants. J Pediatr, 1967, 70（3）：332-339.）

尤其是粗大运动和语言方面。请您先确保完成了初步的发育评估，评估需要在治疗、抚养安置或改变抚养环境后重复进行。受忽视的儿童在喂养变好或受到环境刺激后，会出现快速、强烈的追赶性发育；而器质性障碍导致的发育迟缓不会出现这一特点。

要特别注意父母和孩子间的交流。父母出现时孩子会不会有反应？如果长期忽视让这些孩子了解父母不会满足他们的要求，那么当父母出现时这些孩子也不会和他们有很多的交流。父母是否来询问或证实孩子的诊断？有些家长会来，但是不会和孩子有任何的交流；这一点非常重要，因为其可能预示着存在依恋问题。注意家长怎样对待孩子，他们通过什么样的方式抱孩子、挪动孩子，是否换尿布及安抚孩子。他们对孩子温柔还是草草了事？他们和孩子玩耍的方式和孩子年龄相匹配吗？他们和孩子交谈，给孩子唱歌吗？孩子要他们抱时，他们会抱吗？有些家长根本不管孩子的要求。

记录检查结果

记录好你和医院的医务人员对家庭互动性的观察。有经验的护士或其他长时间照看孩子的医务工作者，都有助于这项工作的完成。文件记录必须建立在客观观察的基础之上。避免会使你出现偏见的价值判断和主观意见。

照片拍摄的注意事项

随着数字照相术和照片处理软件的出现，一定要小心照片在拍摄后不能被改动。

为了彻底避免该问题，如果病例涉及法律问题，检查结果的记录还是以传统的胶片照相方法为佳。然而，在现实社会中，许多会拍照片的职业人员都使用数字照相机。高质量的数字照相机还是可以用于记录结果的。为了保证质量在最高水平，在拍片时应该注意：

- 相片中有患者的标识号，最好不是患者的姓名。在尺子上贴个贴纸就很不错。
- 照片拍摄完成后就不要改动（包括亮度和对比度）。如果需要，儿童福利官员或警察可以在以后进行技术修改。
- 照片拍摄完成后，立即将其原封不动的拷贝到电脑上。
- 在 CD 上保存一份照片的复本，每个患者有一个单独的 CD。
- 使用加密软件保护数字文件的完整性。
- 在文件上置入照片的硬拷贝，并在其背面刻上诸如此类的签名："我证明这些照片拍摄于 2009 年，且从未改动。"

如果可能，每个患儿使用一个单独的文件夹。

拍照的时候，谨记任何看到照片的人都能识别出照的是身体的哪个部位。为了达到这一目的，请将涉及的身体部位拍一个全景，然后再拍摄特写。

由于强大的变焦能力，显示的病变大小对不熟悉的观察者来说是歪曲的。为了避免这一困难，在视野中放一把尺子或其他带刻度的物体，可以评估皮肤上发现物的大小。如果没有此类物体，可在视野中使用熟悉的物体如硬币，也可起到相似的效果。

总结

对可疑虐待或忽视儿童进行完整的评估是一

个很复杂的过程。病史和体格检查过程的每个方面都会有作用,甚至对那些答案无法立即明确的情况,会提供非常关键的线索。通过系统的病史采集和体格检查,以及通过对提问孩子和记录方式的留心,可以增强你评估此类患儿的信心。尤其在需要特殊检查技巧的可疑性虐待的时候,人际间友好的沟通技巧、充满感情和随机应变的能力,都会让患儿放松,更好地控制自己。

最后,注意你的观点对儿童保护和犯罪调查具有强烈的暗示意义,要注意你的措辞。尤其在性虐待的时候,所有能够支持或证明虐待的结果都应该由有儿童虐待处理经验的医生审核。

(盛 晖 译 张雪峰 校)

推荐阅读

Adams JA: Guidelines for medical care of children evaluated for suspected sexual abuse: an update for 2008. Curr Opin Obstet Gynecol 20:435–441, 2008.

Block RW, Krebs NF, Committee on Child Abuse and Neglect and the Committee on Nutrition: Failure to thrive as a manifestation of child neglect. Pediatrics 116(5):1234–1237, 2005.

Kellogg ND, Committee on Child Abuse and Neglect: The evaluation of sexual abuse in children. Pediatrics 116(2):506–512, 2005. http://pediatrics.aappublications.org/cgi/reprint/116/2/506.

Kellogg ND, Committee on Child Abuse and Neglect: The evaluation of suspected child physical abuse. Pediatrics 119(6):1233–1241, 2007.

Kellogg ND, Committee on Child Abuse and Neglect: Oral and dental aspects of child abuse and neglect. Pediatrics 116(6):1565–1568, 2005. http://pediatrics.aappublications.org/cgi/reprint/116/6/1565

Kellogg ND, Menard SW, Santos A: Genital anatomy in pregnant adolescents: "Normal" does not mean "nothing happened." Pediatrics 113(1):e67–e69, 2004.

第 22 章　儿童在健康决策中的恰当作用评估

Nuala P. Kenny · Linda E. Skinner

> 为了确保对儿童和青少年的健康作出最好的决策，这些决策应该由医疗团队的成员、儿童或青少年的父母、有时候还要由儿童或青少年自己作出。随着儿童和青少年的成长，他们在决策中所占的比例应该不断增加，直到他们有能力自己作出有关治疗的决定为止。
>
> ——加拿大儿科学会生物伦理学委员会

儿科实践中，理想的医疗决策的制订是一个涉及家长、医生、医疗团队的其他成员的协作过程，在适当的时候还需要患儿自己参与决策。长久以来，儿科医生的传统是帮助家长为其孩子作出健康决定。随着这些决策越来越复杂，医生就需要很高的技巧和家长交流治疗预后，以及各种治疗干预措施的风险和益处。对于婴儿和幼儿来说，家长作为主要决策人的作用是毋庸置疑的。社会信赖对孩子有爱心、关心照顾孩子、有责任感的家长，他们有权作出对自己孩子最有利的医疗决策。

儿科医生对自己的儿童和青少年患者承担着独立于父母权利之外的道德和法律责任。儿童通常被排除于医疗决策之外，是因为人们认为他们缺乏这样的能力，而且不能自主。然而，随着儿童积极参与医疗决策的伦理学研究不断进展，人们认识到婴儿和青少年参与和其生命及健康有关的决策的能力是有着很大差异的，而且，我们缺乏判断孩子在决策中起到的恰当作用的明确标准。随着我们对有能力的成年人参与健康决策的期望与日俱增，我们仍然有伦理方面的要求，要改善儿童和青少年的参与性。人们希望儿科医生能够理解不断变化的伦理学考量，了解自主性和决策能力不断增长之后的发育科学，并希望儿科医生能具备评价儿童能力的必需技能，帮助家长决定患儿在医疗决策中的恰当作用。随着孩子不断成熟，他们对参与医疗决策的兴趣也不断增加。在这种决策中评估孩子的作用是很重要的，这是因为儿童在决策方面的成熟是一个持续的过程。

儿科环境下的医患关系

儿科环境下的医患关系一定是和孩子以及家长的共同关系。关注家庭中的孩子是这个专业的一个特点。我们要决定让孩子适当地参与决策并不意味着要在家长和孩子之间树立起敌对关系。这种决定并不是要准确地量化谁最终说了算。其实，我们的目的是认识并维持家长和成熟孩子之间的平衡。决策的胜任能力是确定孩子参与决策与否的一个必要条件但非充分条件。

医疗决策的制订过程对确定孩子的恰当作用是非常重要的。在基本的医疗护理背景下，儿科医生的知识对孩子和家庭来说，在确定孩子的最佳利益、帮助家长决定孩子的恰当作用方面都是非常有价值的资源。

在医院和专业护理中，会有很多其他因素影响孩子的参与性。急性病或急性损伤常需要很快作出诊断和治疗的决策。这时就没有足够的时间去评价孩子在这种情况下的恰当作用，所以这时就应该相信父母的判断。然而，尽可能地让孩子参与决策也是有一定的理由的。比如患有慢性疾病的孩子在医学决策方面具有超过自己年龄的知识和经验，他们的积极参与对治疗和护理是至关重要的。临床医生通常已经和这样的孩子和家庭建立了稳定的关系，这能够让医生很好地了解患儿和家庭，发现亲子之间交流方面可能存在的和已经显现的各种矛盾。

威胁儿童或青少年生命的疾病常常会带来更大的挑战。有些家长拒绝让孩子以任何方式参加生命终结的决策。有些家长甚至直接禁止医生告诉儿童或青少年真实的病情，这会为深入的交流和信任带来严重挑战。本章不对这种情况所导致的伦理困境进行进一步的讨论。在此，我们主要关注医生评估患儿在医学决策中的能力，以及帮助家长和孩子进行决策所需要的技巧。参与医学研究的情况则更为复杂，此处不作介绍。

父母和家庭的传统作用

父母主要负责保护和推进自己孩子的利益。养育孩子的父母或抚养人的背景越来越复杂，包括双亲家庭、单亲家庭或混合家庭、福利院抚养、同性配偶的孩子以及无房家庭。这些家庭和社会因素形成了决策的背景和内容。不忽视、不剥削、不虐待自己孩子的父母在为孩子作决定时通常会考虑得非常周到。这种慎重的原因有很多种，其中一些为：

1. 孩子还没有能力；
2. 父母对孩子最佳利益的了解；
3. 父母对推进这些利益的义务；
4. 父母要负担为孩子作出决策的部分后果。

正式情况下，父母会作为孩子的替代决策人出现。第三方决策人的形式有两种，一种是委托，一种是替代。委托是指有行为能力的人指定的人员，在其丧失行为能力的时候该指定人员做其代表，使用的标准是代替其委托的人员进行判断。委托人会尽可能作出被委托人想要的最佳决定。

父母是替代决策人。替代从通常观点或法律观点来看，就是那些有权利为还没有或不会表现出自己价值或喜好的人作出决定的人。替代的标准是为被代表人的"最佳利益"作决定。很明确，根据从医学角度和父母及监护人的角度判断，"最佳利益"是很复杂的，而且常常会有争议，这已经被父母对最佳利益的不同理解所证实。父母在确定最佳利益时会考虑自己孩子独特的特点，如：年龄、疾病、个性和成熟程度，但是他们没有和委托人一样的成熟。

此外，父母会以多种不同的方式引导孩子在决策上走向成熟。这种差异和孩子的个性和家庭的宗教、道德及文化特征有关。有些父母对孩子极端保护，从各个方面限制孩子参与决策，包括信息的透露。有些家长会在较早的年龄就推进孩子参与决策。

孩子需知的医疗信息，尤其是和预后相关的信息，可能会引发家长、医生和医疗团队其他成员的冲突。即使对已经有决策能力的孩子，父母仍然会有很好的理由，为了孩子一生的目标限制其现有的自主权，因为孩子是以有限的经验作为基础作出决定的。最后，家庭的利益和目标也很重要。医生只会为孩子的医疗需要考虑，家长则会为孩子的所有需要考虑，还要承担为孩子作出医疗决策的后果。家长必须在孩子的最佳利益和家庭的最佳利益间取得平衡。

推进尊重孩子参与医疗决策的理解

尊重家长的自主权是目前伦理实践中的一条基本准则。知情后再作出选择是尊重自主权的主要方法。知情选择的伦理学要求包括：

- 信息（这样决策的作出就会有理有据）；
- 能力（理智的决策，了解了风险和后果）；
- 自由或自愿（脱离过度的恐惧、影响及强迫）。

尊重儿童和青少年患者包括尊重他们正在发展过程中的自主性、尊重他们对父母和家庭的依赖性，以及尊重他们在信息和情感上的需求。在知情后作出自主的选择的行为能力与决定的内容及决定的本身有关。通常，风险和伤害水平越高，需要的行为能力也越强。即使患儿的决策能力还未发育成熟，尊重他们对信息的隐私性、保密性、真实性以及可信性的需要都是很重要的。儿科医生的任务是把尊重孩子的参与和父母的权威性平衡起来并作出判断。真正的问题是："孩子在健康决策中恰当的作用是什么？"

儿科医生必须评估以下问题：

- 孩子想知道什么；
- 孩子能理解多少；
- 孩子的决策能力在决策中的作用；
- 为了适当地参与治疗，孩子需要知道什么。

已经有人制定了专业指南帮助医生进行这方面的评估。美国儿科学会（AAP）确定了以下三类儿童：

1. 缺乏决策能力；
2. 决策能力正在发展；
3. 具有决策能力的年长儿童和青少年。

为了能够用于指导，AAP 创立了同意或不同意的概念，来识别第二类决策能力正在发展的孩子。然而，这些概念和分类在实际应用过程中都很容易混淆，而且还容易自相矛盾。如果孩子的意见和父母的决定一致那还好说，如果孩子不同意父母的意见，我们就搞不清楚这种否决在道德上的权威性，因为这项否决是还没有行为能力的人作出的。

以下的一般分类被进一步细化为四类以确定孩子更广泛的需要和能力：

1. 没有交流能力的孩子（新生儿及幼儿）；
2. 有一定交流能力但是无成熟决策能力的孩子（年幼学龄儿童）；
3. 有一定交流能力，决策能力正在发育的孩子（年长学龄儿童）；
4. 有成熟决策能力的孩子（即决策成熟度和成年人相当）。

第 1 类孩子中，父母的作用是明确的。父母为自己孩子的替代决策人。对此类孩子，儿科医生的作用就是传统地为孩子提供治疗，为父母的决策提供信息和支持。

对于第 2 和第 3 类孩子，就应该确定孩子在健康决策中所起的作用。儿科医生为评估这些孩子的能力及参与的需求，应提供医学和发育学上的专业知识。我们在此处总结了一些儿科医生或医疗团队的其他人员的特殊评估技巧，可用于更明确的判断此类孩子的作用。即使孩子还没有成熟的决策能力，认识信息和参与的需要也非常重要。

第 4 类青少年的作用是很复杂的。有些用于评估年龄较小儿童的技巧也同样适用于青少年。我们会在本章中专门开辟一节，讨论有关成熟青少年的问题。

评估孩子在健康决策中的作用

虽然我们希望让儿童和青少年在参与医疗决策中受到尊重，"但是在记录的有关儿童行为能力的科技文献和在知情同意过程中儿童参与方针的建议之间，还存在巨大的差异"。这一领域需要更多的研究。此外，还有一个担忧，那就是生物伦理学中占统治地位的观点："Piagetian 儿童发育年龄阶段理论强调，儿童在知情后自主决策的无知、缺乏经验与无能。"最新的社会研究，尤其是基于慢性病和残疾儿童的研究发现，通过传统发育心理学检查，这些孩子具有比传统观念更高的知识和能力。这一领域需要作更多的研究探讨。

在经验证据和确定孩子在医疗决策中的作用的不同方法的限制之内，儿科医生有一些基本的责任。为了了解儿童或青少年对决策的参与，儿科医生必须评估患儿的以下能力：

1. 交流；
2. 推理；
3. 具有稳定的价值观：即有"好"的概念。

儿童的交流能力

拥有决策能力首先需要具备理解和表达语言的能力。对孩子理解健康、疾病和治疗等基本概念的能力的评估，在确定孩子在医疗决策中所起的作用时非常重要。虽然口语能力的发育很早，但是每个听过孩子说话的人都知道，孩子们对语言的使用和大人们理解的方式是不一样的。

孩子语言和认知的发育，必须要足够理解医疗决策中的主要信息，比如风险、疼痛、后果和死亡等，这些都需要一定的生活经验。监护人对孩子能否理解这些概念可具有合法的不同意见。

向孩子传达医学干预的信息，是确定孩子理解力的必要步骤。但是，多少信息是足够的呢？和与父母交流一样，你必须将疑难或复杂的信息逐渐分解开。如果到达了孩子的理解极限，更多的信息只会产生焦虑和恐慌，而且在达到极限的那一刻会产生抵触。让孩子自己告诉他想知道多少信息是一个很重要的策略；这会给孩子能够控制形势的感觉。图 22-1 是一名 12 岁小朋友的绘画，用来询问一个用语言表达很困难的问题。

倾听也非常重要。孩子可以用语言和问题直接表达自己的恐慌情绪，因此就显得更坦然，显得比真实的自己能更好地应对问题。这一现象可以适用于慢性病或残疾儿童，他们对医院的术语和常规都非常适应。

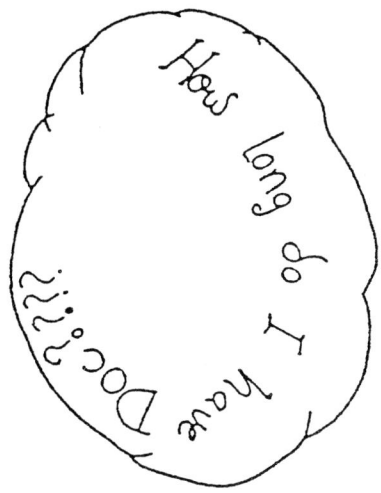

图 22-1　孩子的图画:"我还要看多长时间的病?",孩子用这张图来询问用语言无法表达的问题(From Sourkes B. Armfuls of Time. Pittsburgh: University of Pittsburgh Press, 1995.)

病例

病例 1

病史:Rachel,女,8 岁,4 个月前被诊断为高风险性淋巴细胞白血病。患儿出现多种并发症,且白血病仍未缓解。其全身性感染刚刚被控制。患儿确诊时病情危重。治疗观点很明确,就是继续化疗。患儿的父母对给女儿进行的所有处置都非常紧张,患儿的责任护士和一名儿童生活专家对此感到忧虑。患儿老是强调不想用药,在过去的几周内,患儿说想成为一名"和上帝在一起的天使"。她对治疗非常抵触,不愿意接受任何医学处置。现在的问题是遵从她的意愿中断治疗,还是强迫她继续治疗。

因为疾病,Rachel 经历过休克和失血,也经历过躯体的疼痛和压力。为了应对这些问题,她需要了解自己身上发生了什么。她拒绝进一步的治疗是这种情形下非常常见的情况。此外,这也代表一个契机,Rachel 正在试着对她感觉到难以控制的事情进行控制。

然而,患儿仍然有被治愈的希望。家庭的信念和经历让她对语言和对这些概念的理解变得丰富起来。在这种情况下,Rachel 的父母在相信患儿会没有痛苦的死去的慰藉,和因为她说想变成天使而害怕她想"放弃"的恐惧之间轮回。

Rachel 是否理解相关医疗决策的方式?患儿是不是只是简单的重复她所听到的话语?她是不是真的把天使和死亡等同起来?所有年龄的孩子在进行很多很重要的交流时都是不用语言的。很多比 Rachel 小的患儿也十分想找到自己疾病的含义。

策略

Rachel 才 8 岁,对可能性和结果的推理能力才刚刚发育。她能够使用思维过程去评价事物,对时间和事物关系也有了概念。然而,她仍然具有一些奇幻思维的元素。有很多策略都可以帮助我们倾听像 Rachel 这样的孩子,这样我们就可以更好地理解他们的恐惧和希望。

人形玩具是一种简单的人体形状的玩具(图 22-2)。它和孩子自己的玩具都可教会患儿了解自己的疾病,同时我们可以对其理解力进行评估。对 Rachel 来说,玩具就可以代表她想成为的天使。和玩具一起玩,谈论玩具,都可帮助 Rachel 的父母及医生更好地了解患儿是怎样将自己比作天使的。因为孩子使用的是具体的语言,家长或抚养人会觉得他们理解的比他们所能理解的更多;实际上,如果交流工具合适的话,孩子可以表达并确实能表达很重要的问题。

在与 Rachel 的交流中,她的看护人和家长使用人形玩具代表一个天使,然后他们开始问她类似这样的问题,"谁和天使在一起?每天天使会做什么?天使住在哪儿?"

Rachel 的回答让家长和抚养人明确,患儿对天使的理解和成人有很大的不同。患儿认为,天使就是可以和家人待在一起,和朋友玩,而且最重要的是,这些都可以保持不变。

儿童的美术作品可以提供很多有关其意识、理解力和恐惧的重要信息。倾听孩子对自己作品的解释,是成人评估孩子对抽象情势理解力的重要手段。让 Rachel 的医生和家庭对她的信念有明确的了解是非常重要的。Rachel 对图画中把自己画成天使的解释，给了他们另外一个达到这一目的的手段（图 22-3）。询问和 Rachel 在玩人形玩具时一样的问题，可以帮助成年人通过患儿的视角看待天使这一问题。

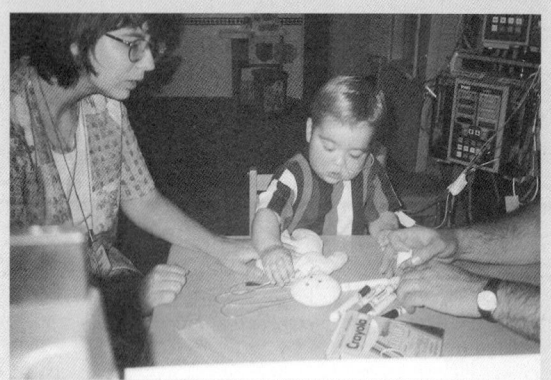

图 22-2 玩人形玩具的孩子

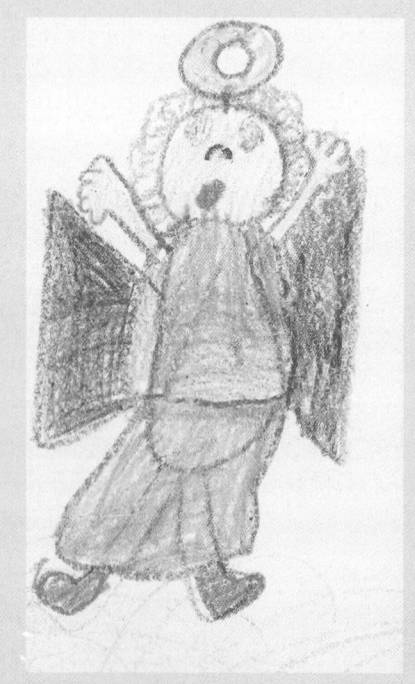

图 22-3 孩子把自己画成天使

评论：这些策略都可帮助 Rachel 的父母和看护人理解她的恐惧，也确信她拒绝治疗的理由是治疗结束后就可以回家。对 Rachel 来说，死亡的永久性和不可逆转性都是没有意义的概念。她的父母现在知晓孩子并不是已经准备好死亡，她只是感到恐惧和焦虑。Rachel 需要更多地参与到为她所作的医疗决策中来，不是作为主要决策人，而是作为决策中的主角，如果参与到治疗中来，她的害怕及期许都能够明确地说出来。

○ 关键点

倾听孩子对自己图画作品和故事的解释非常重要，不要对他们下成人式的结论，也不要将本来没有的意思强加给他们。

推理能力

除了理解健康和疾病的基本概念之外，医疗决策还需要知晓疾病发生原因和不同的预后选择方面的知识。幼童对病因的理解常常是：由于自己做错事而导致自己生病了。孩子因此会梦想做好孩子会让他们恢复，而做坏孩子会引起疾病。

推理和审慎的思考需要有能力对假想的推理（"如果……那么"情况）进行处理。对概率和风险有一定的理解能力也很重要。孩子必须对将来和作出有效选择的后果有所认识。如果信息以一种敏锐的和年龄相适应的方式给出，经证实：那些有推理、审慎思考能力及有足够的语言技巧的孩子就会理解这些信息。

对儿童推理和审慎思考的能力的评估，比对其语言理解能力的评估要更困难。孩子必须有足够的成熟度去关注决策、对问题有所反应，并使用归纳法和演绎法去推理。对疾病本身、对医疗干预、对住院，以及对家庭对疾病的反应等的经验，都会影响决策能力。

儿童对决策关注的能力，大多要依赖于他们对内控、外控倾向的感觉。从任何有意义的角度来看，6～9 岁大的儿童一般都不会把自己看作是决策者。8～11 岁的孩子对衡量不同选择中，必要的角色扮演能力正在发育。到了 12～14 岁，这些技巧会发育得相当完善，可以支持其决策能力。根据图 22-4 给出的动人图画和诗句人们会发现，无论什么年龄的患有严重疾病的孩子，都会有很强的挫败感，觉得无法控制自己。这种控制感的缺乏，可损伤孩子关注问题和决策问题的

我是谁？
一个病人？一个被针扎的垫子？
这就是我的感觉。
我是谁？
一个无助的人？
或是一个需要帮助的人？
这就是我的感觉，我的了解。

安吉拉·珍·英格索尔

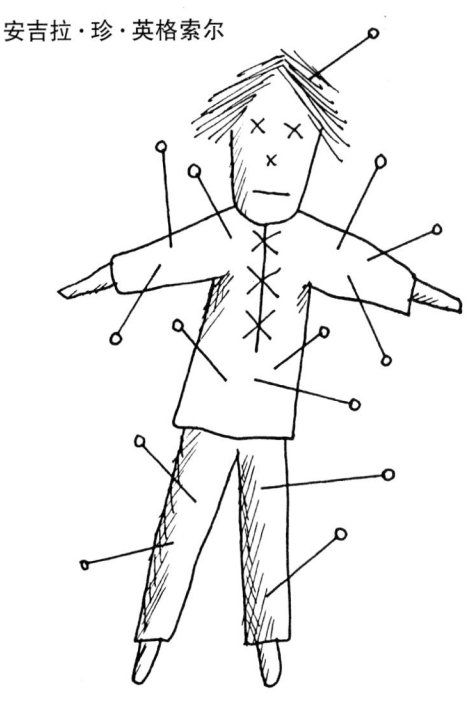

图 22-4 一个孩子的诗歌和图画，表达了对生病的感觉

能力。

归纳和演绎的推理技巧会影响儿童对疾病原因的理解。6 岁或以下的儿童会以天真的角度看待疾病原因。在实际应用过程中，绝大多数孩子都会理解疾病是由于多种原因造成的，而身体会对疾病和治疗有各种不同的反应。有些孩子会对疾病形成自己的理论，妨碍了他们对疾病的全面了解。11～13 岁之间的孩子绝大部分都会产生足够的能力理解治疗的选择和自己的预后。到了 14 岁，绝大多数孩子都会具备复杂决策所需要的认知技巧，但是其他问题，比如情感的成熟度与家人的互相依赖，以及对"好"的持久感觉，都是我们必须要考虑到的问题。

病例 2

病史：Jason，男，11 岁，3 岁时被确诊为肾衰竭。从那以后便开始依赖透析。目前，虽经积极治疗，但是患儿第二次肾移植仍然出现排斥反应。患儿又开始等候接受肾移植治疗。Jason 明确而坚定地说他不愿意再次接受肾移植治疗，因为"它没用"。他的母亲是一位单亲抚养人，她很烦恼也很困惑。一方面她特别渴望孩子再接受一次肾移植，另一方面，她知道孩子不愿意。

策略

Jason 经历了很多，11 岁小小年纪，他一生一大半的时光都耗费在慢性疾病和各种治疗方法上。他亲身经历了现代医疗手段的优势和局限性。有些策略可以帮助 Jason 表达自己的理解、恐惧和选择，包括使用"假设"游戏、角色扮演和讲故事。

假设游戏："假设活动"可帮助 Jason 用更具体的语汇了解抽象的情势。简单的图画卡片就可以代表他选择等待移植，还是不等待移植，以及每种选择的后果（图 22-5）。如果 Jason 认识这些卡片，那这种策略就会更成功。因此他自己的、家庭的，或者他们的合影都是最好的。Jason 今年 11 岁，接受了长达 8 年的医学干预，应该能够真正了解拒绝再次移植的后果。他可能认为前两次移植失败就预示着再一次移植的失败。或者，患儿因为自己过去的经历，已经对治疗感到沮丧，失去了信心。假设卡片可以帮助证实他进行的是有逻辑的、适当的推理，是天真思维，还是思维混乱。

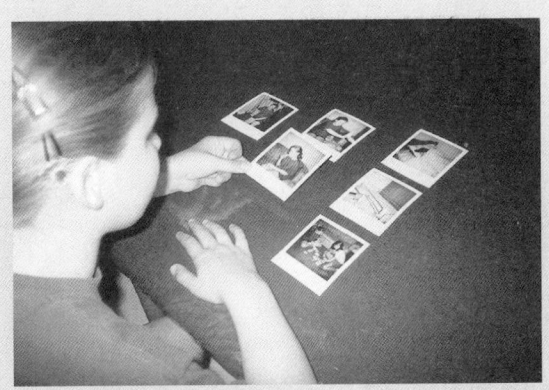

图 22-5 "假设"活动卡片

完成故事或图画。"完成故事或图画"策略也可用于评估 Jason 对未来决策含义的理解。医务人员会给患儿一个故事，在一定的情节内，让他通过对情节的描述完成故事。本策略的关键是，将故事或图画作为讨论并选择后的结果及含义的基础。

○ 关键点

阐明患儿对短期和长期预后的理解是非常重要的。病因和预后都是复杂的概念，理解这些概念需要很强的认知成熟度。该病例还阐述了要评估小孩子是否理解或怎样理解拒绝治疗的后果是很困难的。

"好"的概念

医疗决策需要对医疗干预的效益，以及没有干预的风险及危害，或干预手段本身的风险和危害进行评估。效益和危害的概念都和"好"有关。好是指我们判断效益超出危害的情况。价值是持久的，但不是一成不变的，却是相对稳定的。今天孩子对价值的态度和未来利益的关系是一个关键因素。7～13 岁的儿童仍然以相当具体的视角看待世界，对真实未来的预期有很大困难。所以说那些真实具体的"好"如没有疼痛、没有呕吐、可以回家等，都胜过那些将来未知的朦胧的"好"。

○ 关键点

家长允许孩子同意的概念和家长单独同意有很大的不同。这种医疗决策的方法涉及与家长和孩子的共同交流，以及认识在影响父母和孩子的决策中，支持父母责任及尊重孩子的重要性。如果孩子不同意家长的决定，可能会出现很多很危险很复杂的问题，同意及不同意的概念确实强调了儿科决策中的双重性。

病例 3

病史：Adam，男，10 岁，患有 Duchenne 肌营养不良，要求如果出现呼吸衰竭就给他上呼吸机。他的爸爸妈妈认为他还不理解这一决定的真正含义，也还不清楚依赖呼吸机来延长自己所遭受的及负担的，是否是错误的。

儿童通常不会恰当地衡量将来的利益，况且不知道其将来的价值观如何改变。因此要确定孩子在决策中的作用，需要对"好"的充分和持久感觉进行评估，这些"好"对现在和将来都非常重要。

在存在风险的时候，每个人都会有一定的决策知识、决策动机和决策风险。到 9 岁的时候，绝大多数孩子都会作出合理的决定；然而，他们可能还不能够了解其中所有的关键元素，尤其是拒绝治疗的后果和其拒绝的自由。

策略

Adam 的要求体现了一种很普遍的亲子冲突。作为一名 10 岁的肌营养不良患儿，他经历过医疗干预和它们带来的好处及负担。他已经具备了了解这种选择的含义所必需的认知能力。和父母相比对这一步治疗所需要经历的痛苦，Adam 会了解得更清楚一些。当 Adam 了解持续通气和一旦开始通气的感受之后，他对"好"的理解可能会有所不同，问题就会随之而来。

针对 Adam 的策略包括和他进行仔细的讨论并听听他的意见。他对疾病的经验，和他经验的局限性都是息息相关的。他对"好"的概念应该是非常明确而直接的。然而因为涉及感受和更深的问题及含义，应用一些其他的策略，可能有助于阐明 Adam 的理解，并将他的价值观传递给他的父母。

感受日记。感受日记的目的是通过询问患儿，对患儿每天不同时刻的好的感受和不好的感受进行记录，让患儿表达感受的一种方法。感受日记是图表格式（图 22-6），Adam 可将每天不同时刻的感受和经历记录下来。对 Adam 日记的仔细回顾可发现其每天感受的情况，帮助他发现并不是所有的感受都是坏的。下一步就是提供咨询，尽可能设计更多好的感受，减少差的感受，这一过

病例 3—续

程会让 Adam 的父母了解让孩子快乐的事情是什么。

他的父母开始了解，听音乐和玩电脑可让 Adam 开心。这些活动对接受家庭机械通气的患者来说是可能实现的。

感受日记也可以让真正的矛盾显现出来。Adam 可能会生父母和医疗团队的气。他明确地说，他想为自己作出和父母不同的决定，实际上，这是他感觉到不能自控和恐惧的时候想控制事物的尝试。这种策略可以暴露更深层次的感受，这些感受可能对 Adam 有效决策的自由产生不良影响。

完成故事/图画。是否选择长期通气支持是一个主要问题。主要的考虑是 Adam 和他的最佳利益，但是决策也会对家庭带来很重大的影响。让 Adam 自己完成故事吧，"当我要长期使用呼吸机的时候……"这一问题可以引出新的讨论话题。让 Adam 自己考虑故事的开头如"如果我不使用呼吸机……"则会引发 Adam 对死亡恐惧的讨论。

评论。在类似此例的情况中，父母的决定和有行为能力的孩子的决定出现了明显的矛盾，这一矛盾引发了对终末期患儿治疗的重要讨论。该病例可自然地引出下一节，确定青少年适当参与医疗决策的特殊考量。

感受日记								
姓名：_____ 日期：_____								
	开心	悲伤	愤怒	恐惧	孤独	幸运	高兴	其他（感受的名称）
早上 8:00								
9:00								
10:00								
11:00								
中午 12:00								
1:00								
2:00								
3:00								
4:00								
5:00								
夜晚 6:00								
7:00								
8:00								
9:00								
10:00								
11:00								
检查每天准确时间的感受，记录这些感受出现的时间你都在做什么。								

图 22-6 患者感受日记

青少年的特殊考虑

父母在决策中的作用会随着孩子的成熟及独立而有所变化。这种作用上的不断变化在涉及青少年的医疗决策中得到了最好的证明。时代不同了，青少年和他们的父母以及为他们提供治疗的儿科医生都有所改变。他们不仅仅是代表他们利益的决策的接受者。在美国和加拿大，有许多职业团体都扩展了青少年决策的范围。结果使得人们愈加认识到，绝大多数超过 14 岁发育正常的青少年，作出医疗决策的能力都与有行为能力的决策人相当。

虽然家长和儿科医生证明这一能力的愿望在不断增强，但是还需要对一些重要的背景问题进行仔细的确定和考虑。此外，这一领域的许多工作者仍然怀疑青少年是否有作出真正重要的健康决策的能力，尤其是关于致命性和终末期疾病方面。在这种环境下，家长和医生会对同意家长和医疗团队作出的决策的情况表示欣慰。然而，如果青少年患者和家长或医生的决策出现了矛盾，比如青少年患者拒绝其他人决定需要接受的治疗，或者青少年患者选择了其父母不同意的治疗，这时就会出现极大的困难。

青少年患者每天都会应对严重的、慢性的以及致命的疾病。他们会仔细思考自己的情况和选择。至少有一部分人想到对自己的价值发表意见，为自己的治疗提供方向，并保证自己希望的和喜欢的能够实现。这种情势反映了青少年患者医学治疗的不确定性和复杂性。这些情景引发了人们对青少年能否作出重要医学决策的能力产生了深深的疑问。是否只有部分青少年患者有这种能力？是否他们有能力同意但没有能力否决？

这时儿科医生就扮演了重要的角色。不断增加的专业知识表明，绝大多数青少年都有能力作出决策并进行知情同意。然而，年幼一点的青少年（12~14岁）的有些特点则必须考虑，这些特点是：

1. 对价值开始认知；
2. 开始试图脱离家庭，争取自主；
3. 能够用规定的方法掌握抽象概念。

中等年龄的青少年（15~17岁）一般都会更成熟；但是尤其是在风险和将来后果的问题上，有时候不太现实；而且有时他们的情绪性胜过理性的判断。到了年龄较大的青少年（16~18岁），这时的孩子可以作出有行为能力的决定。

青少年与成年人相比会出现一个明显的趋势，他们面对伤害的脆弱性会降低。有些人认为，青少年对风险的看法和成人有很大差异，这就要求即使青少年有成熟的认知能力的时候，也需要父母尽到保护的责任。实际上，并没有有力的经验性证据表明，和有行为能力的成年人相比，青少年在医疗决策中看待风险的方法有多大的不同。青少年对风险的耐受程度和年龄有关，而且要高于成年人。青少年可能会缺少作出真正可信的决策所需要的稳定的长远目标，但是并没有有力的经验性证据证明这一点。

有些青少年在决定自己的治疗时还涉及很重要的合法性问题，有关州、省、区的法律都应该考虑到。很多地区都将行为能力的年龄标准转变为确定个体的能力。另一项法律变更是有关青少年个人决策的例外情况分类。有些年轻人为不受约束的未成年人，和成年人的待遇一样。不受约束的未成年人的确定依据为结婚、法律确定、父母同意或父母未能履行法律职责（青少年被家庭遗弃）。和家庭分开居住，经济独立的青少年也被认为是"不受约束"。另一部分人为已经成熟的青少年，但是还在依赖家庭，其对一定的医学疾病已经具有决策能力。在过去的几年里，成熟未成年人的概念有所扩展，年龄本身不再作为判断决策权的标准，而是对青少年个体进行能力的确定。此外，未成年人治疗办法还规定，对于某些健康问题，合法未成年人可寻求治疗而不需要父母的许可；如果需要父母允许的话，青少年可能会忽视这些问题。这些法规中限制的疾病为妊娠、避孕、性传播疾病以及酒精或药物滥用。

青少年患者的作用在很大程度上要依赖于医疗干预的内容，面对的医疗处置的性质，以及是否有同意的行为能力。家长在为青少年患者进行医疗决策中的作用是很重要的，但在每种情形下都需要说明。通常，没有家长参与的针对青少年患者的医学决策都在诊室或诊所进行。最常见的例子是给处于性活跃期的青少年开避孕药。

慢性或致命性疾病需要更严厉的治疗干预及住院治疗，即使对于符合自主决策标准的青少年来说，这些情况也需要家庭的支持。可以承担决策后果的能力，是独立决策的一个重要方面。理想的情况是在尊重青少年的行为能力与家庭支持的需要之间取得平衡。

病例 4

病史：Karen，女，13岁，在过去8年间为你院的患者，现来院就诊。患者平素体健，生活的家庭环境稳定而富有支持性。她说她本次来就诊的目的是想"口服避孕药"。她很想知道你是否把她开药的事告诉了她的家长，她为此感到焦虑。她说如果她妈妈知道她有性生活而且在服避孕药的话会非常生气的。Karen自己告诉你她很小心，而且会为自己的性行为负责，这就是她寻找你帮助的原因。

策略

虽然可以认为青少年有一定的成熟度可以作出决策，但是在某些特定条件下其行使同意权的认知能力必须进行评估。因为Karen只有13岁，所以你必须仔细评估其行为能力，这主要是因为其父母未参与进来。这个问题很复杂，不仅仅是Karen对未经法律保护的性行为的理解问题。

理解青少年决策中涉及的感情问题的策略，包括日记、诗歌、美术和音乐等自我表达活动（图22-7）。Karen需要证实一些有关避孕的实际信息。然而，更重要的是，你必须确定为什么一个13岁的女孩就有了性生活，而且还要继续。为什么孩子的父母没有给她提供信息、引导以及支持？

在该病例中，你必须要保护Karen不要遭受未保护性行为的不良后果，还要更大程度地支持孩子，她的性行为可能是长期以来心理和道德作用的结果，而且，由于一些尚需探索的原因，还要避免其父母参与到这个重要的决策中来。

评论。通常，医生必须作出判断，将这种情形下的危害如Karen不让告知父母的要求降低到最低。应该认识到这种情况下告诉父母会给医患关系造成重大困难，甚至会导致Karen不再接受进一步的建议和治疗，所以绝大多数医生会对Karen避孕的要求报以积极的反应。隐私和保护会决定第一步行动，但是还有一个大问题存在，必须教育和支持这个十几岁的孩子，这是经治医生必须长期负担的责任。

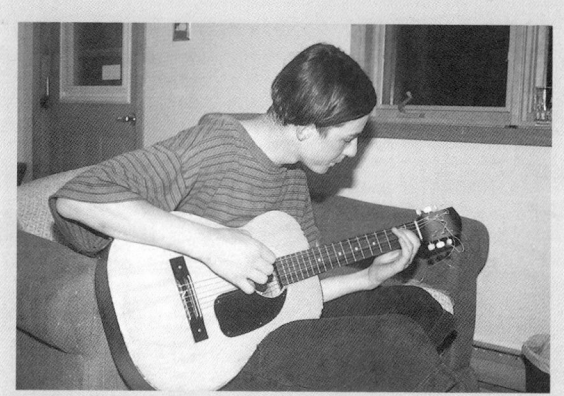

图 22-7 青少年喜欢自我表现

病例 5

病史：Steven，男，13岁，患克罗恩病在你这治疗5年。最近疾病加重，一名会诊外科医生建议切除病变的小肠。患儿认为，手术治疗太过恐怖，他希望还是继续使用营养加药物治疗。Steven认为，他只是需要"让自己的肠道休息一下，吃点像奶奶做的一样好的东西就好了"。Steven的父母赞成手术，因为他们相信Steven还不会理解切除带来的效果。他们请求你帮助说服Steven答应手术。

策略

人们一般认为青少年应该具有决策能力；Steven的能力需要仔细评估。你必须明确Steven对不做切除手术的含义的理解，在一定程度上是因为他的观念和他的父母不同。这个问题很复杂，不仅仅是Steven理不理解不做手术的后果那么简单。你必须理解慢性疾病对Steven感情上的影响，无论是对他的生活、发育还是处理问题的方法等方面，尤其是他对疾病过程的否认和对奶奶厨艺的天真思维。作为一个13岁的孩子，Steven还在青春期的早期，需要对其认知、情绪和家庭问题进行评估，以确定Steven和其父母在有关其治疗决策中所起的作用。

总结

父母和儿科医生都有责任去保护需要医疗干

预的儿童及青少年的最佳利益。虽然父母对孩子的保护作用更关键，但是儿童在医学决策中的作用，尤其是这些决策比较复杂、冒险或更有伤害性的时候就更需要考虑，其原因如下：

1. 儿童发育方面的新发现；
2. 有关同意权方面的法律变更；
3. 从伦理学角度对有行为能力的决策所需要的能力的洞察。

对医生来说，将信息传达给患儿和从患儿处获取信息的交流策略，是非常重要的临床技巧。评估患儿在医疗决策中的作用，是儿科临床实践中的重要功能。

（盛　晖　译　张雪峰　校）

推荐阅读

Anderson P, Sutcliffe K, Curtis K: Children's competence to consent to medical treatment. Hastings Cent Rep 36(6):25–34, 2006.

Kenny NP, Downie J, Harrison C: Respectful involvement of children in medical decision making. In Singer P, Viens AM, (eds): The Cambridge Textbook of Bioethics, New York, Cambridge University Press, pp 121–126, 2008.

Miller VA, Drotar D, Kodish E: Children's competence for assent and consent: a review of empirical findings. Ethics Behavior 14(3):255–295, 2004.

Sourkes B: Armfuls of time. Pittsburgh, University of Pittsburgh Press, 1995.

第23章 保守疗法

Gerri Frager · David Lapierre

决定要孩子是人生一项重大的决定，这将使你的生命得以延续。

——Elizabeth Stone

保守疗法发挥作用的广泛空间

理想化地讲，保守疗法应该融合到小孩所有严重疾病的整个过程中。可惜的是，无论在公众还是专业人员的理念中，保守疗法通常被不正确地等同于生命临终前的护理治疗方法。实际上，生命临终前的护理治疗仅仅是保守疗法的一部分；保守疗法还包括缓和正在折磨着患者的各种症状——如疼痛、气喘、睡眠紊乱等，提供心灵和精神上的一些激励鼓舞，和促进一些共享决策的制订以尽快达成治疗目的。

正如 A Guide to the Development of Childrens Palliative Care Services 一书中详尽描述的那样，有四种数量庞大的儿童群体就很适用保守疗法，其中突出强调了以下几个例子：

1. 能找到相应的有效治疗方法但却有可能失败的危及生命的疾病（如癌症、器官衰竭等）；
2. 这样一类疾病：死亡不可避免，但是可能有长期的强化治疗可以延长生命和锻炼婴幼儿参加正常的儿童活动却不能避免早产儿死亡（如囊性纤维化、肌肉萎缩症）；
3. 一些渐进性的疾病，没有有效的治疗办法，只能进行缓和疗养，通常可能会延续很多年（诸如神经退化类的疾病，像黏多糖贮积病）；
4. 有严重精神失常的疾病，可能导致对并发症抵抗力脆弱或是很敏感，并可能向难以预测的程度恶化，通常指不渐进持续的类型（如大脑性麻痹，脑损伤引起的脑功能丧失）。

○ 关键点

保守疗法不仅仅指生命临终时的护理，它贯穿了健康护理的全过程。

框23-1 "走近"每个患者（不管是无碍生命的还是临终的）应该知道的临床技巧

- 患者生病后要尊重他们说话的意愿。
- 要清楚自己的判断及自己的重要性，然后在门边核查正确。
- 一定要坐下。
- 多听少说。
- 别怕自己太沉默，那是你的恩赐，给出时间和空间。沉默和脚步轻盈能使患者及其家人清楚思考和感受。
- 注意观察无声的暗示，用心聆听语言表达出来的有利于患者健康的各种做法。揣摩并遵循这些暗示，可能为你打开走近患者的一扇窗。
- 严重悲伤的时候要在场。
- 允许患者哭。（有面巾纸在手边，但是要轻柔地递过去，不要很匆促，那样会有强行反感阻止的意味）
- 让患者及其家属知道你可以过来帮忙。给他们提供必要的文字信息，写明如何联系你的手机、座机和电子邮箱。
- 要有自知之明（这点很重要）。
- 要知道可以分享表露你自己的悲伤之情，只要不至于达到让患者及其家属安慰你的程度。

本章主要是帮您发展以下临床技能：
- 了解保守疗法的广阔空间；
- 贯穿小儿各年龄段的疼痛的评估；
- 提供针对婴儿、青少年及其家人的疼痛和其他症状的有效的处理方法；
- 让你与婴儿、青少年及其家人间的困难交谈舒适化；
- 锻炼自我检查和自我保健。

主题讨论

病例

病例 1

Kate，11岁，之前一直按照细胞性白血病初期在治疗。她现在患了对各种化疗方法都无反应的继发性癌症，非常痛苦且食欲全无。Kate知道自己的病一定非常糟糕，但是没有谁真正和她谈过她的感受。你可以这样和她展开讨论："Kate，我需要明白你的计划并和其他那些照顾你的人讲明。现在，真正能帮助我的就是听听你的感受和想法。能告诉我你认为现在情况怎么样吗？"

疼痛、没把握以及日益恶化的病情所带来的情绪方面的影响很难被孩子及家人所认知和理解，无论是对他们自身还是谈话中。关心体贴的各种问题会让孩子们的感受处于安全的环境中，同时在挖掘他们在情绪方面帮助孩子的其他方法还有玩、画画和表演。

有用的问题可以是：
- 关于你现在的感受方面，能告诉我最困惑你的是什么吗？
- 如果我是一个有魔力的能满足你三个愿望的神仙，那么你会有什么愿望呢？
- 如果你感觉好多了，你最想做的事情是什么？
- 你认为有什么事情可以让你好一点？

根据患者的反应和回答继续进行谈话和信息交流。这种谈话和交流很像跳两步舞，你不想出步过大踩到对方的脚，或者说导致患者产生不必要的伤害。谈话能够而且应该持续多次展开。如果事前就准备好一些重要话题的话完全是可能的。

○ 关键点

> 弄清楚患者都知道哪些，患者喜欢如何接受信息，他们又想知道些什么。

贯穿小儿各年龄段的疼痛的评估

小儿的疼痛评定很复杂，根据小儿语言能力发展情况决定。大多数7～8岁的小儿能够描述他们疼痛的程度，通过简单的0～10数字等级，如果能够确保他们理解0代表一点都不疼痛，10代表他们能够感受到或是想象到的最疼痛。小一点的小儿，大概4岁开始，可以利用视觉类比量表来判定疼痛的强度，比如修订的面部表情评定表（图23-1）。弄清楚问及疼痛时每个小孩表达疼痛的话语，如"owie"或是"ouch"。

评定还不会开口讲话的婴幼儿的疼痛时，要敏锐观察他们的行为举动，最好让孩子的父母或是最了解孩子的人协助进行。观察记下哭、身体姿势和可安慰度的情况。

疼痛和其他症状的有效的处理方法

假设Kate指出她的疼痛强度是7（10为顶）。应用通用的世界卫生组织（WHO）的阶梯止痛原则，可卡因（第二步）不足以控制Kate的疼痛程度（图23-2）。如果每剂用1mg/kg不足以减轻疼痛的话，增加可卡因剂量只会导致副作用的增加，而疼痛减轻则不会很见效。吗啡、氢吗啡酮或是另一种针对中到重度疼痛的鸦片类药物，搭着世界卫生组织（WHO）的阶梯止痛第三步，目前是治疗Kate的可选之策。

很重要的是，一定要高度警觉副作用。如果感觉药物治疗的副作用比起止痛达到的效果来说更加麻烦，尤其是副作用还会持续很长时间的话，小儿还是远离这些止痛药物为好。尽管一般来说还可以忍受，鸦片类药物会引起恶心、呕吐、瘙痒、尿潴留、镇静或焦躁不安等症状，这些在鸦片类药物治疗开始后几天可能会逐渐缓和。更严重但却不常见的一种副作用是呼吸抑制。便秘是预料中的副作用，这个副作用将持续鸦片类药物治疗的整个阶段。必须从鸦片类药物治疗伊始就开始前摄性地开始肠部养护措施。至

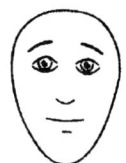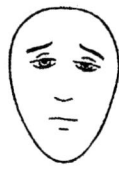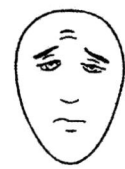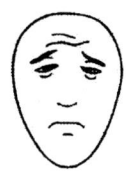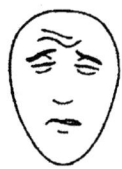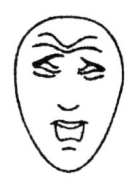

图 23-1　修正的面部疼痛等级。图中从左向右分别对应 0、2、4、6、8、10 几个级别（From Hicks CL，von Baeyer CL，Spafford PA，et al. The faces pain scale—revised：Toward a common metric in pediatric pain measurement. Pain，2001，93：173-183. Used with permission from IASP.）

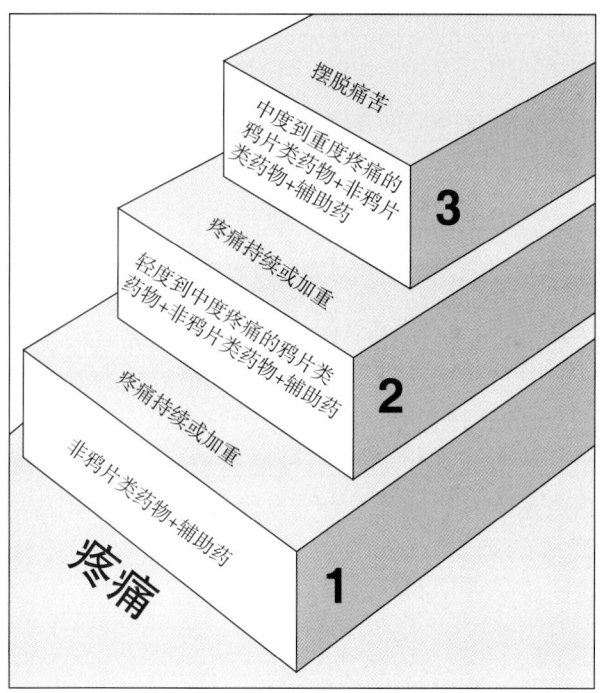

图 23-2　世界卫生组织止痛阶梯（Modified from the World Health Organization. Cancer Pain Relief and Palliative Care in Children. Geneva, Switzerland: World Health Organization, 1998.）

少, 这些症状出现的时候应该及时咨询和声明。因为这些孩子的各种症状和相应的多种药物使得他们的身体状况经常很复杂，很难说有时候哪种症状，如恶心，是不是因为鸦片类药物的服用造成的。

有关成瘾和安全性问题的阐述

临床医生（和 Kate 妈妈 Sandi 的对话）：看起来我们对 Kate 疼痛的治疗很有效。我很高兴。你对于目前的状况有什么问题吗？

家长：她的疼痛得以控制我很开心，但是说实话，我担心那些药物的效力消失了以后会怎样。我有个朋友的儿子就因此嗜赌成瘾，我们为了控制他病情的发展花费的精力越来越多。我担心同样的事情会发生在 Kate 身上——究竟吗啡是不是和海洛因一样啊？

临床医生：我理解你的担心。我们听过太多特定药物像是鸦片等的不恰当服用带来的可怕后果，但是 Kate 的情况不一样。她只是用它们来止痛。她的需要量和经历将不同于那些把它们用于止痛之外的其他用途的情况。服用任何药物，包括像吗啡这样的鸦片类药物，并不会在某种程度上改变孩子成为另一个人。我们知道，对成百上千需要药物来止痛的婴幼儿的研究表明，婴幼儿的成瘾概率一点都不比普通人群的大。

家长：好的，这就好，但是她不会继续需要更大剂量了吗？

临床医生：你们会担心这个我很理解。你描述的情况称为耐受性，它和成瘾非常不同。耐受性通常不是这些止痛药需求量增加的原因。剂量的增加更经常的是由于病情改变导致疼痛增加引起。服用像吗啡或是氢吗啡酮这类药物，我们将根据 Kate 的恢复情况调整剂量。他服用的可可因确实没有到最大量。

家长：但是我听说吗啡的副作用之一是使呼吸变缓。如果 Kate 需要更大剂量的话，我担心太多药物实际上会杀了她。

临床医生：当然不单只有你会这样想，还有那些和你状况一样的人。我认为多了解一些信息可能会减轻一些你的担心。举个例子，如果 Kate 正在一个大型外科手术的恢复中，她就会服用和她体重相适应的一定量的止痛药，比如吗啡。如果 Kate 很长一段时间都会极度疼痛，伴着剂量的逐渐调整，她身体对吗啡的承受程度可能会比我们普通人开始时的量高出几百倍，她的高耐受性意味着呼吸抑制的风险降低了。我们是从临床经验和近期更好的研究中得到这一结论的。

○ **关键点**
鸦片类药物在合理服用和逐步增加剂量时是安全的。

孩子完全通过看护者才会接触到药物，减轻疼痛。只有你或是家长关心药物成瘾、副作用或是其他难以避免会经常遇到的问题，孩子才能接受到最正确适当的治疗。正像肠部的养护（轻便剂和通便剂）是鸦片类药物治疗过程中最初就开始的一个完整部分，与孩子及其家人或是照看者的商量讨论，是前期了解调查工作所必需的。以第三人称有助于展开讨论，例如，"很多人担心[插入一段热门话题或是谬论]"等待反应，然后跟着讲话"你听说了吗？"

还有一些家长反对使用鸦片类物质是因为他们把这些止痛药和一些顽固的疾病以及死亡联系在一起。对孩子目前承受的痛苦及止痛的需要多加关心会对治疗很有帮助。确认他们确实是关心呵护孩子，并对孩子有最好祝愿的家长，保证孩子的舒适离不开家长细心的照顾，这些都是有帮助的。当家长对鸦片类药物的使用觉得担心或是不情愿时，如果看到他们的孩子感觉逐渐好起来，表现出越来越多的正常举动，痛苦减轻的同时慢慢开始好玩，善于和人互动时，就会发现这是特别有效的。

○ **关键点**
平息家长对鸦片类药物的担心将促进孩子的恢复。

对大孩子的负作用

长足够大的孩子或是成人可以理解因果关系。在止痛药治疗方面就是指在享受止痛药带来的方便的同时还得忍受它的负作用。然而，如果止痛药给孩子带来不期望的负作用，如瘙痒或是暂时的肚子疼，他（或是她）就可以不继续服用那么多的剂量。不是向一种复杂的药物疗法中加入，而是换一种可选的鸦片类药物则更可取。

疼痛之外的其他症状

有时候家长在面对可能失去孩子或是对经历死亡之前孩子的状况表示很有压力。务必询问家长，看他们是不是可以谈谈他们最怕的是什么，问问疼痛之外的症状，包括呼吸急促、恶心以及疲劳。在咨询处理各种症状治疗过程中潜在的副作用时提供一些减缓的办法也是另一种形式的强化护理。最大限度地延长孩子的生命就是巨大的回报，即使这可怜的生命最终还是很短暂。

交流很困难时勇气和坦诚的重要性

有关渐进性疾病的很多话题提起来都让人很难过，但是死于癌症的孩子们的父母告诉我们，真正关心他们孩子的一些医疗专家最重要的品质之一就是坦诚。死于脑瘤的孩子们的兄弟姐妹们说，知道预期结果，包括关于兄弟姐妹的死亡的消息，对他们都是很重要的。

不管是研究还是临床经验都证实了坦诚对保证患者和医生间关系非常重要。许多临床医生是担心坦诚地讲实情会让患者及其家属的希望破灭。但是希望和坦诚并不互相排斥。

病例 2

Riley 只有 4 个半月大，等着关于张力衰退方面的神经会诊，这时候又因肺炎引起了呼吸窘迫。他被诊断为脊髓性肌肉萎缩，一种逐渐恶化、影响生命的神经变性疾病。Riley 的家人要求进行及早的保守护理疗法，"我们要让你们清楚知道我们是多么诚恳地期望你们能够尽全力帮助解救我们的天使 Riley（图 23-3）。

"对 Riley 诊断期间你们的陪护我们深表感谢。你们陪我们一起度过的那些时间里，不断鼓励我们要振作，还有坦诚的谈话内容，都对我们很有帮助。勾勒出了我们对 Riley 的希望和信心；在对他的关爱和生命结束前的护理方面我们偏离得太远了。如果没有那些谈话，恐怕我们直到最后时刻——伤心欲绝的时刻，也不会去想这些复杂的东西。我确信作那些决定将会更加艰难，并且那时候也不见得能想明白。

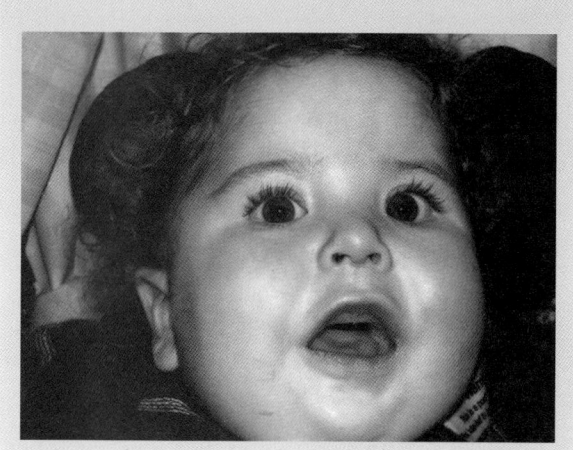

图 23-3　Riley

"对你们接下来几次专门来医院看望,并且提供帮助,同意和 Riley 的治疗护理团队(当地医疗机构)讨论他的病情,我们也深表感谢。还有你们提供给我们、女儿们以及我父母的那些护理资料。我父母对你们送来的爷爷奶奶的书很是喜欢。以上所有,都谢谢了啊!" Diane, Shawn, Brie, Matti, 来自 Riley 小天使的吻(死于 15 个月大时)。

(经 Riley 家人许可摘引。)

要分享没有造成医源性伤害的困难信息,你需要磨炼你的注意力、尊重、同情心,以及培养感觉来找开始困难谈话最合适的时机。理想化的,你了解患者、家属以及他们分享信息的偏爱。然而,临床实践中,这些都是不切实际的奢求,那么就必须考虑周全,谨慎小心了。对医生的起诉简单而最重要的原因就是关于他们不经常和患者及家属沟通。

○ 关键点

勇于提起一些很困难的话题。越是难,患者及其父母越想知道,也越会因此感谢你。

分享坏消息

有些家长即使在孩子去世好多年后要他们分享那些很难过的消息和信息,他们仍表示很有压力。其他人则告诉我们,尽管说起来很难过,当医生明显表示出同情的时候,他们的悲痛就会慢慢缓和。

回顾病情和治疗目标时:

- 首先弄清楚孩子或是家长如何理解。
- 弄清楚家长愿意和谁交流(考虑怎样把孩子引入谈论话题中来)。
- 如果需要,可以说明,比如"最终的结果并不是我们所期望和预料的"。
- 不说消极的话,如"我们无能为力",要给患者和家属希望:"希望我能做点什么对你的病情有所帮助。"

伴随积极可行的治疗,确认家长能做医疗护理的合作者:"我们一起努力,看如何能使 Kate 好受一些,能让 Kate 做些她之前就想要做的医院之外的事情,把东西摆置好让 Kate 在离家很近就可以被治疗。"(如果家长同意的话)

唤起 Kate 和我们的希望,唤起家长对提供希望和坦诚的需求,想象从梦中走来的孩子非常想告诉某个人,"一个大老虎想要吃我的脚趾!"当孩子真的能跟我们说这些的那一时刻到来时,他/她就好多了。当他们能够清楚讲述自己满怀希望时仍感到的恐惧时,这些面对高危疾病的婴幼儿也就轻松了。你可以开启一些没有危险的讨论——"一些和你(你的孩子)患有同样类型疾病的人担心……"——留给他们反应的时间和空间。然后继续,"我想知道如果(Kate 的)病恶化的话你会怎样或是有哪些担心?"用"如果"展开讨论会比用"到……的时候"更安全。

○ 关键点

事情没有发生就开始有所准备比事情发生之后再做想法要好。

"如果我们现在听听你的担心和希望,那么就更有可能尽我们所能地按照你们的意愿来照顾 Kate。这样,你就不必经历非常痛苦的时刻——不得不作很艰难的决定了。其他孩子和家长告诉我们尽管开始时非常痛苦,但是谈完以后他们实际上会感觉轻松很多。他们感觉之前的那些担心能够放开了。如果事情不能完全按照我们希望的那样进行,我们仍然有一套既定方案在手,可以让 Kate 尽可能地不再难受。

自我护理

保守治疗的另一个困难之处在于自我护理，它和临床技巧以及技术敏感比起来同样重要。关键的是你要锻炼自我反省和自我认知的能力，不管是对你自己还是在为别人提供最好的治疗方面。每一个临床医生都应该承担相应的风险，对于他们的职业生涯如何影响个人的生命。有时候这种影响可能是惊人的，在某些时候表现得非常集中。问问你自己，一个特定的患者如何让你感觉到和意识到在某些特定情况下你自己的反应。和你信任的人谈一谈，你在很艰难的道路上并不是孤单一人。培养并定期锻炼一些方法来减压和巩固信守承诺与富有同情心的品质。这将使你总能把行善向好的品质带到对患者的治疗护理中。

○ **关键点**

> 好好照顾你自己才能好好照顾别人。

（李荣萍 译　张雪峰 校）

网站

A Guide to the Development of Children's Palliative Care Services: www.act.org.uk.
Canadian Network of Palliative Care for Children provides a wealth of resource material: http://www.cnpcc.ca.
Comprehensive palliative care resources for patients and health care professionals: http://www.virtualhospice.ca.
End of Life/Palliative Education Resource Center (from the Medical College of Wisconsin) offers an excellent searchable database of palliative care educational resources and Fast Facts: http://www.eperc.mcw.edu.
Excellent resources from Texas Children's Hospital, including video interviews: http://childendoflifecare.org.
The Dougy Center offers extensive information and resources for grieving children, teens, and young adults and their families: www.dougy.org.

推荐阅读

Frager G, Blake B: When palliative care involves children: Talking with the child as family member and as a patient—pain and symptoms highlights. In MacDonald N, Oneschuk D, Hagen N, et al: Palliative Medicine: A Case-Based Manual, 2nd ed., Oxford, Oxford University Press, pp. 271–294, 2005.
Hicks CL, von Baeyer CL, Spafford PA, et al: The faces pain scale—revised: toward a common metric in pediatric pain measurement, Pain 93:173–183, 2001.
Hurwitz CA, Duncan J, Wolfe J: Caring for the child with cancer at the close of life; "There are people who make it, and I'm hoping I'm one of them", JAMA 292:2141–2149, 2004.
Mack JW, Hilden JM, Watterson J, et al: Parent and physician perspectives on quality of care at the end of life in children with cancer, J Clin Oncol 23(36):9155–9161, 2005.
Meyer EC, Ritholz MD, Burns JP, et al: Improving the quality of end-of-life care in the pediatric intensive care unit: parents' priorities and recommendations, Pediatrics 117(3):649–657, 2006.
Pantilat S: Communicating with seriously ill patients: Better words to say. JAMA 301:1279–1281, 2009.
World Health Organization: Cancer Pain Relief and Palliative Care in Children, Geneva, Switzerland, World Health Organization, 1998.

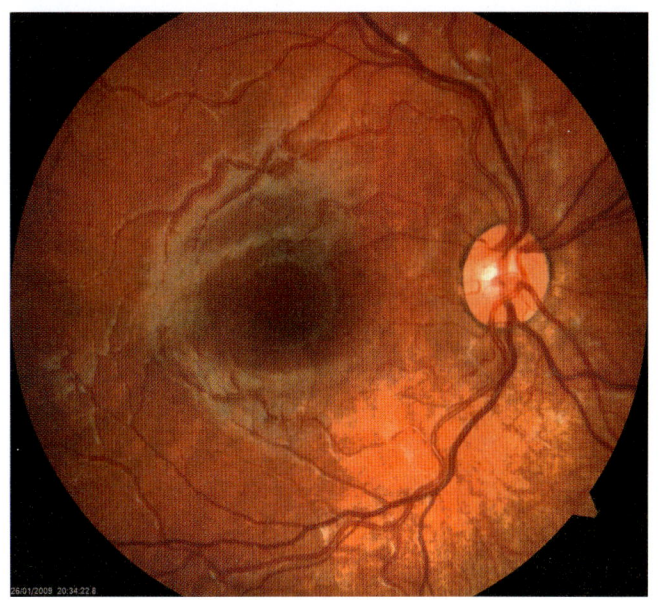

彩图 8-1 一个 6 岁白人男孩的眼底。注意黄斑区边界清晰的光反射，它是通过玻璃体和视网膜内界膜之间自然的界面形成的。另外还要注意其色素沉着

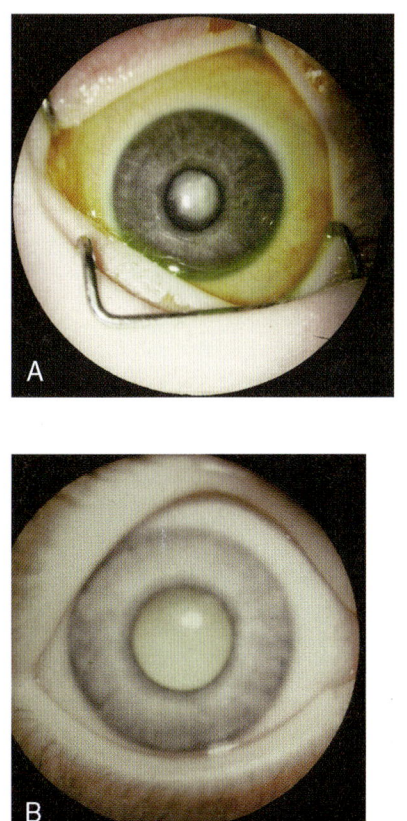

彩图 8-2 白瞳症。A，先天性核性白内障。这里荧光素附着在泪膜上。B，广泛侵入玻璃体腔内的视网膜母细胞瘤。注意视网膜母细胞瘤不透明的微黄染色

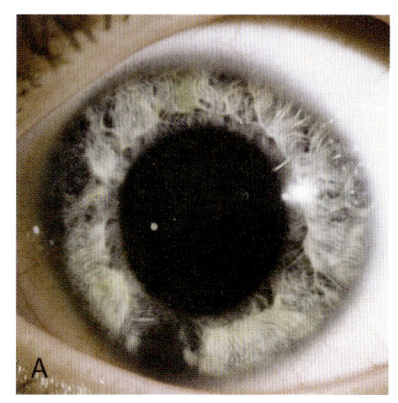

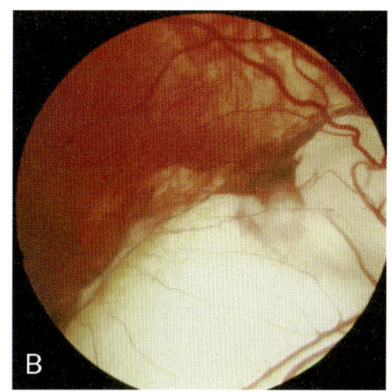

彩图 8-3 A，虹膜基质的缺损。B，同一只眼睛展现出的脉络膜、视网膜和视盘广泛的缺损，导致视力下降

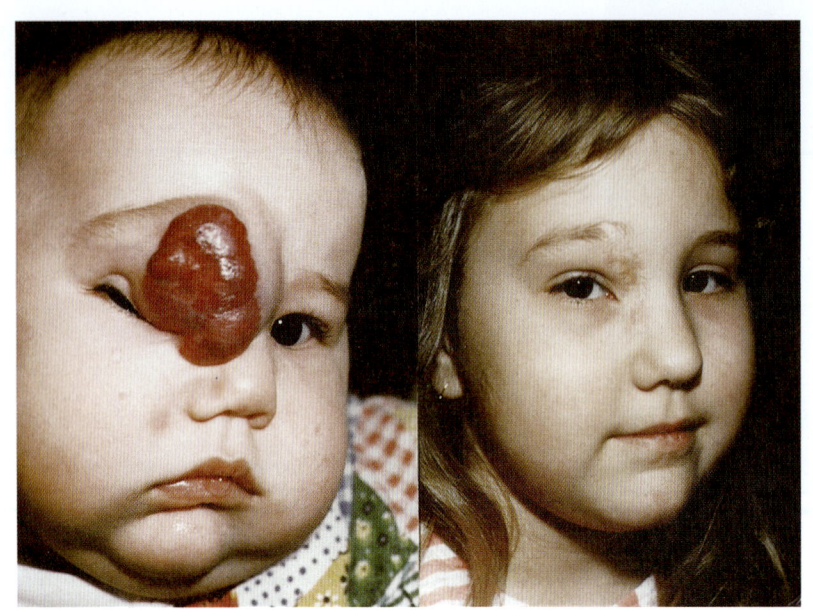

彩图 8-4 波及上鼻侧眼眶的毛细血管瘤。A，偏头表示孩子试着去保持双眼视力。有证据说明受损一侧的眼睛有一部分视觉。B，6年后，肿瘤几乎已经自行消失了。通过长期逐渐的弱视治疗来维护视力

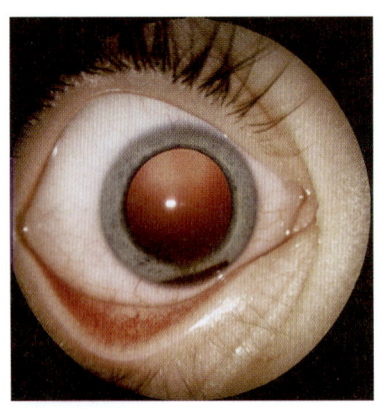

彩图 8-5 前房出血能够导致前房有看得见的血液。如果患者仰卧位，血液是看不到的，因为血液没有机会沉降，或者房水里面有太少的红细胞而不能沉淀（一种用显微镜可见的前房出血）

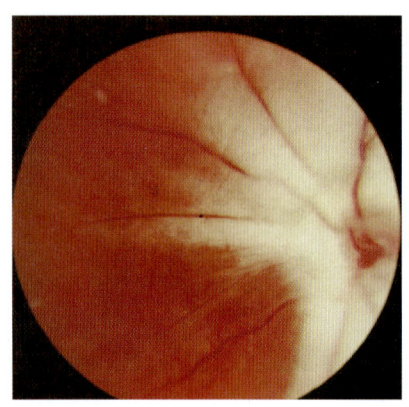

彩图 8-6 有髓鞘的神经纤维层。视网膜内表面神经节细胞纤维周围异常存在的鞘磷脂呈现白色伴有可见的羽状边缘。它常与视乳头（盘）的边缘相连

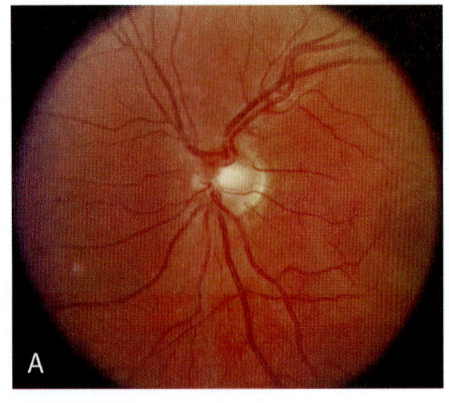
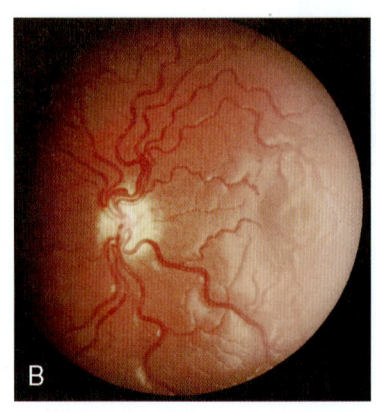

彩图 8-7 视神经对比。A，正常大小的视乳头，显色正常。B，视神经发育不全（ONH）显示有些苍白。注意视盘表面血管的相对大小。视力缺损的范围从视盘表面是无法预测的。视盘是照片上两个圈中里面的那个圆圈，称为视神经发育不全的"双轮征"

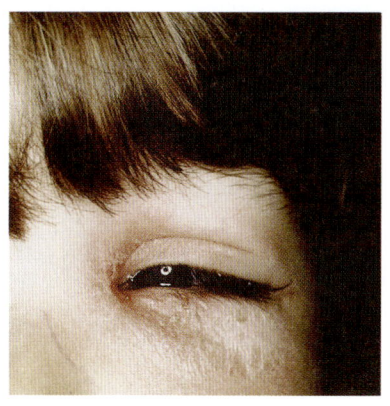

彩图 8-8　眶周蜂窝织炎是眼睛周围组织急性起病的炎症，可以波及眼眶组织，迅速地发展至静脉窦，可能会危及生命

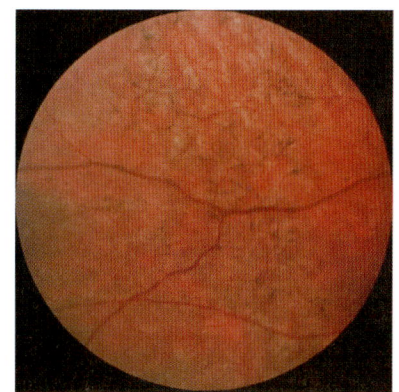

彩图 8-9　色素性视网膜炎（RP）以典型的骨刺样色素改变为特点。这些典型的视网膜损害在儿童很少见到。Laurenec-Moon-Biedl 综合征的患者即使伴有晚期的视网膜变性和严重的视力丧失，也很少有色素改变的斑块。相反的是，整个视网膜的背景看起来是"脏"的，血管变得非常纤细。视盘苍白，蜡样外观。视网膜表面有光泽的反射或许会丧失

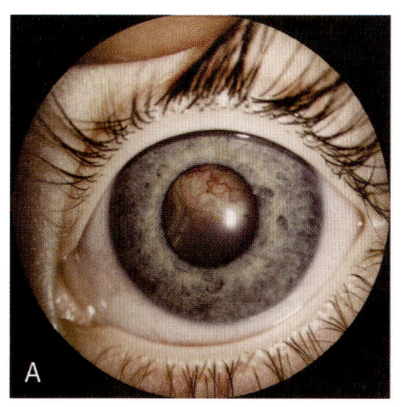
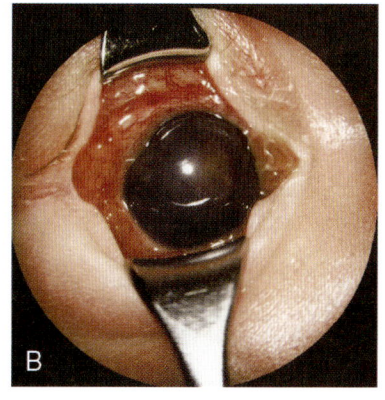

彩图 8-10　视网膜母细胞瘤是致命的；要留意。如果视网膜被向前推挤（分离），封闭后面的晶状体，白瞳症可以是粉红色的（A），有可见的波形的血管，或者（B）与前房角关闭导致的眼内压升高引起的红眼相关

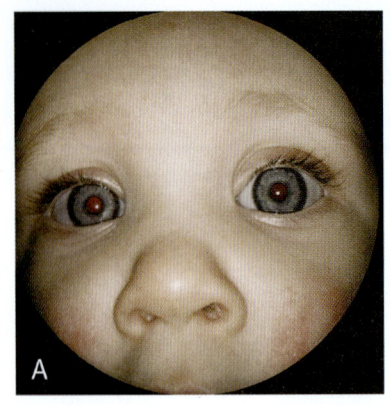
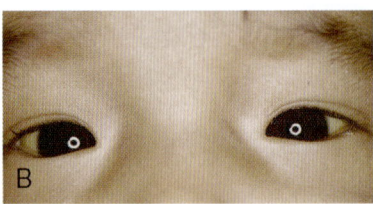

彩图 8-11 瞳孔对光反射。A，8 个月大的白人男孩眼睛直视时正常的反射。B，假性斜视显示鼻侧巩膜到角膜的缺失，给人内斜视的印象。角膜的光反射还是在中央

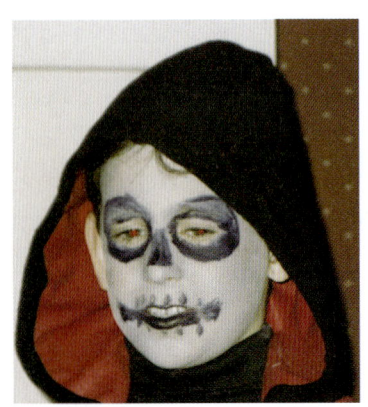

彩图 8-12 自动的闪光照相机不经意地引起瞳孔的红光反射

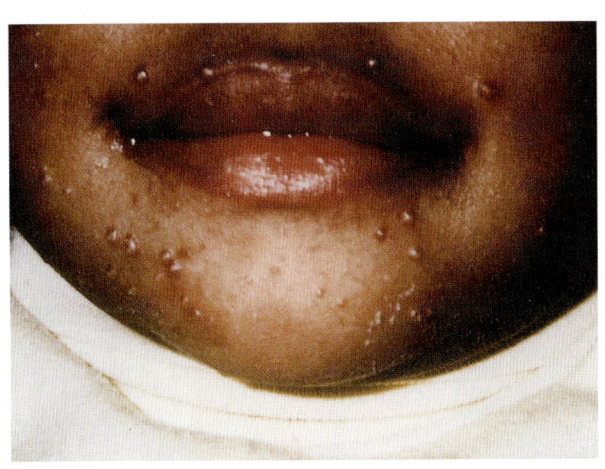

彩图 19-1 传染性软疣。多发半球形顶部有脐凹的丘疹。注意中央小的填充物，它包含显微镜下变性的细胞和病毒颗粒（软疣小体）

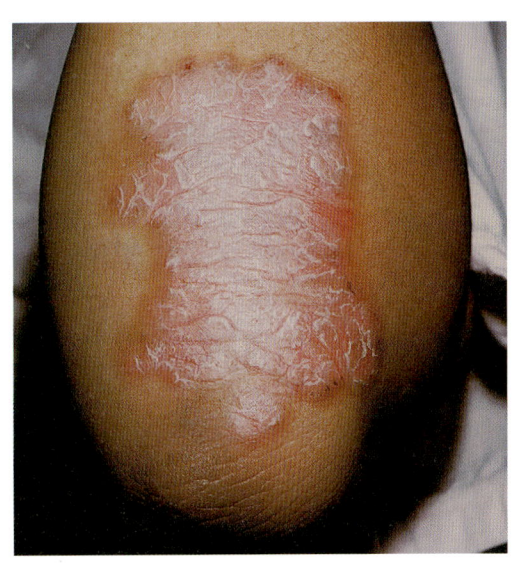

彩图 19-2 银屑病患者肘部边界清楚，不规则形状的伴有银白色鳞屑的斑块

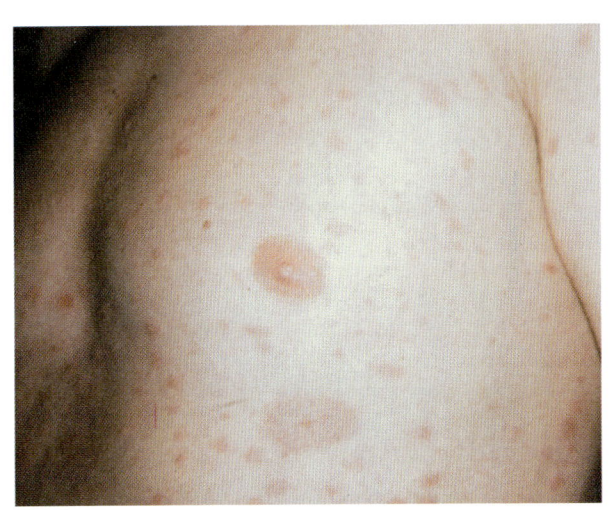

彩图 19-3 玫瑰糠疹。注意更大面积的斑块（先驱斑块），限于躯干喷发状的小的、椭圆形的粉红色斑块

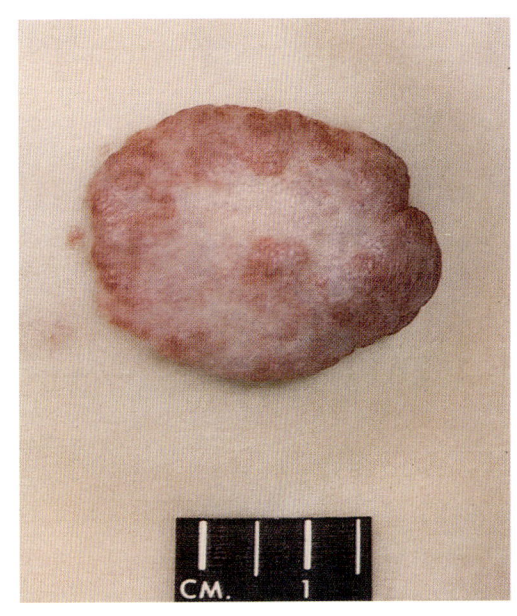

彩图 19-4 毛细血管瘤，草莓色的血管结节。这种病变是在退化阶段，随着它的消退，中央的肉色组织将逐渐取代血管成分

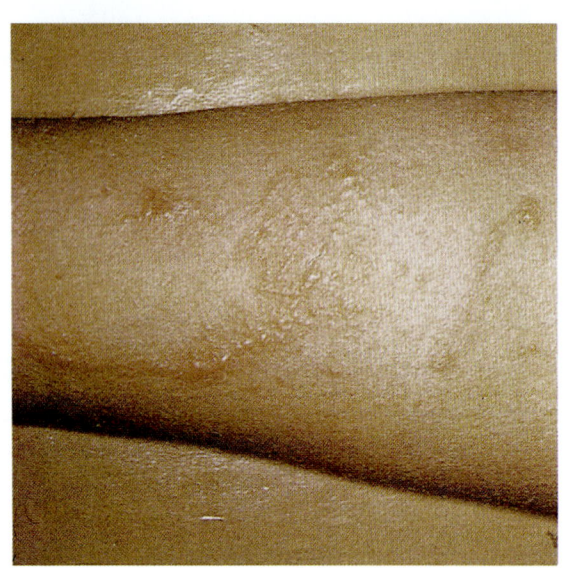

彩图 19-5 毒藤接触性皮炎。注意由于碰到植物引起的线性分布的小囊泡

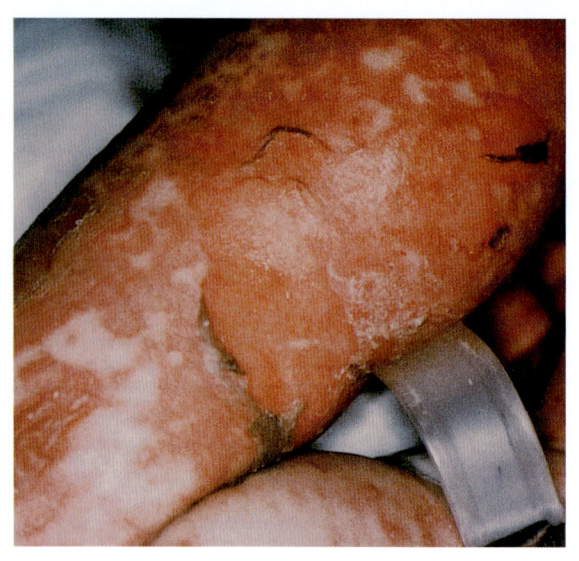

彩图 19-6 中毒性表皮坏死松解症。药物反应引起的弥漫性大疱性红斑。表皮很容易从真皮层脱落，这种表现称为 Nikolsky 征

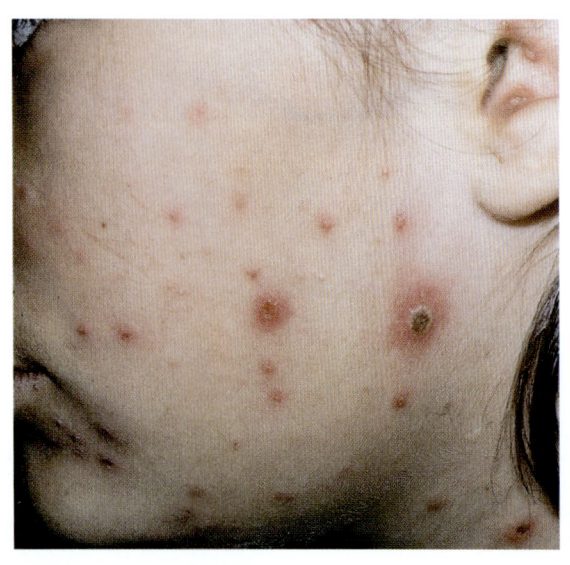

彩图 19-7 水痘。红斑上的小囊泡、脓疱以及浆液脓性痂

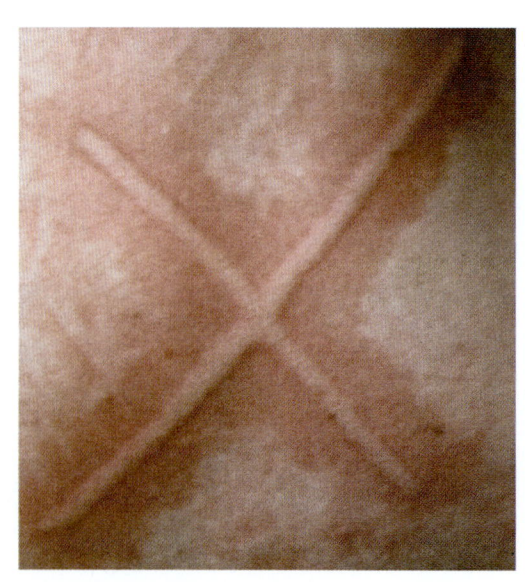

彩图 19-8 皮肤划痕征。硬物划皮肤引出的荨麻疹反应

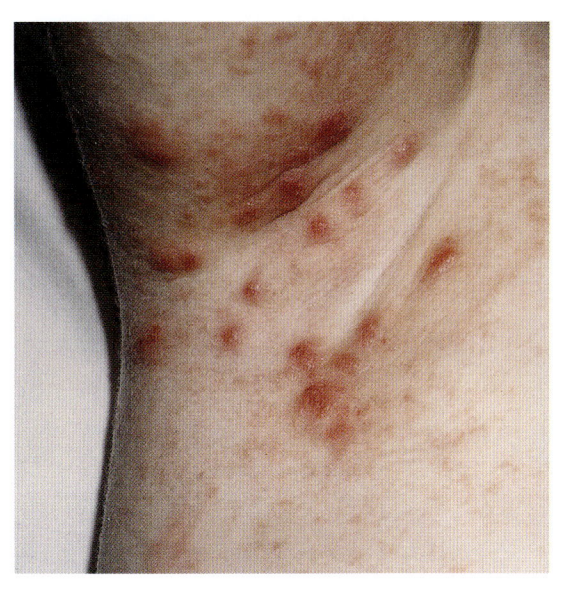

彩图 19-9　结节性疥疮。红斑丘疹和腋下的结节。这种疥疮的变异可以在 2 岁以下的孩子身上见到

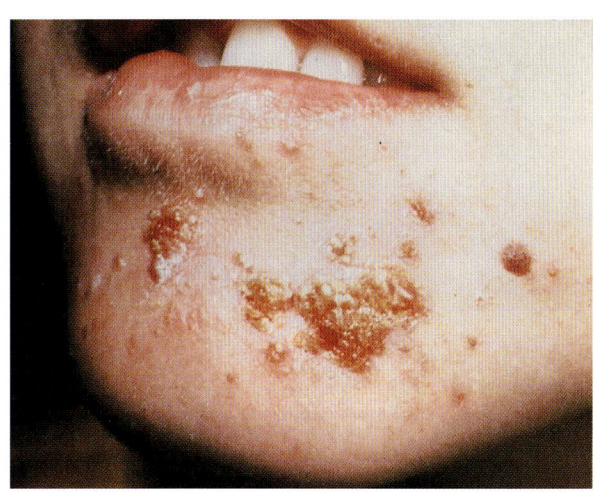

彩图 19-10　脓疱疮。成簇的红斑丘疹和有蜂蜜色痂皮的脓疱

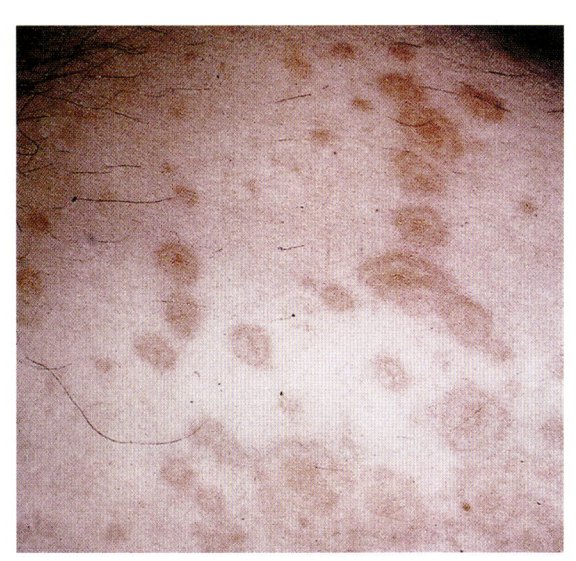

彩图 19-11　多形性红斑——典型的靶形皮损

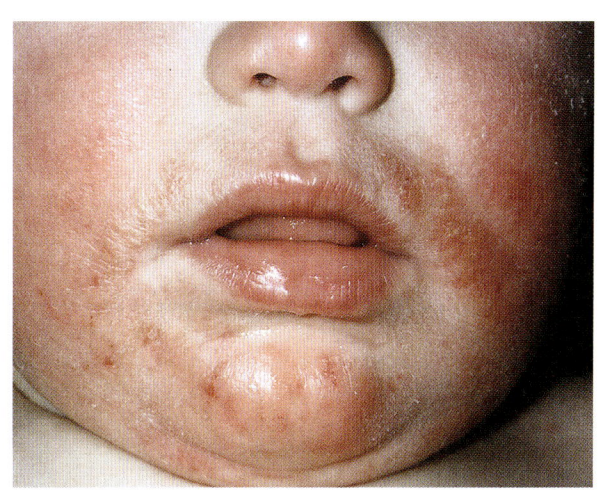

彩图 19-12　特应性皮炎——面部的皮疹。脸颊和下颌湿疹样皮疹伴口周和鼻周苍白圈

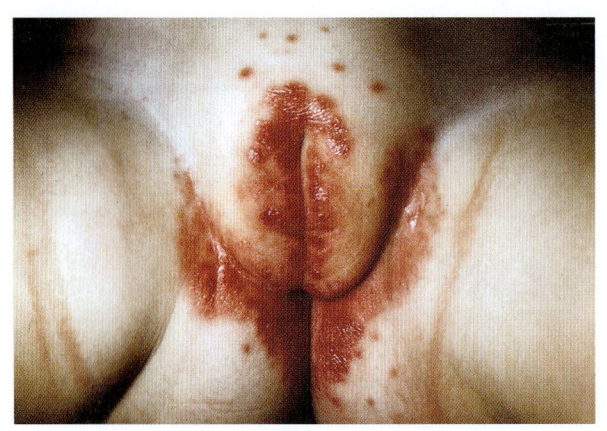

彩图 19-13 尿布疹——念珠菌病。鲜红色皮疹波及尿布区的深部皱褶，伴随卫星状的丘疹和脓疱

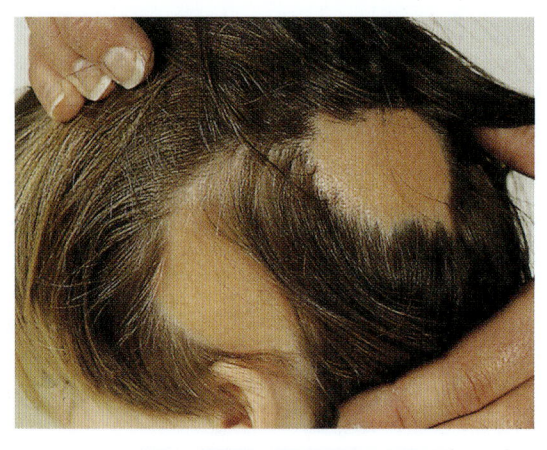

彩图 19-14 斑秃。边界清楚，非炎症性的脱发

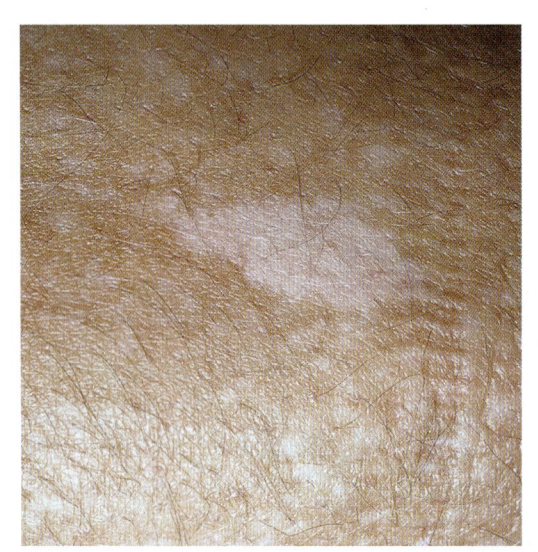

彩图 19-15 灰叶斑病。肢体上一个 2cm 椭圆形的色素脱失斑，周围有较小的色素脱失斑——结节性硬化的一种特殊的皮损

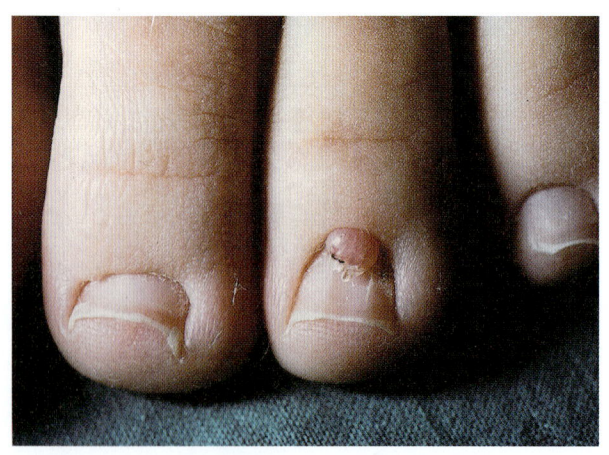

彩图 19-16 甲周纤维瘤。甲褶处粉色的纤维性丘疹——结节性硬化一种特殊的皮损